Guia Completo de Massagem Corporal

Ilustrado para aperfeiçoar as técnicas de massagem facial, cefálica, corporal e reflexologia

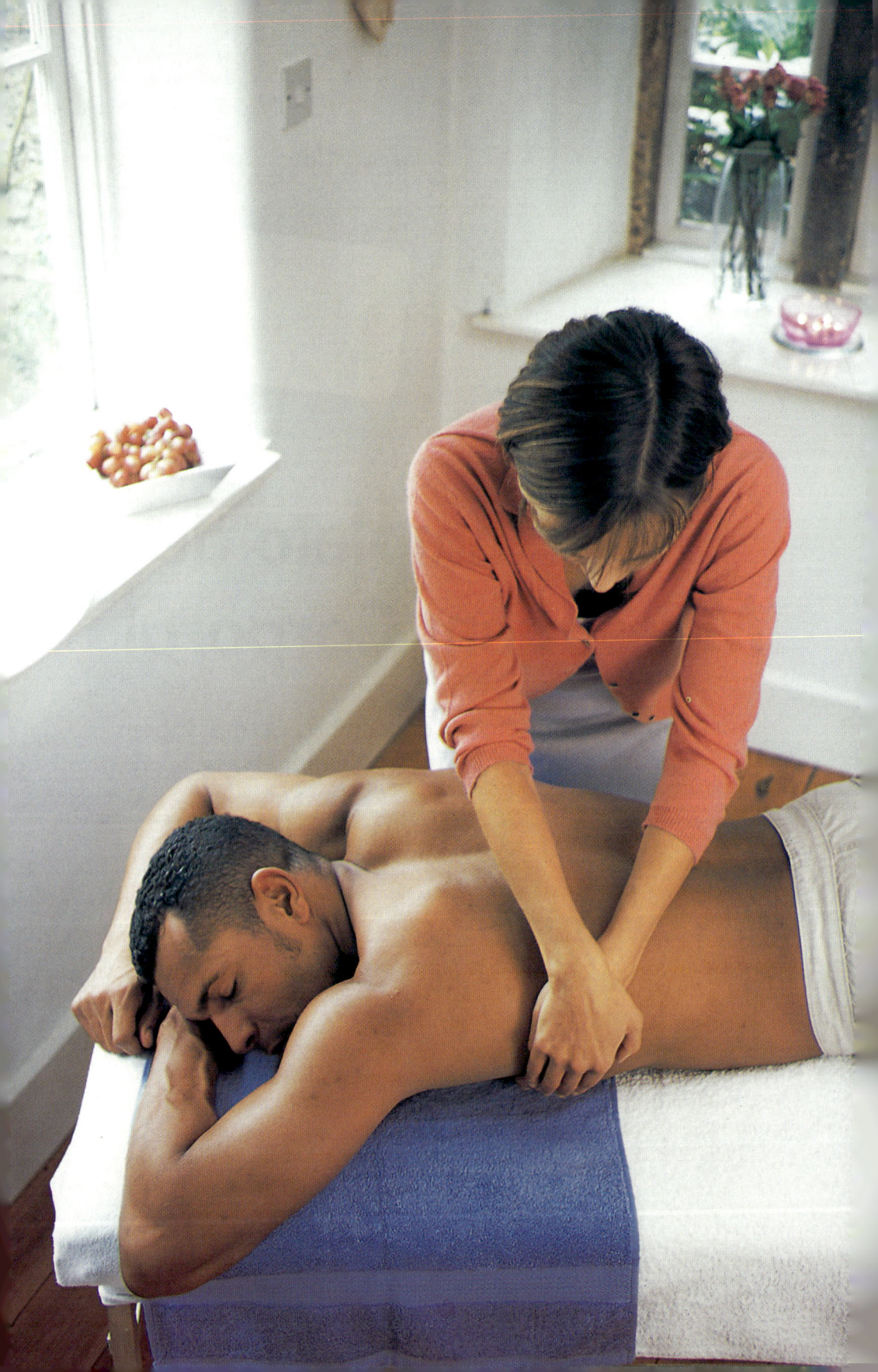

Nitya Lacroix, Francesca Rinaldi,
Sharon Seager e Renée Tanner

Guia Completo de Massagem Corporal

Ilustrado para aperfeiçoar as técnicas de massagem
facial, cefálica, corporal e reflexologia

Tradução:
Soraya Borges de Freitas

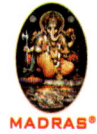

MADRAS®

Publicado originalmente em inglês sob o título *Total Body Massage*, por Lorenz Books.
© 2011, Annes Publishing Ltd.
Direitos de edição e tradução para o Brasil.
Tradução autorizada do inglês.
© 2014, Madras Editora Ltda.

Editor:
Wagner Veneziani Costa

Produção e Capa:
Equipe Técnica Madras

Fotos:
Michelle Garrett e Alistair Hughes

Tradução:
Soraya Borges de Freitas

Revisão da Tradução:
Bianca Capitanio

Revisão:
Silvia Massimini Felix
Maria Cristina Scomparini
Neuza Rosa

Dados Internacionais de Catalogação na Publicação (CIP)
(Câmara Brasileira do Livro, SP, Brasil)

Guia completo de massagem corporal: guia completo ilustrado para a perfeiçoar as técnicas de massagem facial, cefálica, corporal e reflexologia/Nitya Lacroix...[et al.]; tradução Soraya Borges de Freitas. – 1. ed. – São Paulo : Madras, 2014.
Outros autores: Francesca Rinaldi, Sharon Seager, Renée Tanner
Título original: Total Body massage.

ISBN 978-85-370-0725-9

1. Massagem 2. Massagem - Técnicas 3. Massagem – Uso terapêutico 4. Massagem terapêutica I. Lacroix, Nitya. II. Rinaldi, Francesca. III. Seager, Sharon. IV. Tanner, Renée.

14-06184   CDD-615.822

Índices para catálogo sistemático:
1. Massagem terapêutica: Ciências médicas   615.822

É proibida a reprodução total ou parcial desta obra, de qualquer forma ou por qualquer meio eletrônico, mecânico, inclusive por meio de processos xerográficos, incluindo ainda o uso da internet, sem a permissão expressa da Madras Editora, na pessoa de seu editor (Lei nº 9.610, de 19.2.98).

Todos os direitos desta edição, em língua portuguesa, reservados pela

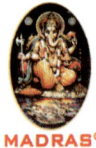

MADRAS EDITORA LTDA.
Rua Paulo Gonçalves, 88 – Santana
CEP: 02403-020 – São Paulo/SP
Caixa Postal: 12183 – CEP: 02013-970
Tel.: (11) 2281-5555 – Fax: (11) 2959-3090
www.madras.com.br

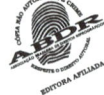

Impressão e acabamento: Yangraf Gráfica e Editora

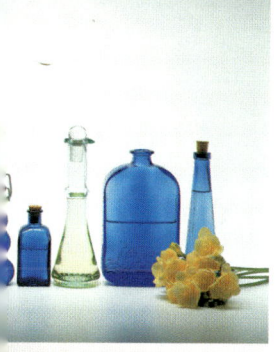

Índice

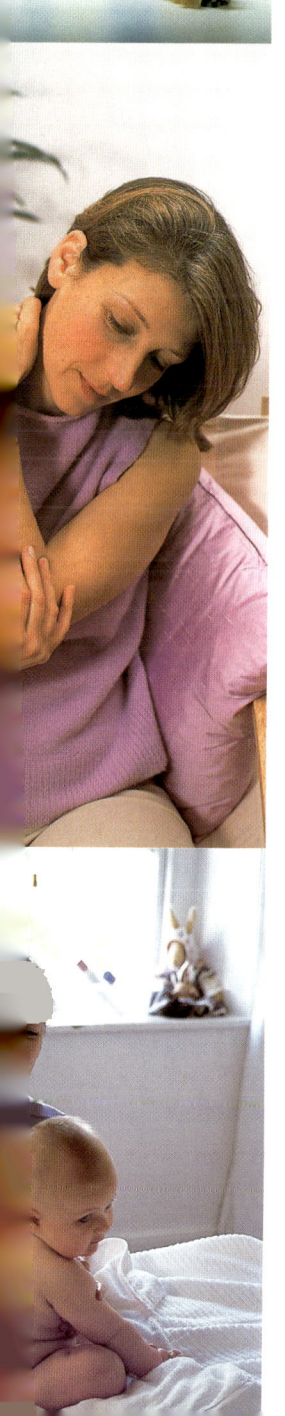

	Prefácio	6
Parte 1:	**Massagem Holística**	**11**
Parte 2:	**Massagem Cefálica**	**59**
	Introdução	60
	Técnicas de Massagem Cefálica	68
	Massagens Cefálicas	96
	Tratamentos Cefálicos Terapêuticos	154
Parte 3:	**Massagem Corporal**	**183**
	Introdução	184
	Técnicas de Massagem Corporal	192
	As Massagens Corporais	214
	Tratamentos Corporais Terapêuticos	276
Parte 4:	**Massagem nos Pés**	**307**
	Introdução	308
	Técnicas de Massagem nos Pés	316
	Massagens nos Pés	352
	Tratamentos Terapêuticos no Pé	412
Apêndice:	**Óleos de Massagem**	**443**
	Os óleos essenciais	444
	Propriedades dos óleos	448
	Glossário	458
	Agradecimentos	460
	Índice Remissivo	462

Prefácio

A massagem é uma terapia de toque que, além de ser uma experiência incrivelmente prazerosa e relaxante, traz inúmeros benefícios à saúde. Um tratamento com massagem pode aliviar a tensão corporal, acalmar a mente e nutrir a alma, trazendo saúde em vários níveis diferentes ao mesmo tempo.

Abordagens da massagem

Em termos gerais, há duas principais abordagens na massagem: as baseadas na "energia" e aquelas mais interessadas na fisiologia muscular, embora a tendência seja por uma integração crescente. As abordagens baseadas em energia são influenciadas por ideias orientais, nas quais se acredita que a força vital universal entra e sai do corpo por centros de energia conhecidos como "chacras" e percorre o corpo por canais especiais ou "meridianos". Se esse fluxo de energia vital ficar bloqueado por tensão ou ferimento, o resultado será dor ou doença. As técnicas baseadas em energia usam pressão do polegar ou dos dedos em pontos ao longo dos meridianos para ajudar a liberar a energia bloqueada, permitindo que ela flua livremente pelo corpo. Elas também se concentram em realinhar as energias sutis do corpo pelo sistema de chacras para trazer harmonia e equilíbrio.

No Ocidente, temos uma tradição de massagem muscular. Essa abordagem trata mais da fisiologia e concentra-se no sistema músculo-esquelético. Em geral, é um estilo bem firme de massagem e a massagem desportiva derivou dessa tradição. Cada vez mais, óleos vegetais essenciais são usados na massagem para efeitos terapêuticos específicos. Conhecida como aromaterapia, esse é um estilo de massagem mais leve e concentra-se em introduzir os óleos aromáticos no corpo através da pele. Esse tipo é popular por seu fator de "bem-estar", e também por ser particularmente eficaz em tratar problemas emocionais ou mentais.

Massagem cefálica

Originária da Índia, é uma adição relativamente nova aos diversos tipos de terapia disponíveis no Ocidente, mas é uma recém-chegada que logo ganhou popularidade – talvez por captar tão bem o espírito da idade moderna.

A massagem cefálica é rápida, e não é preciso tirar a roupa ou usar óleos obrigatoriamente. Não faz sujeira, é conveniente e pode ser feita em quase todo lugar. Ela também é útil para lidar com uma variedade de queixas físicas e emocionais, principalmente aquelas relativas ao estresse, e também pode formar uma parte essencial de rotinas de cuidados com o corpo.

Massagem corporal

O ritmo corrido da vida moderna, combinado com um estilo de vida sedentário e uma ênfase na atividade mental, põe todo o corpo sob uma grande tensão. A massagem corporal envolve uma sequência fluida de manobras suaves e estimuladoras combinadas para trazer um estado harmonioso de relaxamento e revitalização. A massagem de áreas muito maiores do corpo pode trazer ainda mais alívio para o organismo e pode ser usada para tratar problemas específicos e estresse, além de melhorar os níveis de energia.

Massagem nos pés

Uma massagem nos pés pode ser muito terapêutica, principalmente porque muitos de nós passamos grande parte de nossas vidas de pé, e eles costumam suportar muito estresse. As técnicas de massagem para os pés são parecidas com aquelas usadas em outras partes do corpo, mas precisam ser adaptadas para que tenham eficiência máxima. A massagem é boa tanto para relaxar quanto para estimular os pés, especialmente quando se usam óleos aromáticos específicos, enquanto também há rotinas para melhorar a circulação e o bem-estar geral de pés e pernas. Para uma prática completa nos pés, a massagem pode ser usada junto com reflexologia e acupressão, que visam liberar bloqueios nos canais de energia vital, atenuando tudo: desde uma dor de cabeça até um sistema imunológico preguiçoso.

Sobre este livro

Este livro começa com um panorama da história da massagem. Segue explicando a importância do poder do toque e como a massagem afeta nosso organismo. Mostra como ela pode ser usada para tratar os sintomas do estresse, tanto em casa como no trabalho, ou para aliviar condições comuns, como asma, insônia e cefaleias, bem como tensões no corpo, dores e desconfortos por dirigir ou trabalhar no computador.

A informação apresentada nas manobras de massagem básicas é clara e, seguindo as instruções passo a passo, você será orientado sobre como fazer massagens em todas as partes de seu corpo, dos pés à cabeça.

Cada parte é dividida em capítulos sobre técnicas, massagens e tratamentos terapêuticos. Algumas sequências passo a passo para rotinas de automassagem também foram incluídas, bem como tratamentos mais curtos e rápidos contra o estresse, que podem ser usados durante o dia.

Este livro torna a massagem acessível e fácil de ser integrada em sua vida cotidiana. Ao trabalhar o corpo com sensibilidade e consciência, podem ocorrer mudanças no organismo, incentivando o relaxamento e a paz de espírito e harmonizando corpo e alma. A massagem combinada com as propriedades curativas de óleos essenciais pode melhorar a saúde e a harmonia como um todo – mente, corpo e espírito – em vez de apenas relaxar músculos cansados e membros doloridos. É uma terapia verdadeiramente holística.

Nota do Editor Internacional:

O autor e os editores esforçaram-se para garantir que todas as instruções contidas neste livro fossem precisas e seguras, e não se responsabilizam por qualquer ferimento, dano ou perda resultantes, para pessoas ou propriedades, sejam quais forem. Se você tem alguma necessidade especial ou problema, consulte seu médico ou um fisioterapeuta. Este livro não substitui a consulta médica e deve ser usado com o aconselhamento de um profissional.

Embora as recomendações e informações aqui contidas sejam precisas e verdadeiras na ocasião de sua publicação, nem os autores, tampouco a editora, podem assumir qualquer responsabilidade legal ou civil por possíveis erros ou omissões, por imprecisões, nem por qualquer perda, dano ou ferimento que aconteça depois de seguir as instruções ou a recomendação deste livro.

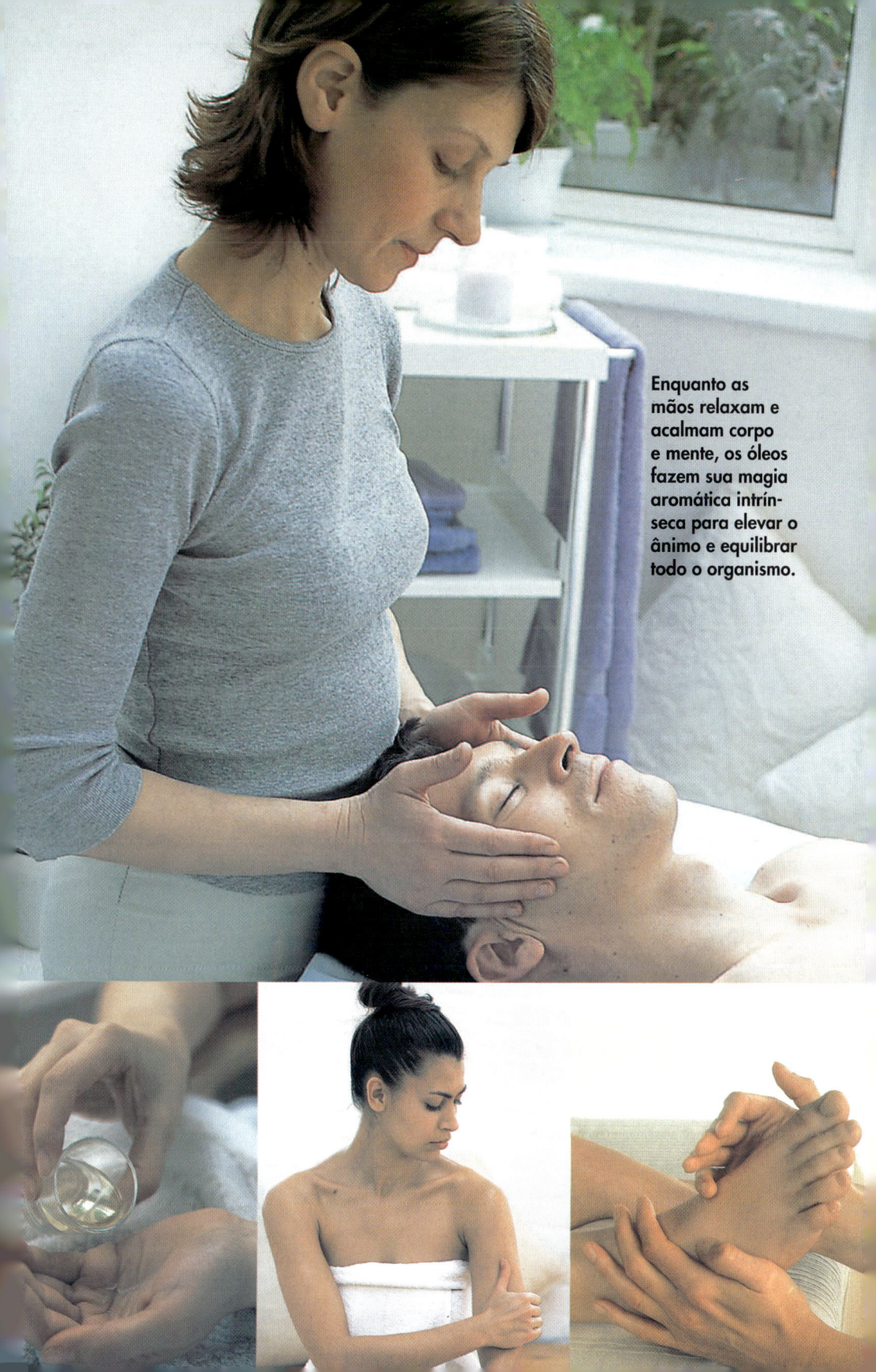

Enquanto as mãos relaxam e acalmam corpo e mente, os óleos fazem sua magia aromática intrínseca para elevar o ânimo e equilibrar todo o organismo.

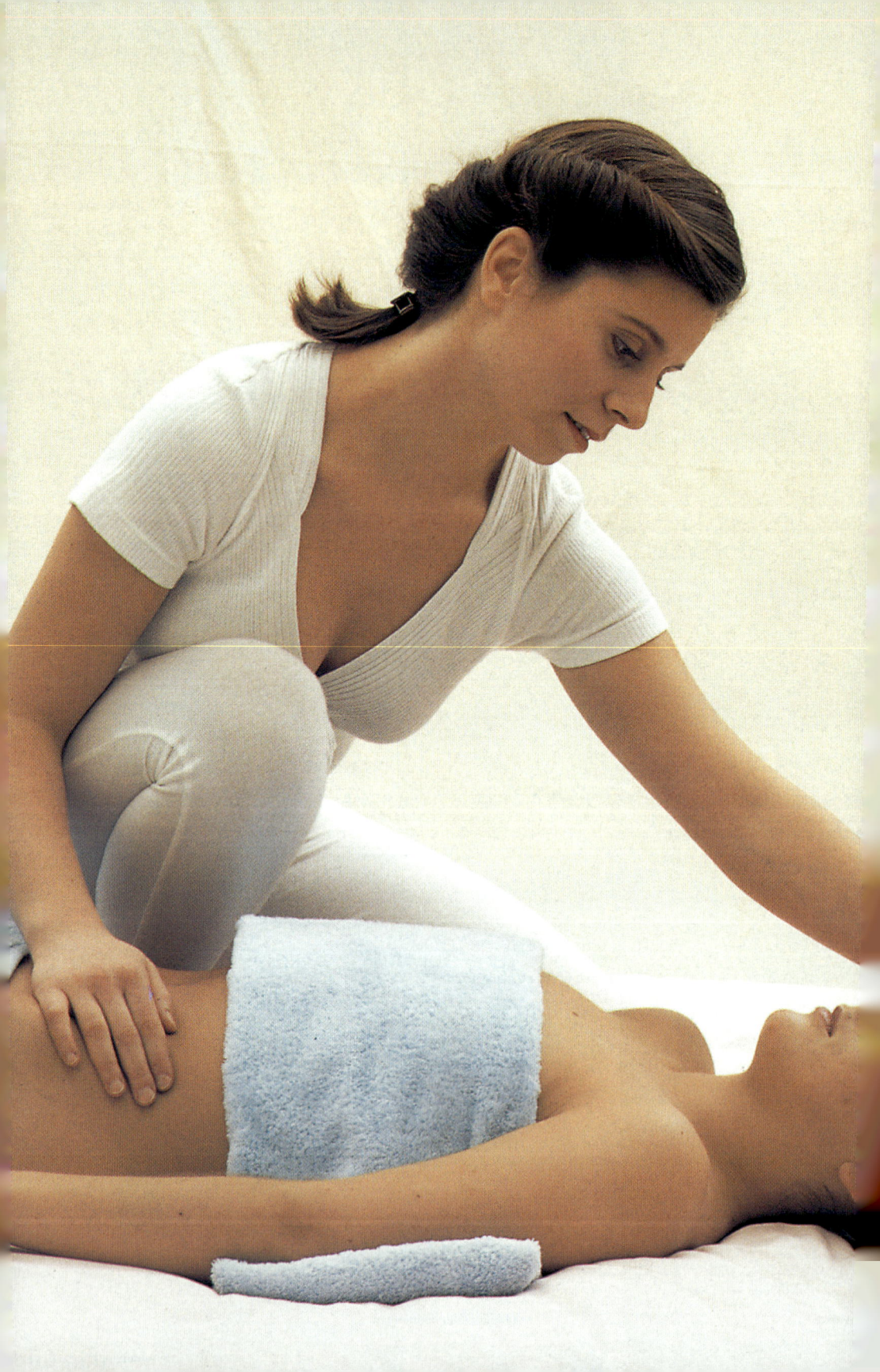

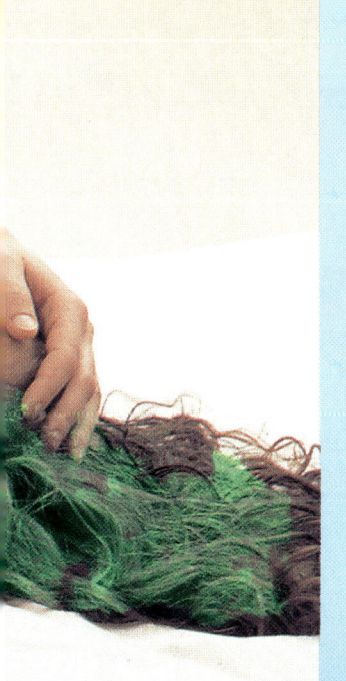

Parte 1
Massagem Holística

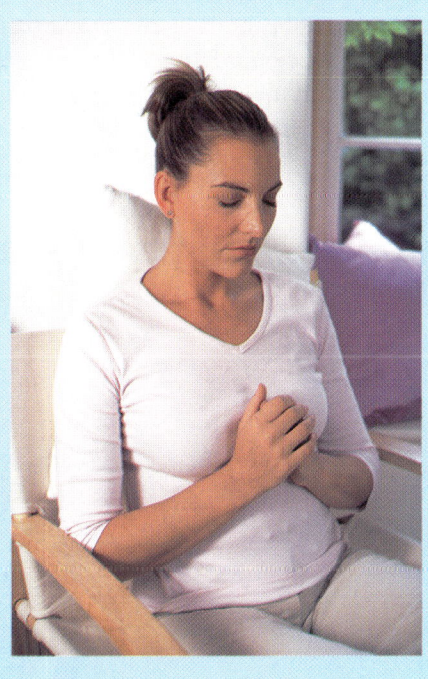

História da massagem

Por ser uma das terapias mais antigas do mundo, descobrir as origens precisas da massagem é quase impossível. O uso do toque para cuidar, acariciar e friccionar é um comportamento que compartilhamos com muitos animais. O toque é instintivo e daqui é só um passinho para desenvolver sua habilidade natural em uma arte de cura. Há evidências do uso da massagem em alguma de suas formas em todas as culturas do mundo e todo idioma, antigo ou moderno, tem uma palavra para designá-la. Enquanto no Oriente a tradição da massagem sempre foi ininterrupta, sua prática nas culturas ocidentais tem sido mais inconstante e irregular.

O mundo antigo e clássico

Textos médicos da China Antiga, de aproximadamente 5 mil anos atrás, defendem o toque no corpo para "proteger contra resfriados, manter os órgãos maleáveis e prevenir pequenos males". Outro texto contém informações parecidas com os movimentos passivos dos membros usados na massagem sueca moderna. Na Índia, escrituras ayurvédicas de aproximadamente 4 mil anos também recomendam friccionar o corpo para tratar e prevenir doenças. Desde então a massagem ficou inextricavelmente

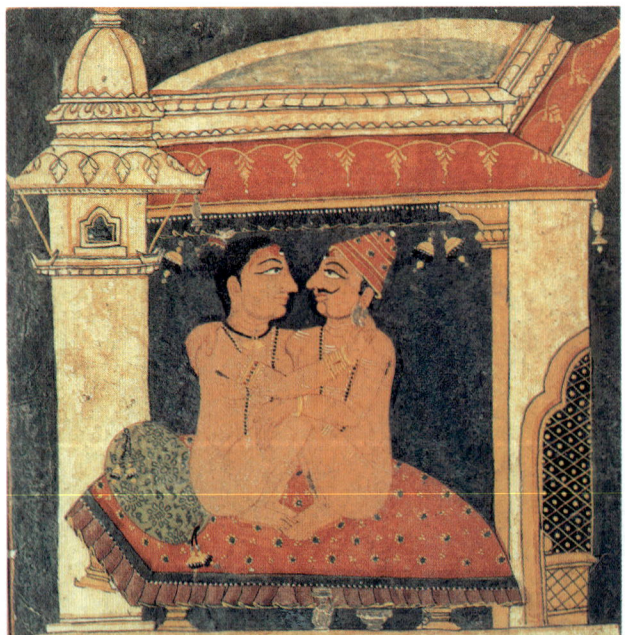

O *Kama Sutra* e as antigas escrituras ayurvédicas contêm muitas referências à massagem sensual, usada para o prazer, a prática espiritual, a saúde e o bem-estar geral.

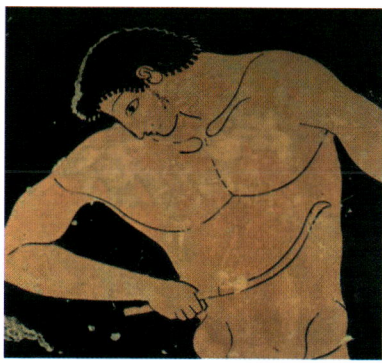

Os gregos usavam o óleo para se purificar antes de tomar banho e se massagear. Aqui um atleta em um ginásio tira o óleo de seu corpo.

ligada à cultura indiana. Por exemplo, é comum os noivos receberem uma massagem antes do dia do casamento e muitas mães indianas aprendem a massagear seus filhos recém-nascidos e crianças.

No Antigo Egito, gravuras em baixo-relevo de mais de 4 mil anos mostram o faraó Ptah-Hotep recebendo uma massagem na perna de um escravo, ao passo que, séculos depois, há registros da rainha Cleópatra desfrutando de uma massagem nos pés durante os banquetes. Entretanto, o prazer da massagem não se restringiu aos ricos. Registros antigos mostram que os trabalhadores egípcios mais pobres eram pagos em suprimentos de óleo corporal suficientes para o uso diário.

Para os gregos antigos, a busca pela excelência física era de extrema importância e a massagem era um elemento intrínseco em sua exaltação do corpo. Seus famosos centros médicos, ou ginásios, tinham salas de treinamento ao ar livre, áreas poliesportivas e salas de massagem. Na Grécia Antiga, ela era muito recomendada para tratar fadiga, ferimentos decorrentes de esportes ou da guerra, além de doenças. Escrevendo no século V a.C., Hipócrates, o renomado "pai da Medicina moderna", afirmou que um médico de sucesso deveria ser experiente na arte de "friccionar" e prescrevia um banho aromático seguido por uma massagem diária com óleos como caminho para a saúde e a boa forma.

Os romanos também gostavam de massagem e a incorporaram em seus rituais de banho. Os ricos costumavam frequentar as termas e ter os músculos tensos massageados com óleo vegetal quente. Depois disso eles recebiam uma massagem no corpo todo para despertar os nervos, aumentar a circulação e mobilizar as articulações. A rotina era completada enquanto um óleo puro era generosamente aplicado por todo o corpo para nutrir a pele e mantê-la bela e hidratada. Os médicos também promoviam os benefícios terapêuticos dessa prática. Um dos mais famosos foi Galeno (130-201 d.C.), que escreveu livros sobre massagem, exercícios e saúde. Ele também classificou diferentes manobras e usou a massagem no tratamento de muitas doenças.

Idade Média e Renascimento

Após o declínio do Império Romano, o mundo árabe tornou-se o centro de aprendizado e cultura. As obras de Hipócrates, Galeno e outros médicos famosos foram traduzidas para o árabe, preservando o conhecimento médico reunido desde a Antiguidade. Avicena (980-1037), um dos maiores médicos árabes, acrescentou a esse conhecimento a descrição do uso de plantas curativas, manipulação da coluna e várias formas de massagem nos menores detalhes.

Enquanto isso, na Europa, o toque passou a ser associado com os "prazeres carnais" aos olhos da Igreja Católica e a massagem foi considerada uma atividade pecaminosa. Sua prática passou para o domínio do folclore e o conhecimento foi passado pela linhagem feminina, as "sábias" ou parteiras locais, junto com o conhecimento de ervas e outros remédios. Essa informação era vista com suspeita e poderia levar à acusação de bruxaria.

O Renascimento viu uma volta do interesse na Medicina clássica e, aos poucos, a massagem tornou-se mais respeitada pela sociedade. Ambroise Paré, médico da corte francesa no século XVI, usava a massagem em sua prática. As viagens de exploração europeias também revelaram como outras culturas valorizavam a massagem. O capitão Cook descreveu

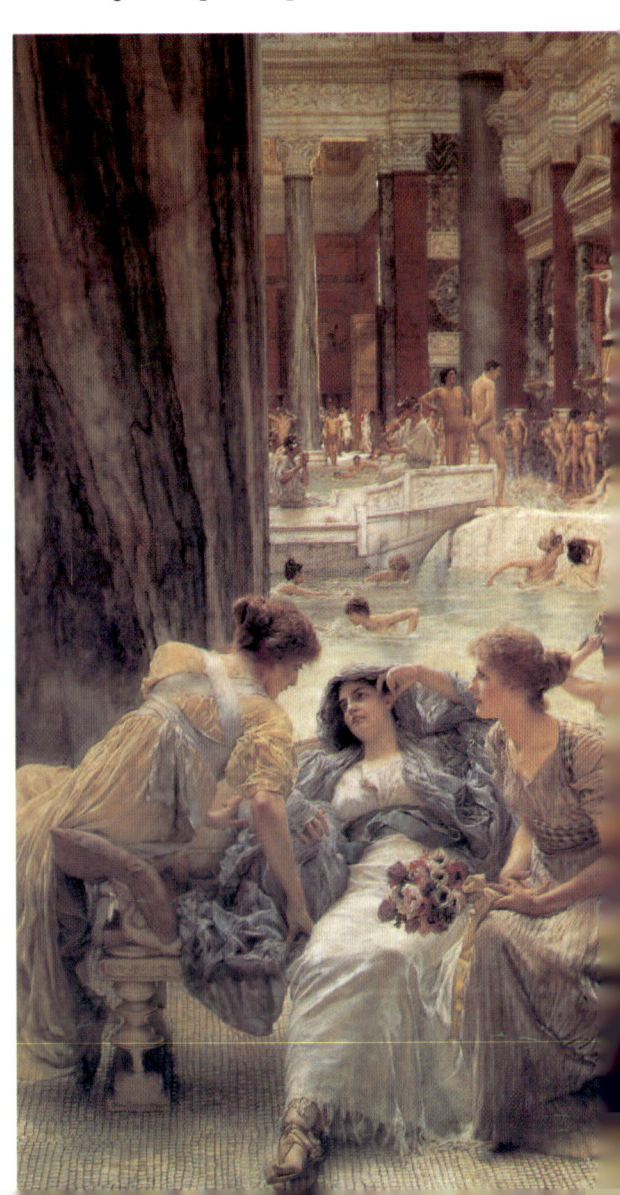

O Império Romano valorizava muito prazeres e rituais corporais, incluindo massagem e purificação, praticados nas onipresentes termas romanas.

como ela curou suas dores no ciático no Taiti, e no século XIX há registro dos povos cheroqui e navajo da América do Norte usando massagem em seus guerreiros.

Rumo à era moderna

Porém, foi no fim do século XIX que um ginasta sueco, Per Henrik Ling (1776-1839), restabeleceu a massagem terapêutica na Europa. Depois de curar-se de reumatismo, Ling desenvolveu um sistema de massagem baseado em fisiologia, movimentos da ginástica e massagem. Recebendo patrocínio real por seu trabalho, os métodos de Ling formaram a base da fisioterapia moderna com o estabelecimento, em 1894, da Sociedade de Massagistas Diplomados. Alguns anos depois, o St. George's Hospital em Londres abriu um departamento de massagem e a terapia de massagem "sueca" logo se tornou parte da prática médica tradicional.

Essa ênfase continuou incontrolável até a década de 1960, quando centros de crescimento pessoal, como o Instituto Esalen na Califórnia, adaptaram a terapia da massagem em um tratamento holístico para equilibrar mente, corpo e emoções e não apenas aliviar dores e distensões musculares. Essa abordagem holística agora é muito usada junto com a medicina tradicional como complemento de tratamentos médicos convencionais.

O poder do toque

O toque é um instinto humano básico e tem o poder de confortar e tranquilizar em muitos níveis. Ele pode relaxar o corpo, acalmar a mente e promover a cura e o bem-estar.

Impulso natural

Tocar os outros ou ser tocado é uma de nossas necessidades mais instintivas. O sentido do tato é o primeiro a se desenvolver no embrião, e os bebês pedem e crescem com o contato físico íntimo com suas mães e seus pais. O toque carinhoso e amoroso do outro é fundamental ao desenvolvimento de um ser humano saudável. Essa necessidade de ser tocado não acaba com o fim da infância, mas quando nos tornamos adultos muitos de nós ficamos com medo de estender a mão e tocar uns aos outros. Desconfiados de nosso impulso instintivo de dar carinho, perdemos o contato conosco e com a ciência do corpo. Um dos aspectos mais atrativos da prática das técnicas de toque terapêutico é que podemos começar a restabelecer contato conosco e com os outros, de uma forma segura, carinhosa e não invasiva.

Para um bebê, ser tocado, lavado, segurado, carregado, acariciado e vestido é uma parte fundamental da existência, e o toque é essencial para o crescimento e desenvolvimento saudáveis, tanto físico quanto emocional.

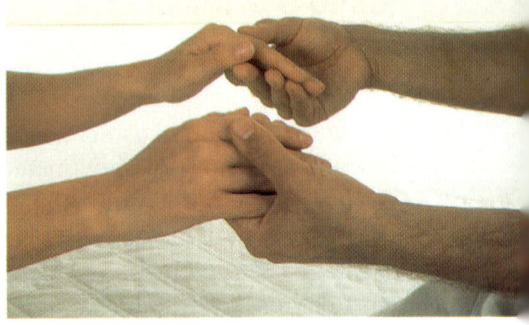

Estender a mão e tocar são reações naturais, muitas vezes com a intenção de acalmar e confortar, então não é surpresa que as mãos passassem a ser vistas por muitos como o foco e o centro para as energias de cura.

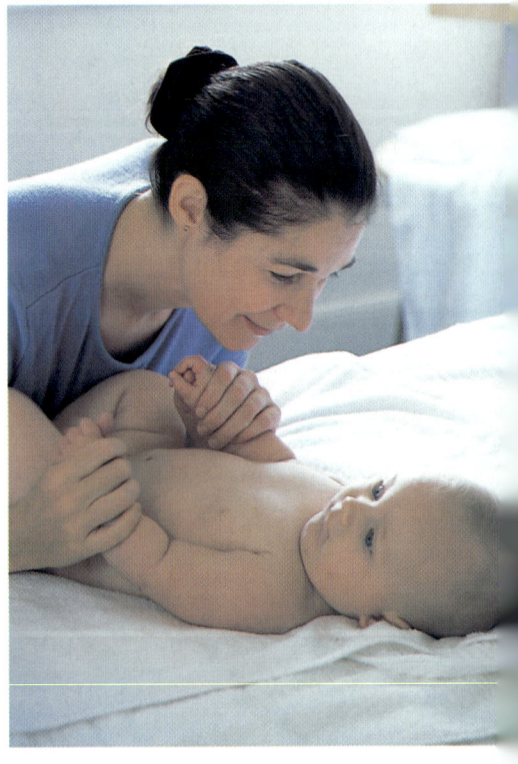

Benefícios do toque

A consciência do valor terapêutico do toque está crescendo e muitas terapias são bastante usadas no tratamento de saúde convencional para tratar dor, atenuar o desconforto e melhorar o funcionamento do organismo. Dados os prazeres da vida moderna e a incidência crescente de doenças relacionadas ao estresse, as terapias de toque também desempenham papel importante na vida cotidiana. Dores nas costas e nos ombros depois de um dia cansativo no trabalho, curvado na frente de um computador ou passando a maior parte do dia de pé, músculos das pernas doloridos depois de exercício pesado ou problemas circulatórios por um estilo de vida sedentário são alguns dos riscos ocupacionais da vida adulta. Pelo poder curativo do toque, podemos aprender a cuidar melhor de nós mesmos. Aproveitar o tempo para canalizar energia de cura ou curtir uma massagem relaxante nos pés pode aliviar algumas das tensões cotidianas da vida e nos colocar em contato conosco e com nossas prioridades, para nos sentirmos relaxados e à vontade com nossos corpos.

Terapia do toque

Trabalhando nos níveis físico e psicológico, a massagem tem a capacidade de relaxar e revigorar a pessoa que a recebe. Enquanto as técnicas e manobras da massagem podem aliviar a dor ou tensão de músculos doloridos e tensos, acelerar uma circulação preguiçosa ou eliminar toxinas, o toque estimulante das mãos no corpo tira o estresse mental e restaura o equilíbrio emocional ao

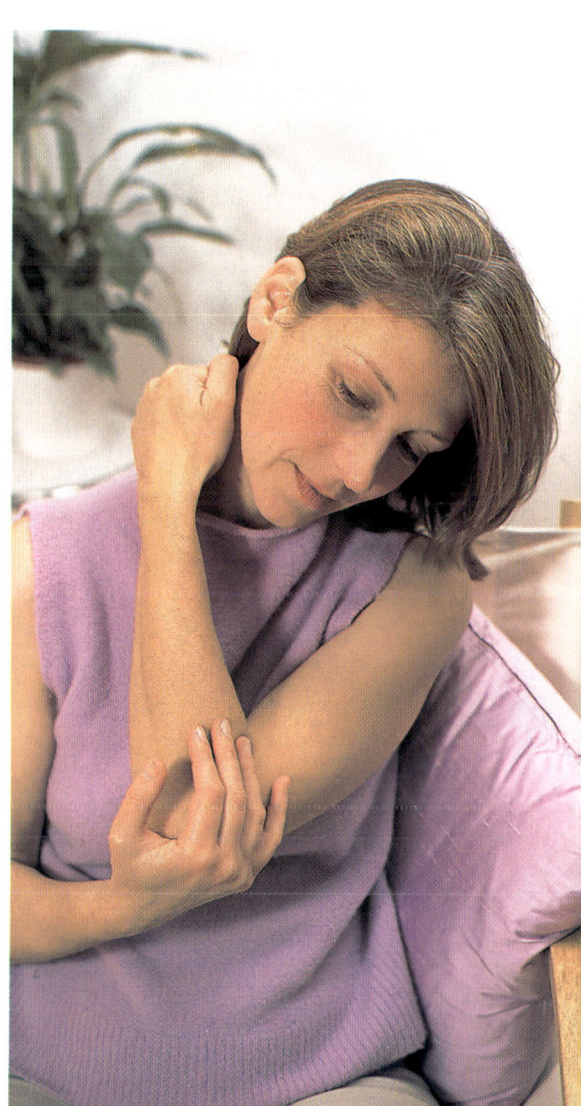

Muitos de nós, quase sem perceber, esfregamos os músculos tensos e doloridos para sentir conforto e alívio.

mesmo tempo. À medida que as tensões se dissolvem, há uma integração entre o corpo físico e as emoções subjacentes, que rompe o círculo vicioso da tensão entre mente e corpo.

Mãos relaxantes

A massagem proporciona o reabastecimento dos recursos inatos de energia vital. Isso é particularmente relevante em um mundo moderno no qual o estresse é a causa principal de muitos estados mentais e físicos graves. O estresse é um fator natural da vida e, em níveis moderados, pode ser benéfico em certas atividades. Porém, se não for descarregado corretamente

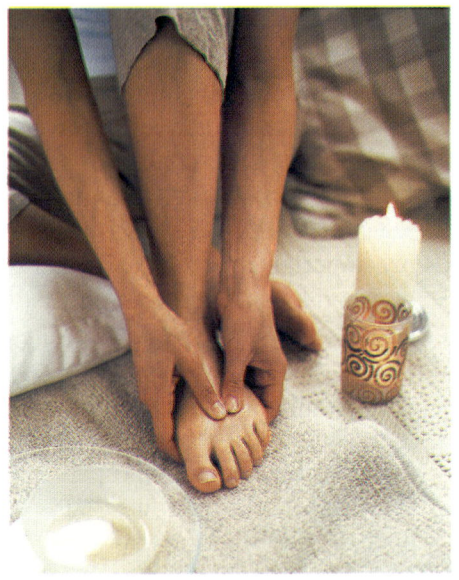

Nossas mãos são uma ferramenta vital no cuidado corporal diário. O toque pode nos ajudar a identificar áreas problemáticas, bem como manter a pele saudável e macia.

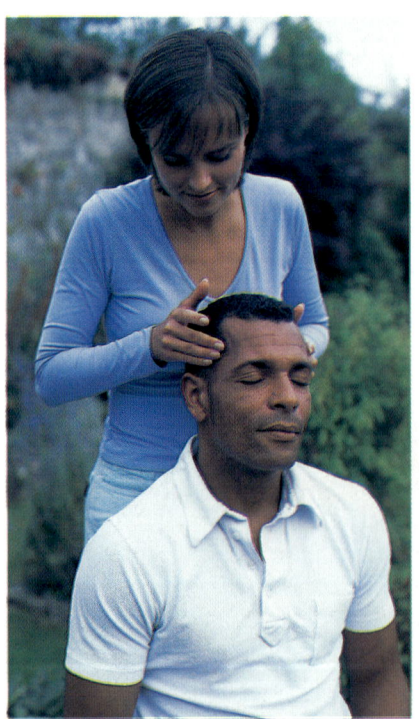

ou se sofrermos com ele por um período de tempo prolongado, ele rouba a saúde e a energia do corpo. O estresse também pode diminuir as defesas naturais do sistema imunológico e sua capacidade de combater doenças. A exposição constante das pessoas ao estresse pode provocar ansiedade, depressão, letargia, insônia e ataques de pânico. Cada vez mais, médicos e o público em geral reconhecem os benefícios da massagem como excelente tratamento dos sintomas resultantes do estresse.

A massagem contribui para nossas exigências mínimas de toque diário, agora reconhecido como fundamental para a boa saúde e o bem-estar.

Saúde emocional

A massagem proporciona uma situação segura e neutra para receber um toque afetivo e o estímulo dos sentidos da pele, que são tão importantes para a saúde emocional e a autoestima. O toque é fundamental para o desenvolvimento de um ser humano saudável e sabe-se que a falta do toque nos estágios iniciais da vida inibe o crescimento emocional e físico de uma criança. Por ser tão ligado às emoções, o toque também pode levar a sensações de vulnerabilidade; portanto, a massagem precisa ser praticada em ambiente seguro, com muito cuidado e sensibilidade. Um toque afetuoso pode curar, dividir empatia, conforto, e a massagem deve combinar técnicas habilidosas com o toque carinhoso, para que, quando as mãos deslizarem pelo corpo, elas eliminem não só as tensões físicas presas nos músculos, mas também reconheçam, com uma aceitação completa, a essência interna da pessoa. Enquanto a massagem em si é ativa, a qualidade subjacente do toque é de silêncio e calma, uma sensação de estar totalmente presente com aquela pessoa. Por todos esses motivos, a massagem é uma terapia muito benéfica, pois ajuda a pessoa que a recebe a se sentir segura o bastante para relaxar completamente e desprender-se das partes mais profundas da mente.

Durante a vida, o toque tem o poder de confortar, tranquilizar e relaxar.

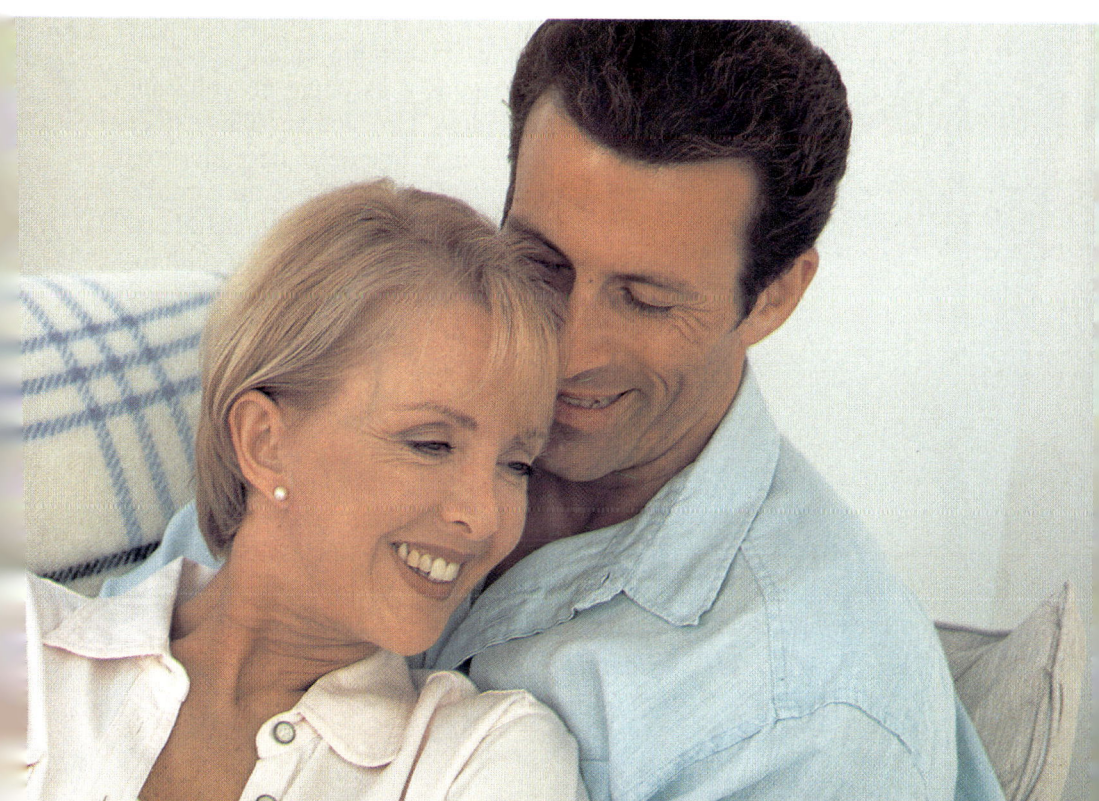

Como a massagem funciona

No nível fisiológico, a massagem afeta todo o organismo, resultando em um melhor funcionamento geral, bem como no alívio de condições específicas. Pode também ajudar com a autoestima, na liberação de bloqueios emocionais, no aumento da clareza mental, além de ajudá-lo a se conectar com sua "luz interior". Receber uma massagem é ao mesmo tempo relaxante e revigorante. É um momento para tirar uma folga e recuperar a harmonia e o bem-estar para você se sentir pronto para cair no mundo de novo.

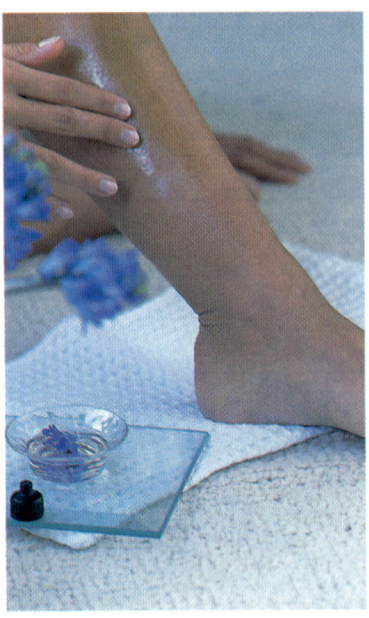

Uma automassagem relaxante nas pernas e nos pés cansados pode aliviar a tensão muscular, melhorar a circulação, acalmar e relaxar o corpo todo.

Sistemas corporais

A pele é o maior órgão sensorial do corpo. Quando é tocada, milhares de pequenos neurorreceptores em sua superfície enviam mensagens ao cérebro pelo sistema nervoso central. O cérebro interpreta essas mensagens e as envia de volta aos músculos. Um toque suave pode provocar a liberação de endorfinas (os analgésicos naturais do corpo) e enviar mensagens de calma e relaxamento. Uma massagem mais vigorosa trabalha nos músculos subjacentes do corpo, aliviando tensão e rigidez.

Benefícios físicos

Um sistema circulatório sadio é vital para o funcionamento saudável do corpo todo. A massagem deixa a respiração mais profunda e dilata os vasos e capilares sanguíneos, aumentando a circulação e ajudando a oxigenar o sangue. Uma melhor circulação também significa que os

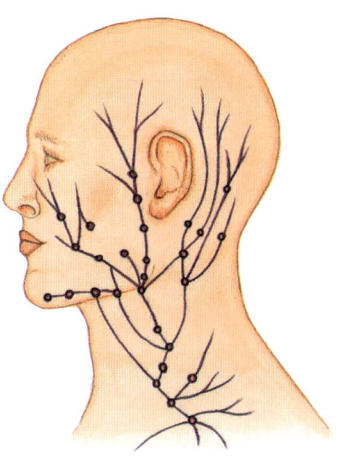

Os linfonodos e vasos linfáticos do rosto e do pescoço ajudam a eliminar toxinas. A massagem estimula a efetividade dessa ação de limpeza.

nutrientes vitais são conduzidos pelo corpo de modo efetivo, enquanto reduz temporariamente a pressão sanguínea e a frequência cardíaca, relaxando e acalmando o corpo. A massagem estimula o funcionamento das glândulas sebáceas e sudoríparas da pele, que trabalham em conjunto para hidratá-la, limpá-la e resfriá-la. A massagem também tem uma ação esfoliante, ajudando a eliminar as células mortas, o que resulta em uma aparência mais jovem da pele. Aumentar a circulação melhora o fornecimento de nutrientes necessários para pele, unhas e cabelos saudáveis e também pode ajudar a aliviar uma série de problemas, incluindo cefaleias e problemas digestivos.

A massagem também tem um benefício direto sobre a estrutura muscular. Ao relaxar e alongar os músculos que ficaram contraídos e encurtados por causa da tensão, a massagem ajuda o corpo a recuperar sua flexibilidade à medida que se restauram a elasticidade e mobilidade dos tecidos corporais. Essas ações podem ajudar a aliviar músculos dolorosos e melhorar a postura auxiliando a trazer a musculatura corporal de volta a uma posição mais equilibrada. Ela também pode ajudar

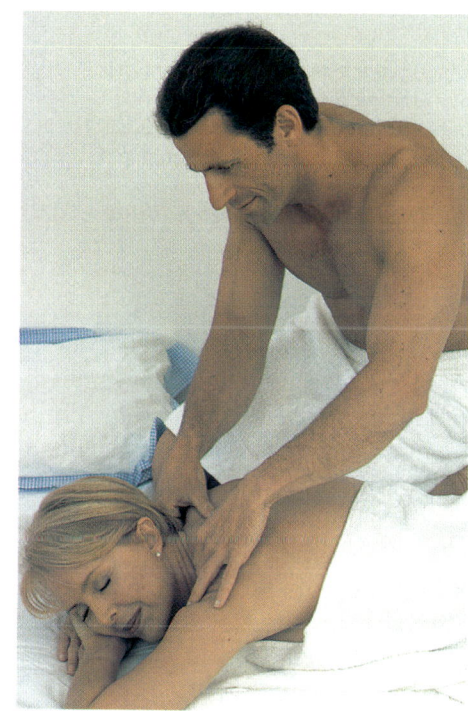

A massagem regular é um bom estímulo à imunidade. Pesquisas mostraram que ela pode ter efeito protetor sobre o corpo por até uma semana após uma única sessão.

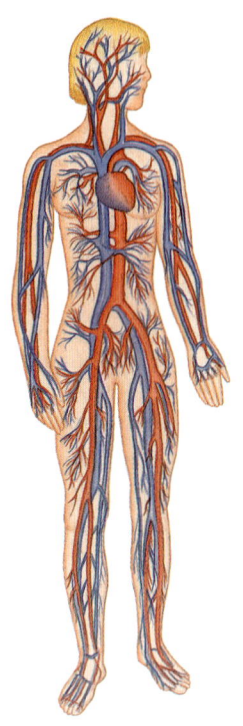

O sangue é transportado pelo corpo por uma rede complexa de artérias (mostradas em vermelho) e veias (em azul). A massagem aumenta a circulação periférica e auxilia o fluxo sanguíneo pelo sistema.

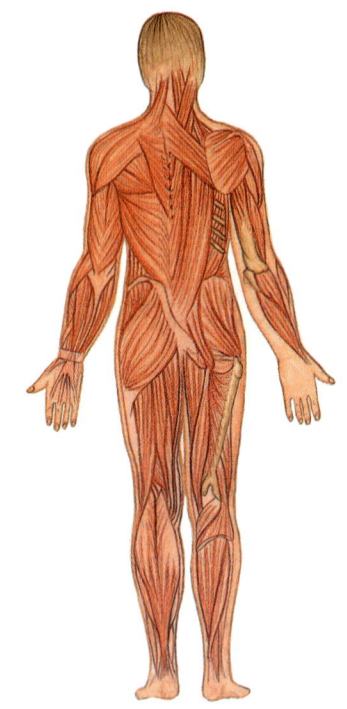

O movimento no corpo é produzido pela ação dos músculos esqueléticos. São eles que registram desconforto ou doem quando ficamos cansados ou os colocamos sob pressão. A massagem trabalha diretamente nesses importantes grupos musculares.

a restaurar os músculos que ficaram fracos e flácidos com a falta de uso. A ação física da massagem também trabalha diretamente no sistema linfático, ajudando o corpo a eliminar ácido lático e outros resíduos químicos que contribuem com a dor e o desconforto nos músculos e nas articulações. Muitos linfonodos situam-se no pescoço, na nuca, no rosto e na mandíbula.

À medida que o tratamento com a massagem avança e o corpo relaxa mais profundamente, há uma alteração no funcionamento corporal na direção do sistema nervoso parassimpático. Esse sistema opera fora de nosso controle consciente e relaciona-se com o trabalho oculto de manutenção e reparo geral, além de funções essenciais como digestão e eliminação. Muitas vezes estamos em uma correria tão grande que não damos tempo o suficiente para nosso corpo fazer esse trabalho importante. A massagem é uma boa forma de dar ao corpo um *"pit stop"*, em que ele pode cuidar de seu funcionamento interno.

Mente e emoções

Um vasto corpo de pesquisa defende as alegações terapêuticas da massagem, com a evidência crescente de que ela pode contribuir para o alívio de condições como estresse, depressão e ansiedade. A massagem cefálica em particular tem um impacto significativo em nível mental. O alívio físico da tensão muscular e o maior fornecimento sanguíneo para a cabeça resultam em um melhor funcionamento mental e um maior senso de clareza. Há uma redução na exaustão mental, nos sentimentos de irritabilidade ou na opressão e um aumento correspondente na vigilância, agilidade mental, concentração e compreensão.

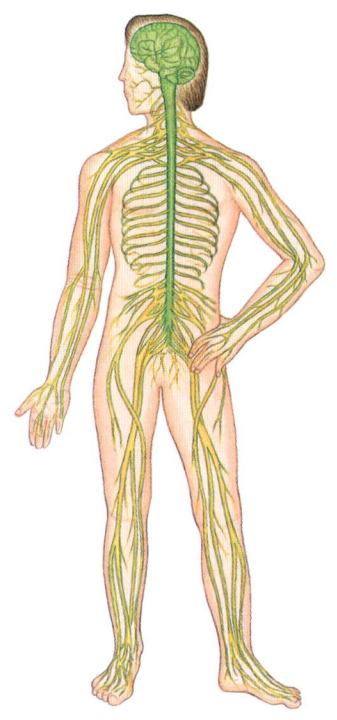

Mensagens são transmitidas entre o cérebro, os receptores e nervos pelo "sistema de fiação" do organismo, que percorre o corpo pela medula espinhal. Entre elas estão as mensagens de relaxamento depois da massagem.

A massagem também é valorizada por seu fator de "sentir-se bem disposto". À medida que o corpo alivia a tensão, tira-se um peso, levando a uma maior sensação de leveza e felicidade. Essas alterações emocionais correspondem às mudanças hormonais que ocorrem no corpo durante um tratamento com massagem. A pesquisa indica que o nível de hormônios do estresse, como o cortisol, cai durante a massagem, enquanto o nível de hormônios do amor e do bem-estar, como a oxitocina, aumenta significativamente. Os hormônios do estresse enfraquecem o sistema imunológico.

Nutrição da alma

A massagem pode também trabalhar no equilíbrio energético do organismo pelo sistema de chacras, que se concentra em sua dimensão espiritual. Ao alinhar corpo e alma pela massagem, atinge-se uma profunda sensação de paz, calma e equilíbrio. A leveza que as pessoas costumam sentir após um tratamento também pode trazer uma consciência crescente de sua identidade espiritual ou luz interior. Depois de uma massagem, as pessoas costumam se sentir mais em harmonia consigo mesmas. Algumas relatam uma perspectiva de vida melhor, a volta de seu senso de humor ou dizem que estão simplesmente mais relaxadas e confortáveis com seus corpos.

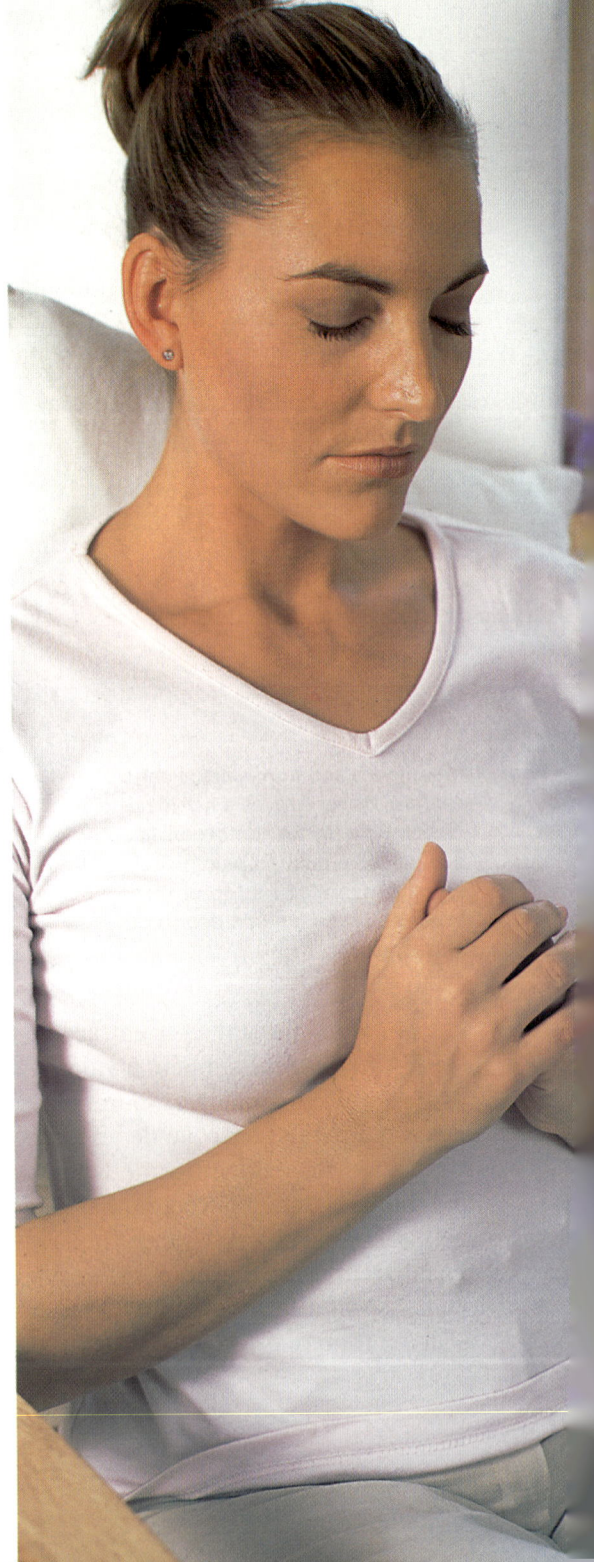

Cabelo e pele brilhantes, tônus muscular relaxado e uma postura ereta e equilibrada são alguns dos benefícios visíveis da massagem.

Trabalho energizante

O corpo vai muito além do que se imagina. Quando você se aproxima de outra pessoa, ela consegue sentir sua presença antes de você tocá-la. Isso acontece porque você entrou em seu "campo de energia" ou aura, as vibrações invisíveis que irradiam de nossos corpos. Quanto mais fortes e saudáveis estivermos, maior e mais expansiva será nossa aura; quando estamos cansados ou doentes, esse campo fica menor e mais perto do corpo. O sistema de chacras é parte desse campo de energia e ajuda ter uma compreensão dele na massagem. Embora não consiga vê-lo, você afetará o modo como ele funciona com seu toque.

Saúde e os chacras

Os chacras representam pontos de energia no corpo. A palavra **chacra** significa "roda" em sânscrito, indicando que eles são como vórtices giratórios, recebendo energia do Universo e transformando-a para ser usada pelo corpo. Na Medicina baseada na energia, acredita-se que os

A consciência espiritual faz parte da cultura oriental e na Índia é comum ver o "terceiro olho" marcado por um bindi.

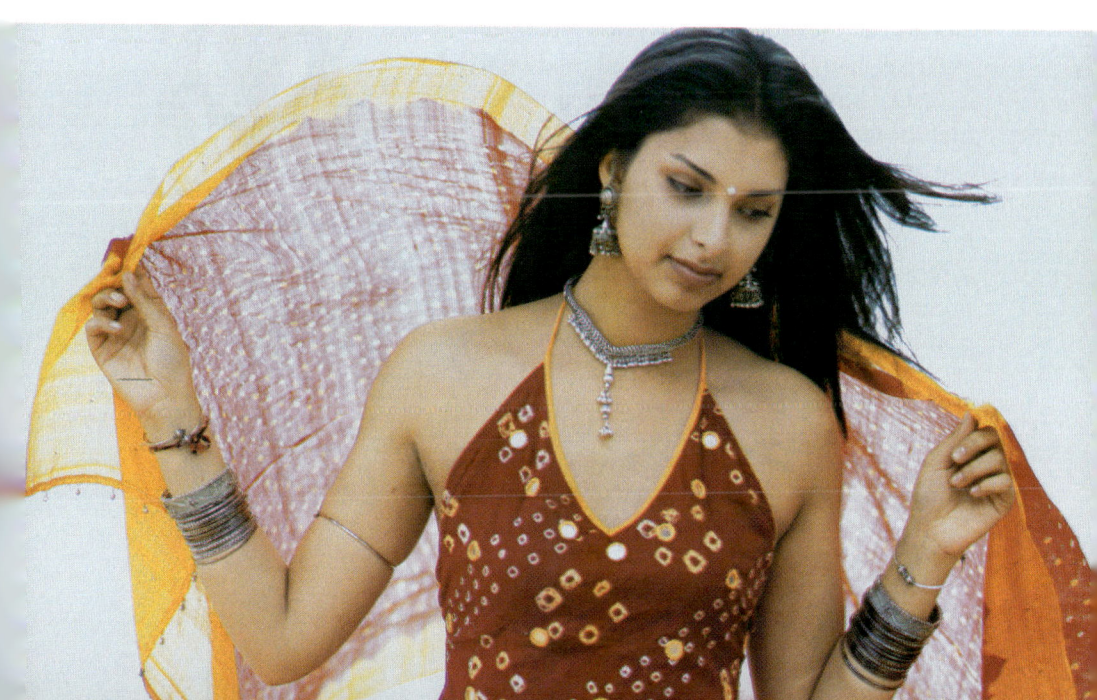

primeiros sinais de problemas de saúde aparecem como bloqueios ou distúrbios nos chacras. Se esses desequilíbrios não forem resolvidos, então a questão acabará aparecendo como um problema físico. Manter os chacras funcionando bem é importante para a boa saúde.

O sistema de chacras

Há sete grandes chacras, cada um com suas características e correspondências. Eles são encontrados em pontos que percorrem o corpo da base da coluna ao topo da cabeça e podem se localizar na frente e atrás do corpo. Cada chacra está associado a diversos órgãos e sistemas corporais e com uma cor diferente, embora haja algumas variações de acordo com o sistema que você usa. É uma interação de energias dinâmica e em constante mutação.

Os sete chacras

O chacra básico, na base da coluna, está relacionado aos testículos ou ovários em alguns sistemas e, em outros, às glândulas adrenais.

O chacra sacro localiza-se no abdômen inferior e associa-se às emoções e sensualidade.

O plexo solar, encontrado na frente do corpo entre a parte inferior da caixa torácica e o umbigo, está relacionado ao poder e à energia pessoal. Associa-se às glândulas adrenais e ao pâncreas.

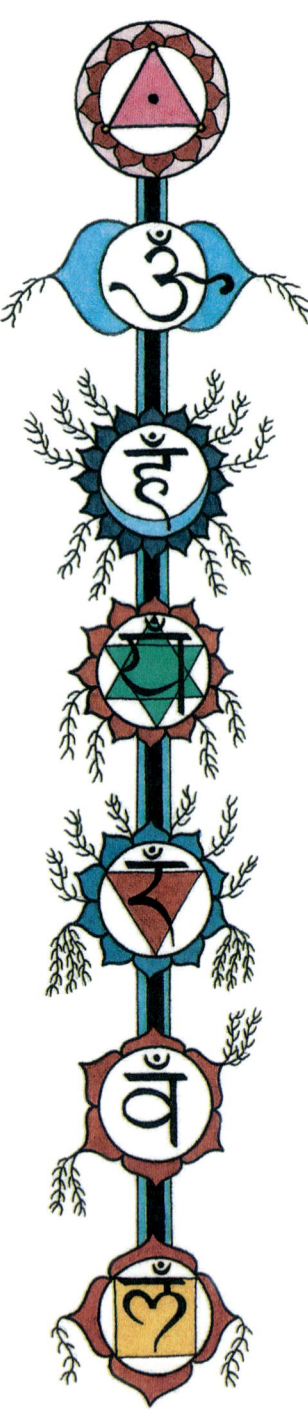

Os sete maiores chacras são centros de energia para acessar e distribuir *chi*, *prana* ou força vital pelo corpo através do sistema de canais meridianos.

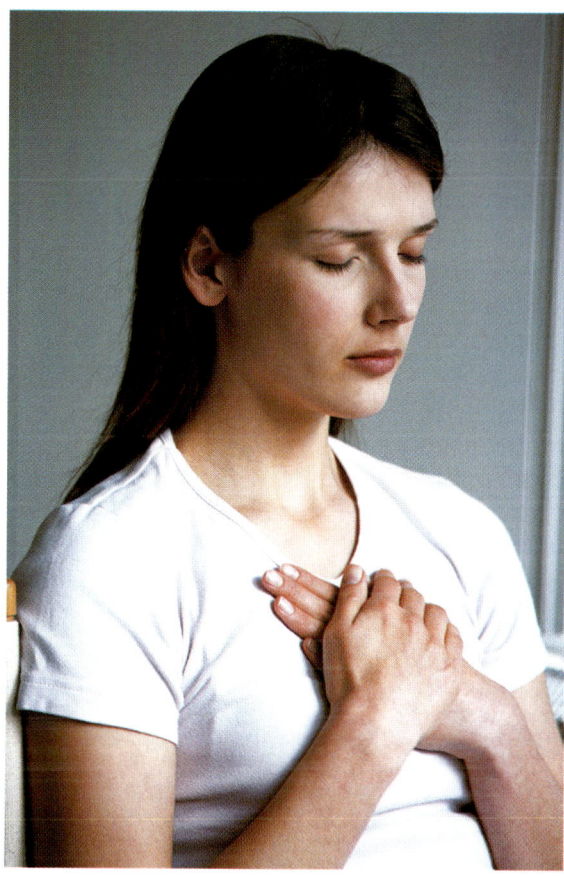

Colocar suas mãos sobre seu centro cardíaco e imaginar sua respiração sobre ele o ajudará a sentir sua energia cardíaca pela qual fluem o amor e as forças curativas.

Mais ou menos no meio da coluna, o chacra cardíaco corresponde ao amor incondicional, à compaixão e à amizade. Relaciona-se ao timo, coração, pulmão, brônquios, parte superior das costas e braços. Os pontos de liberação física estão nos ombros, nos músculos intercostais das costelas, nos braços, sob o queixo e na base do crânio.

O chacra laríngeo localiza-se na parte inferior do pescoço, na altura dos ombros. Diz respeito a todas as formas de comunicação e autoexpressão. Relaciona-se à tireoide, ouvidos, nariz, garganta, pescoço e dentes. Os pontos de liberação física ficam no pescoço, nos ombros e nos dedos das mãos e dos pés.

O chacra do "terceiro olho" localiza-se no meio da testa ou da sobrancelha. Seus pontos de liberação de energia ficam nos olhos, nas têmporas, na testa e na base do crânio. Diz respeito ao desenvolvimento e aprofundamento da intuição e do conhecimento da alma. Regula as energias dos sistemas pituitário e nervoso, bem como o cérebro, a cabeça, os olhos e o rosto.

O chacra coronário localiza-se no topo da cabeça. Seus pontos de liberação de energia ficam na cabeça, nas mãos e nos pés. Diz respeito à consciência superior e à espiritualidade.

Trabalhando com os chacras

Enquanto massageia, você toma consciência desses centros de energia, principalmente quando trabalha perto de áreas do corpo no qual eles residem. No fim do tratamento, quando o paciente está relaxado, você pode fazer "toques terapêuticos" sobre um ou dois chacras. Para fazer isso, coloque uma mão sobre a outra e coloque-as suavemente sobre um dos chacras por alguns minutos. Siga sua intuição ao escolher cada ponto. Por exemplo, se você sentir que seu paciente precisa de conforto e confiança, pode se concentrar no chacra cardíaco, no meio da parte superior das costas. Ou se ele(a) tiver problemas de comunicação, um toque gentil no chacra laríngeo na nuca pode ajudar. Enquanto faz o "toque terapêutico", imagine um fluxo de energia de cura saindo de seu chacra cardíaco pelas mãos e pelos braços para seu paciente e coloque sua intenção para que ele vá onde for mais necessário.

Quando terminar, afaste as mãos devagar e com cuidado. Veja se pode sentir o campo de energia do paciente e observe o ponto no qual suas mãos enfim o deixam. É provável que depois de um tratamento o campo de energia do paciente tenha aumentado, pois os chacras ficam mais equilibrados e suas energias fluem com mais eficiência.

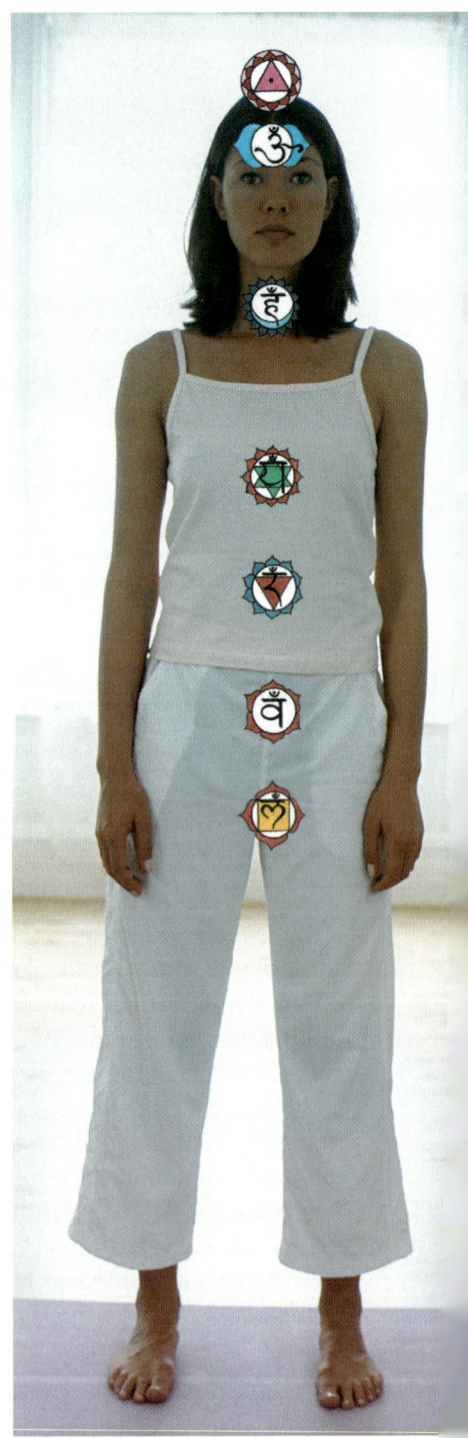

Os chacras localizam-se em áreas importantes e esses centros de energia nutrem e têm correspondências com as dimensões físicas e emocionais da pessoa como um todo.

Sistemas de massagem

Há várias abordagens à arte de cura pelo toque, pela massagem e o trabalho corporal. Alguns sistemas focam diretamente na fisiologia do corpo e outros na liberação da tensão emocional. Outros trabalham com mais sutileza nos níveis de energia dentro do corpo. Hoje em dia, muitas terapias de toque combinam técnicas antigas e modernas oriundas do Oriente e do Ocidente. Todas elas têm em comum o objetivo de trazer harmonia e bem-estar aos pacientes, liberando a tensão e a sobrecarga, e permitindo assim a restauração da vitalidade natural.

Massagem de tecidos moles

Esse sistema usa uma variedade de técnicas para massagear e manipular a pele e os músculos e tecidos superficiais para aliviar dor e tensão. As próprias manobras ajudam a estimular o sistema circulatório e a aumentar a troca de fluidos do tecido. As variações, como a massagem sueca, a desportiva, a fisioterapia e a drenagem linfática são particularmente benéficas para esses propósitos, pois trabalham diretamente com a anatomia e a fisiologia do corpo para restaurar a vitalidade e proporcionar um estado de relaxamento.

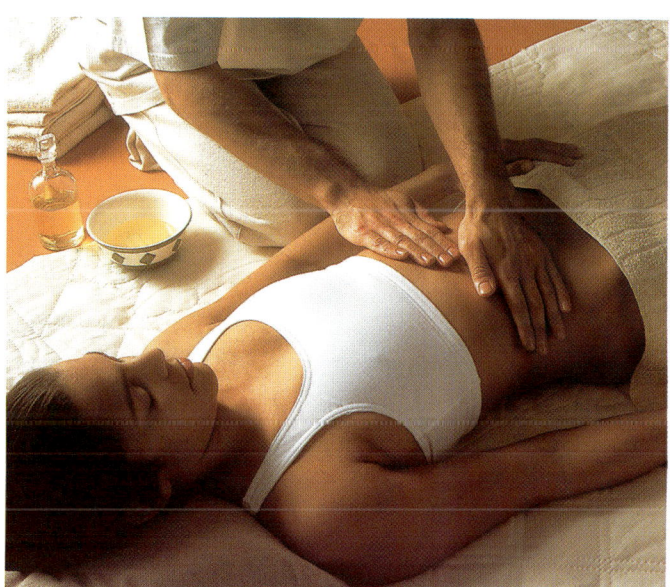

A massagem de tecidos moles usa uma variedade de técnicas para massagear e manipular a pele e os músculos e tecidos superficiais para aliviar dor e tensão e restaurar a vitalidade.

A massagem holística também trabalha com o tecido mole do corpo, mas em geral preocupa-se mais com o relaxamento psicológico. Predominam as manobras soporíficas, embalando a mente, acalmando o sistema nervoso e restaurando um senso de equilíbrio, produzindo assim uma liberação interna da tensão. Um toque nutritivo e a realização da massagem em uma atmosfera de cuidado afetuoso são vistos como o principal meio de transformação. Uma sessão holística também pode combinar as manobras da massagem terapêutica e medicinal, mas sua principal ênfase continua sempre em relaxar corpo e mente.

Massagem de tecidos profundos

O objetivo dessa massagem é restaurar o alinhamento estrutural e o equilíbrio no corpo liberando tensões crônicas, formadas pela tensão muscular profunda, que inibe o bem-estar postural e o movimento. Trabalha principalmente no tecido conjuntivo, ou fáscia, que envolve, une, apoia e separa todas as estruturas internas, incluindo os músculos esqueléticos, ossos, tendões, ligamentos e órgãos. Essa "armadura" muscular no corpo pode ser resultado de ferimento, má postura habitual ou repressão de emoções.

O tecido conjuntivo está presente em toda estrutura interna do corpo e é identificado por suas fibras brancas brilhantes, formadas principalmente por um tipo de proteína chamada colágeno. Quando o

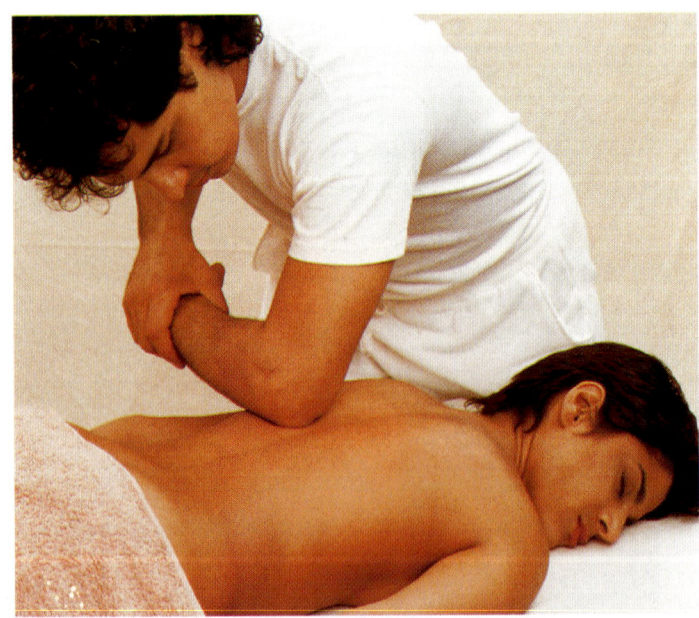

Uma massagem de tecido profundo pode envolver a aplicação de pressão do cotovelo ou do antebraço para atingir o tecido conjuntivo antes de alongá-lo e manipulá-lo.

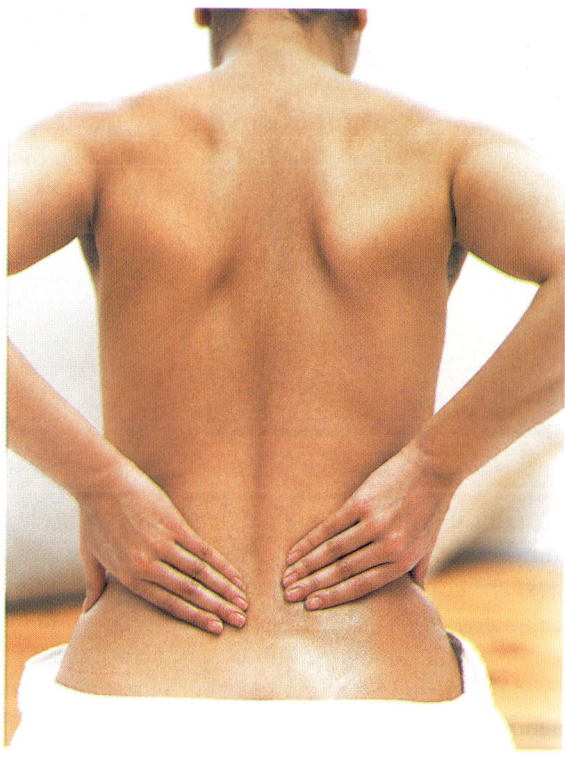

A automassagem pode lhe dar um estímulo físico e psicológico. É inestimável também para ganhar confiança a fim de tratar outros ao praticar técnicas de massagem em seu corpo.

corpo está livre de trauma (ferimento) e tensão, a fáscia em geral é elástica; porém, se o sistema estiver preguiçoso ou inativo, ou se uma armadura muscular se formou no corpo, ela fica rígida e imóvel. Como o tecido conjuntivo envolve e conecta toda estrutura interna, a tensão em uma área pode ter um efeito prejudicial em todo o sistema.

As manobras de massagem de tecido profundo manipulam a fáscia pela ação de fricção e alongamento, liberando blocos que impedem o fluxo de energia e de força vital por todo o corpo. Essa é uma habilidade que exige um treinamento profissional e um conhecimento completo de anatomia e fisiologia. Como os toques penetram o corpo em um nível mais profundo do que na massagem de tecidos moles, as mãos do terapeuta devem trabalhar com grande sensibilidade e paciência e o cliente deve querer liberar a tensão. Provocar uma dor indevida na tentativa de livrar o corpo da tensão é contraproducente, pois a resposta neuromuscular dos tecidos será uma contração em defesa.

A massagem de tecido profundo costuma se basear em uma série de pelo menos dez sessões para que toda a estrutura do corpo possa ser equilibrada e realinhada. No processo de rompimento das tensões crônicas, a respiração fica mais profunda e o corpo recupera sua vitalidade e suas sensações. As emoções e memórias que foram reprimidas no corpo pela armadura muscular podem ser liberadas. Portanto, é importante para o terapeuta ter consciência do elo psicossomático entre as emoções

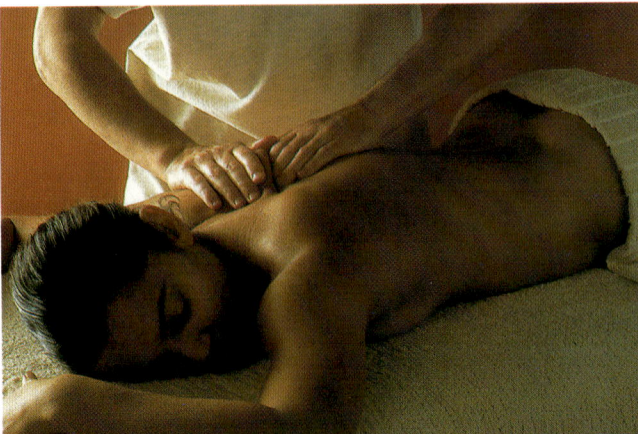

Rolfing pode parecer bem bruto, pois o tecido conjuntivo é manipulado com técnicas de massagem de tecido profundo.

e a tensão física e compreender que por trás das áreas mais protegidas do corpo há muita vulnerabilidade.

Um terapeuta da massagem de tecido profundo pode usar os polegares, os dedos e suas articulações e os antebraços para alongar e manipular a fáscia. A pressão é aplicada devagar e junto com a consciência e a respiração do cliente. O tecido então é alongado e movimentado em direções específicas, dependendo de sua localização no corpo. Descolando e liberando as fibras, o tecido fica aquecido e revitalizado e volta à sua fluidez natural. Quando todo o corpo é tratado de modo sistemático em uma série de sessões, ele consegue recuperar sua vitalidade, seu alinhamento estrutural e a facilidade de movimento.

Há diversas escolas de terapia corporal de tecido profundo. A mais estabelecida delas é o rolfing, também conhecido como integração estrutural, fundado nos Estados Unidos por Ida Rolf. Ela foi pioneira em muitas novas técnicas em seu trabalho com o tecido conjuntivo, e foi seu profundo conhecimento da função desse tecido no equilíbrio estrutural do corpo que criou a base para o desenvolvimento da massagem do tecido conjuntivo.

Massagem cefálica

Durante séculos, essa massagem teve um papel essencial na medicina ayurvédica, muito praticada em toda a Índia e algumas partes da Ásia. Na Índia ainda é um aspecto regular da vida diária e a massagem cefálica é muito praticada nas ruas. Porém, essa arte antiga também é bem prática e relevante ao mundo ocidental.

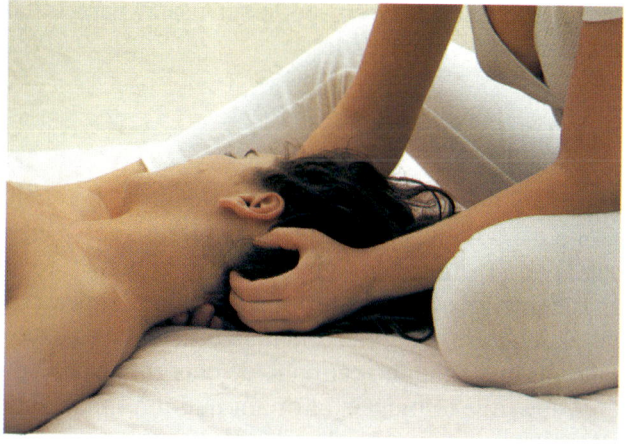

A massagem cefálica ajuda muito a aliviar a tensão geralmente encontrada na parte superior das costas, ombros e pescoço.

A massagem cefálica combina técnicas para pressionar pontos baseados na energia com toques mais tradicionais, como fricção e deslizamento, trabalhando assim tanto no sistema de energia do corpo como em sua estrutura física. Além de se concentrar na cabeça, ela também objetiva a parte superior das costas, ombros e área do pescoço, locais importantes de acúmulo de tensão.

Massagem nos pés

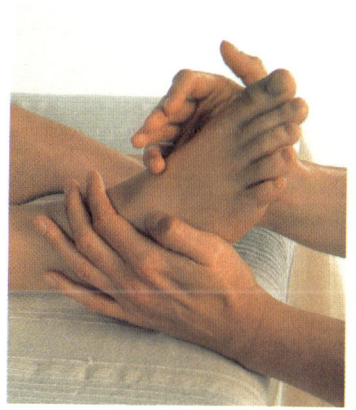

A massagem nos pés é fácil de aprender e rápida de aplicar. Uma massagem de tecidos moles usando uma mistura relaxante de óleos e toques suaves e contínuos pode ser bem terapêutica.

Assim como a massagem cefálica, aquela feita nos pés vem se popularizando cada vez mais por ser simples, rápida e eficaz, pois foca em uma parte relativamente pequena do corpo.

Os pés são muito sensíveis e reagem ao toque: eles têm mais de 14 mil terminações nervosas. A massagem nos pés usa uma combinação das técnicas para pressionar pontos baseados em energia da acupressão e reflexologia e toques mais tradicionais para relaxar e aliviar, além de melhorar a circulação. Essa massagem pode ser realizada como tratamento rápido, usando uma mistura de óleos adequada, depois de um corrido dia de compras. Combinada com os princípios da reflexologia, também pode ser usada para tratar uma variedade de problemas e enfermidades.

Reflexologia

Na reflexologia, acredita-se que a energia é canalizada pelo corpo ao longo de caminhos específicos ou meridianos. Quando uma pessoa está saudável, a energia movimenta-se livremente ao longo desses canais. Entretanto, se a energia for impedida ou bloqueada por tensão, sobrecarga, desequilíbrio ou morosidade no sistema, todos os órgãos e estruturas internas que ficam no caminho de energia podem sucumbir à doença.

Os reflexologistas afirmam que um indivíduo pode recuperar sua saúde com a aplicação de pressão em certos pontos no corpo, em geral nos pés e às vezes nas mãos. Isso ajuda a desbloquear o canal de energia, tendo assim um efeito revigorante sobre todos os órgãos, glândulas e outras estruturas que ficam nessa região.

Um reflexologista qualificado conseguirá detectar ou localizar um problema de saúde em uma parte correspondente do corpo por causa da fraqueza ou do acúmulo de depósitos granulares em certos pontos dos pés.

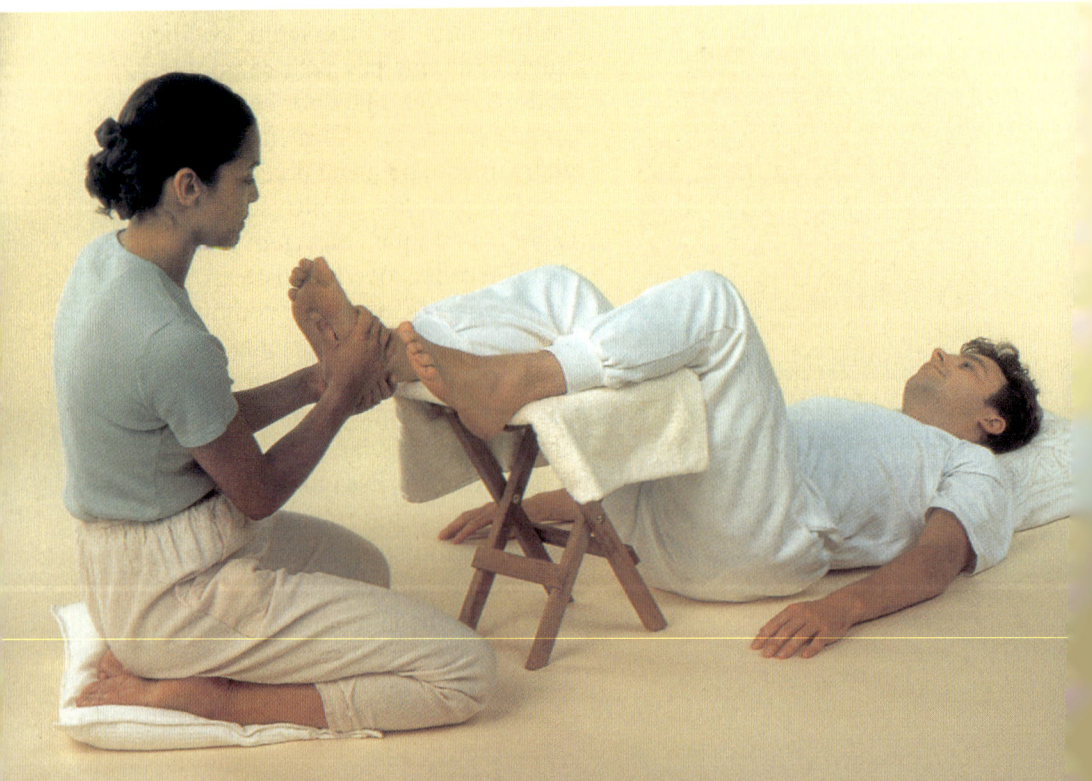

O corpo, para os reflexologistas, é dividido em dez zonas verticais, cinco em cada lado da linha média que vai do topo da cabeça às pontas dos dedos das mãos e dos pés. Embora a terapia de pressão em pontos possa ser aplicada nas mãos, o tratamento costuma ser mais eficaz quando usado nos pés.

A técnica envolve a aplicação de pressão nos pontos reflexos na planta do pé ou palma da mão, nas laterais e no dorso de cada pé ou mão, por até três segundos, usando a ponta ou a lateral do polegar ou outro dedo para aplicar pressão, antes de deslizar ou mover o dedo para sua próxima posição. O pé ou a mão devem ser seguros e apoiados com segurança e uma alavanca deve ser feita pelos dedos ou pelo polegar oposto ao movimento.

Embora ainda não possa ser apresentada nenhuma explicação científica exata de como funciona a reflexologia, ela é muito bem aceita como tratamento bem-sucedido para diversas doenças. Quando bem aplicadas, as técnicas podem ajudar a relaxar e revigorar toda a fisiologia do corpo, estimulando o sistema nervoso e a circulação sanguínea e promovendo a eliminação de toxinas, além de eliminar a sobrecarga nos órgãos. A reflexologia agora está bem estabelecida como uma arte curativa complementar.

Acupressão

Antiga terapia chinesa, a acupressão baseia-se em princípios bem semelhantes aos da acupuntura. Assim como a acupuntura e a reflexologia, a acupressão baseia-se na crença de que a energia corporal circula por canais chamados meridianos.

Essa terapia usa os mesmos pontos da acupuntura, mas, em vez de usar agulhas, utiliza os dedos para aplicar uma pressão suave, mas firme, em pontos importantes. Essa pressão estimula o fluxo de energia e ajuda a liberar bloqueios, aliviando assim muitas queixas e doenças comuns, restaurando harmonia e equilíbrio no corpo, na mente e no espírito.

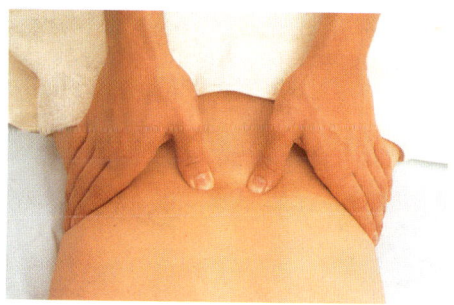

O meridiano da bexiga é o maior do corpo e se estende ao longo de cada lado da coluna, chegando até a parte de trás da pelve. Nessa terapia, aplica-se uma pressão firme do polegar nos pontos sacrais para aliviar dores na lombar e no ciático.

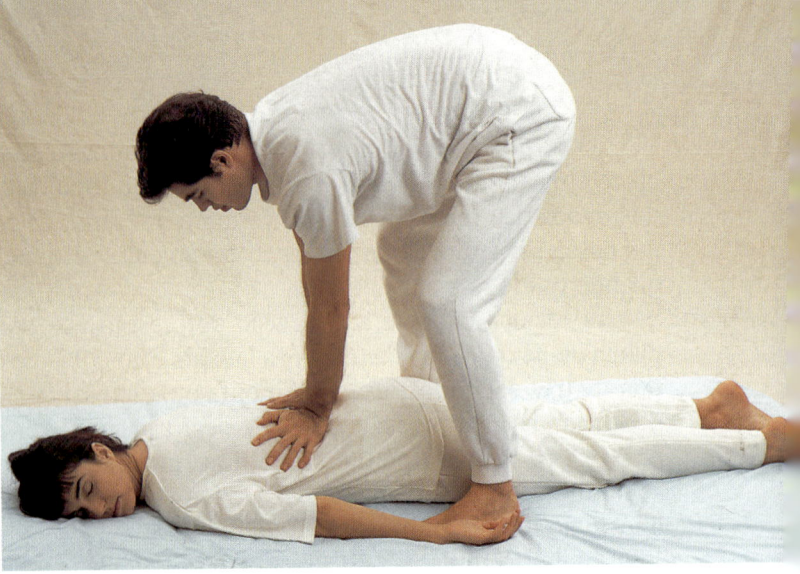

O terapeuta de shiatsu também usa toda a palma da mão para pressionar com firmeza, mas suavemente. Aqui o foco está nos pontos do meridiano da bexiga.

Shiatsu

Uma terapia corporal japonesa relativamente moderna que deriva seus princípios da sabedoria antiga da medicina chinesa. Opera na crença de que se recupera a saúde ao atingir um equilíbrio entre as forças energéticas de Yin e Yang no corpo, mente e espírito. O Yin é feminino e passivo, o yang é masculino e ativo. O shiatsu ajuda a trazer uma harmonia entre essas energias do corpo e seus órgãos internos. Nessa prática, há 14 meridianos de energia, e a pressão é aplicada em pontos importantes ao longo desses caminhos onde a energia, ou *ki (chi)*, está bloqueada

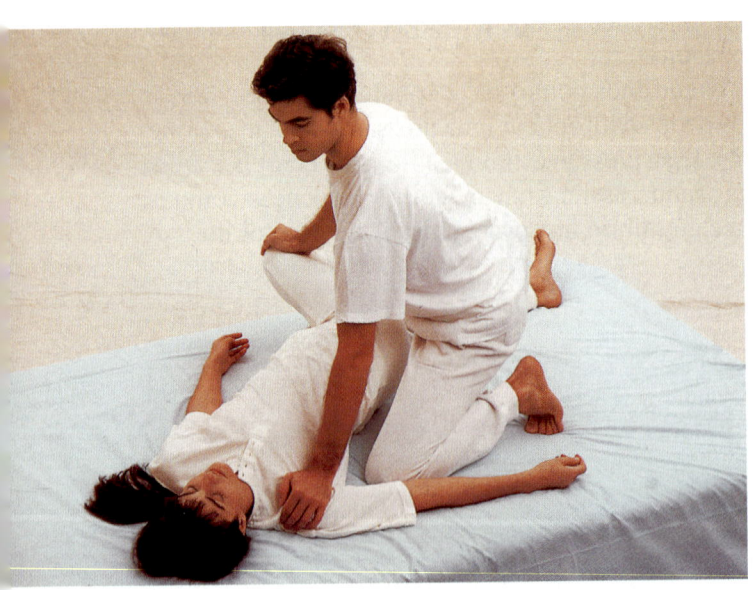

Os movimentos de alongamento passivo aumentam os efeitos do tratamento do shiatsu relaxando as articulações e desbloqueando meridianos de energia congestionados.

ou superestimulada. A palavra "shiatsu" significa literalmente "pressão do dedo", embora o terapeuta possa usar as mãos, cotovelos, joelhos e pés para aplicar pressão em pontos específicos do meridiano para estimulá-los ou massageá-los. Essa massagem também pode incorporar os movimentos passivos da osteopatia ocidental para alongar e manipular as articulações e atenuar a tensão dos maiores segmentos do corpo, ajudando assim a eliminar a sobrecarga nos caminhos de energia. O objetivo do shiatsu é restaurar um equilíbrio no fluxo do *ki* tal como ele interliga os órgãos vitais.

O shiatsu trabalha nosso *ki* ou força vital, que mantém e nutre nosso corpo físico e também afeta nossa mente e nosso espírito. O fluxo do *ki* pode ser prejudicado por um trauma externo, como um ferimento, ou interno, como ansiedade ou estresse.

O terapeuta avalia a saúde do cliente por observação ou análise do histórico. Aplica-se, então, um peso firme nos pontos importantes do meridiano a ser tratado por até dez segundos antes de soltar a pressão devagar. Em uma sessão completa, pode-se realizar tanto um tratamento de manutenção como detectar um desequilíbrio entre os órgãos.

As técnicas antigas e modernas oriundas das tradições do Oriente e do Ocidente podem ser combinadas para realizar uma terapia de massagem realmente holística para corpo, mente e espírito.

Consciência corporal e visualização

A massagem é um processo de aprendizado contínuo sobre o corpo humano em todos os seus aspectos holísticos, e o melhor lugar para explorar o relacionamento entre mente, corpo e espírito é dentro de seu corpo.

Se você estiver aplicando massagem com regularidade, é importante que seu corpo esteja forte e flexível. Exercite-se sempre para relaxar e fortalecer seus músculos e, em particular, para dar suporte à coluna. Visualizações o ajudarão a entrar em contato com suas fontes de energia, purificar e relaxar corpo, mente e espírito.

Exercícios para força, flexibilidade e energia

Os seguintes exercícios o ajudarão a aprender a respirar fundo e a sincronizar sua respiração com seus movimentos para que suas manobras fiquem fluidas e você permaneça energizado. Quanto mais você aprender sobre seu corpo, melhor conseguirá transmitir esse conhecimento por sua massagem para ajudar os outros.

1. Coloque suas mãos nos joelhos mantendo os ombros relaxados. Deixe os pés juntos e, dobrando os joelhos, faça movimentos circulares, primeiro em uma direção, depois na outra. Comece com pequenos movimentos e aos poucos faça maiores à medida que aquece suas articulações e músculos.

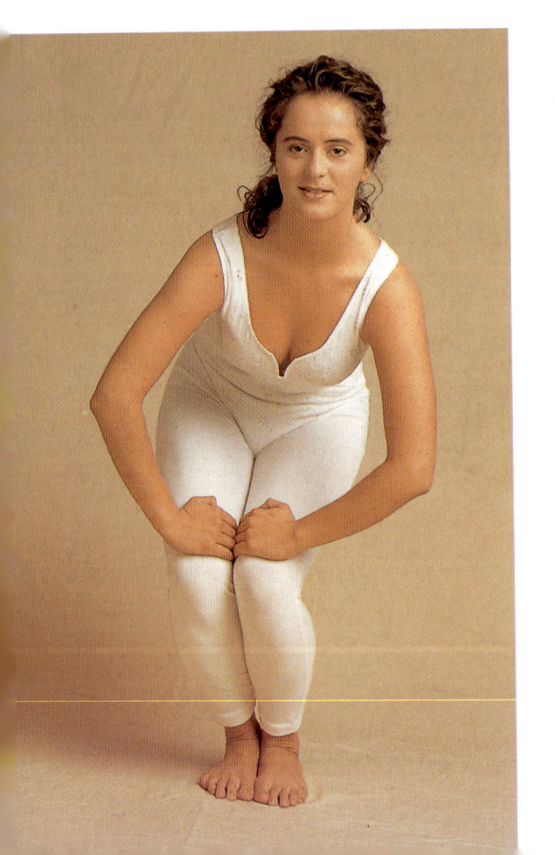

Aquecimento

Você provavelmente não terá tempo de fazer todos esses exercícios antes de cada sessão, mas é uma boa ideia combinar pelo menos uma ou duas das sequências para se aquecer e concentrar.

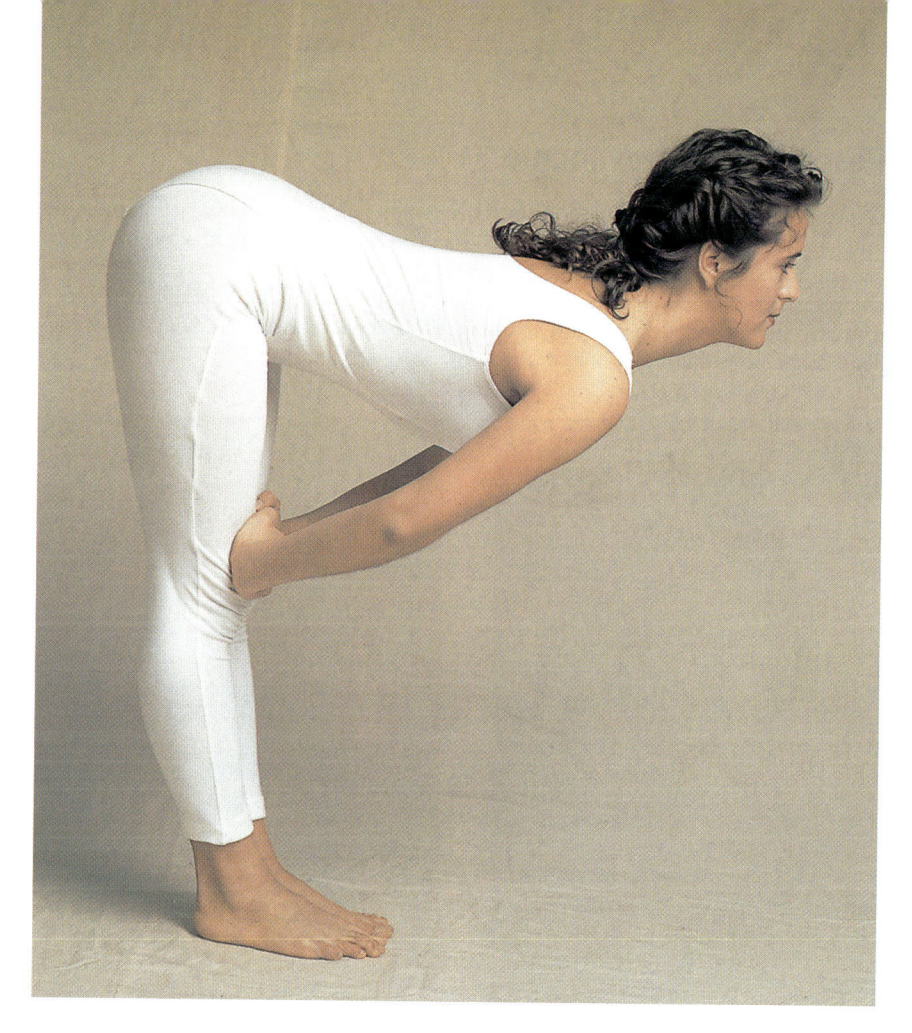

2. Estique os joelhos devagar e contraia seu abdômen suavemente na direção do chão para trabalhar a elasticidade dos tendões na parte posterior de suas pernas. Alterne esse passo com os círculos nos joelhos realizados no passo 1, repetindo ambos mais duas vezes.

Criação de uma base estável

Suas pernas o ajudam a manter uma postura equilibrada e estável enquanto faz a massagem. Elas proporcionam uma base firme, porém flexível, para escorar o peso corporal e conectá-lo ao solo de modo que você libere a tensão de sua coluna e costas enquanto trabalha. Esse exercício o ajuda a se aquecer e soltar as articulações do tornozelo e do joelho, áreas vitais ao suporte estrutural.

Respiração e movimento

O próximo exercício é uma série de movimentos fluidos contínuos, adaptados do tai chi chuan, uma arte marcial chinesa. Ajuda a criar estabilidade e força nas pernas, enquanto faz movimentos de empurrar com os braços e as mãos. A sequência completa é realizada junto com seu ciclo de inspiração e expiração. Isso torna o exercício bem adequado quando se aprende a aplicar longos movimentos de *effleurage* com uma postura elegante e a respiração sincronizada.

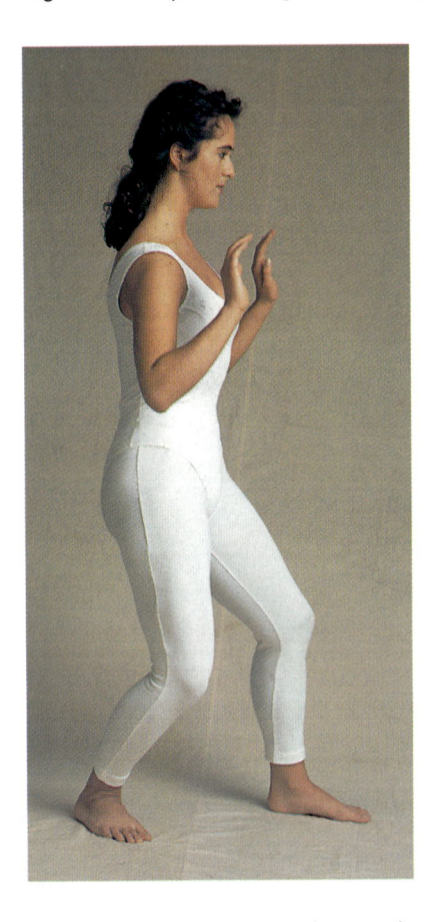

1. Comece com a posição básica de boa postura, mantendo os dois pés paralelos e os joelhos semiflexionados. Coloque um dos pés à frente e vire o pé de trás em um ângulo de 45°. Enquanto inspira, dobre seus cotovelos e leve as duas mãos na altura do peito, com as palmas viradas para fora.

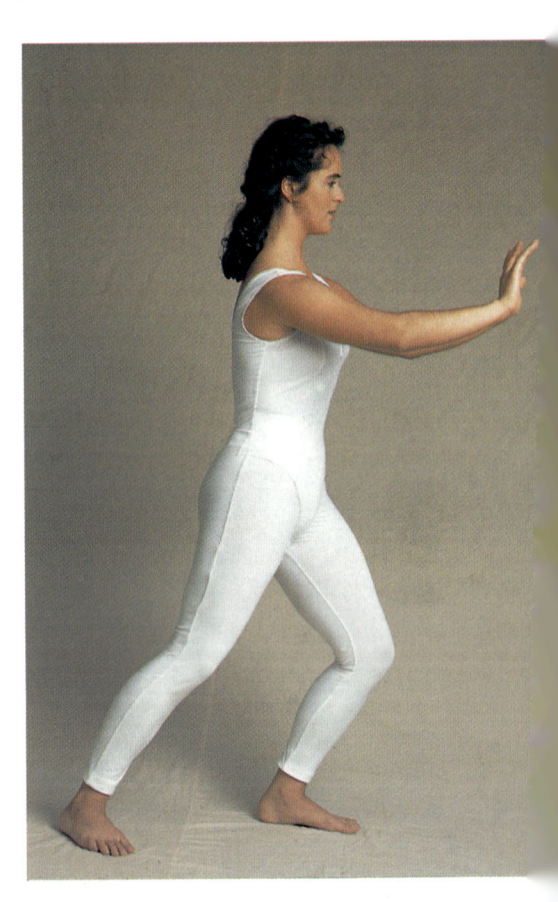

2. Mantenha os dois pés inteiros no chão e a coluna ereta, transfira seu peso para o pé da frente e afaste suas mãos do corpo enquanto expira. Seu tronco deve ficar virado na direção do pé que está na frente.

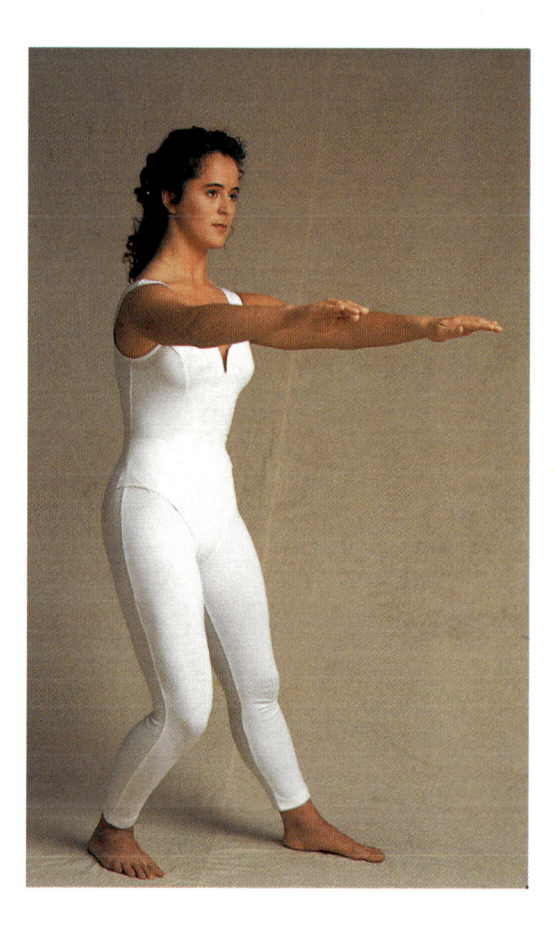

3. Enquanto inspira, transfira seu peso para o pé de trás, deixando seu corpo e braços balançarem na mesma direção. Traga suas mãos de volta à altura do peito. Continue inspirando enquanto vira na direção do pé dianteiro para repetir todo o movimento. Repita por dez vezes antes de mudar a posição de suas pernas e repetir todo o ciclo fluido do outro lado.

Torção do tronco

Alongar a coluna e o tronco impede que a pressão e a tensão se acumulem nas costas enquanto se aplica a massagem. O alongamento mantém o corpo flexível, tornando mais fácil virá-lo ao realizar algumas manobras mais longas. O segredo para o próximo exercício é transferir o peso de um pé para o outro enquanto você oscila para os lados, deixando o outro pé "vazio" e sem peso. Flexione os dois joelhos para que sua altura não oscile durante o exercício e para que sua cabeça se apoie confortavelmente sobre sua coluna. Essa suave torção da coluna relaxará seus músculos e nervos e estimulará sua respiração.

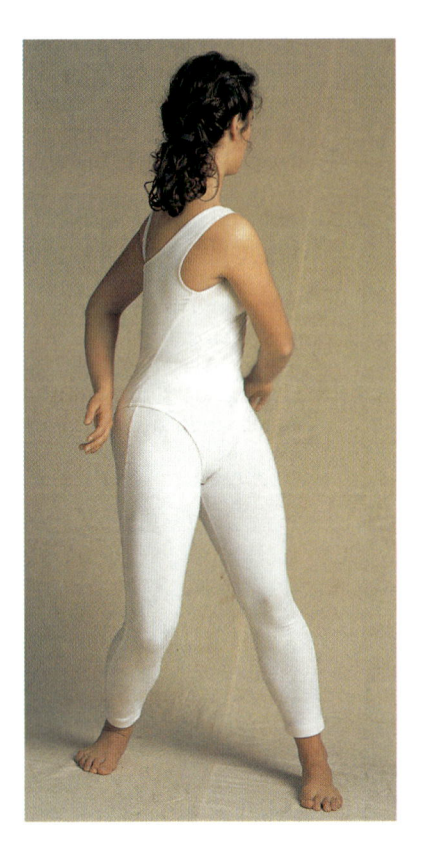

1. Comece o exercício com seus pés paralelos e abertos além da largura de seus quadris. Transfira seu peso para um pé, deixando o outro livre. Gire seu tronco e braços na direção do pé "livre", deixando seus braços baterem contra as laterais de seu corpo.

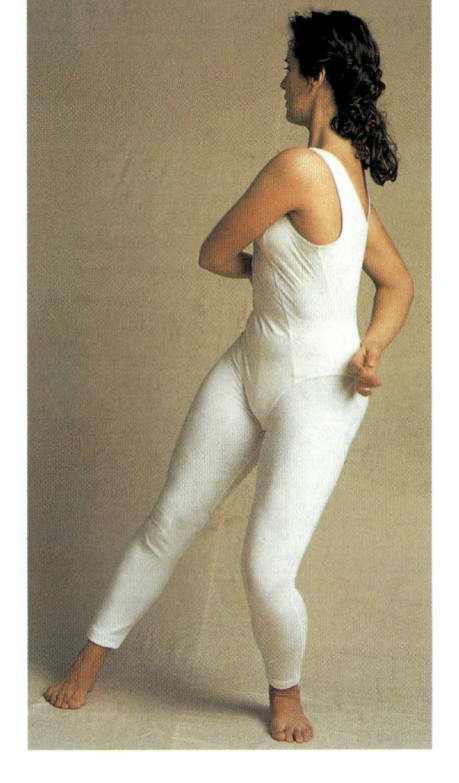

2. Torça seu tronco para o outro lado, transferindo o peso para o outro pé. Enquanto vira, relaxe seus olhos para que eles visualizem todo o ambiente sem fixar em nenhum ponto.

Fortalecimento dos músculos abdominais

Os músculos abdominais se flexionam e sustentam a coluna, e é importante fortalecê-los para proteger suas costas enquanto aplica massagem. Um abdômen firme, porém relaxado, diminui a tensão da parte superior das costas e dos ombros, enquanto estabiliza a região lombar. A barriga também é fonte de poder e energia vital. Esses exercícios trarão força e relaxamento, ajudando-o a ganhar resistência. Faça-os devagar e com cuidado para evitar tensão e aumente aos poucos até dez movimentos completos para cada exercício.

2. Expire enquanto leva os joelhos para o lado do corpo até um ponto confortável, mantendo-os bem juntos. Ao mesmo tempo, olhe na direção oposta. Enquanto inspira, volte a cabeça e os joelhos à posição original. Repita o exercício, levando a cabeça e os joelhos para o outro lado do corpo.

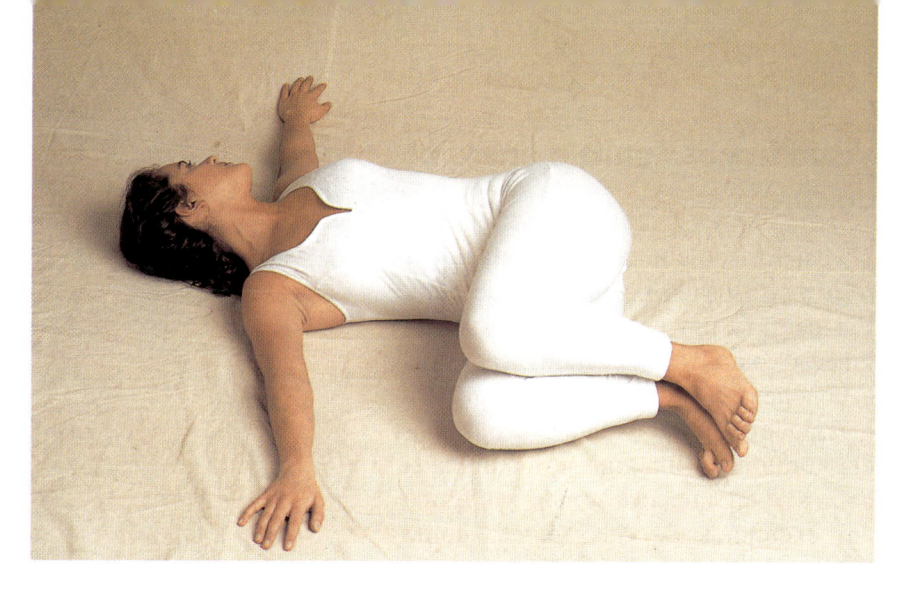

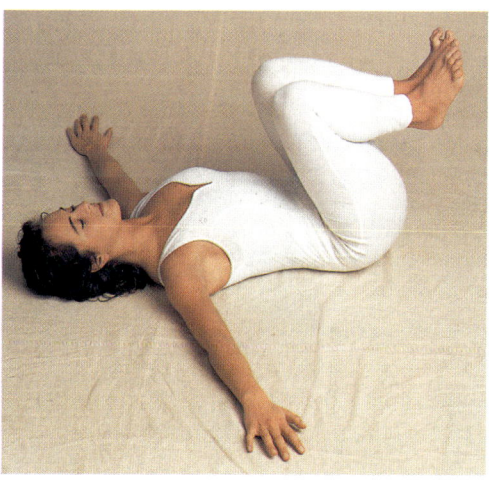

1. Deite-se de barriga para cima com os joelhos dobrados na direção do peito e os pés flexionados. Comece a fazer círculos em uma direção com seus joelhos, mantendo-os juntos. Aumente gradualmente os círculos, mantendo o meio e a base de suas costas em contato com o chão o tempo todo, pois isso ativará os músculos abdominais. Continue deitado de costas e abra seus braços ao lado do corpo, com as palmas viradas para baixo. Dobre os joelhos na direção do peito e flexione os pés. Inspire.

Visualizações para a energia de cura

A visualização é uma ferramenta poderosa muito usada no trabalho de cura. Ela permite um uso intuitivo da imaginação para realizar mudanças sutis e benéficas no corpo e na mente. Na massagem e no trabalho de consciência corporal, a imaginação combinada com a "boa intenção" pode ser usada em exercícios de relaxamento como um meio de direcionar o movimento de energia no corpo ou para "ver" e curar sua estrutura interna e sua fisiologia.

Fique de pé com os pés separados e com os braços um pouco à frente de seu corpo, com as palmas viradas para baixo. Enquanto inspira, imagine uma luz branca descendo pela coroa de sua cabeça e enchendo seu corpo de energia vital. Expire e visualize a luz saindo de seus braços e por suas mãos para a pessoa embaixo deles ou para o chão. Enquanto continua a inspirar e expirar, repita essa visualização várias vezes.

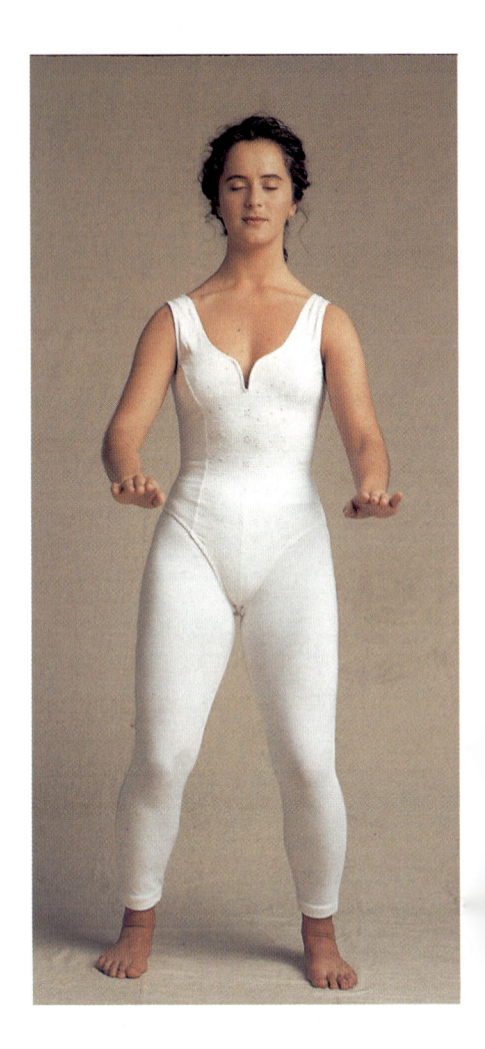

Sintonia com luz e energia

Quando a massagem é realizada com uma postura e uma respiração relaxadas, a experiência pode ser igualmente nutritiva e revigorante para as duas pessoas envolvidas. Se você acreditar, porém, que está usando toda a sua energia ao aplicar uma massagem, a experiência, às vezes, poderá deixá-lo cansado ou exaurido. Esse exercício de visualização o ajuda a reabastecer seus recursos vitais, preparando-o para um fluxo constante de energia, ou luz, que passa de você para o paciente. Você pode praticar isso durante a massagem, com ou sem o paciente. É um modo excelente de começar ou terminar uma sessão.

Respiração óssea

Durante a massagem, suas mãos ficam em contato principalmente com a pele, os tecidos moles e os músculos superficiais do corpo. Entretanto, também ajuda conhecer a estrutura esquelética, vital para o suporte e a locomoção do corpo. Experimente esse exercício para ter uma imagem mental dos ossos e incentivar uma sensação de relaxamento no centro do corpo físico.

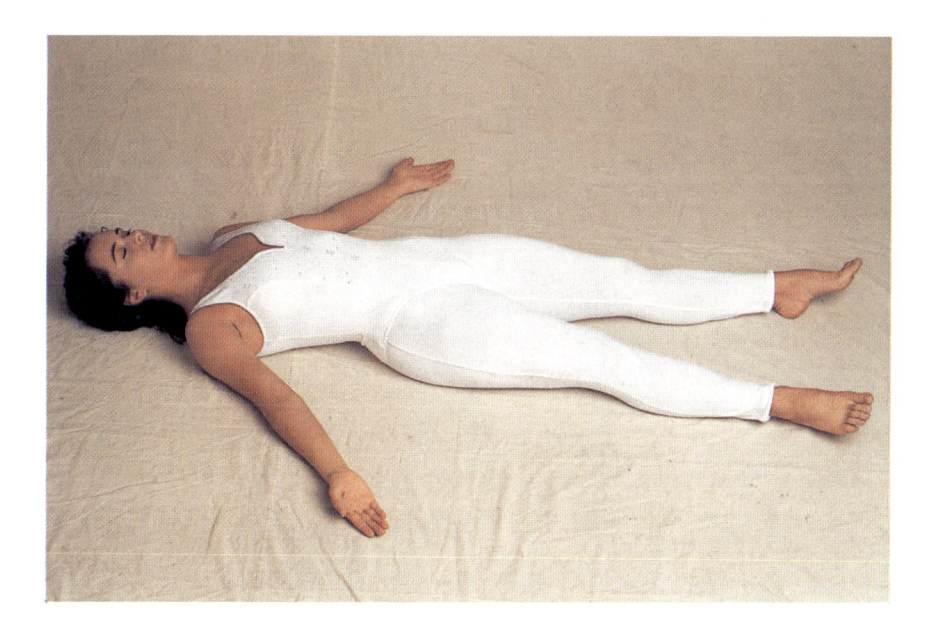

Deite-se de barriga para cima. Conforme sua respiração fica mais profunda, concentre-se em sua perna direita e relaxe conscientemente os músculos do pé até o quadril. Tente então visualizar os ossos à medida que eles se ligam, saindo dos dedos, passando pelo tornozelo e a articulação do joelho e chegando até a articulação do quadril. Agora imagine que os ossos são ocos e, ao inspirar, uma luz branca entra pelos dedos e é impulsionada pelos ossos até o topo da perna. Ao expirar, a luz volta pelo mesmo caminho e sai do corpo.

Repita essa visualização várias vezes com a perna direita antes de repetir o exercício com a esquerda. Por fim, inspire fundo e puxe a luz branca pela perna direita até a barriga. Prenda a respiração por alguns segundos e expire, enviando a luz para baixo pela perna esquerda. Reverta a imagem para puxar a luz do lado esquerdo para o direito do corpo. A mesma visualização agora pode ser aplicada aos braços e ao peito.

Abertura do centro cardíaco

Assim como é essencial conectar-se ao seu abdômen através da respiração e da consciência durante a massagem, para trabalhar a partir de sua fonte de força e energia vital, também é importante permitir que seu centro do coração e do sentimento se abra e se expanda. Isso faz com que a essência da vida flua para suas mãos, animando-as com um toque nutritivo e curativo. Nessa visualização, você imagina que seu coração é como um botão de flor. Enquanto concentra sua respiração em seu coração, permita que a flor abra suas pétalas até preencher todo o seu peito.

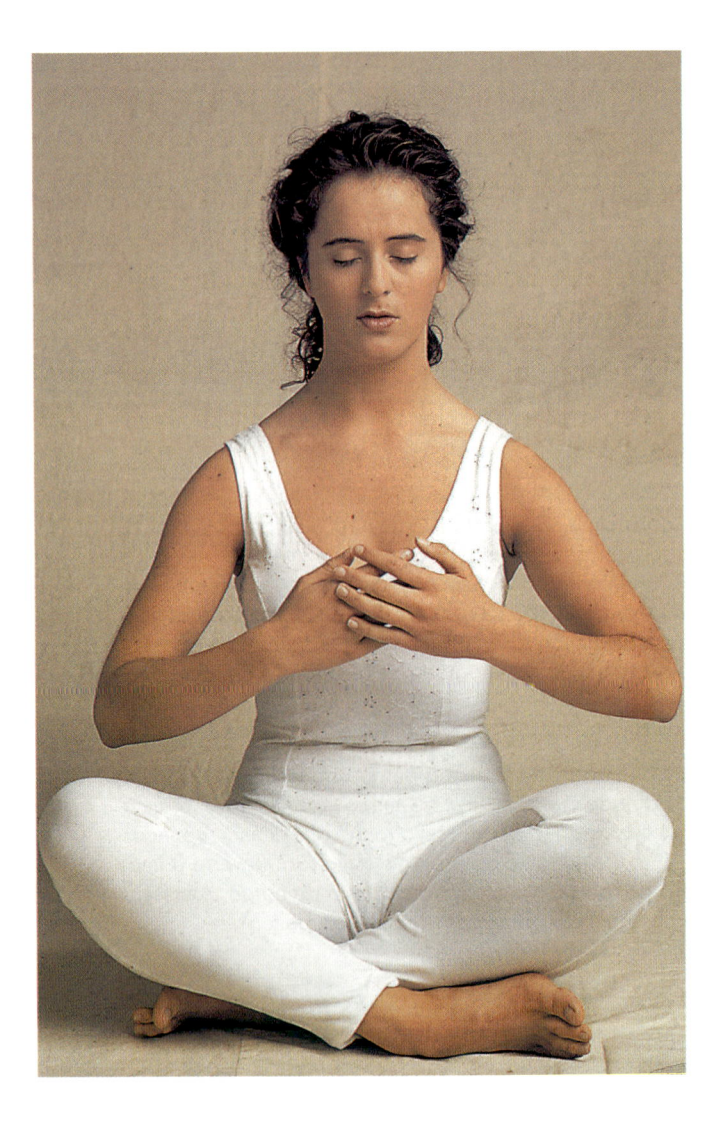

Para ajudá-lo a se conectar com seu centro cardíaco, sente-se e feche os olhos enquanto respira, segurando suas mãos bem na frente do coração.

Aromaterapia e massagem

Quando os óleos essenciais são usados para uma sessão de massagem com aromaterapia, óleos diferentes são combinados para aumentar seu efeito terapêutico. À medida que se torna mais hábil na arte da mistura, você começará a desenvolver um olfato para compatibilidade, da mesma forma que um perfumista mistura aromas, e conseguirá escolher a melhor mistura para sua necessidade de acordo com seu aroma. Depois de misturar seus óleos, guarde-os em um frasco e use-os na hora, pois eles são perecíveis.

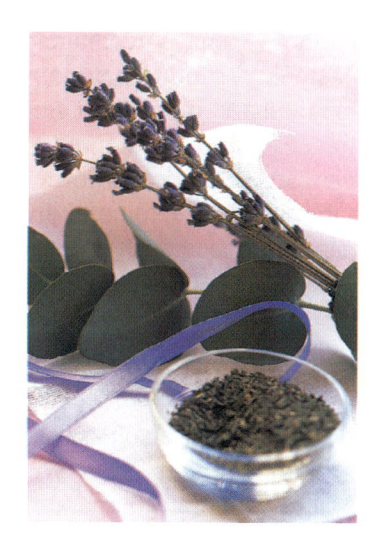

A lavanda é um dos óleos essenciais mais úteis e combina bem com hortelã e eucalipto para uma mistura relaxante, mas estimulante.

Mistura de óleos essenciais

Ao misturar óleos para massagem, você consegue aliviar vários sintomas físicos e emocionais em um único tratamento e, embora a combinação das propriedades terapêuticas seja muito importante, o valor da fragrância também deve ser levado em conta. Ninguém gosta de tomar um remédio com gosto ruim, portanto não subestime os efeitos benéficos do odor doce e agradável ao misturar seus óleos.

A proporção de óleo essencial para óleo veicular pode variar, mas, como regra geral, cinco gotas de óleo essencial em 10 ml (duas colheres de chá) de óleo veicular é o suficiente para uma massagem corporal. Isso dá um padrão de 2,5% de diluição, a recomendada para a maioria dos casos. Entretanto, se você estiver usando óleos para problemas puramente emocionais, metade do número de gotas pode ser igualmente eficaz, ao passo que os sintomas físicos respondem

Guia de conversão útil

1 ml = 20 gotas de óleo essencial

5 ml = 1 colher de chá

30 ml = 2 colheres de chá

600 ml = 1 *pint* [aproximadamente 568 ml]

melhor a uma porcentagem um pouco maior de óleo essencial. Se o paciente for muito peludo, você precisará usar mais óleo veicular, mas mantenha a mesma quantidade de óleo essencial. Se estiver usando frascos ou potes comprados na farmácia, eles deverão ter a capacidade marcada. Para descobrir de quantas gotas de óleo essencial você precisará para um recipiente, divida sua capacidade por dois. Por exemplo: para um frasco de 30 ml de óleo veicular, você precisará de 15 gotas de óleo essencial, ou para um pote de 50 g, 25 gotas de óleo.

Sinergia

Na mistura de óleos essenciais ocorre uma reação química e os óleos se combinam em um novo composto. Por exemplo: quando a lavanda é acrescentada à bergamota, as propriedades sedativas da bergamota aumentam; mas se limão for acrescentado, a propriedade regenerativa e refrescante da bergamota é intensificada. Esse processo é conhecido como sinergia. Com esse princípio, os óleos podem ser misturados para tratar, ao mesmo tempo, as necessidades físicas e emocionais de uma pessoa. A mistura também pode ser modificada de acordo com o tratamento, com base na hora do dia ou no humor da pessoa (por exemplo: alterar o equilíbrio da mistura ou substituir um óleo diferente na mistura básica pode elevar os espíritos de alguém se estiverem baixos).

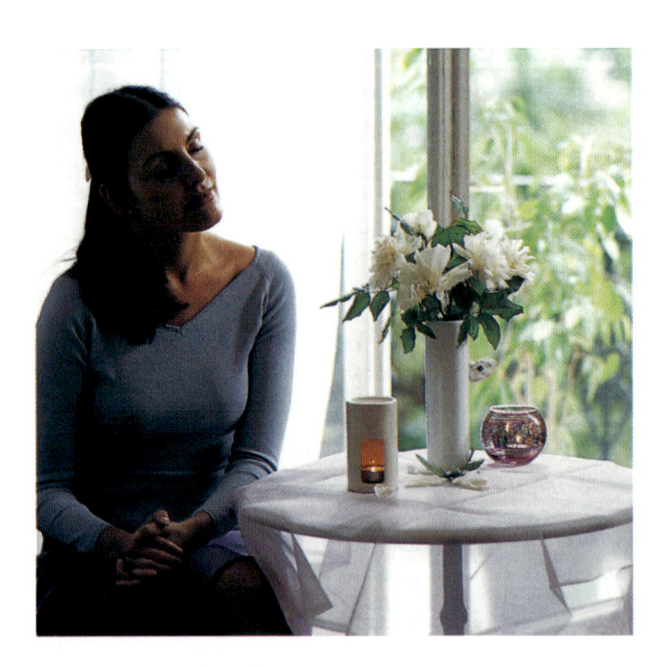

Você desenvolverá seu olfato para odores de saída, coração e base, mas, em geral, óleos frescos e herbáceos, como limão, eucalipto ou melaleuca são boas notas de saída. Os óleos florais e de algumas ervas compõem a maioria das notas de coração, enquanto óleos amadeirados e resinosos são notas de base.

Notas de saída, coração e base

Os óleos essenciais são classificados pelo que se conhece como "notas" de saída, coração e base, assim como os perfumistas categorizam os odores, usando diferentes combinações de notas para criar um novo perfume. Uma boa mistura combina um óleo de cada categoria e cada um é classificado de acordo com sua característica dominante. Nem sempre é simples classificar os óleos por nota. Por exemplo: rosa e jasmim são fragrâncias fortes e são óleos florais, mas costumam ser considerados notas de base. Como evaporam rápido, a maioria das misturas deve conter um número maior de gotas de óleo de nota de saída do que gotas de notas de coração e base. Por exemplo: uma mistura bem equilibrada deve ser feita de três gotas de laranja (nota de saída), duas gotas de sálvia esclareia e gerânio (ambas notas de coração) e duas gotas de cedro (nota de base).

Compra e armazenamento de óleos essenciais

Compre sempre óleos essenciais puros, não diluídos. Em geral, o preço é um guia excelente, e é sensato comparar os preços de vários fornecedores para reconhecer um óleo caro e um muito barato. Saiba que os óleos essenciais são facilmente adulterados e que não existe um óleo de rosa barato, por exemplo; o óleo de rosa barato provavelmente é um produto de cheiro semelhante ao qual se acrescentou óleo de gerânio ou de capim-limão. Se você comprar de uma fonte bem conceituada, também evitará a compra de óleos de segunda ou terceira destilações. Estes contêm apenas alguns ingredientes ativos, visto que a maioria é removida durante o primeiro processamento. Ajuda se você souber o nome em latim ou o nome científico de cada óleo, pois os fornecedores mais bem conceituados colocam seu nome no rótulo do frasco. Se você não souber onde comprar óleos, peça indicação a um terapeuta qualificado, que

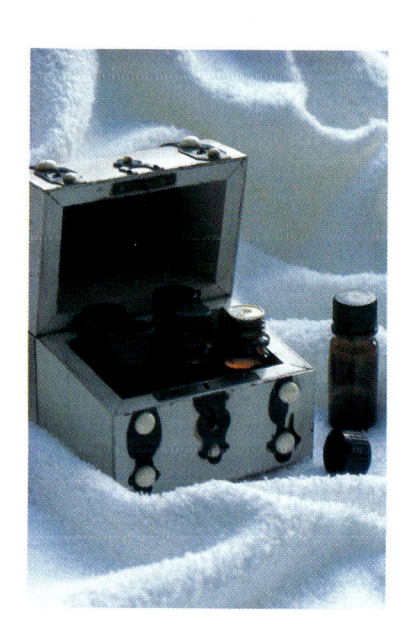

Os óleos essenciais devem ser guardados longe da luz e do calor diretos. Caixas feitas especialmente para isso são ideais e devem ser mantidas fora do alcance de crianças.

Uma mistura calmante de óleos essenciais e um óleo veicular adequado podem fazer toda a diferença em uma massagem para aliviar uma dor de cabeça.

recomendará um bom fornecedor no varejo.

Os óleos essenciais duram muito se forem tomadas algumas precauções simples. Eles devem ser comprados e armazenados em frascos de vidro escuro com um conta-gotas. Mantenha a tampa bem fechada para evitar evaporação e armazene-os em um local fresco longe da luz direta do sol. Os óleos cítricos tendem a evaporar mais rápido do que outros, então é uma boa ideia comprá-los em pequenas quantidades à medida que precisar deles. É fácil distinguir se um óleo estragou, porque ele ficará turvo e emitirá um odor desagradável inconfundível.

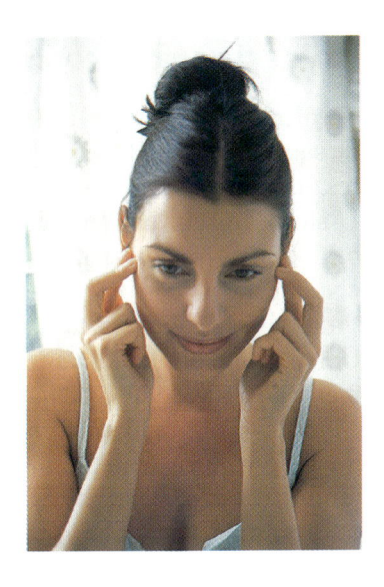

Óleos veiculares

A massagem é uma maneira maravilhosa de usar óleos essenciais, diluídos e misturados com um dos óleos veiculares adequados. Os óleos veiculares podem incluir o óleo de amêndoas doces (provavelmente o mais versátil e útil), de uva, de cártamo, de soja (um pouco mais espesso e pegajoso), de coco e até de girassol. Para uma pele bem seca, pode-se acrescentar uma pequena quantidade de óleo de jojoba, abacate ou de gérmen de trigo (exceto nos casos de alergia ao trigo).

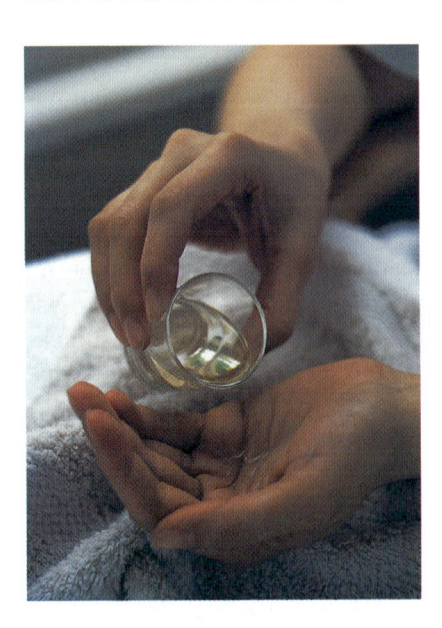

Os óleos vegetais veiculares são ideais para massagem. Os óleos essenciais se dissolvem com facilidade no óleo veicular e a mistura permite que as mãos se movimentem sobre a pele sem arrastar ou escorregar.

Advertência

- Nunca ingira os óleos essenciais, a menos que seja prescrito por um profissional.
- Sempre use os óleos essenciais diluídos.
- Não use os mesmos óleos essenciais por mais de uma ou duas semanas seguidas.
- Alguns óleos podem ser perigosos na gravidez. Não use sem recomendação profissional.
- Para pele problemática ou sensível, dilua mais os óleos e suspenda o uso se ocorrer irritação.
- Alguns óleos, como de bergamota, deixam a pele mais sensível à luz do sol, então use com cuidado no tempo ensolarado.
- Qualquer um com uma queixa específica, como epilepsia ou asma, deve ser tratado com o máximo de cuidado. Em caso de dúvidas, procure recomendação profissional.

Há mais informações sobre os óleos essenciais e veiculares no apêndice no fim do livro.

Precauções e contraindicações

Embora as massagens neste livro sejam técnicas seguras e bem estabelecidas para trabalhar o corpo, assim como em qualquer terapia, é importante saber que há certas situações em que você deve ter um cuidado específico, ou nas quais um tratamento pode ser contraindicado. Em caso de dúvidas, sempre peça orientações a um médico ou terapeuta profissional antes de aplicar qualquer tratamento.

No início da sessão pergunte ao paciente como ele se sente e descubra se tem alguma condição médica e/ou se está tomando alguma medicação. Você também deve perguntar sobre ferimentos, fraturas ou cirurgias recentes. Se ele não estiver se sentindo bem, é melhor adiar o tratamento, pois pode agravar sua condição, que pode ser desde um resfriado ou febre a um problema de pele grave ou uma doença infecciosa aguda.

Não tenha pressa em conversar sobre a massagem com o paciente, para estabelecer um vínculo e afastar qualquer dúvida que ele possa ter sobre o tratamento.

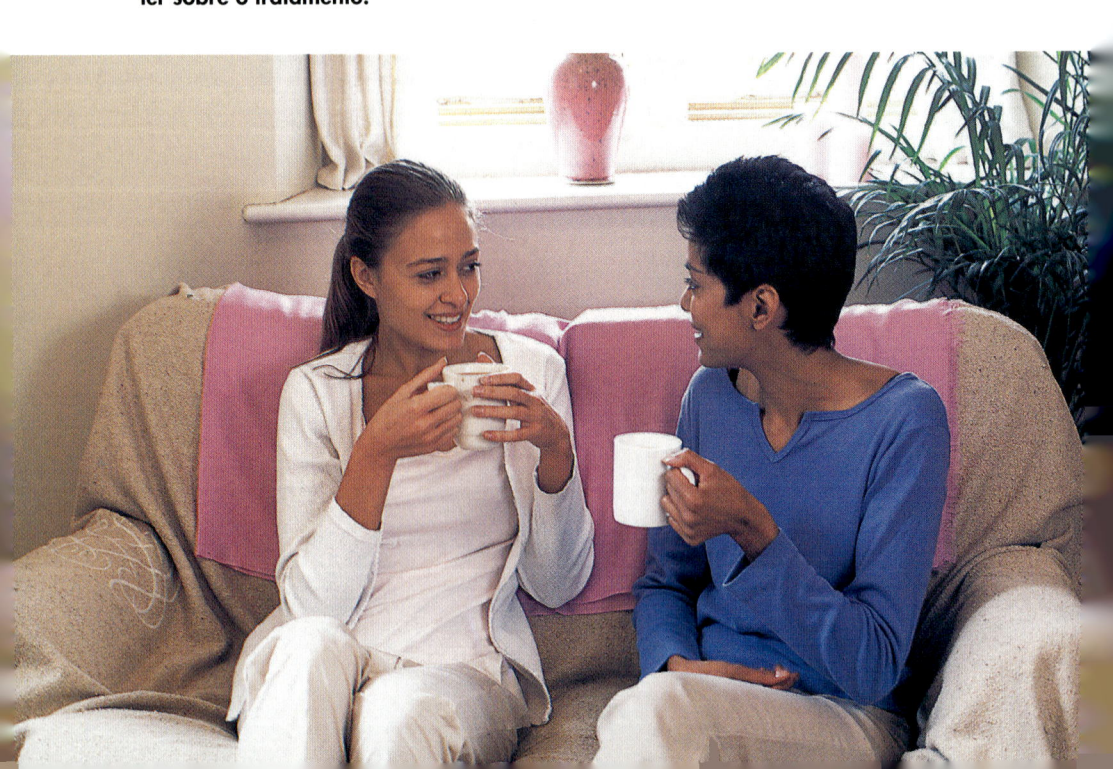

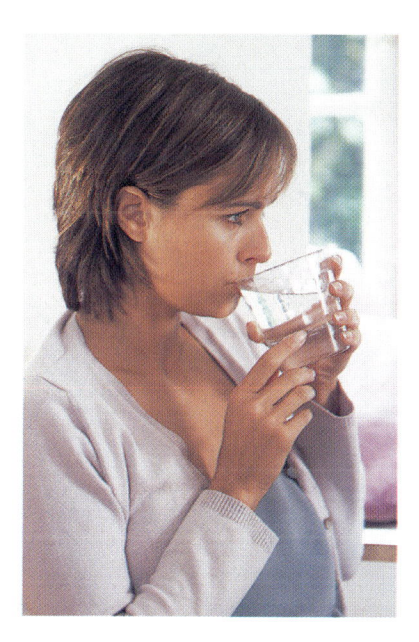

Beber um copo d'água é uma boa forma de começar e terminar um tratamento de massagem, pois a água purifica e prepara o sistema, além de ajudar na eliminação de toxinas do corpo.

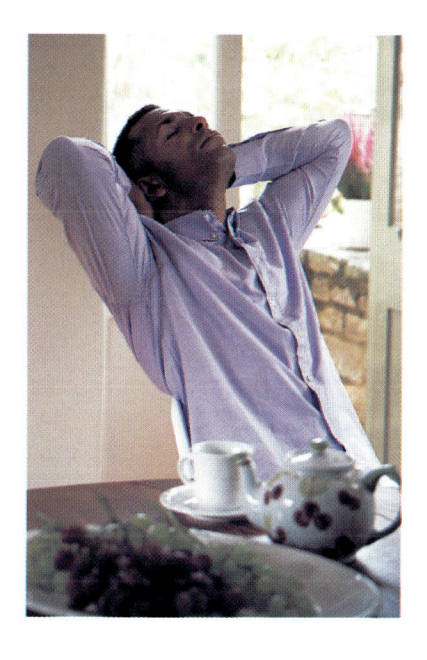

Se o paciente estiver tenso e se seus músculos estiverem doloridos e fracos, sempre massageie com cuidado para não agravar seu desconforto.

Problemas de pele

Informe-se sobre quaisquer cortes, contusões, feridas abertas, bolhas, vermelhidão ou inchaço. Como essas áreas doerão quando tocadas e podem infeccionar, é melhor evitá-las. Quaisquer condições de pele contagiosas, como tínea, impetigo, sarna ou herpes (aftas na boca), também devem ser evitadas para impedir o risco de pegar a infecção.

Grandes áreas de hematomas na pele podem indicar ferimentos internos e por isso a massagem pode ser muito perigosa.

A tínea é uma infecção fúngica. Começa com pequenas pápulas vermelhas que se espalham até formar círculos vermelhos brilhantes que coçam na pele em todo o corpo. Impetigo é um problema de pele bacteriano altamente contagioso, geralmente encontrado ao redor da boca, nariz e orelhas, onde feridas em relevo cheias de pus vazam e deixam crostas cor de mel na pele. A sarna é identificada por pequenas marcas avermelhadas ao redor do pulso e entre os dedos, que coçam muito. O herpes é uma infecção viral que estoura em feridas ao redor da boca e do nariz, principalmente após a exposição ao sol ou durante momentos de estresse.

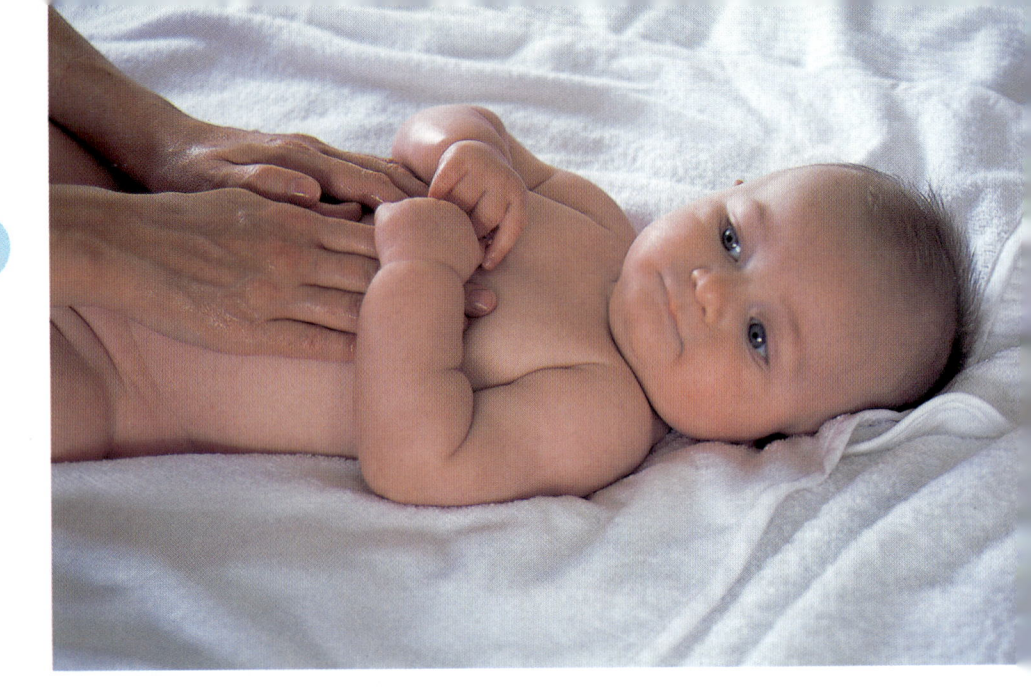

No caso dos bebês, uma massagem delicada no corpo e nos pés pode ser calmante e nutritiva. No entanto, como os bebês têm a cabeça muito delicada em razão da fontanela, ou moleira, não é aconselhável a massagem cefálica.

Eczema e psoríase podem parecer desagradáveis, mas não são contagiosas e, a menos que a pele esteja rachada, não há contraindicações para a massagem. Porém, é melhor verificar com o paciente se ele se sente confortável de ser tocado nessas áreas.

Os problemas no couro cabeludo a serem informados incluem piolho (lêndeas), tínea e foliculite. A última é uma infecção bacteriana com inchaço e dor ao redor dos folículos capilares.

O esqueleto

Condições de saúde relacionadas aos ossos e ao esqueleto, incluindo ossos frágeis, osteoporose e espondilite, são claramente contraindicadas por causa do alto risco de lesões ao paciente. Doenças nos ossos, problemas congênitos e uma má postura habitual podem causar fraqueza na coluna. Nesses casos é aconselhável massagear somente depois de buscar orientação médica.

Você também deve se informar de quaisquer lesões na cabeça, no pescoço e nos ombros, como entorse. Como a massagem pode piorar essas condições, verifique com um médico.

Problemas circulatórios

Como no caso de pressão alta há um risco de coágulo, sempre procure orientação médica. Quando a pressão alta estiver relacionada a um nível elevado de estresse, a massagem pode ser eficaz na redução dos gatilhos de estresse, mas primeiro busque orientação médica. Como a pressão baixa aumenta a probabilidade de sentir tontura, peça ao paciente para se levantar devagar depois da massagem. Hemorragias recentes, um histórico de trombose e embolias são outras doenças sanguíneas que podem causar problemas. Qualquer um com alguma dessas condições não deve receber massagem sem supervisão médica. Embora a massagem possa ajudar a ativar a circulação, varizes devem ser tratadas com muito cuidado e não se deve aplicar pressão nas áreas afetadas.

Epilepsia

Essa condição precisa de orientação médica antes de qualquer tratamento. A epilepsia normalmente é controlada e estabilizada com medicação, mas acredita-se que uma massagem estimulante, principalmente na cabeça, possa provocar um ataque.

Câncer

A massagem é contraindicada nos casos de câncer, mas reconhece-se cada vez mais

Durante a doença a massagem profunda não é aconselhável, embora dar e receber um toque carinhoso delicado possa ser confortante e curativo.

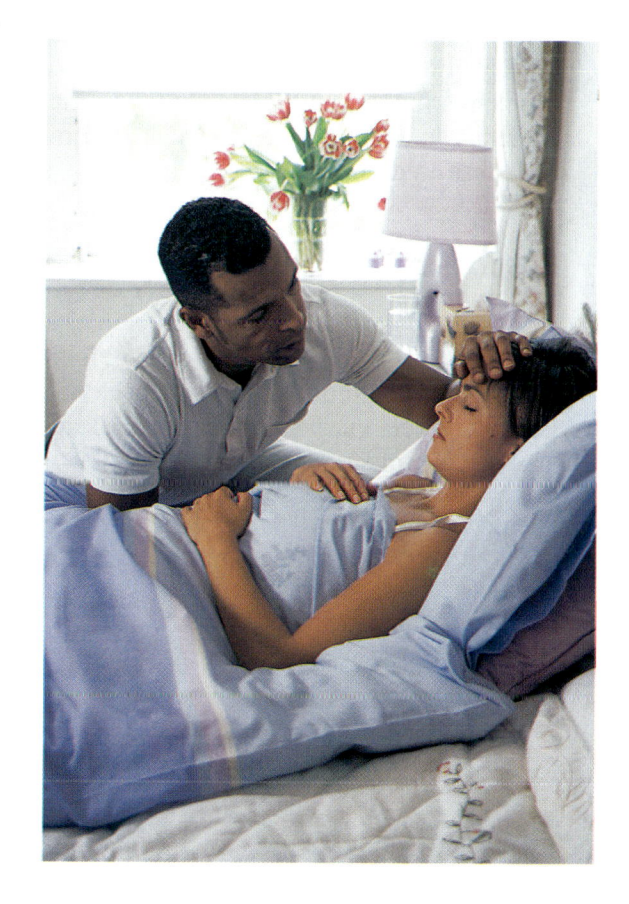

sua função de apoio no cuidado paliativo. Sempre procure orientação médica. A massagem é desaconselhada após químio ou radioterapia.

Gravidez

A massagem pode ajudar durante a gravidez, mas lembre-se de que está tratando duas pessoas, não uma, então seja bem delicado. Evite o abdômen e use uma pressão mais leve do que o normal. Isso é crucial principalmente durante o primeiro trimestre.

A massagem cefálica é um tratamento ideal durante a gravidez, pois a paciente pode ficar sentada, e não deitada, o que pode ser incômodo e desconfortável.

Crianças e idosos

A regra de trabalhar com suavidade também se aplica às crianças, aos mais frágeis e aos idosos. Ajuste sua pressão à energia da pessoa que massageia. Mesmo ao tratar crianças mais velhas e robustas, é recomendável trabalhar com suavidade até vocês dois estarem familiarizados com a massagem. Se ela for feita forte demais, pode estimular um aumento de energia, que é demais para o corpo jovem do paciente, e pode fazê-lo desmaiar.

Resposta emocional

As pessoas podem ter reações emocionais à massagem, como ficar chorosas ou perturbadas. Isso porque o efeito da massagem pode liberar sentimentos contidos. Nessas situações, seja delicado em sua resposta e pergunte se ela quer continuar ou fazer uma pausa por alguns minutos antes de continuar com a massagem.

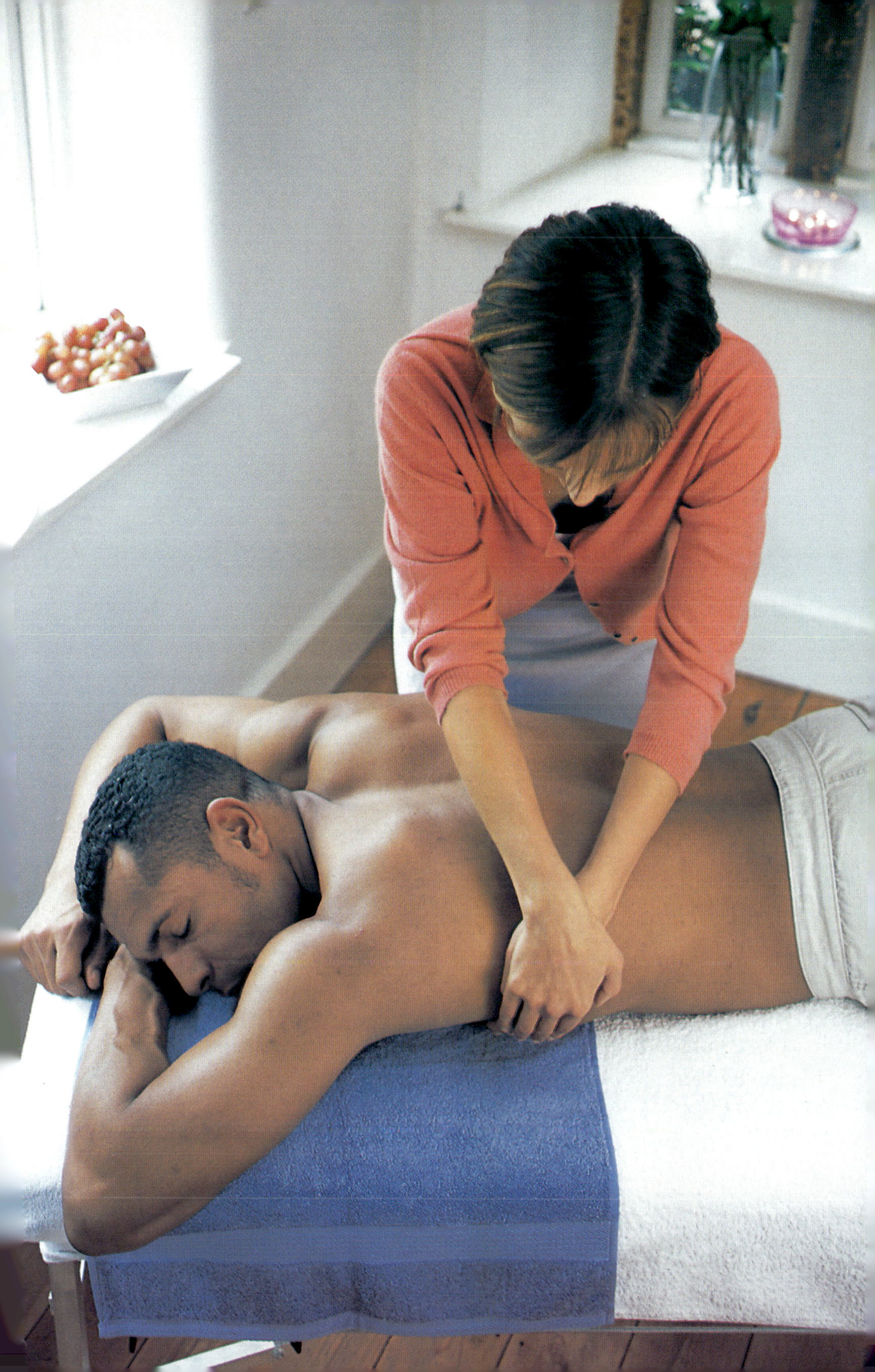

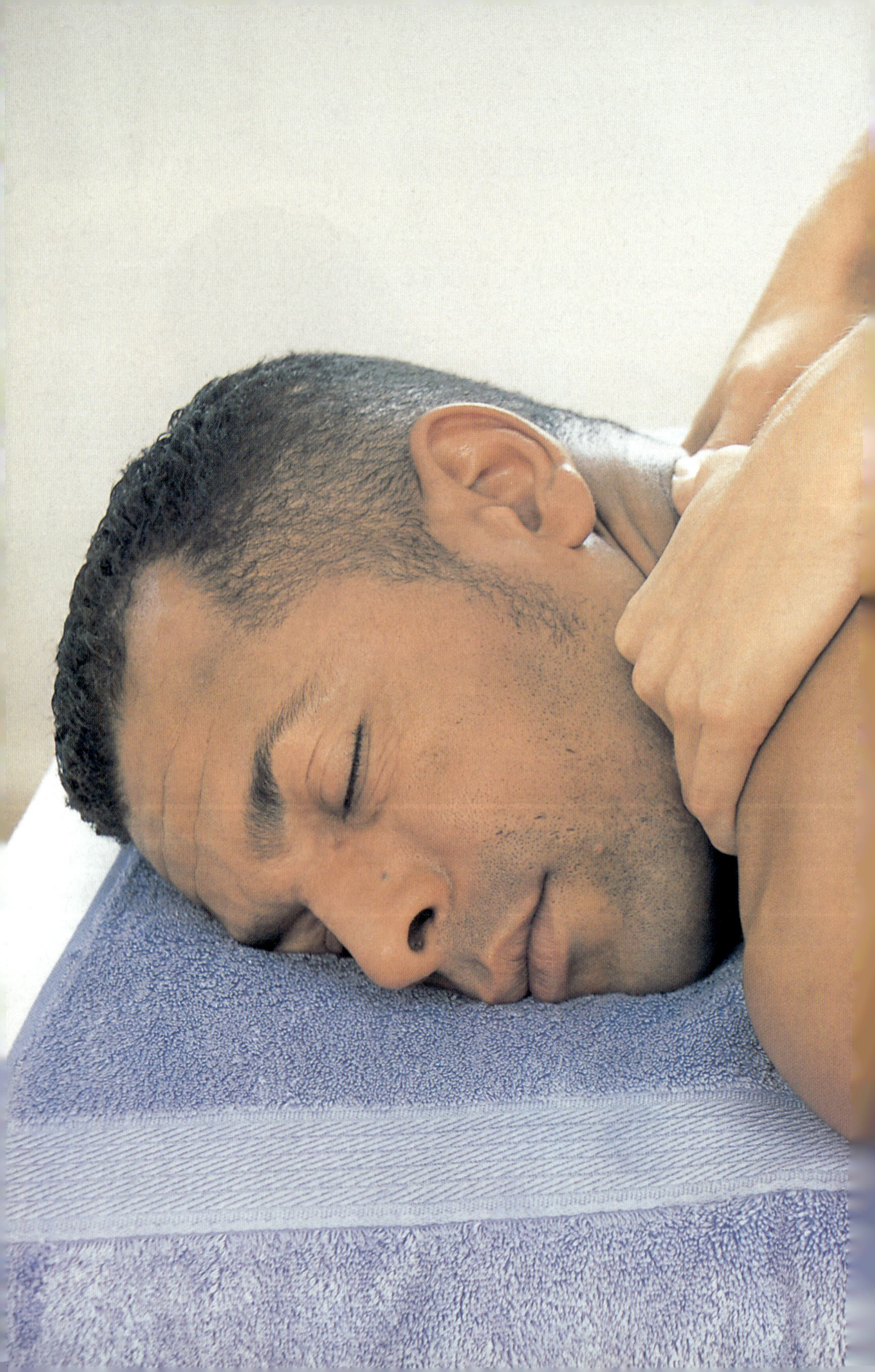

Parte 2
Massagem Cefálica

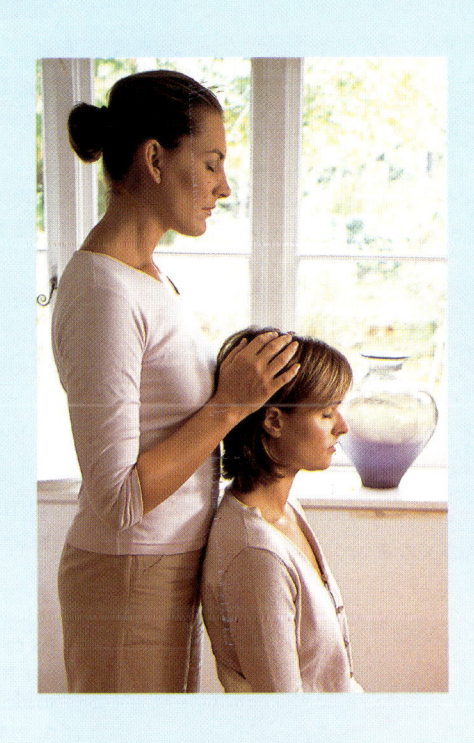

Introdução

Diferente de muitas outras tradições curativas, a massagem cefálica indiana é tão praticada hoje como era há milhares de anos. Tem suas raízes na ayurveda, um dos sistemas de tratamento da saúde mais antigos do mundo. Remontando a mais de 4 mil anos, a ayurveda baseia-se nas tradições filosóficas e espirituais da Índia. Oferece diretrizes abrangentes e práticas sobre como ter saúde e bem-estar e cobre muitos aspectos diferentes da vida cotidiana.

A ciência da longevidade

A ayurveda é conhecida como a "ciência da longevidade". Baseia-se no princípio holístico de que a doença ou enfermidade é criada quando estamos desequilibrados. Ela descreve três forças de energia (conhecidas como *doshas*), *vata*, *pitta* e *kapha*, cada uma com suas características e propósito. Todas as funções físicas, emocionais e mentais são controladas pelos *doshas*. Quando eles estão em equilíbrio e funcionam em harmonia, sentimo-nos vibrantes e desfrutamos da boa saúde.

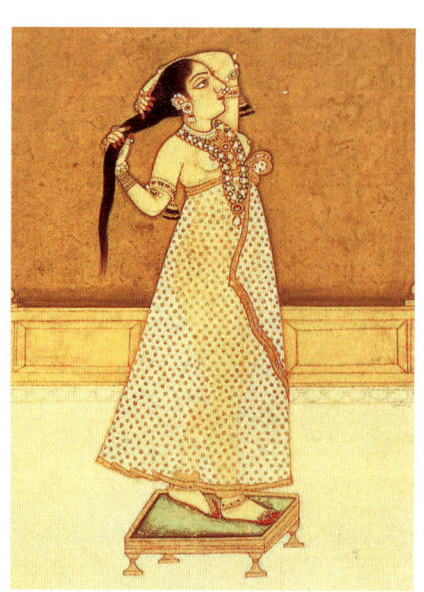

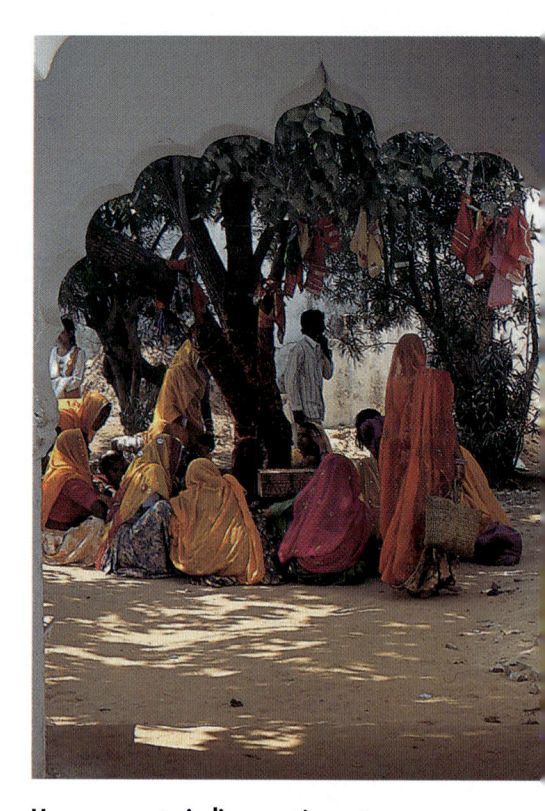

Um casamento indiano está prestes a começar. O ritual de preparação dos noivos para a cerimônia incluirá a massagem cefálica.

As mulheres indianas foram admiradas por toda a história por seus cabelos compridos, grossos e brilhantes, que são nutridos, mantidos e tratados tradicionalmente com óleos e massagem cefálica.

O regime de tratamento ayurvédico é abrangente. Cobre dieta e exercícios, ioga e meditação, remédios herbáceos e para desintoxicação, bem como tratamentos regulares de massagem com óleos essenciais. Uma massagem cefálica por semana é muito recomendada como forma de restaurar e manter o equilíbrio nos sistemas corporais. Óleos e ervas específicos são usados com a massagem cefálica para ajudar a estabilizar os *doshas*. Por exemplo, um desequilíbrio do tipo *vata* pode se manifestar em pele e cabelos secos e, nesse caso, recomenda-se óleo de gergelim, por causa das suas propriedades fortalecedoras e nutritivas.

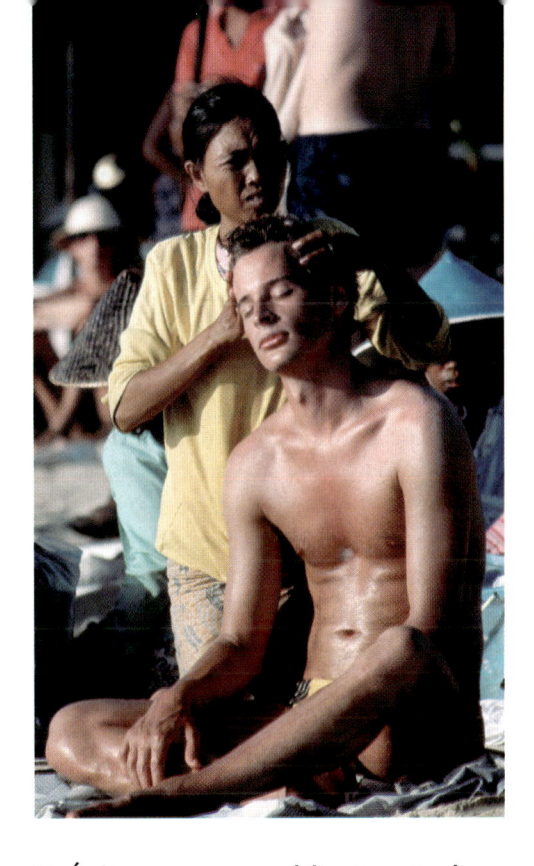

Na Índia a massagem cefálica é praticada tradicionalmente nas ruas por massoterapeutas homens. Nas áreas frequentadas por turistas, porém, as mulheres assumiram esse trabalho público.

Cultura do toque

O poder curativo do toque para restaurar e manter o bem-estar é bem inserido na cultura da Índia, e a massagem cefálica precisa ser vista nesse contexto. A massagem desempenha um papel importante em muitos grandes eventos da vida, como o casamento e a gravidez ou ao cuidar de bebês e crianças. Costuma-se aplicar massagem nos noivos antes de eles se casarem. Isso envolve um ritual e o uso de ervas e óleos especialmente misturados com o objetivo de fortalecer, embelezar e abençoar o casal na preparação para o casamento.

A prática da massagem em bebês também é comum. Até a camada mais pobre da sociedade, na qual as pessoas vivem nas ruas e predominam a pobreza e a fome, as mães podem ser vistas untando e massageando seus bebês todos os dias, sem ligar para o tráfego, os cachorros, os pedestres e os vendedores ambulantes ao redor delas. Na Índia, essa

Shirodhara, o ritual sensual de pingar óleo de gergelim quente no meio da testa, é uma parte relaxante e terapêutica da prática ayurvédica tradicional.

prática não é vista como um luxo, mas como um dos princípios básicos da vida. A massagem diária continua até a criança completar uns 3 anos, quando é reduzida a duas vezes por semana. A partir dos 6 anos, as crianças participam do ritual semanal de massagem com outros membros da família, aprendendo até a aplicar uns nos outros.

Tradições masculinas e femininas

Historicamente, a prática da massagem cefálica indiana é realizada tanto pelo ramo feminino quanto pelo masculino, cada um com uma ênfase diferente. O feminino interessa-se principalmente no tratamento, na união e na nutrição. Toda semana a massagem é realizada na casa da família, onde as mães nutrem e condicionam o cabelo de seus filhos com óleos e fricção do couro cabeludo. Para as filhas e mulheres, o ritual semanal é elaborado e demorado, envolvendo longas preparações. Como na Índia o cabelo de uma mulher tem um grande *status*, cuidar dele é importantíssimo. Há muitas tradições e maneiras diferentes de fazer isso. Nas vilas, é em geral uma atividade pública externa. Mulheres de todas as idades reúnem-se uma vez por semana e se sentam ao sol para aproveitar a massagem e escovar e tratar o cabelo uma da outra. O calor do sol ajuda os óleos a penetrarem no fio de cabelo, nutrindo-o e hidratando-o. O ritual é praticamente uma atividade social que dá às mulheres envolvidas uma oportunidade de conversar e relaxar juntas.

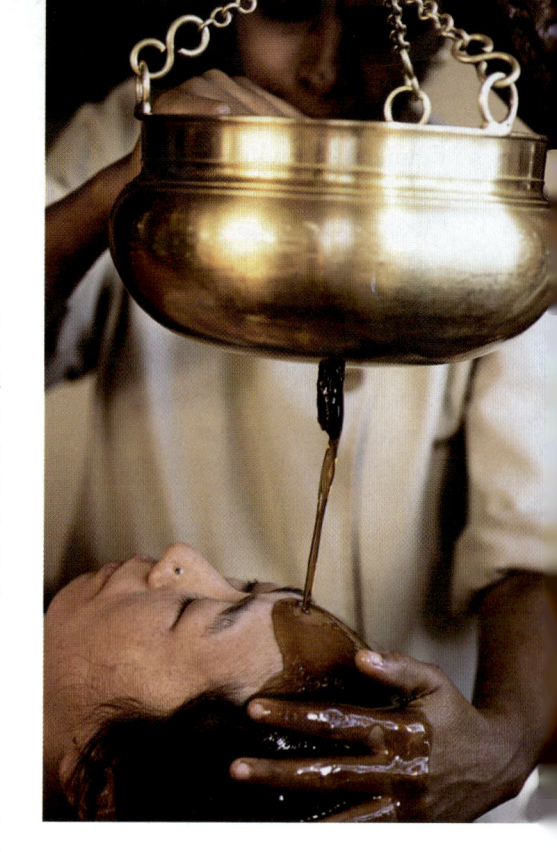

Os homens também desfrutam de uma tradição de massagem cefálica, praticada por barbeiros. Os tratamentos ocorrem nas barbearias, nas casas e também em muitas esquinas. É um estilo de massagem mais vigoroso do que o das mulheres, com o intuito de energizar e estimular. Às vezes também envolve manipulação. Assim como a tradição das

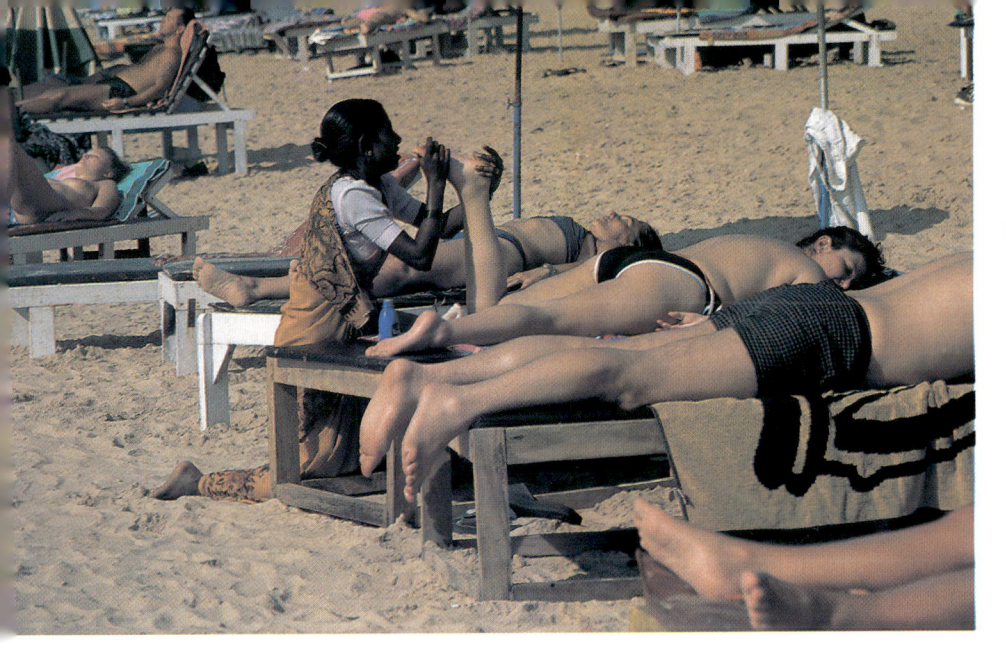

A massagem faz parte da cultura cotidiana na sociedade indiana e seus benefícios são cada vez mais apreciados pelos turistas.

mulheres, diversos tipos de óleos são usados em momentos diferentes do ano para tratar um leque de várias condições. Por causa de suas propriedades refrescantes, o óleo de coco é muito usado no verão, por exemplo, enquanto no inverno prefere-se o óleo de mostarda por esquentar. A massoterapia é uma profissão totalmente reconhecida e há até uma casta especial atribuída a ela na qual as habilidades e técnicas são passadas de pai para filho em cada geração.

Ao receber a massagem cefálica indiana, o paciente fica relaxado e aliviado. Algumas pessoas relatam até um sentimento profundo de paz, como aquele sentido após a meditação. Talvez isso aconteça porque a prática tem suas raízes na Índia, onde a espiritualidade é uma parte integrante da vida cotidiana.

No Ocidente, a tendência a um estilo de vida mais rápido significou a diminuição do tempo disponível para procedimentos longos de cuidados com a beleza.

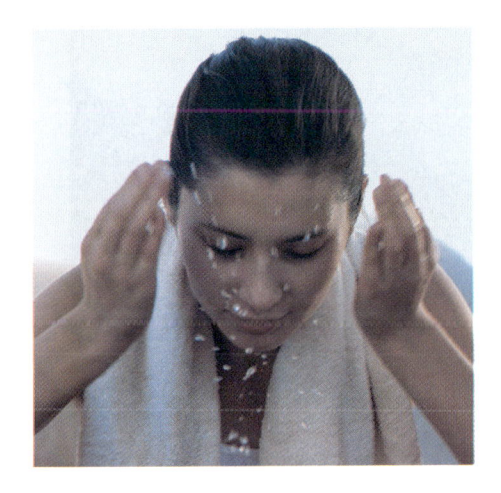

Combinando as tradições

A massagem cefálica indiana tradicional é um pouco diferente do estilo praticado em geral no Ocidente hoje. Há vários motivos para isso, embora os dois estilos de massagem sejam igualmente eficazes e adequados à cultura na qual estão inseridos.

Massagem cefálica na Índia

A massagem indiana tradicional é realizada no contexto de uma cultura na qual a etiqueta social dita que massoterapeuta e paciente devem ser do mesmo sexo. Na Índia, o cabelo de uma mulher é um de seus bens de beleza mais valiosos e muito tempo é dedicado a cultivar as longas, brilhantes e bem hidratadas tranças tão elogiadas. O ritmo de vida é lento e é possível passar várias horas por semana curtindo uma massagem e rituais de beleza como uma atividade social regular. O cuidado pessoal com a beleza é realizado no lar ou na comunidade, como uma desculpa para amigos, família e vizinhos se reunirem para trocar histórias e colocar a conversa em dia. Até quando a vida é rápida, o valor terapêutico da massagem faz tanto parte da vida cotidiana que as pessoas ainda parecem encontrar bastante tempo para desfrutar desses prazeres simples e sensuais.

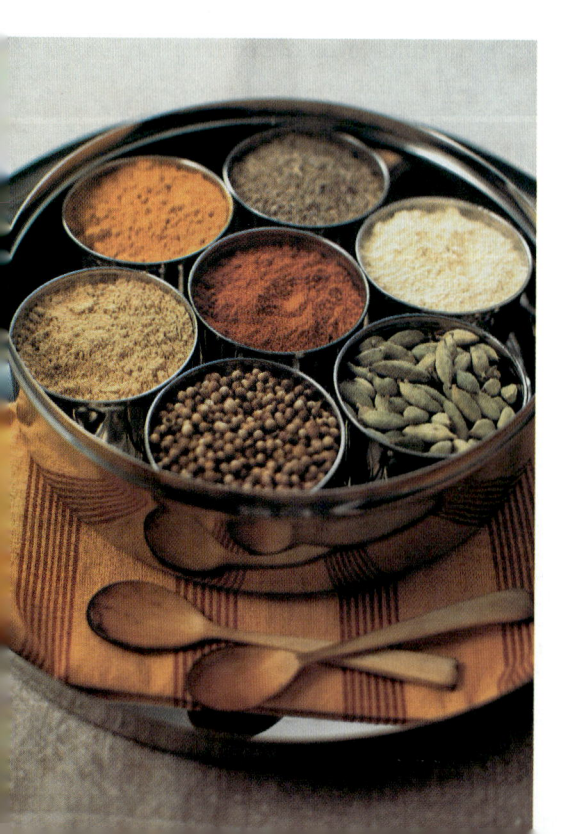

A tradição ocidental

Não faz tanto tempo assim que, no Ocidente, práticas como lavar os cabelos ou tomar banho também tomavam uma grande porção de tempo por semana. Hoje, no entanto, o ritmo de vida exige

A massagem cefálica indiana tradicional usa óleos ayurvédicos de especiarias e plantas, como mostarda, gergelim, canela e cardamomo.

que as práticas de cuidados pessoais sejam tão rápidas e práticas quanto for possível. No mundo ocidental, os últimos 50 anos mais ou menos testemunharam o desenvolvimento acelerado de um estilo de vida baseado em velocidade, quantidade e produção. Chuveiros, secadores de cabelo e produtos de beleza especiais, como xampus e condicionadores "em um", são criados para suprir nossa esmagadora necessidade de velocidade e conveniência, e uma atitude "lavar e sair" mais superficial para a manutenção pessoal tomou conta.

Redefinição de nossos valores

Essa ênfase em velocidade e conveniência significa que nossa necessidade primordial de toque não é atendida e corremos o risco de levar uma vida corrida à custa da qualidade de vida. Problemas de saúde relacionados ao estresse aumentam e, apesar de nossa abundância material, muitos sentem um vazio. Isso levou muitos ocidentais a buscarem formas de descobrir seus valores internos e um estilo de vida mais pleno. A crescente onda de interesse em terapias holísticas, que levam em conta os aspectos emocionais, mentais e espirituais de uma pessoa, além do corpo físico, é parte dessa tendência, com a massagem indiana sendo apenas uma dentre muitas.

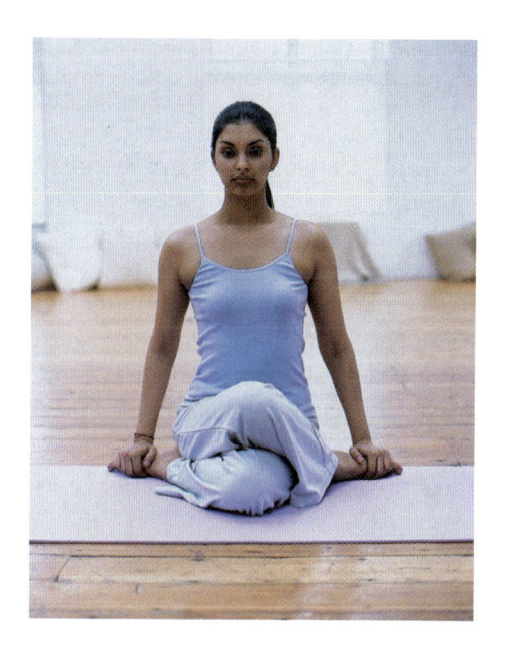

Um tratamento para o mundo moderno

A prática diária da ioga é parte do sistema de saúde ayurvédico, do qual a massagem é um componente.

A massagem cefálica indiana vem encontrando e preenchendo um nicho na sociedade ocidental. Aos poucos, ela deixou de ser uma terapia "alternativa" ou "complementar" e passou a ser cada vez mais reconhecida, como, por exemplo, em muitos salões de beleza, que oferecem agora a massagem cefálica para seus clientes. Porém, o tipo de massagem

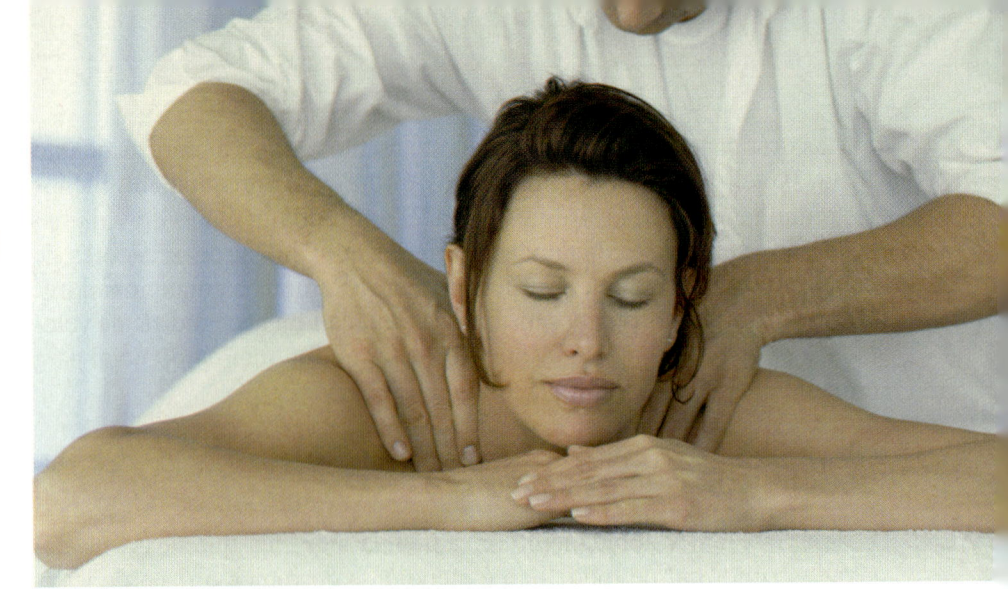

À medida que a vida continua a acelerar, aumenta a necessidade de diminuir o ritmo e a massagem é cada vez mais oferecida como um relaxamento na indústria da beleza ocidental.

praticada foi adaptado para atender aos limites e exigências de nossa cultura.

Nossos padrões de trabalho e estilo de vida mudaram, com a ênfase passando da atividade física para o sedentarismo. Todos os dias, recebemos uma enorme quantidade de informação, que precisa ser processada, e tendemos a levar vidas mentais muito ativas. Tipicamente, sofremos de sobrecarga mental e, por causa de nossa falta de atividade física, a tensão resultante pode ficar presa no corpo e aparecer como desconforto.

A massagem está cada vez mais na moda e é reconhecida por seu papel eficaz ao ajudar a nos livrarmos do estresse e a manter o equilíbrio.

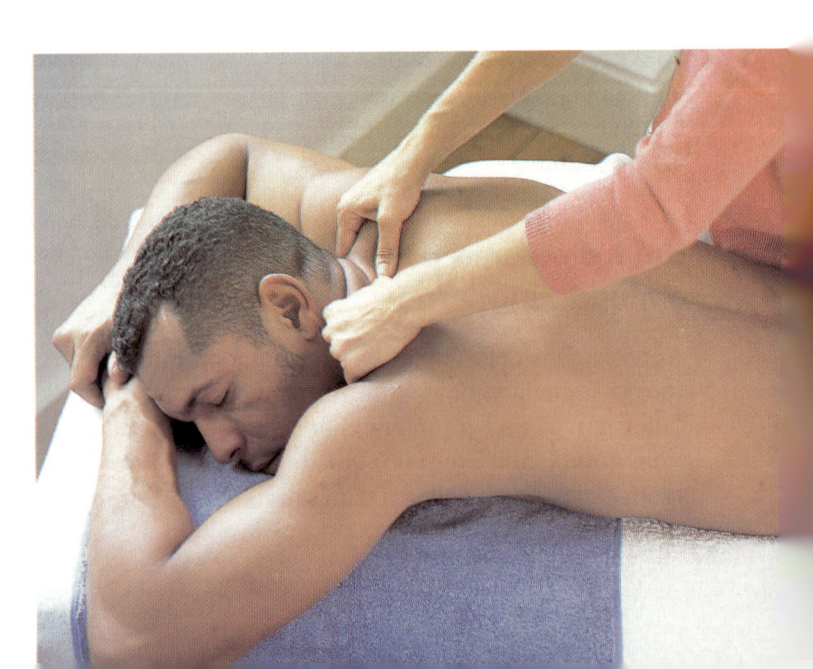

Apesar de seu nome, a rotina da massagem cefálica ocidental inclui mais partes do corpo. Ela também compreende a parte superior das costas, os ombros e o pescoço, as principais áreas nas quais acumulamos a tensão no corpo. Enquanto na Índia é costume usar óleos de tratamento no cabelo e couro cabeludo, aqui a massagem é feita a seco em sua maioria, embora também seja possível usar óleos para um tratamento especial de vez em quando. Uma de suas grandes vantagens (nas duas variedades) é ser feita com a pessoa vestida. Isso, junto com seu aspecto "seco", a torna bem versátil. Ela pode ser realizada em uma variedade de locais, em casa e no trabalho. Por isso, muitos massoterapeutas conseguem administrar um serviço móvel, indo para as casas ou locais de trabalho das pessoas para aplicar tratamentos de massagem cefálica para alívio do estresse. É importante que as origens espirituais da massagem não sejam esquecidas, pois ela faz muito mais do que apenas aliviar a tensão física. Também acalma o espírito e ajuda a reequilibrar as energias vitais do corpo.

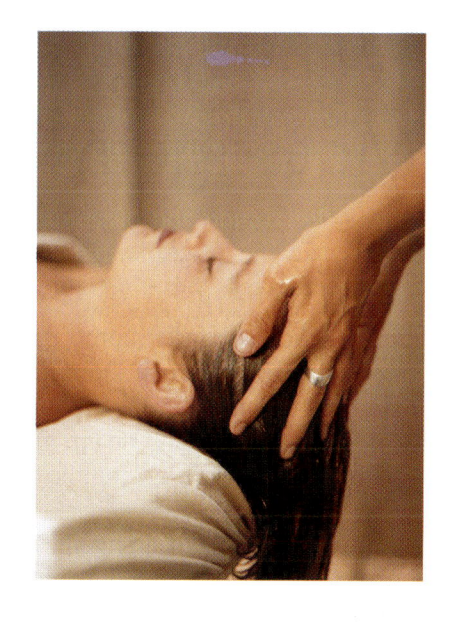

Uma massagem cefálica com óleos é um dos tratamentos mais luxuosos e relaxantes disponíveis para desestressar no fim do dia.

Técnicas de Massagem Cefálica

Não é difícil aprender como praticar a massagem cefálica indiana. Dominando algumas manobras e técnicas básicas, você logo estará no caminho para tornar-se um massoterapeuta especializado. Porém, embora as manobras sejam importantes, elas não são os únicos elementos de uma boa massagem. O modo como você a aplica é igualmente importante. Seu objetivo final é dar um tratamento no qual todas as manobras e técnicas se misturam, passando de uma para a outra sem parar. Requer prática para atingir esse nível de domínio.

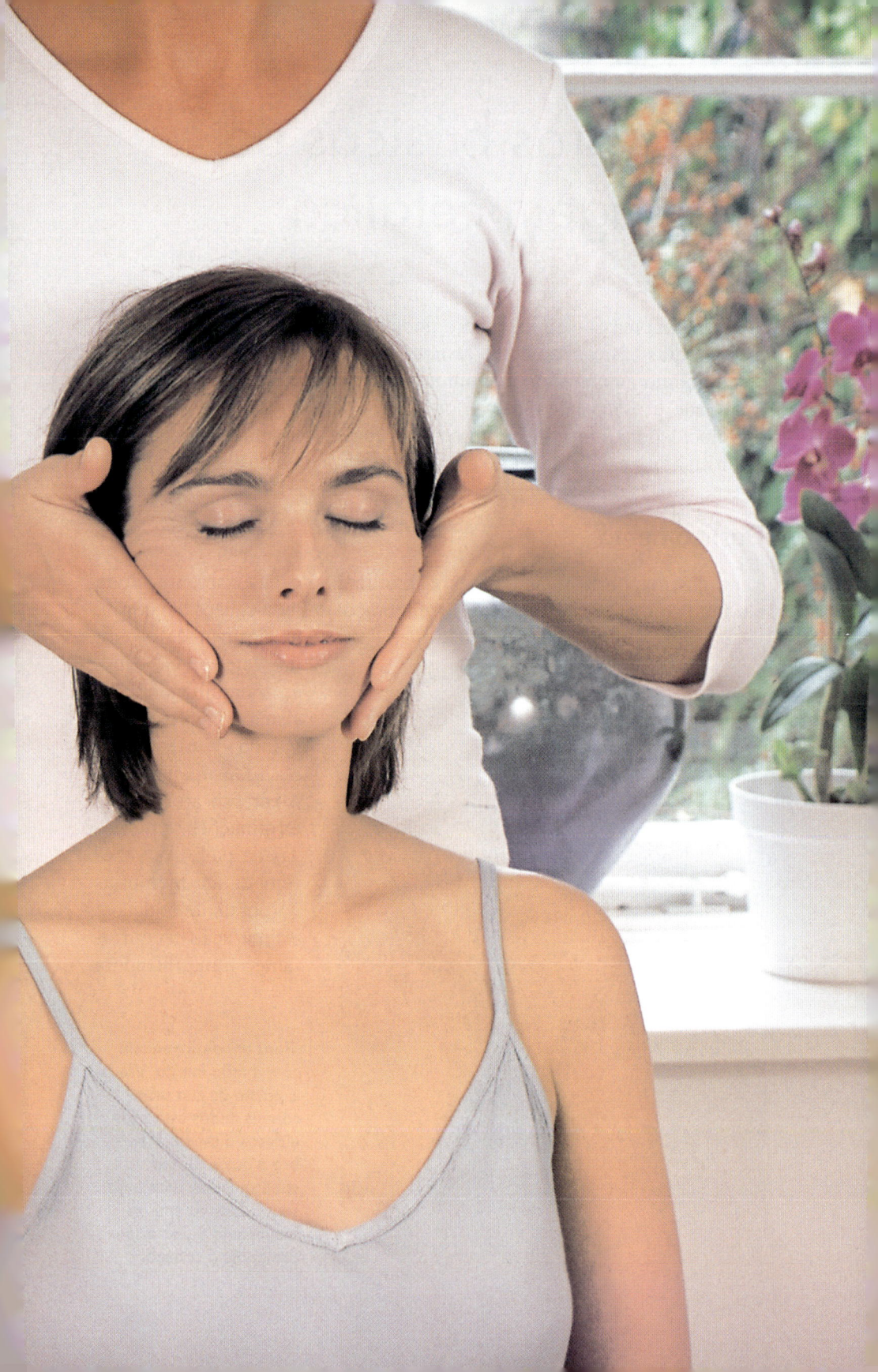

Manobras básicas da massagem cefálica

Aplicar uma massagem na cabeça pode ser comparado a tocar música: as manobras básicas são como as notas usadas para criar o efeito geral. Assim como as notas, as manobras variam muito, cada uma com sua qualidade e usada por motivos diferentes para criar efeitos diversos. A velocidade e a profundidade com as quais você aplica as manobras também afetam o modo como a massagem é percebida.

Deslizamento

Uma das manobras mais básicas e familiares é o deslizamento. Pode ser feito com as mãos, os dedos ou antebraços sobre a cabeça e o corpo. O deslizamento tem um efeito calmante e tranquilizador no sistema nervoso, enviando mensagens de relaxamento para o cérebro através das terminações nervosas da pele. Às vezes remete às memórias corporais de criação e é uma ação reconfortante, tranquilizadora

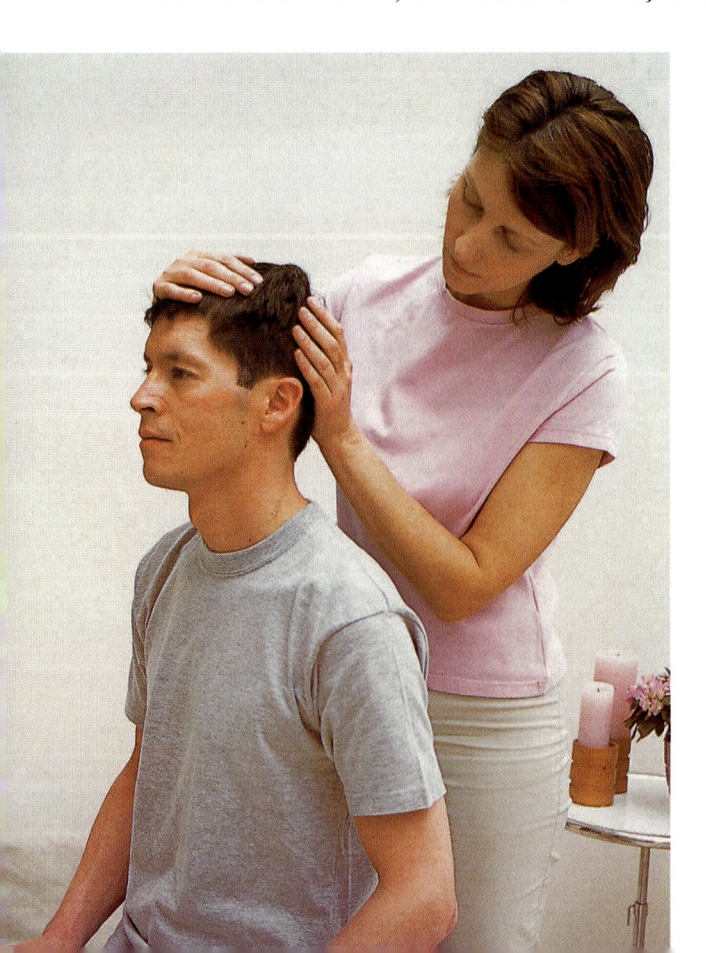

Para um deslizamento com a mão inteira, use a palma de sua mão com os dedos esticados e desça-a devagar sobre a parte de trás da cabeça. Deixe uma mão seguir a outra em um movimento fluido e sempre apoie a cabeça.

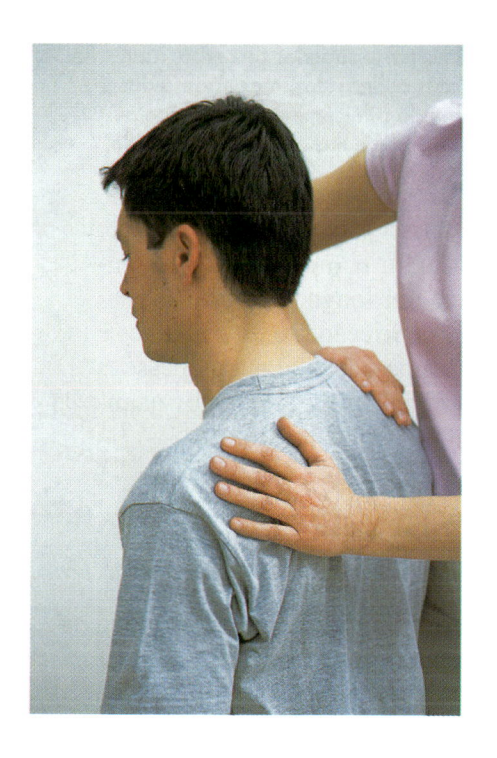

Massageie a parte superior do corpo, os ombros ou os braços, trabalhando em um zigue-zague circular suave e repetitivo ou um movimento de vaivém.

e afirmadora. Manobras como alisamento, cafuné e os deslizamentos suave e profundo derivam dessa manobra.

O deslizamento ajuda a preparar o corpo para um trabalho mais profundo. Também é bom depois de ações fundas ou vigorosas como pressão ou amassamento. Isso a torna uma manobra de ligação proveitosa para usar entre movimentos diferentes. Também é útil para passar de uma parte do corpo para outra ao trabalhar sobre áreas diferentes. Ele preserva o contato com o corpo e mantém um senso de continuidade. Se você tirar suas mãos do corpo ou mudar rápido demais, romperá o fluxo energético e poderá parecer estranho ao paciente.

Manobras de fricção

Aplicadas com os dedos e a palma ou laterais das mãos, a fricção usa um movimento de atrito ou de corte. São usadas na cabeça, nos ombros e na parte superior das costas; são vigorosas e aquecem, estimulando a circulação e trazendo calor e energia à área trabalhada. Essas manobras ajudam a soltar as fibras

Manobras circulares de fricção com seus polegares soltarão a tensão na nuca e na parte superior dos ombros. Comece em uma área pequena, depois vá fazendo círculos maiores.

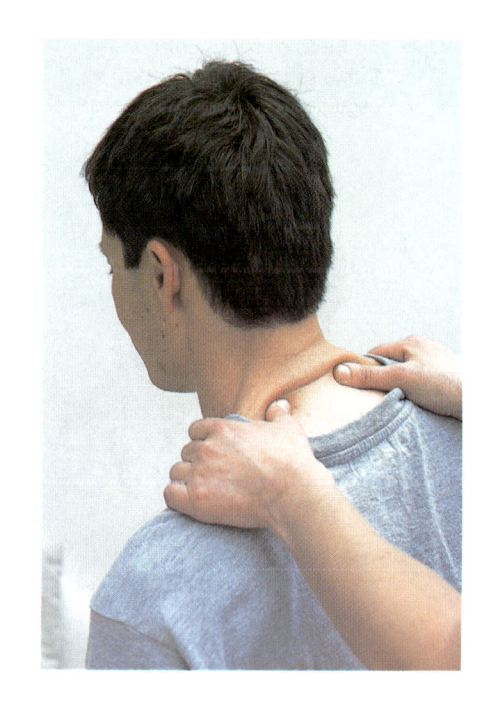

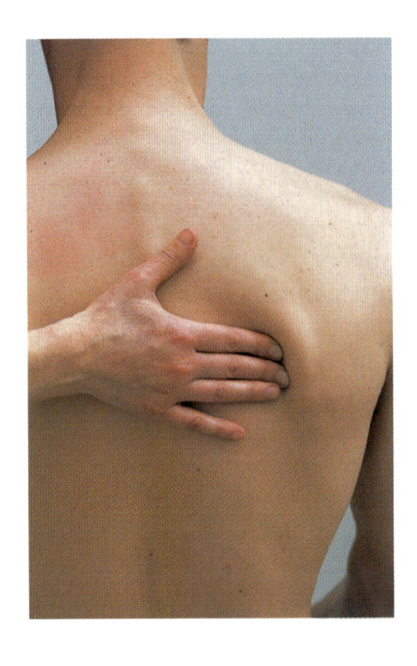

Use uma pressão firme para manobras de fricção na parte superior do corpo, mantendo seus dedos retos, mas não rígidos. Trabalhando ritmicamente, você pode aumentar o ritmo e massagear mais rápido.

musculares e o tecido conjuntivo, que ficaram compactados com tensão por um longo período. As manobras de fricção são estimulantes e energizantes, mas algumas pessoas também as acham relaxantes quando feitas repetidamente.

Manobras de pressão

A pressão trabalha de várias formas. Às vezes, toda a mão ou o antebraço podem ser usados na aplicação, como quando se comprimem ou pressionam os ombros ou o peito. Essas manobras trabalham na liberação das camadas de músculos profundos do corpo. Em outros momentos, os dedos ou polegares são usados para trabalhar no sistema de energia do

Ao fazer manobras de fricção na cabeça, lembre-se de apoiá-la com sua outra mão. Deixe seu corpo se ajustar e seguir o ritmo do movimento.

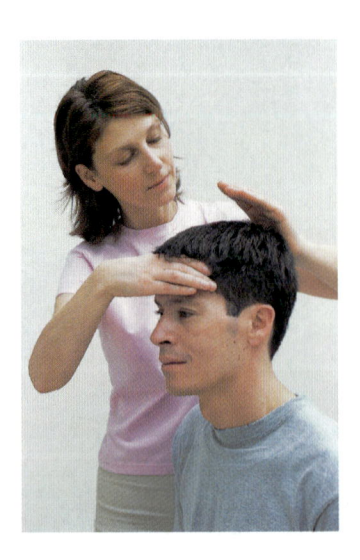

Ao usar pontos de pressão na área delicada do rosto, para desobstruir a congestão nasal, por exemplo, use seu indicador para a quantidade correta de pressão precisa e estimulante.

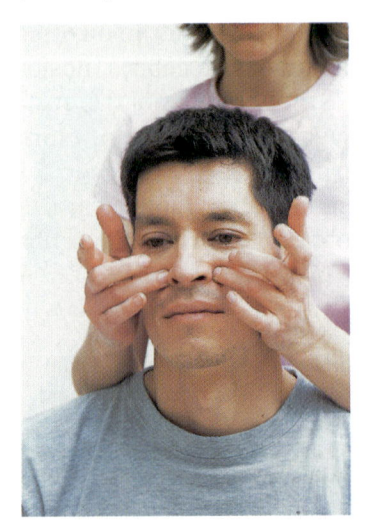

corpo, aplicando pressão em um ponto de liberação específico, ou acupressão, ao longo de meridianos (canais de energia). Quando a pressão é aplicada em um ponto como esse, ajuda a liberar os canais de energia para as energias vitais do corpo fluírem livremente. Isso ajuda a restaurar um senso de equilíbrio e harmonia para a pessoa.

Como os pontos podem estar moles, sua pressão precisa ser firme, mas não pode causar dor indevida. Exerça pressão aos poucos nos pontos usando seus polegares ou dedos e segure por alguns segundos antes de soltar devagar e seguir adiante.

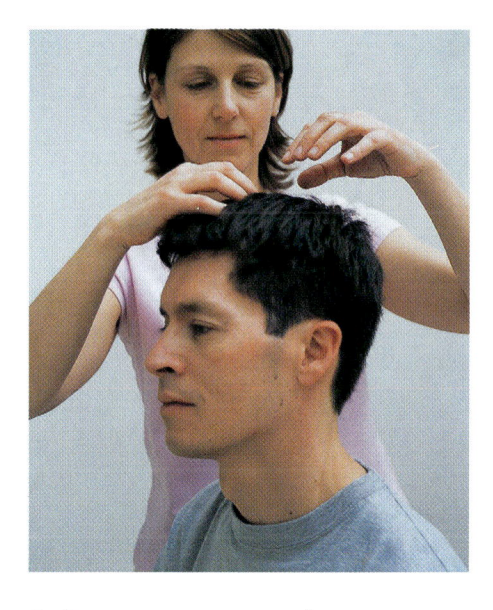

Ao fazer tapotagem por todo o couro cabeludo, enquanto uma mão levanta, deixe as pontas dos dedos da outra pousarem com suavidade no couro cabeludo.

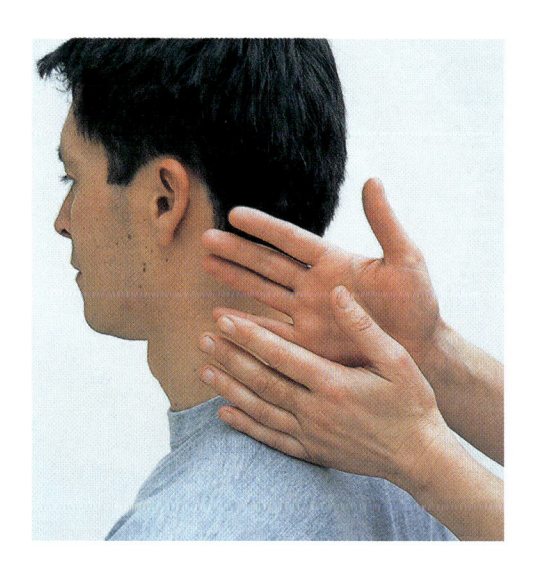

Tapotagem

Também conhecida como "percussão" ou "cutiladas", a tapotagem é um tipo de golpe leve. É aplicada com as laterais ou as pontas dos dedos, e você a visualiza mais ou menos como tocar uma bateria. Uma mão sobe enquanto a outra desce. A tapotagem é usada na cabeça, na parte superior das costas e nos ombros. Essa manobra trabalha nos sistemas nervoso e circulatório; tem um efeito estimulante e é leve e revigorante.

Ao fazer a tapotagem, lembre-se de manter os dedos suaves. Mantê-los um pouco espaçados pode ajudar.

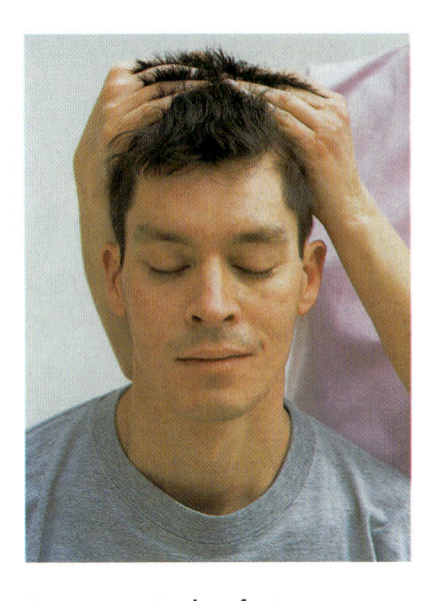

Para uma ação de cafuné, arraste seus dedos até as pontas dos cabelos do paciente. Deixe o cabelo comprido cair por seus dedos a cada manobra.

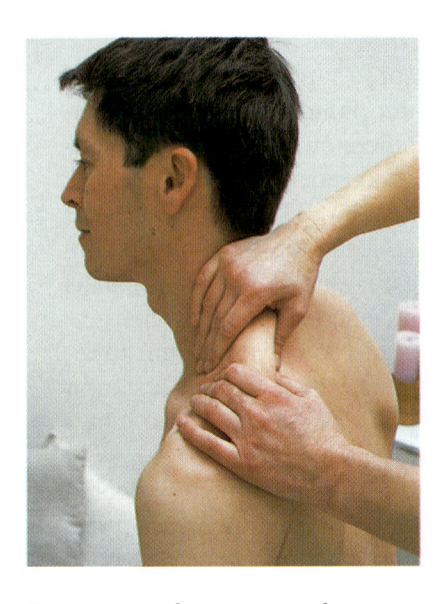

Amasse os ombros em um rolamento, não muito diferente de amassar pão. Veja se o paciente está confortável. Se os ombros estiverem tensos, reduza a pressão.

Puxão e pinçamento

Há uma variedade de manobras usadas, que envolvem puxões, pinçamentos, alongamentos e torceduras. A maioria delas é feita na cabeça, embora algumas, como os apertões nos ombros, também sejam realizadas no corpo. Elas são feitas com os dedos e os polegares. Essas manobras trabalham no princípio da tensão seguida pela liberação, o que leva a um maior relaxamento ou a um aumento da mobilidade. Como essas manobras trabalham em uma direção lateral, para fora do corpo, elas também servem para direcionar e afastar do campo de energia do paciente as energias indesejáveis liberadas pela massagem.

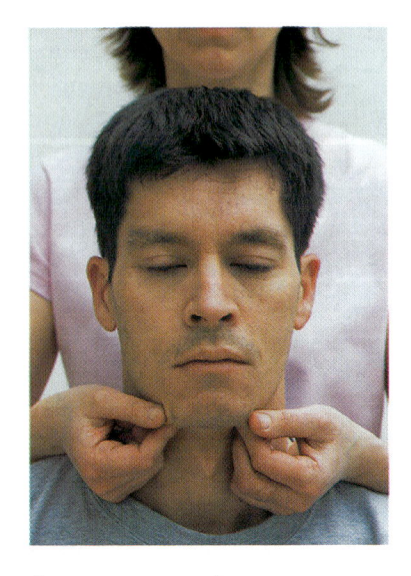

Ao amassar uma área pequena, como abaixo do queixo, use o rolamento, trabalhando com seus dedos e polegares juntos enquanto massageia.

Ao usar uma manobra de toque terapêutico, deixe suas mãos descerem aos poucos no paciente e coloque-as sobre o ponto de forma relaxada e concentrada por mais ou menos sete segundos.

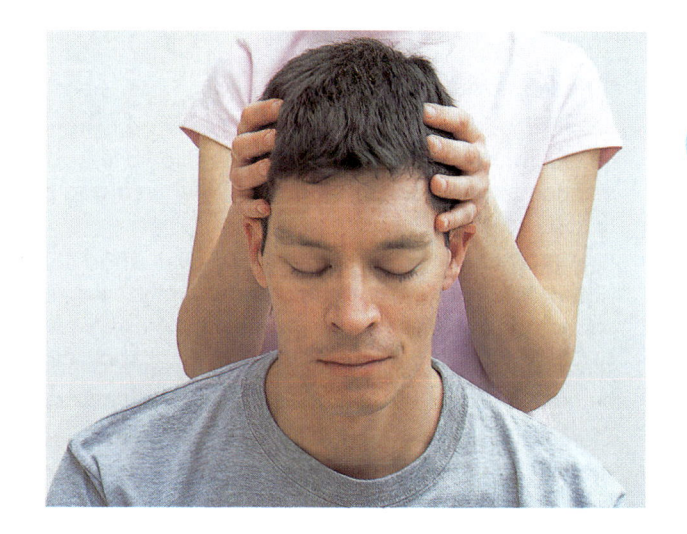

Amassamento e compressão

O arroz com feijão das manobras de massagem são o amassamento e a compressão. Na massagem cefálica, essas manobras também são conhecidas como movimentos circulatórios, rolamentos ou torceduras. Usando toda a mão ou os polegares e os dedos, nessas manobras você puxa a pele do corpo e a manipula de várias formas. Elas são apropriadas para as partes mais carnudas do corpo, como os ombros, a base do pescoço e a nuca, o queixo e as orelhas.

Toque terapêutico

Embora a massagem envolva movimento, também tem tranquilidade. O toque terapêutico envolve manter suas mãos paradas na cabeça ou nos ombros do paciente, com uma presença relaxada, mas consciente. Muitas vezes é usada para colocar um limite na sessão, marcando seu início e fim. No começo, o toque estabelece um contato inicial com o paciente e cria um elo energético entre vocês dois. Estabelece uma comunicação por suas mãos, usando a massagem como a linguagem. No final da sessão, é um sinal de que o círculo de energia entre vocês dois agora está completo e vocês estão prestes a se afastar. O toque pode fundamentar o tratamento capturando a energia e transmitindo cura, amor e energia para seu paciente.

Princípios fundamentais

Há vários princípios para se lembrar. O primeiro é ficar a uma distância confortável do paciente enquanto você trabalha, nem perto, nem longe demais. Isso é para você ter uma boa posição e ele sentir sua presença tranquilizadora.

Segundo, fique o mais relaxado possível e não fique tenso nem rígido. Você precisa ser como um bailarino, mantendo seus pés no chão, mas deixando seus movimentos livres e suaves.

Terceiro, entre em sintonia e perceba as mudanças de energia e humor do paciente nas diferentes fases da massagem.

É preciso um pouco de prática e confiança até você se sentir seguro o bastante para conseguir assimilar e responder às nuanças sutis. Se o paciente sentir cócegas, esqueça o deslizamento e os toques suaves e, em vez disso, use a palma de sua mão, um toque mais firme, e trabalhe em uma velocidade menor. Experimente e divirta-se, pois o modo como você se sente será comunicado para seu paciente através de suas mãos.

Uso de óleos na massagem cefálica

Há muitos benefícios do uso de óleos nesse tipo de massagem, sendo o mais óbvio o efeito hidratante no cabelo e no couro cabeludo. Os efeitos do estresse, dos tratamentos capilares com química, do aquecimento central e da má nutrição podem ser vistos na saúde do cabelo e do couro cabeludo. Da mesma forma, a lavagem frequente e o uso de secadores e pranchas de modelar tiram o óleo natural do cabelo, deixando-o seco e quebradiço. O uso de óleos pode ajudar a restaurar a condição ideal do cabelo, penetrando fundo na raiz para fortalecê-lo. Diferentemente da maioria dos produtos industrializados, eles não contêm detergentes ou produtos químicos fortes, e podem ser misturados sob medida para atender às suas necessidades específicas. Há uma vasta coleção de óleos adequados ao uso na massagem cefálica. Eles pertencem a duas grandes categorias: óleos veiculares e óleos essenciais.

Óleos veiculares

Tradicionalmente, esses óleos são usados sozinhos nesse tipo de massagem, mas também podem ser usados como uma base para misturar com óleos essenciais. O óleo de amêndoas doces é um dos mais versáteis. É absorvido com facilidade e é suave e tépido. Pode ajudar a reduzir a dor e a rigidez muscular.

Na ayurveda, o óleo de gergelim é muito popular para massagear a cabeça e o corpo. Ele ajuda a fortalecer, condicionar e hidratar a pele e o cabelo. Serve para equilibrar e pode ajudar a reduzir inchaço, dor e rigidez.

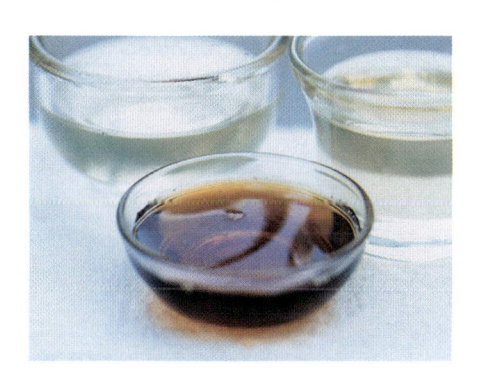

O óleo de mostarda amarela é espesso e pesado. Como seu forte odor característico o torna inadequado para misturar com óleos essenciais, use-o sozinho.

Usados regularmente na tradicional massagem cefálica indiana, os óleos de coco, de amêndoas doces e de gergelim têm propriedades terapêuticas.

O uso de óleos como parte de sua rotina diária de beleza pode ter um benefício duradouro em ajudá-lo a sentir-se e parecer bem.

Ele tem um efeito estimulante no sistema circulatório, ajudando a aumentar a temperatura corporal e aquecer músculos e articulações. Suas propriedades ajudam a atenuar dores em geral, tensão e inchaços. É um bom óleo para usar nos meses frios de inverno ou quando o corpo está frio. Outro óleo espesso e quente que pode atenuar a dor e a rigidez muscular é o de oliva. Use o azeite virgem, extravirgem ou prensado a frio, pois eles contêm níveis elevados de ácidos graxos insaturados, nutritivos para pele e cabelo secos.

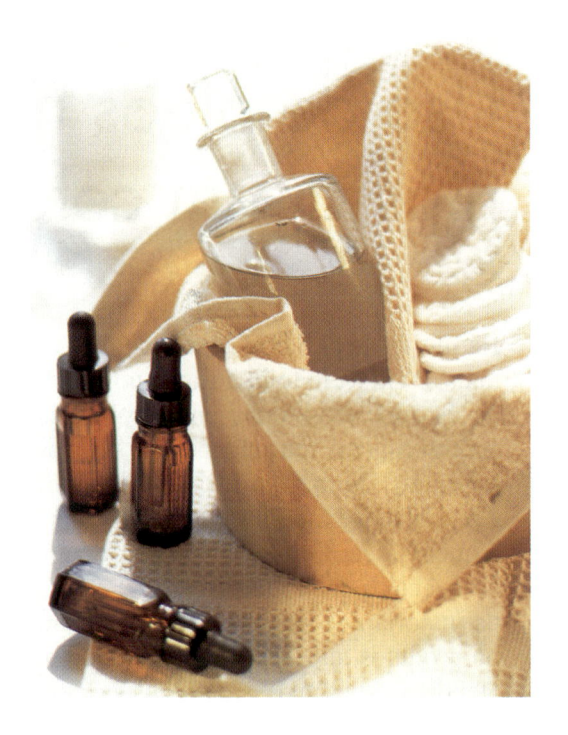

O óleo de coco é muito usado no sul da Índia. É fácil de usar e mistura-se bem aos óleos essenciais. Ele tem qualidades emolientes e hidratantes que o tornam ideal para cabelos secos, quebradiços ou quimicamente tratados. Você também pode deixá-lo no cabelo para dar um brilho intenso ou "visual molhado".

Por fim, o exuberante óleo de jojoba é rico em proteínas, minerais e vitamina E. É ideal para uso em todos os tipos de pele e cabelo e se mistura bem com os óleos essenciais. Por ser caro, ele costuma ser usado misturado a outro óleo veicular.

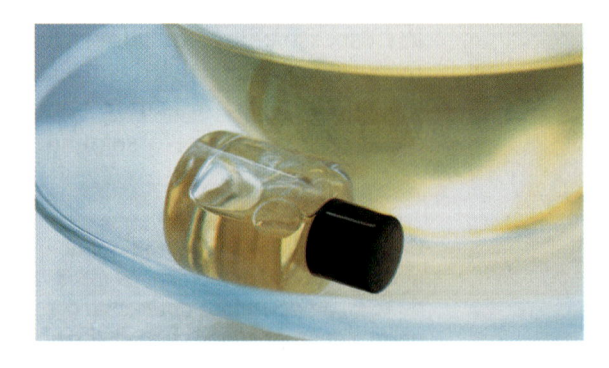

Na região do Mediterrâneo, o azeite de oliva é usado em tratamentos de pele há séculos em razão das suas propriedades nutritivas e sua versatilidade.

Um banho relaxante aromatizado com óleos essenciais completa bem uma massagem cefálica. Também o ajudará a desestressar completamente no fim de um dia longo e cansativo.

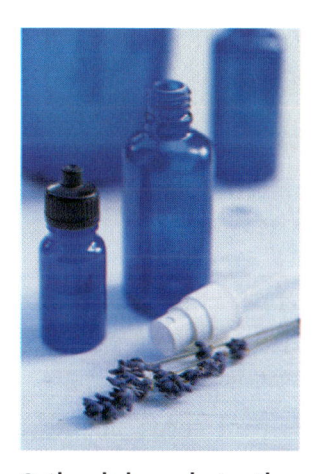

O óleo de lavanda é o óleo essencial mais popular do Ocidente por causa de sua grande variedade de usos para jovens e idosos.

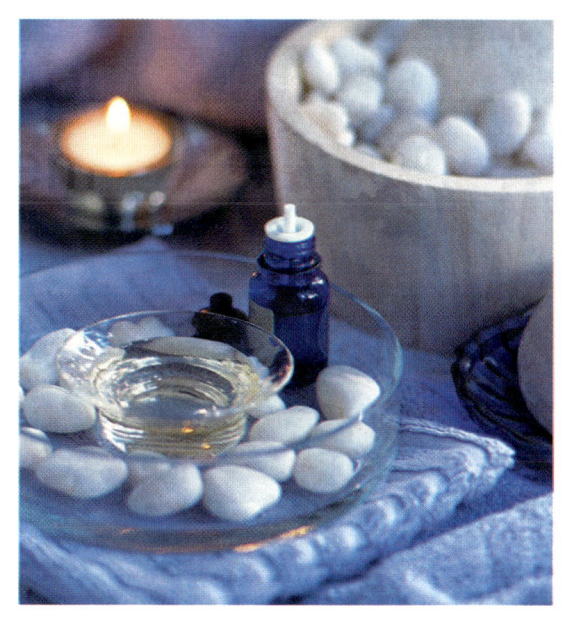

Óleos essenciais

Você pode escolher um óleo essencial, ou uma mistura de vários deles, segundo os mesmos princípios de qualquer tratamento de aromaterapia, ou seja, cada óleo tem propriedades características, além de contribuir com o prazer da experiência. Entretanto, certos óleos são particularmente úteis na massagem cefálica, e todos os óleos listados a seguir são recomendados. Lembre-se de que os óleos essenciais devem sempre ser usados diluídos.

Lavanda

Um dos mais universais de todos os óleos essenciais, com propriedades relaxantes e equilibrantes, o óleo de lavanda é útil contra estresse, insônia, ansiedade e depressão. Ajuda no tratamento da caspa, da queda de cabelo e no combate aos piolhos, e mistura-se bem ao gerânio e ao alecrim.

Alecrim

Como as propriedades refrescantes e estimulantes do óleo de alecrim têm o efeito de desanuviar a cabeça, é útil para períodos de trabalho mental. Também é um bom tratamento para pele e cabelo oleosos, caspa e queda de cabelo, além de devolver o brilho ao cabelo escuro. Mistura bem com lavanda.

Usar óleos essenciais em um difusor intensificará a atmosfera do espaço onde trabalha e ajudará a transportá-lo a outra dimensão.

Sândalo

O aroma amadeirado e persistente desse óleo tranquiliza a mente e relaxa o sistema nervoso, tornando-o útil para condições relacionadas ao estresse. Sua ação suavizante e calmante é boa para pele seca e problemas no couro cabeludo, enquanto suas propriedades afrodisíacas servem para a massagem sensual. O sândalo mistura bem com bergamota, cedro, jasmim, palmarosa, vetiver ou ylang ylang.

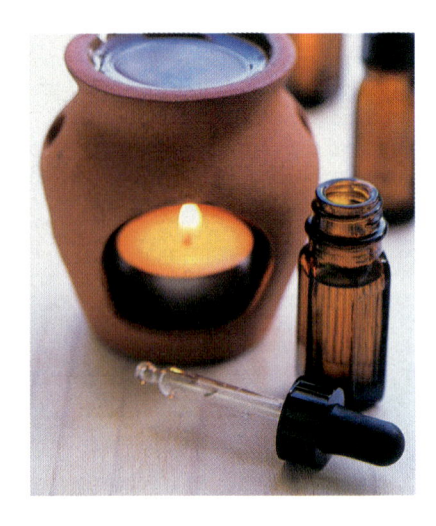

Olíbano

Tem propriedades calmantes e relaxantes para corpo, mente e alma. Por aprofundar e desacelerar a respiração, o olíbano é bom para problemas respiratórios, como asma, sinusite, tosse ou resfriados. Suas propriedades hidratantes o tornam especialmente nutritivo para a pele dos idosos. Tem uma tradição de uso em cerimônias sagradas e ajuda em jornadas interiores ou no processo de mudança.

Gerânio

Essa fragrância floral suave com ação refrescante e equilibrante é usada para normalizar peles muito secas ou muito oleosas e condições do cabelo, devolvendo a eles o equilíbrio. Emocionalmente é calmante, regenerativo, revigorante e útil para tratar ansiedade ou depressão. É um óleo para usar se você estiver indeciso quanto a qual escolher. Mistura bem com lavanda, sândalo, rosa, bergamota, manjerona, limão ou laranja.

Trabalhando com óleos

Como os óleos podem sujar, você precisa verificar se seu paciente não está usando nada que possa estragar – uma camiseta velha é o ideal. Separe algumas toalhas especialmente para esse propósito e enrole uma ao redor dos ombros de seu paciente. Tenha uma boa oferta de lenços à mão e reúna todos os seus óleos, além de uma colher adequada e uma tigela para misturá-los. Coloque o equipamento em cima de um papel absorvente no caso de algum derramamento por acidente. Você também precisará de uma touca ou papel de alumínio para enrolar no cabelo dele quando terminar. Se seu paciente tiver cabelo comprido, é melhor aplicar óleo em mechas sobre a cabeça e para isso você também precisará de um pente, de um pincel para tintura e grampos de cabelo.

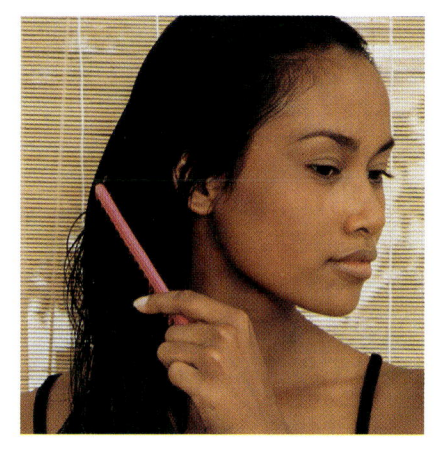

Deixar os óleos agirem no cabelo depois de uma massagem é um tratamento holístico e ajuda a deixar seu cabelo e couro cabeludo em excelentes condições.

Uso dos óleos essenciais

Como a cabeça é uma área sensível, os óleos essenciais devem ser usados com parcimônia. Como regra geral, eles devem ser misturados com um óleo veicular em uma proporção de duas gotas para cada 10 ml (duas colheres de chá), ou seja, mais fraco do que no caso de uma massagem corporal.

Aqueça o óleo na palma da sua mão ou em um aquecedor antes de aplicá-lo, pois o óleo quente é mais bem absorvido e mais agradável.

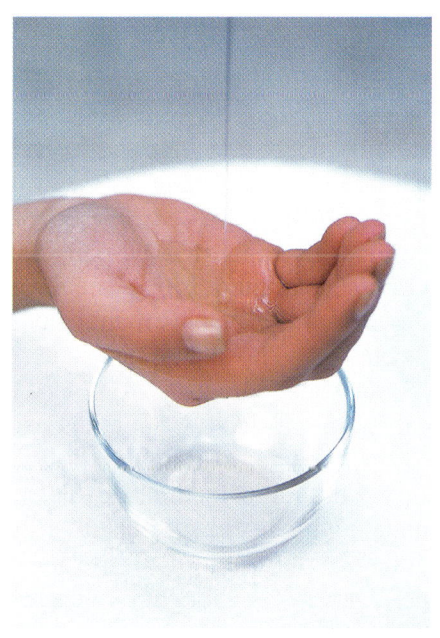

Exceder a dose recomendada pode resultar em toxicidade. Às vezes, os óleos essenciais podem provocar reações alérgicas na pele. Se estiver usando um deles pela primeira vez, é bom fazer um teste para determinar a reação alérgica esfregando um pouquinho do óleo misturado no pulso ou no cotovelo. Espere 24 horas para ver se há alguma reação adversa antes de usar o óleo.

Por causa do seu efeito potente, não use óleos essenciais em bebês, crianças pequenas ou na gravidez. Ao tratar crianças maiores ou idosos, é melhor dividir a diluição para uma gota do óleo essencial para cada 10 ml (duas colheres de chá) do veicular. Em caso de dúvidas, consulte um aromaterapeuta experiente.

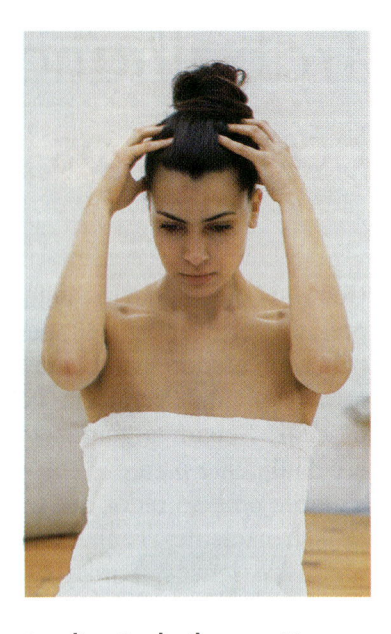

A aplicação de óleos nutritivos em seu cabelo como parte de sua rotina de beleza semanal pode ser combinada com uma relaxante massagem.

Tratamentos para os cabelos e couro cabeludo

Combinar suas próprias misturas de óleos para seus tratamentos é tão satisfatório quanto benéfico. É uma mistura fortalecedora, e você também pode ter a certeza de que os ingredientes colocados em seu cabelo e couro cabeludo são frescos e potentes (todos os óleos têm uma data de validade limitada) e são da mais alta qualidade. Ao escolher os ingredientes crus, você pode garantir que a mistura seja apropriada e de benefício nutricional para seu corpo. Escolha um óleo veicular e um essencial ou dois das categorias mencionadas à direita que melhor descreva seu cabelo. Em um cálculo aproximado, 10 ml (duas colheres de chá) de óleo veicular devem bastar para cabelo curto, 15 ml (uma colher de sopa) para cabelos médios e 30 ml (duas colheres de sopa) para cabelos compridos. A quantidade de óleo necessária também dependerá da textura e da espessura do fio.

Coloque a medida do óleo veicular na tigela. Você pode usar mais de um se quiser, mas misture-os bem. Adicione depois os óleos essenciais escolhidos. Tente não fazer mais do que você acha que precisará, pois é melhor trabalhar com uma mistura fresca de cada

Óleos para os cabelos e o couro cabeludo

Escolha dentre as seguintes receitas para dar a seus cabelos e couro cabeludo um tratamento condicionador nutritivo.

Cabelos normais

óleos veiculares: amêndoas, coco, jojoba

óleos essenciais: alecrim, lavanda, gerânio

Caspa

óleos veiculares: jojoba, oliva, coco, amêndoas doces

óleos essenciais: alecrim, lavanda, eucalipto, gerânio

Cabelos oleosos

óleos veiculares: amêndoas doces, gergelim, jojoba

óleos essenciais: alecrim, lavanda, sândalo, limão

Cabelos finos

óleos veiculares: gergelim, oliva

óleos essenciais: alecrim, lavanda, gerânio

Cabelos secos ou quimicamente tratados

óleos veiculares: gergelim, coco, jojoba, amêndoas

óleos essenciais: lavanda, alecrim, gerânio, sândalo

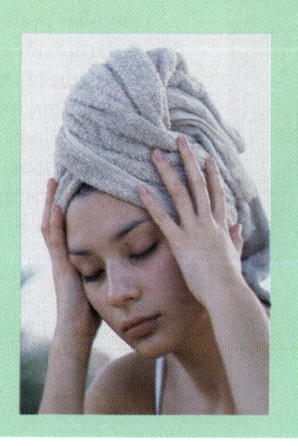

---

vez. Se tiver alguma sobra, você pode esfregá-la em áreas de pele áspera, como os cotovelos ou calcanhares. Para aproveitar melhor o tratamento, deixe os óleos agirem no cabelo pelo máximo de tempo possível, no mínimo de 30 minutos até 12 horas.

Combate aos piolhos

Os piolhos (lêndeas) são um problema comum entre crianças em idade escolar, que pode ser difícil de erradicar. O uso de óleos essenciais está se tornando um tratamento popular, pois oferece um tratamento natural, em vez de químico. No combate aos piolhos, é essencial tratar toda a família para impedir o risco de infecção cruzada, e lavar todas as roupas, roupas de cama, pentes e escovas para remover os ovos.

A quantidade apresentada a seguir é suficiente para um tratamento completo para uma pessoa. Como serve para três aplicações, você precisará guardar o restante da mistura em um pote ou frasco de vidro escuro fechado. Ele durará até 12 meses.

Use 30 ml (duas colheres de sopa) de óleo de coco ou amêndoas (ou uma combinação dos dois, se preferir). Adicione cinco gotas de óleo de lavanda, cinco gotas de óleo de gerânio e cinco gotas de óleo de eucalipto. Aplique a mistura em toda a cabeça e cabelo, massageando bem. Cubra a cabeça e deixe os óleos agirem por quatro horas no mínimo, embora seja melhor de um dia para o outro. Para retirar o óleo, espalhe bem o xampu no cabelo antes de enxaguar. Lave e condicione como costuma fazer. Penteie o cabelo com um pente fino. Repita todo o processo 24 horas depois e novamente oito dias depois. Isso lhe dará a oportunidade de matar qualquer piolho que tenha nascido desde o primeiro tratamento e garantirá que a cabeça está limpa.

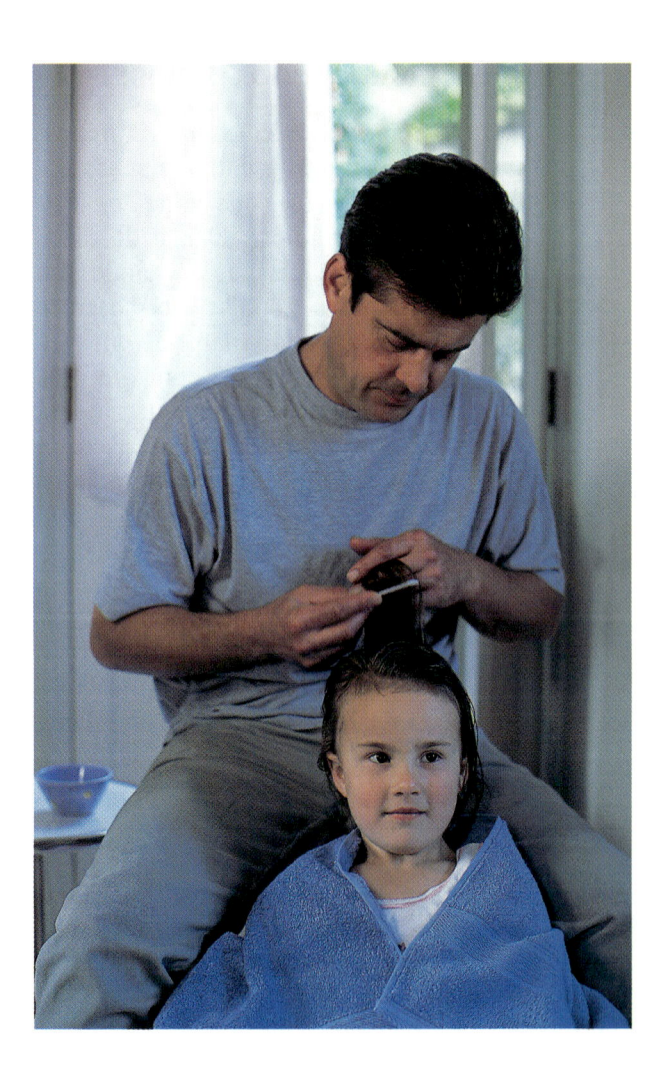

Os tratamentos com óleo podem ser terapêuticos e o combate aos piolhos com misturas de óleos é muito eficaz, livre de substâncias tóxicas e agradável.

Como aplicar óleos

A tradição de ungir a cabeça com óleo remonta à Antiguidade. Há muitas referências à prática por toda a Bíblia, e também sempre houve uma participação importante na medicina ayurvédica. Na Índia, a prática de colocar óleo na cabeça começa no nascimento, quando um pedaço de tecido macio embebido em óleo é colocado sobre a fontanela (a "moleira") de um recém-nascido. Há também procedimentos ritualísticos complexos na ayurveda para aplicar óleos na cabeça. Hoje, os métodos tradicionais de aplicação de óleos foram integrados em um estilo mais condizente com a abordagem ocidental. O óleo pode ser aplicado em seu paciente deitado em um sofá ou sentado em uma cadeira. Independentemente de que método usar, aqueça o óleo primeiro. O óleo quente não só é mais gostoso, mas é absorvido com mais facilidade pelos cabelos e couro cabeludo. Para aquecer o óleo, coloque-o em uma tigela em cima de um aquecedor ou em banho-maria. Deixe o óleo esfriar um pouco antes de pôr na cabeça de seu paciente. Pergunte quais óleos e aromas ele prefere, deixe-o cheirar as garrafas e escolham juntos uma mistura que atenda a seu estado de espírito e preferências.

Método deitado

Cubra a superfície de um sofá ou cama com toalhas adequadas e peça para seu paciente deitar com a

Na medicina ayurvédica, o tratamento calmante de derramar devagar e continuamente o óleo quente sobre a testa tranquiliza e eleva o espírito.

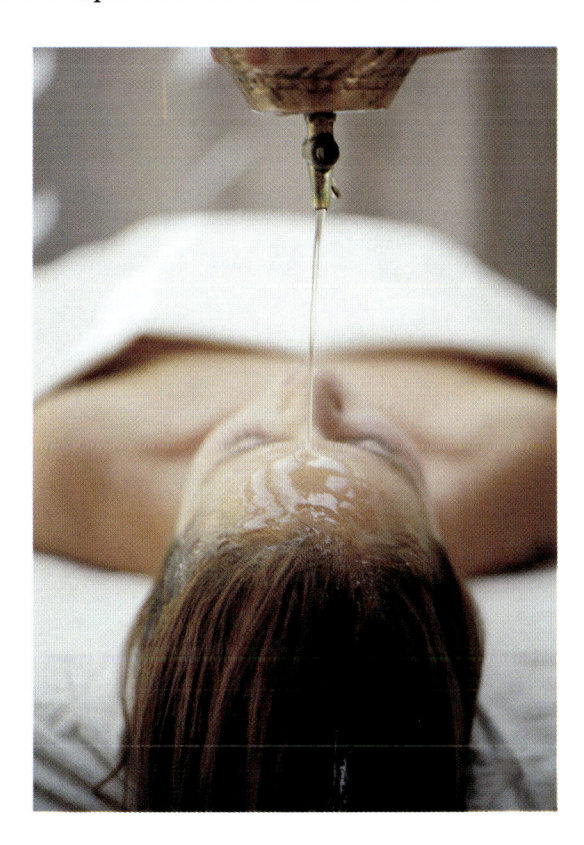

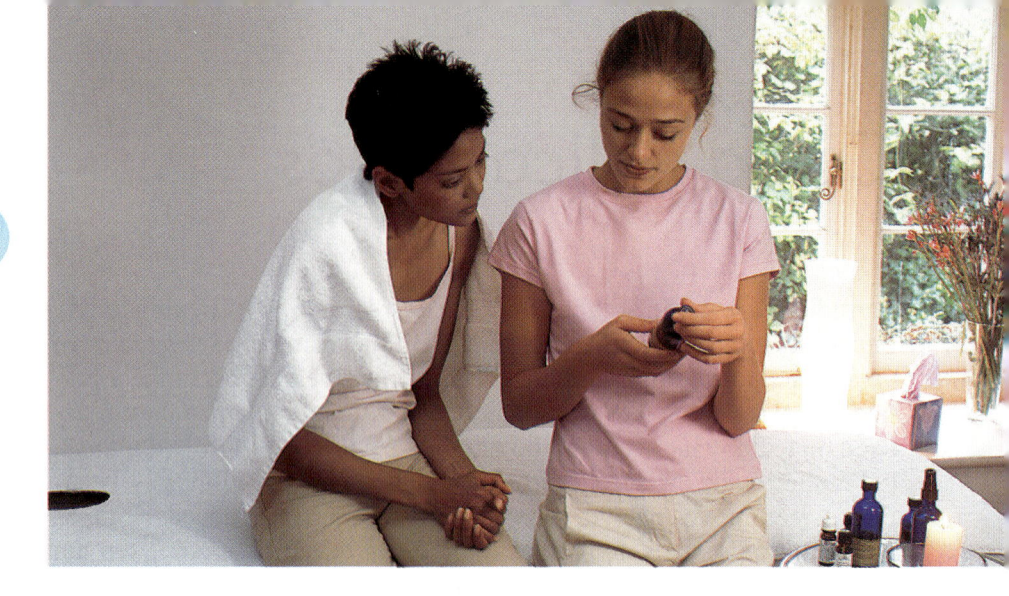

Escolher quais óleos usar faz parte da sessão e é uma boa ideia de discutir as preferências com seu paciente antes do início.

cabeça perto da ponta. Também é uma boa ideia colocar uma toalha no chão logo abaixo da cabeça de seu paciente.

Despeje um pouco do óleo quente diretamente na coroa da cabeça de seu paciente – é uma sensação maravilhosa quando o óleo escorre pelo couro cabeludo. Se preferir, você pode achar mais fácil despejar um pouco do óleo na palma de sua mão e espalhá-lo no topo

Organize e deixe tudo à mão antes de começar a trabalhar com os óleos, pois eles podem sujar.

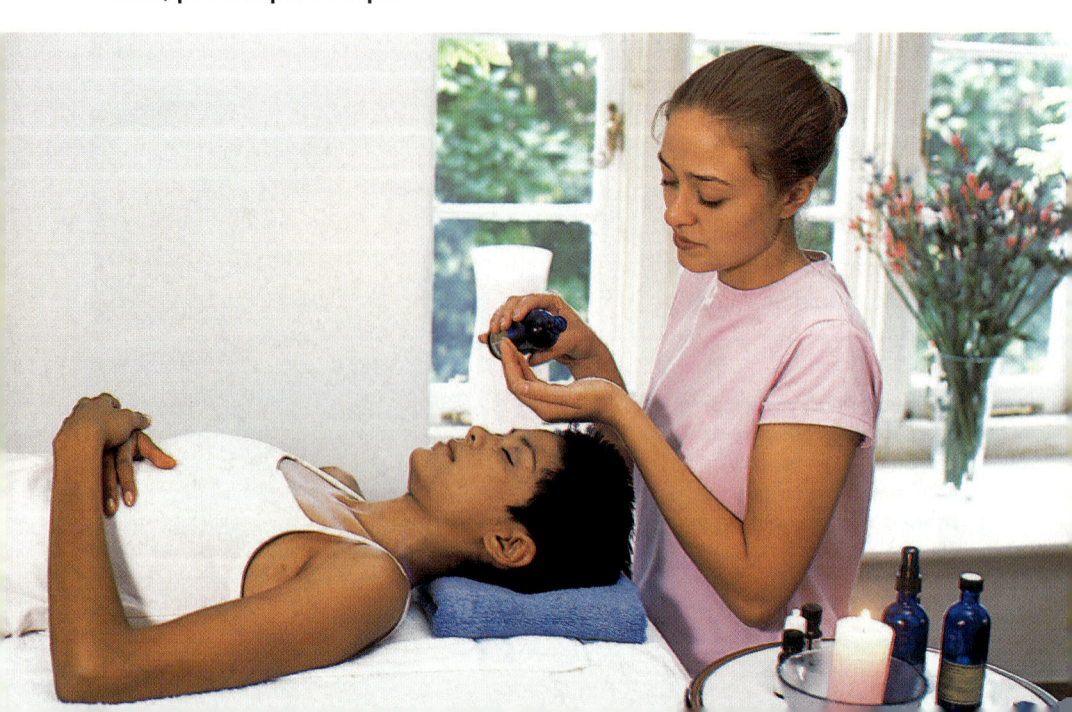

da cabeça de seu paciente. Faça o óleo penetrar no couro cabeludo, aplicando mais se precisar.

Despeje mais óleo na palma de sua mão e massageie desde as laterais da cabeça até o topo. Coloque mais óleo em sua mão e aplique-o na frente da cabeça, levando-o para cima, até o meio. Depois aplique atrás da cabeça. Cubra a cabeça toda com o óleo. Você também pode usar esse método com seu paciente sentado em uma cadeira. Em seguida, você poderá prosseguir com as rotinas de massagem cefálica descritas na próxima parte do livro. As manobras são as mesmas, a única diferença é a presença do óleo.

Método das mechas

Esse método aplica o óleo em mechas e funciona bem para cabelos mais longos. Você precisará de pente e grampos de cabelo.

Divida o cabelo em aproximadamente oito mechas, colocando um grampo em cada uma. Começando na frente da cabeça, estique uma mecha e espalhe o óleo com o pente, da raiz à ponta. Trabalhando em uma mecha por vez, continue até cobrir toda a cabeça e depois continue com a massagem.

Use suas mãos para aplicar um pouco de óleo por vez no cabelo, deixando agir bem no cabelo e no couro cabeludo para um tratamento nutritivo.

O método das mechas garante que o óleo seja aplicado por igual sobre a cabeça e o cabelo.

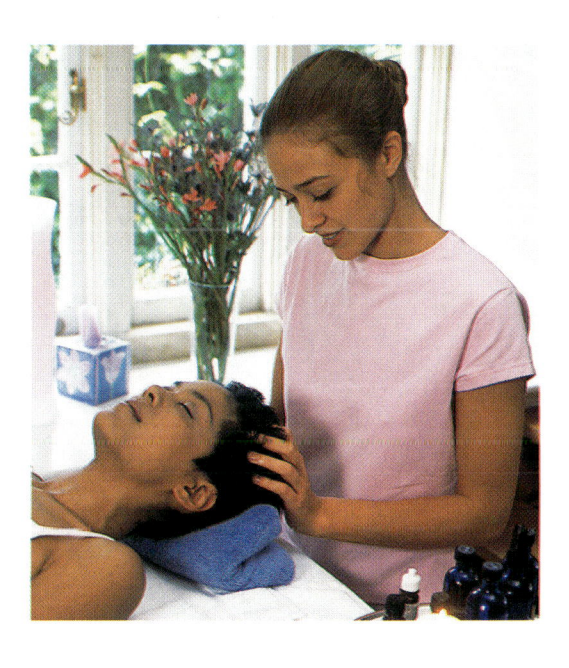

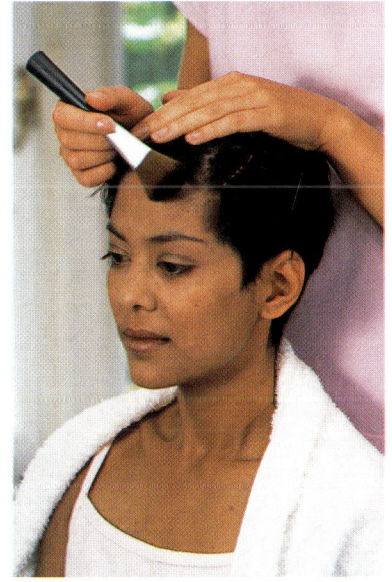

Deixando e retirando os óleos

Para aproveitar ao máximo esse tratamento, é melhor deixar os óleos agindo na cabeça por algum tempo. Isso aumenta seus efeitos benéficos, permitindo que eles penetrem na raiz do cabelo e o nutram em um nível mais profundo. Os óleos também serão absorvidos pela pele e entrarão na corrente sanguínea, na qual espalharão seus benefícios por todo o corpo. Os óleos podem ser deixados no cabelo de 20 minutos a 24 horas. Quando chegar o momento de retirá-los, há algumas orientações para deixar seu cabelo limpo.

Deixando os óleos no cabelo

Depois de ter colocado os óleos, você precisará cobrir sua cabeça. Isso manterá o calor corporal e ajudará na penetração dos óleos no cabelo

Ao deixar os óleos em seu cabelo, eles podem penetrar e hidratar profundamente enquanto você relaxa e faz uma pausa valiosa.

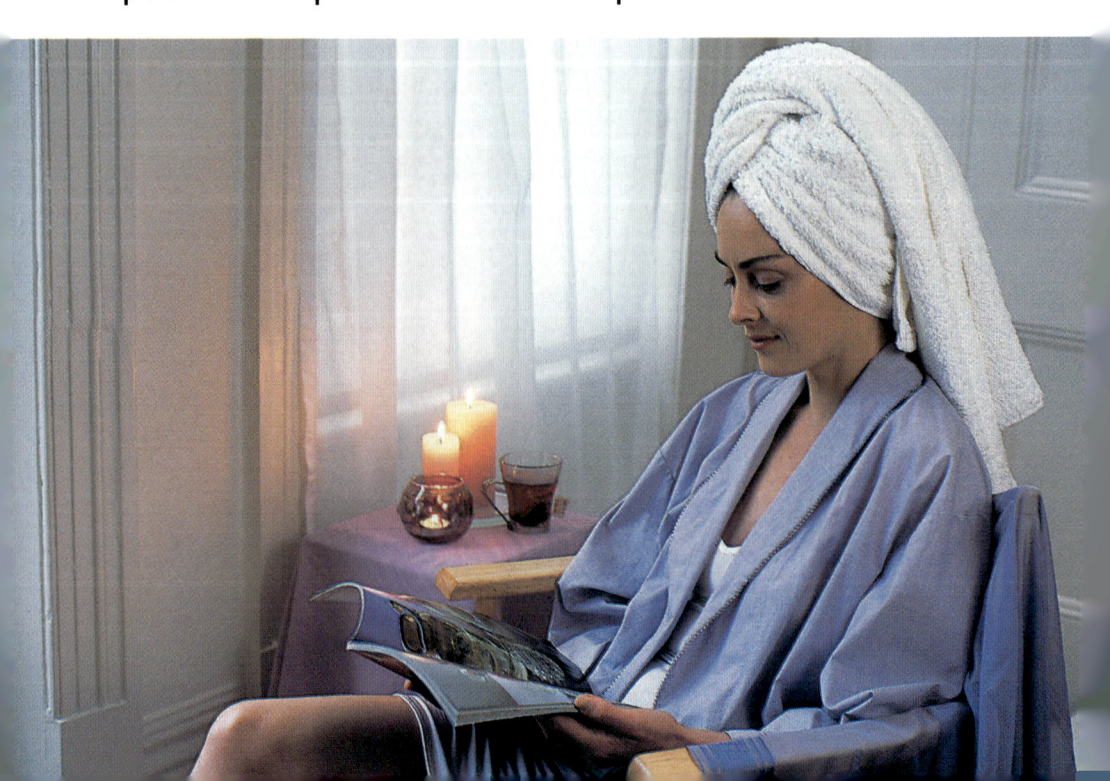

Para um tratamento de hidratação bem profundo, os óleos podem ser deixados de um dia para o outro e podem continuar agindo enquanto você recarrega as baterias com um sono tranquilo.

e no couro cabeludo. Pode também ser mais confortável, principalmente no caso de um cabelo comprido. Você pode fazer isso usando uma touca ou cobrindo a cabeça com uma folha de alumínio, dobrada na ponta, como uma touca. Depois enrole uma toalha para manter sua cabeça aquecida.

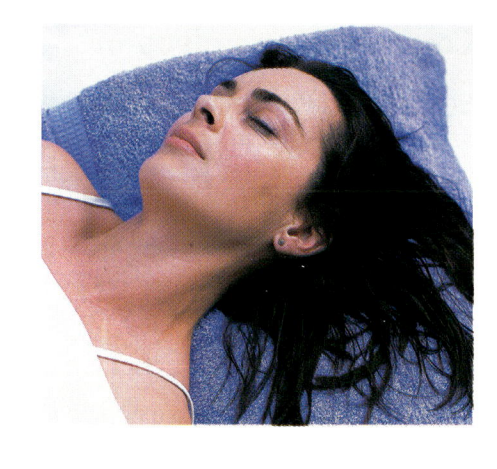

Se for deixar os óleos agirem durante uma noite, o tratamento pode fazer parte de uma sessão de mimos gerais, combinando automassagem ou em dupla e outras delícias para o "bem-estar", como um relaxante banho aromaterapêutico. De qualquer forma, ao deixar os óleos de um dia para o outro no cabelo e no couro cabeludo, você terá um tratamento profundo de hidratação.

Se você planeja deixar os óleos de um dia para o outro, pode achar mais confortável manter o cabelo solto e usar toalhas ou lençóis velhos para proteger sua roupa de cama.

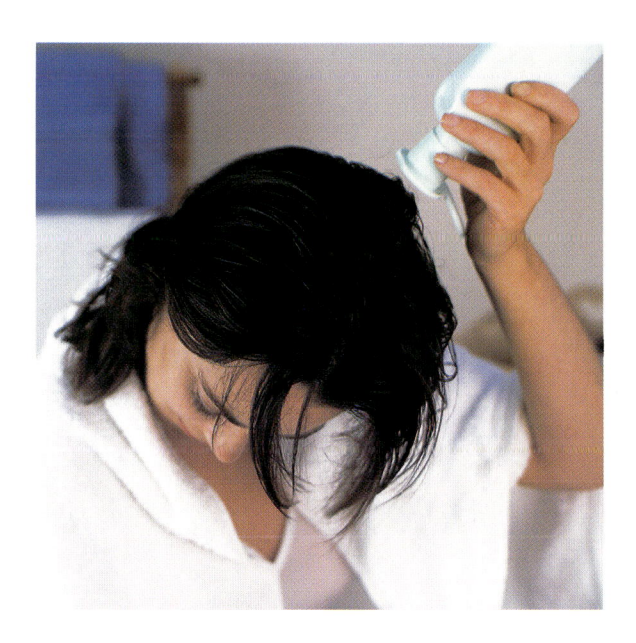

Quando retirar os óleos, use sempre quantidades generosas de xampu direto no cabelo e massageie o couro cabeludo e a raiz do cabelo várias vezes antes de enxaguar.

Como retirar os óleos

Em se tratando da retirada do óleo de seu cabelo, é vital usar muito xampu no início. Antes de molhar seu cabelo, coloque o xampu. Se você puser água nele, interferirá com a ruptura das moléculas de óleo e dificultará a remoção, seguindo o mesmo princípio de usar tinta a óleo e depois tentar limpar seu pincel com água. Por sua vez, o xampu sem água emulsiona-se com o óleo, facilitando o enxágue. Não se assuste com a quantidade de xampu que vai usar, pois você precisará de muito para tirar o óleo do cabelo. Nesse estágio é improvável que você note espuma. Depois de ter passado xampu na cabeça toda, repita todo o processo como se estivesse começando do zero.

Ainda sem água, passe xampu em todo seu cabelo, deixando-o agir bem nos fios. Se tiver cabelo comprido, pegue um punhado de xampu e esfregue suas mãos, como se as lavasse. Nesse ponto, você pode começar a ver espuma. Esse é um bom sinal e indica que você está no caminho de retirada total do óleo com sucesso. Espalhe o xampu em toda a cabeça, esfregando o cabelo com as mãos, e deixe agir. Feito isso, passe xampu pela terceira vez, deixando agir como antes. Depois desse estágio, pode enxaguar o cabelo.

Seu cabelo deve estar sem óleo e cheio de espuma no fim da sessão para retirada do óleo. Ele estará em uma condição excelente.

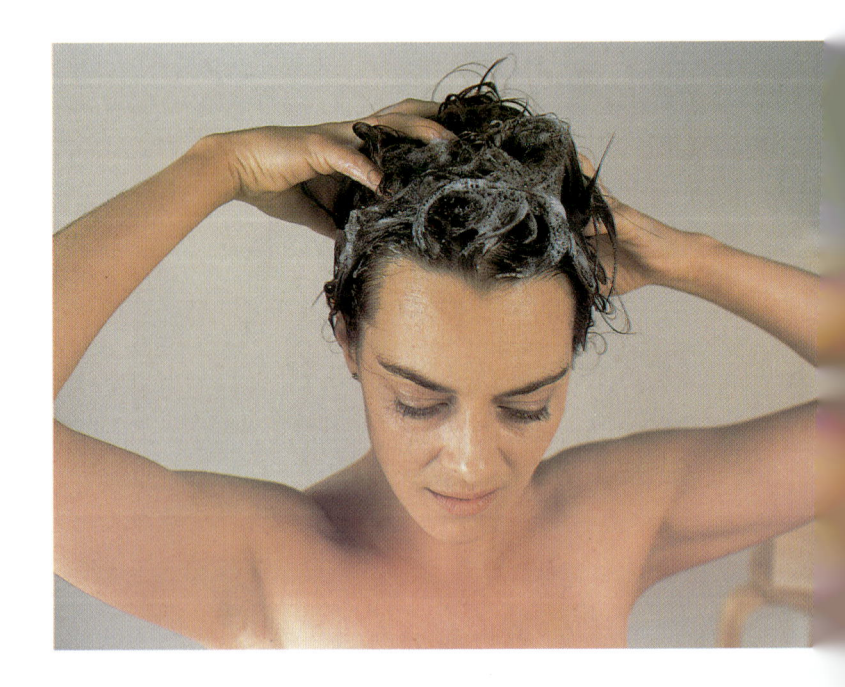

Usando água morna (mais uma vez a temperatura ajudará a tirar qualquer óleo residual), enxágue bem o xampu. Pela última vez, passe xampu de novo. Como seu cabelo estará cheio de espuma e bolhas de sabão, você precisará de pouco xampu para essa lavagem final. Enxágue como de costume. Seu cabelo agora está pronto para pentear e secar.

Pós-tratamento

Para manter o bem que acabou de fazer ao seu cabelo, siga alguns dos conselhos sugeridos na parte sobre os cuidados com o cabelo. Particularmente, tente deixá-lo secar ao natural se tiver tempo. Se tiver pouco tempo e precisar usar um secador, tire qualquer excesso de água dele com uma toalha. Isso reduz os efeitos de ressecamento de um secador.

Início

Uma das belezas da massagem cefálica indiana é que ela pode ser realizada praticamente em qualquer lugar e não precisa de muito equipamento. O essencial é: uma cadeira adequada, suas mãos, um coração disposto e o conhecimento do que fazer. Para aproveitá-la ao máximo, algumas preliminares ajudarão a deixar você e seu paciente na ambientação certa. Elas incluem organizar todo o seu equipamento, preparar a sala, você e o paciente para um tratamento.

Sentado

A melhor cadeira é aquela sem braços e um encosto relativamente baixo para dar livre acesso a seu paciente. Almofadas ou travesseiros podem ser usados para suavizar ou elevar o assento e dar conforto ou apoio. No entanto, sempre é possível ajustar a massagem de acordo com a situação. Por exemplo, se não consegue se aproximar com facilidade dos braços do paciente, apenas massageie-os suavemente. Se ele estiver cansado demais para se sentar direito, pode sentar de lado e apoiar no encosto da cadeira, apoiando nas almofadas. O mais importante é ficar confortável.

Tire seu relógio, anéis ou pulseiras e lave suas mãos. Deixe suas unhas bem curtas para seu toque ser suave.

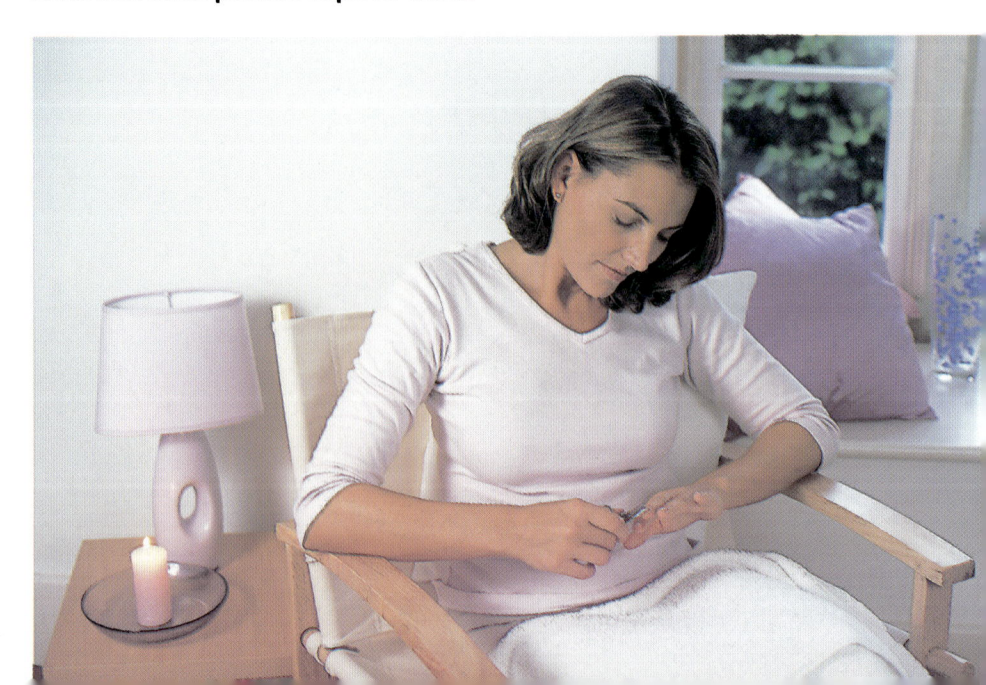

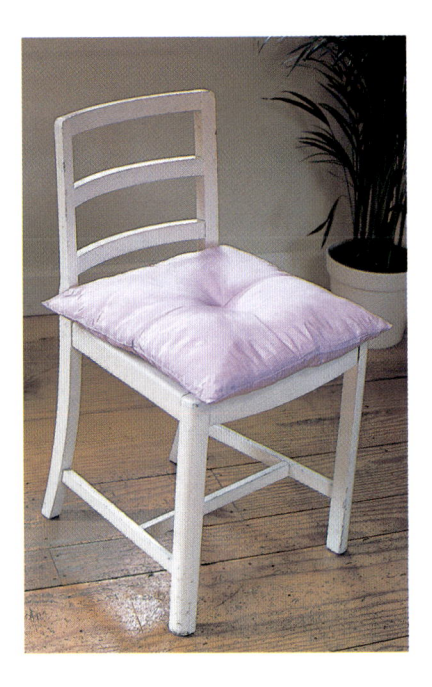

Prepare um espaço relaxante e deixe tudo à mão antes de começar para sua massagem correr bem. Uma cadeira de encosto baixo sem braços é o ideal.

Prenda seu cabelo para trás com grampos ou um rabo de cavalo para que ele não caia em seu rosto nem o (a) distraia enquanto massageia.

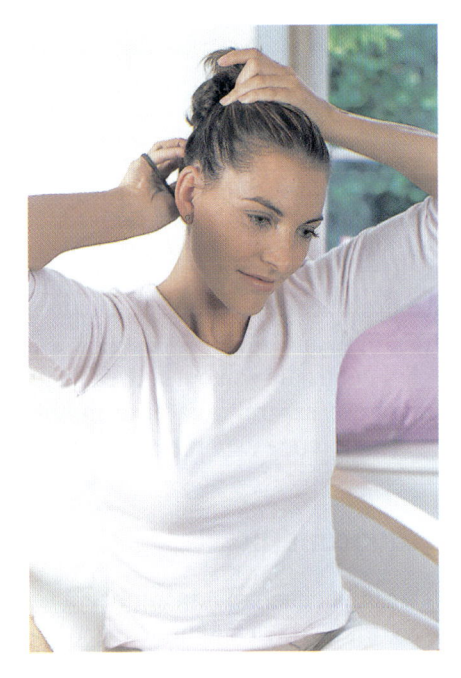

Preparação

Limpe e arrume o local para criar um espaço harmonioso onde seja fácil trabalhar. Deixe-o aquecido e elimine distrações em potencial. Tire o telefone da tomada, desligue os celulares e coloque um aviso de "não perturbe" na porta.

Depois, pense na ambientação. Som, luz e aromas podem ser usados para ajudar a criar um ambiente específico e transformar o local em um espaço de cura. Velas têm uma luz suave e reduzida, enquanto certos tipos de música podem ajudá-lo a relaxar. Queimar incenso ou vaporizar óleos essenciais perfumará o ar, além de ajudar a purificá-lo. Se quiser usar música e/ou aromas, escolha algo de que vocês dois gostem.

Use roupas soltas e confortáveis e separe uns minutos para fazer as seguintes preparações. Você também precisa esperar uns minutos para ver se está "aterrado". Para fazer isso, sente-se em uma cadeira confortável e relaxe. Feche os olhos e inspire fundo e devagar pela barriga. Enquanto expira, imagine canais de energia circulando por seu corpo, pernas e pés para o chão. Pense em seus pés com extensões que

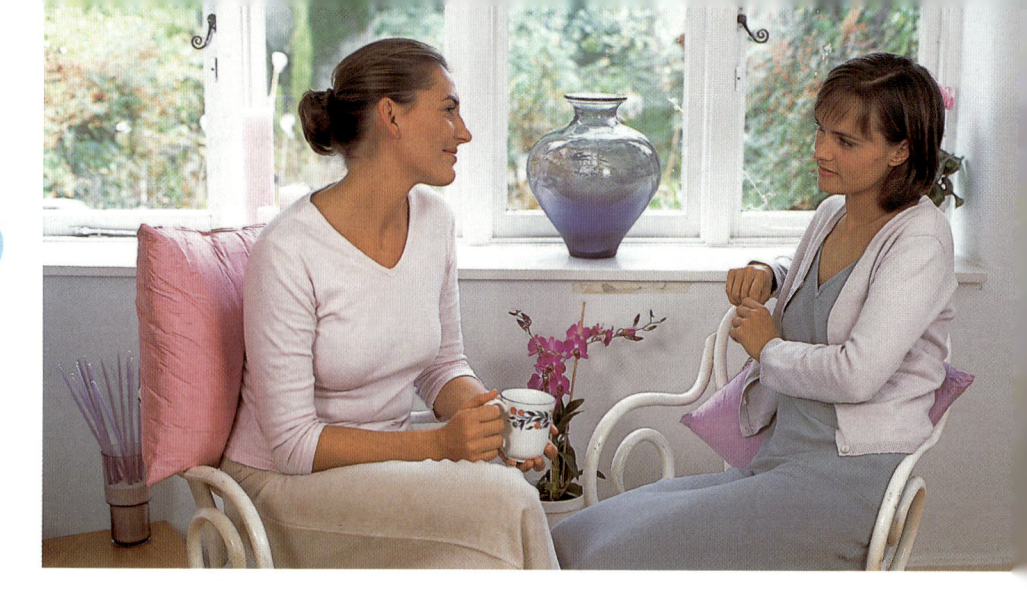

Converse com o paciente a fim de ver se há alguma contraindicação, assim como para entrarem em sintonia e estabelecerem um vínculo suave antes de começar a sessão.

se prolongam até bem no fundo da terra como as raízes de uma árvore. Enquanto inspira, imagine a energia subindo de novo pelas raízes para dentro de seu corpo, reabastecendo-o com energia nova. Enquanto inspira e expira, veja esse movimento contínuo de energia. Uma vez aterrado, você está pronto para aquecer.

Aquecimento

Dar uma chacoalhada aquecerá seu corpo e o ajudará a se livrar da tensão. Fique de pé em um espaço livre com uma cadeira para se apoiar, se necessário. Pegue uma perna e a chacoalhe até ela tremer. Faça círculos com os pés nas duas direções. Repita no outro lado. Depois passe para seus braços e repita. Faça círculos com as mãos nas duas direções e chacoalhe-as.

Equipamento

Se for usar óleos, coloque-os ao lado de uma tigelinha para misturar. Você também precisará de uma caixa de lenços para limpar suas mãos e um cobertor para cobrir o paciente se ele ficar com frio. Tenha também bastante água mineral para você e seu paciente.

Fazendo contato e sintonizando

Converse com o paciente por alguns minutos para ver se não há contraindicações. Reveja qualquer área de tensão e veja onde ele quer que você se concentre. Peça para ele tirar qualquer acessório e soltar o cabelo, se necessário. É melhor a pessoa usar uma camiseta larga ou uma regata. Peça para ele se sentar confortável, com os dois pés no chão. Você pode colocar um travesseiro embaixo de seus pés para ficar mais confortável. Veja se tem bastante espaço para você trabalhar livremente ao redor do paciente. Peça para ele avisar se houver algo que não gosta ou com que não se sente confortável durante a massagem e permita que ele relaxe mente e corpo e se desligue durante o tratamento. Agora você está pronto para entrar em sintonia com ele.

Fique de pé atrás do paciente e coloque suas mãos sobre a cabeça dele. Feche seus olhos e tire seus pensamentos da cabeça, sintonizando com a respiração e o campo de energia do paciente. Se você tiver uma crença espiritual, pode oferecer um tipo de oração. Então, mexa bem devagar a cabeça do paciente, para a frente e para trás, para a direita e para a esquerda. Por fim, deixe suas mãos deslizarem levemente pela cabeça, passando pelo pescoço até um ponto na altura das escápulas. Agora vocês estão sintonizados e prontos para começar.

Respire fundo por alguns minutos, relaxe sua mente e seu corpo, sintonize e acalme-se. Esse procedimento também é conhecido como aterramento.

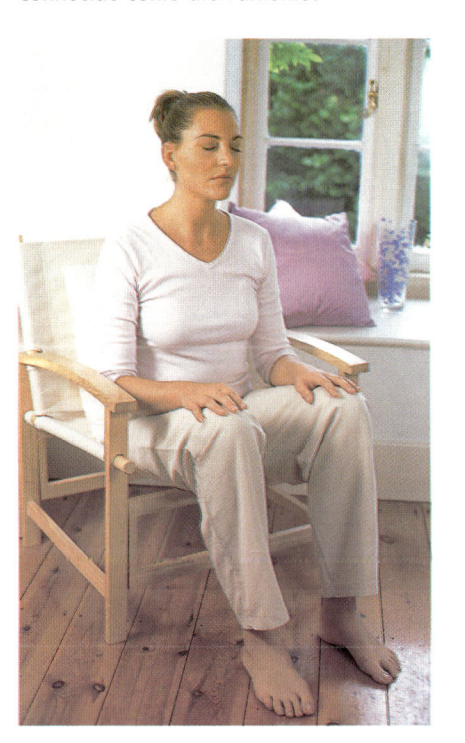

Sempre se inicia uma massagem com uma sintonização não verbal enquanto suas mãos tocam a cabeça do paciente e suas energias se fundem.

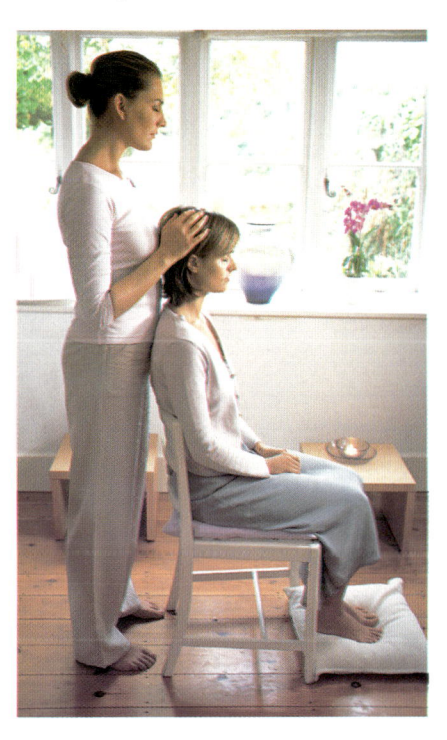

Massagens Cefálicas

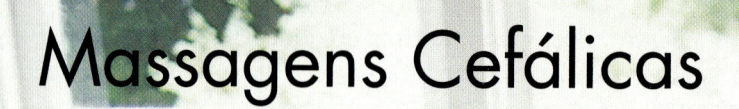

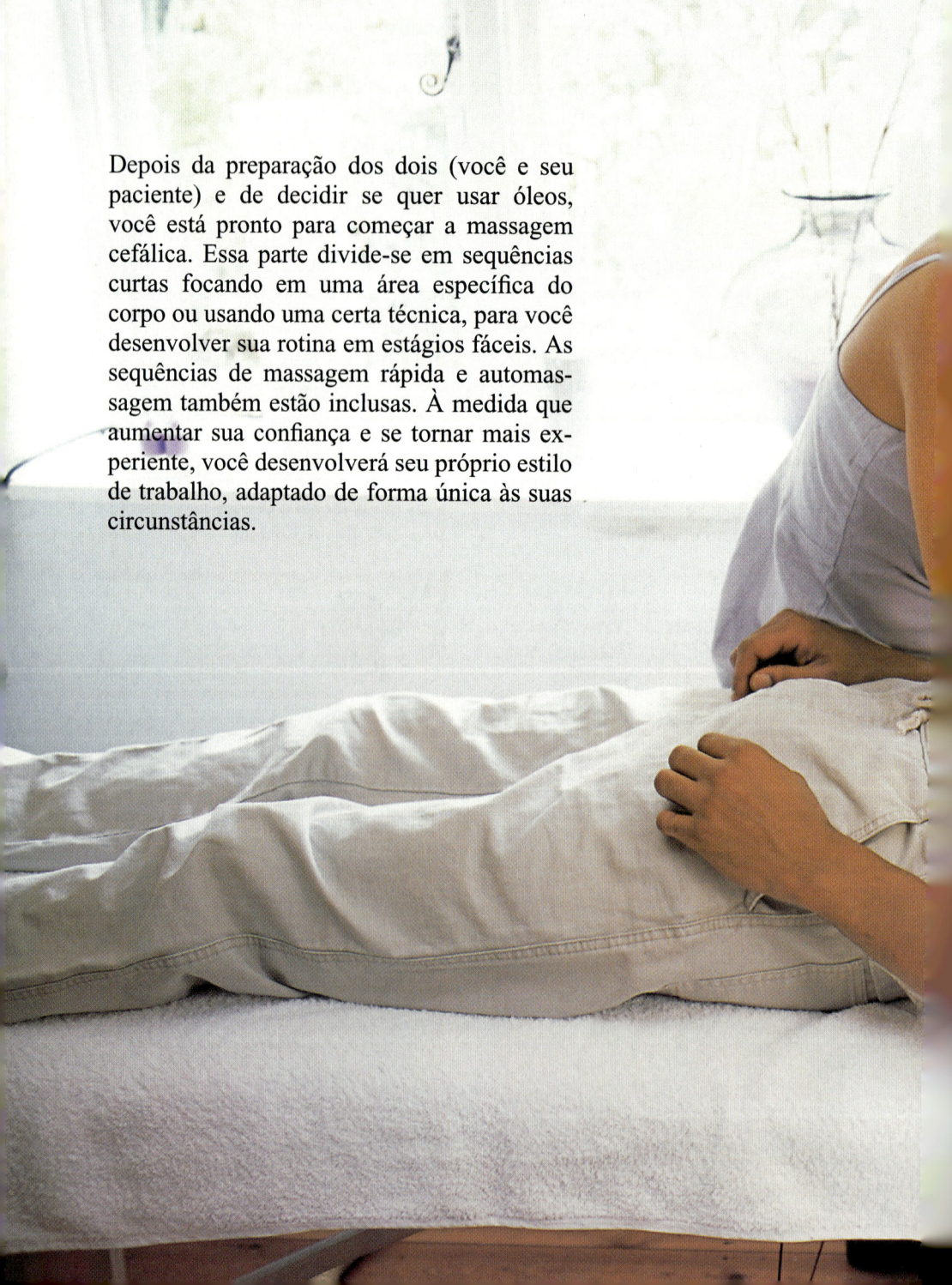

Depois da preparação dos dois (você e seu paciente) e de decidir se quer usar óleos, você está pronto para começar a massagem cefálica. Essa parte divide-se em sequências curtas focando em uma área específica do corpo ou usando uma certa técnica, para você desenvolver sua rotina em estágios fáceis. As sequências de massagem rápida e automassagem também estão inclusas. À medida que aumentar sua confiança e se tornar mais experiente, você desenvolverá seu próprio estilo de trabalho, adaptado de forma única às suas circunstâncias.

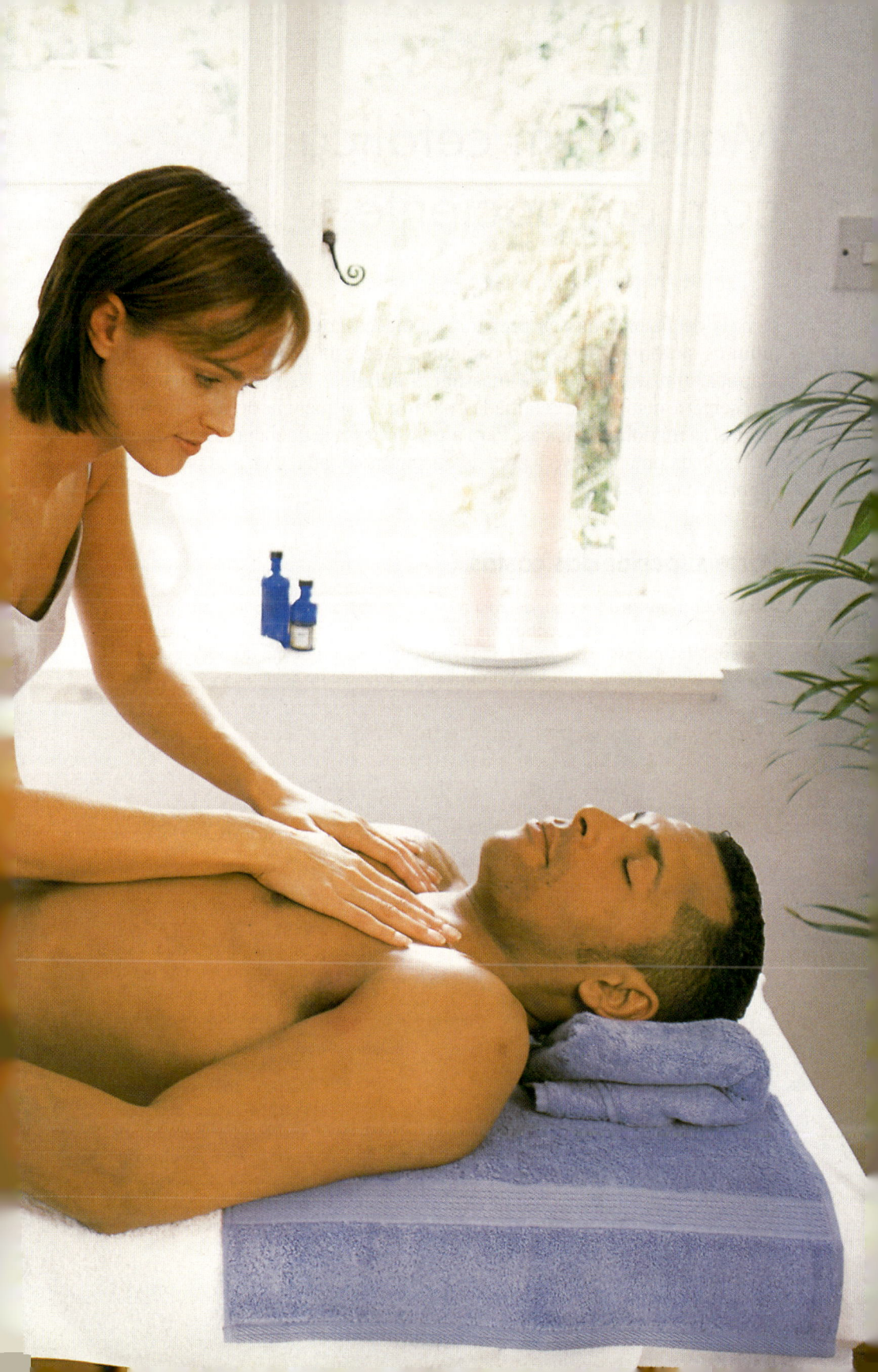

Massagem cefálica com um paciente

Depois de fazer todas as preparações necessárias e de passar alguns minutos sintonizando com o paciente, você está pronto para começar a aplicar um tratamento de massagem cefálica. As páginas seguintes apresentam instruções detalhadas para uma sequência de movimentos usando as manobras básicas. Para ajudá-lo, essa sequência divide-se em partes, cada uma relativa à área do corpo trabalhada. Começa pela parte superior das costas.

Parte superior das costas

As manobras destacadas aqui ajudam a relaxar e liberar a tensão na parte superior das costas. Muitas dores e contraturas, incluindo cefaleias de tensão, começam nessa área, principalmente no trapézio (os grandes músculos acima da parte posterior do pescoço e dos ombros). Nunca trabalhe diretamente na coluna.

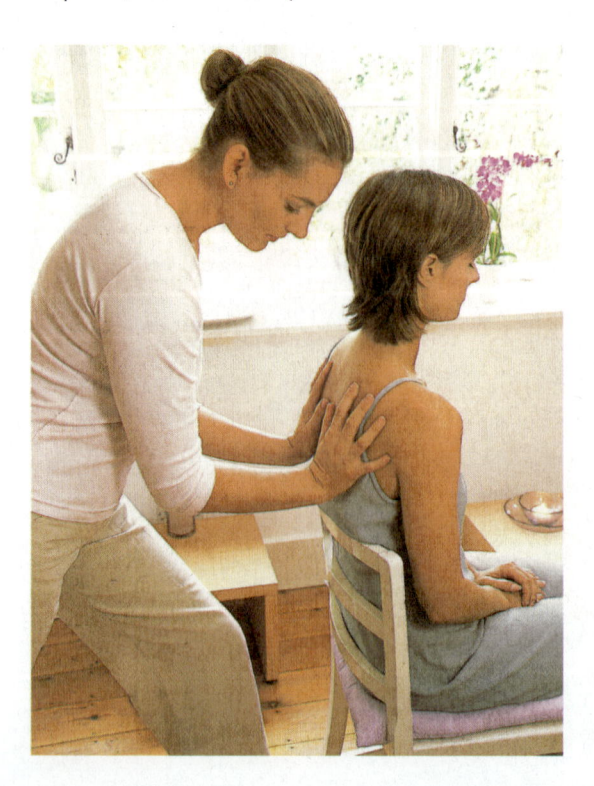

1. Coloque seus polegares na reentrância que percorre cada lado da coluna em um ponto mais ou menos paralelo à base das escápulas. Abra suas mãos nas costas do paciente para escorar seus polegares. Para melhorar sua postura e evitar esforço nas costas, você precisa dar um passo para trás ou dobrar seu joelhos ao fazer essa manobra.

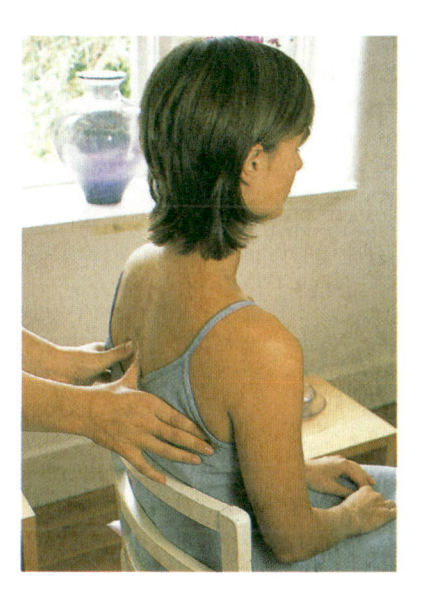

2. Em um movimento ascendente, deslize e empurre seus polegares para cima em cada lado da coluna. Continue a subir pelas costas e o pescoço até o topo da coluna na base do crânio. Volte à posição inicial e repita três vezes, aumentando a pressão a cada movimento. Essa manobra ajuda a liberar a tensão nas conexões musculares que percorrem as costas.

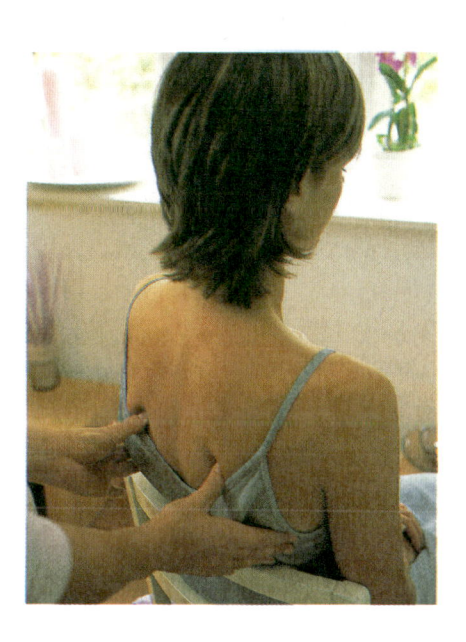

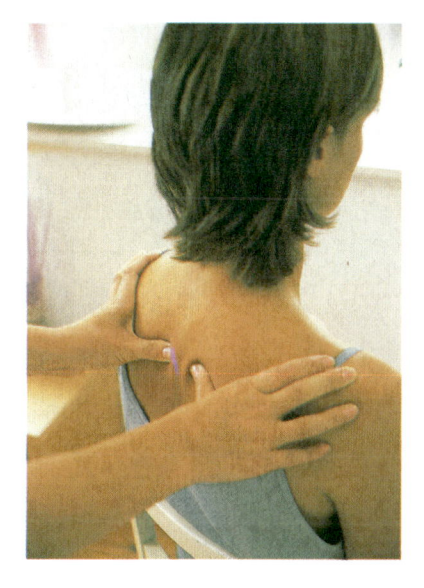

3. Encontre os músculos que percorrem cada lado da coluna, a uma distância aproximada de dois centímetros. Você pode sentir a linha com seus dedos, como uma corda, ou um cordão, ao lado da coluna. Usando seus polegares ou a pequena parte óssea na ponta externa de seu pulso, faça pequenos movimentos circulares na saliência do músculo. Trabalhe do meio das costas até os ombros.

4. Coloque os dois polegares na ponta inferior externa das escápulas de seu paciente. Empurre e deslize seus polegares para cima, movendo-se ao longo da borda das escápulas até o topo dos ombros. Volte ao ponto inicial e repita três vezes. Isso ajuda a liberar as conexões do trapézio ao redor das escápulas.

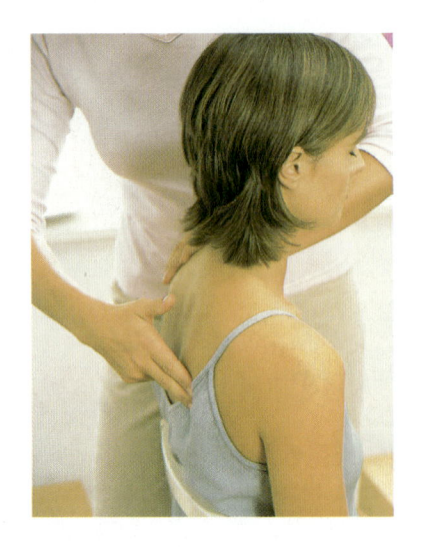

5. Vá para o lado esquerdo do paciente e coloque a mão delicadamente em seu ombro. Posicione as pontas dos dois primeiros dedos de sua mão direita na base da escápula direita do paciente. Em um movimento rápido e firme, mova as pontas de seus dedos para a frente e para trás, friccionando ou empurrando a borda externa da escápula. Vá subindo até a borda externa, na junção com o braço, e repita mais duas vezes. Por ser a manobra mais vigorosa descrita aqui, essa ação libera a tensão nas conexões e camadas musculares.

6. Siga o mesmo caminho ao redor da borda da escápula, dessa vez usando a lateral da mão e do pulso. Posicione a lateral de sua mão e o pequeno osso de seu pulso na base da escápula. Com um movimento circular, como se desenhasse pequenos círculos, percorra a borda da escápula em um movimento ascendente. Essa manobra ajuda a aplainar e suavizar os músculos. Repita três vezes.

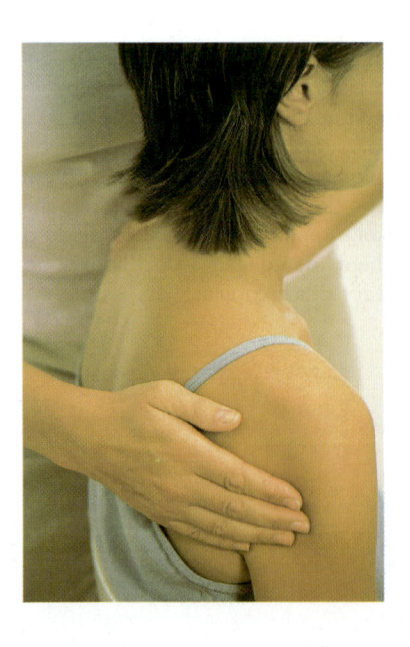

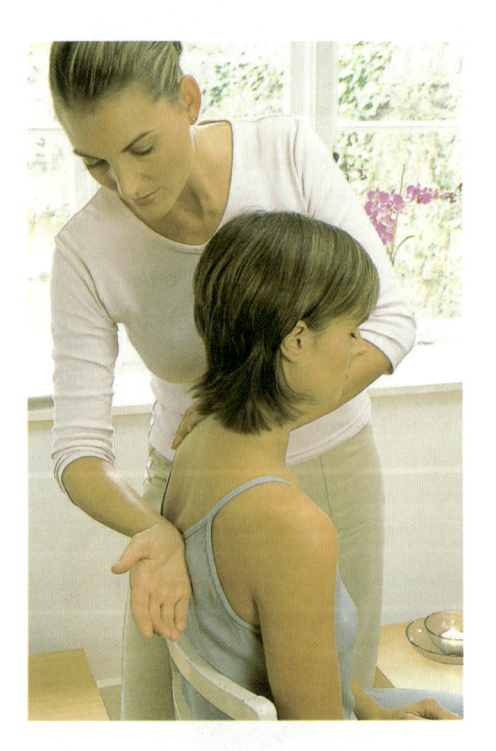

7. Partindo do topo da escápula, massageie toda a articulação do ombro em um movimento bastante amplo, usando toda a sua mão. Faça círculos cada vez maiores para chegar cada vez mais à parte superior das costas. Essa é uma ação calmante depois das manobras vigorosas anteriores. Quando terminar, vá para o outro lado de seu paciente e repita os passos 5 a 7.

Ombros e braços

Depois da parte superior das costas, a próxima parte da sequência de massagem é o trabalho nos ombros e braços. Ao chegar a essa parte da massagem, a maioria das pessoas costuma ficar muito agradecida, pois a região dos braços e ombros, em geral, é muito tensa e dolorida. Nossos braços realizam inúmeras tarefas que achamos normais, como empurrar, puxar, levantar e carregar todos os tipos de coisas, grandes e pequenas. A tensão no ombro também está ligada a fardos e responsabilidades emocionais de "carregar o mundo nos ombros".

É melhor ter cuidado ao massagear os ombros, pois os músculos podem ter uma tendência a se contraírem ainda mais, principalmente em resposta à massagem mais profunda. Se sentir isso acontecer, mude na hora para manobras mais suaves e amplas.

1. Coloque suas mãos nos ombros de seu paciente e, enquanto ele expira, use seu peso corporal para empurrar delicadamente os ombros. Ao sentir resistência em suas mãos, relaxe a pressão. Em seguida, use as duas mãos para fazer um movimento amplo de varredura, massageando a parte superior dos ombros de dentro para fora. Faça isso algumas vezes. É uma manobra delicada que aquece a área e prepara o corpo para uma massagem mais profunda.

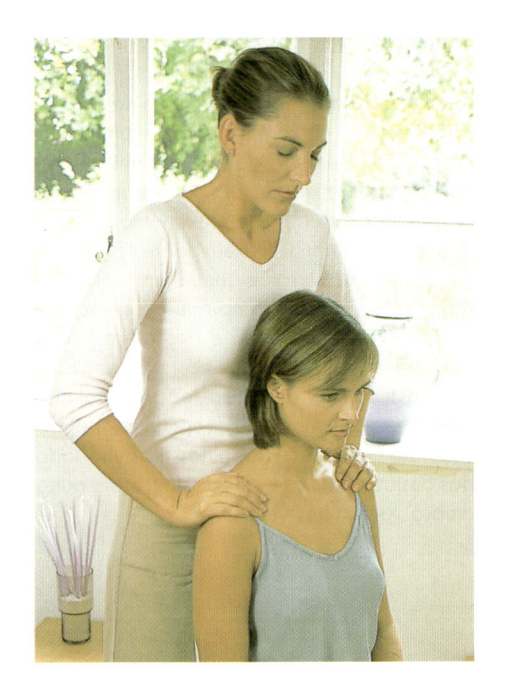

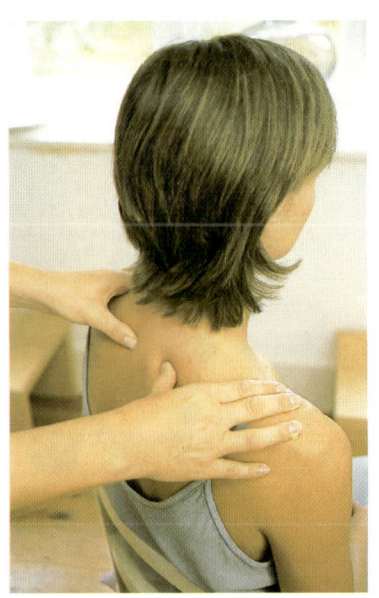

2. Coloque seus polegares na base do pescoço de seu paciente. Usando a polpa dos polegares, faça manobras de pressão circulares sobre todo o músculo trapézio, que abrange a base do pescoço, a parte superior das costas e os ombros. Essa manobra aquece os músculos e os deixa mais maleáveis para o amassamento. A intensidade da pressão dependerá da resposta que receber de seu paciente.

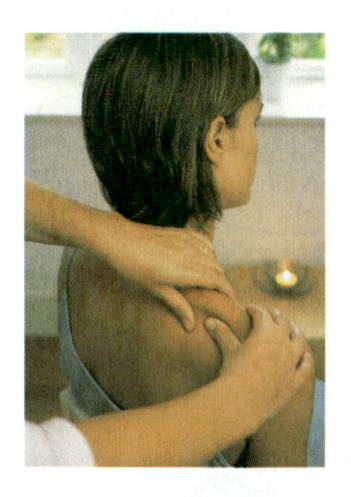

3. Usando o polegar e os dedos de uma mão, faça uma prega com o músculo trapézio e deslize-a para a outra mão de maneira rítmica e suave. Repita o movimento com a outra mão. Esse amassamento é parecido com amassar massa de pão. Continue por alguns minutos e estabeleça um ritmo regular, ajustando a velocidade e a pressão de acordo com as necessidades de seu paciente. Essa é uma manobra muito popular para uma área importante de tensão. Trabalhe por alguns minutos em cada ombro sem extenuar os músculos.

4. Junte as duas mãos em posição de oração e posicione-as de forma perpendicular perto da base do pescoço de seu paciente. Esfregue as mãos devagar, aplicando um pouco de pressão enquanto se movimenta pela superfície do ombro de seu paciente em um movimento de serrote. Aumente a velocidade à medida que entra no ritmo. Comece na parte superior do ombro e desça um pouco para a parte superior das costas, trabalhando nos músculos em cada lado da coluna. Então, em um movimento contínuo, pule a coluna e continue a trabalhar no outro lado das costas, subindo e passando para o outro ombro. Repita três vezes.

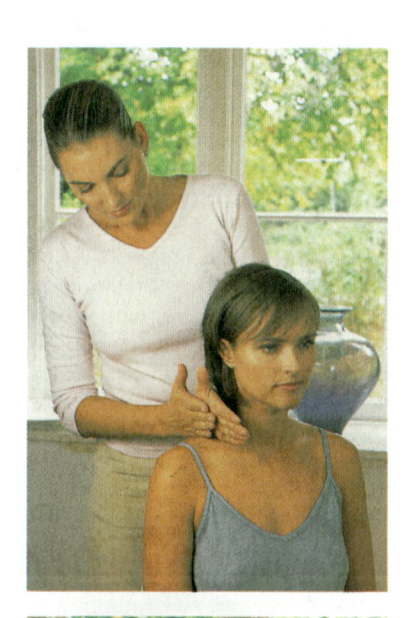

5. Suba e desça as mãos em movimento alternado. Quando a mão descer, deixe os lados de seus dedos baterem de leve na pele nessa manobra de cutilada. Seus dedos devem estar soltos, pois se chocam com o impacto. Movimente-se pelos ombros e a parte superior das costas, criando uma dinâmica. Trabalhe em toda a área três vezes. Diminua a velocidade aos poucos até parar.

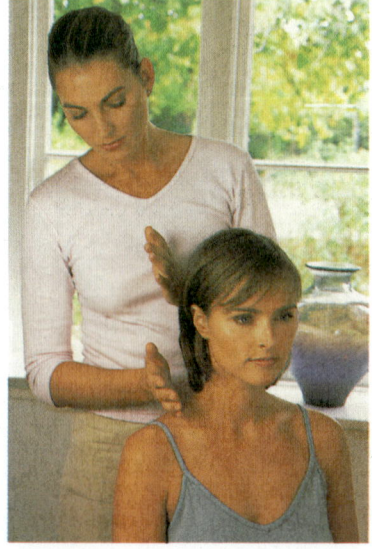

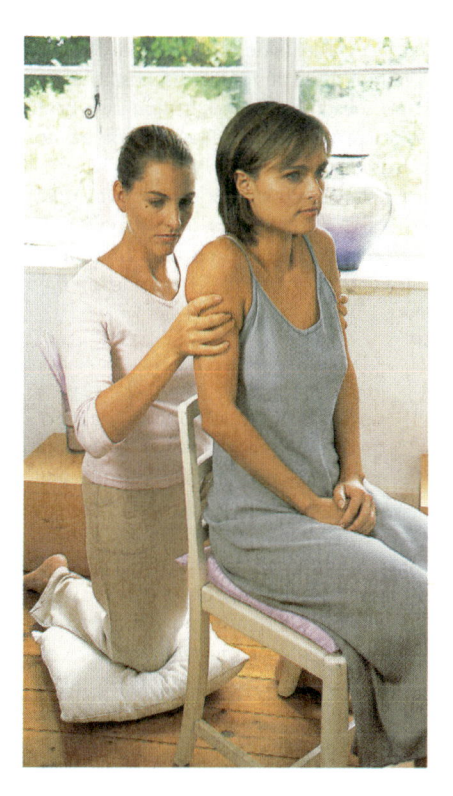

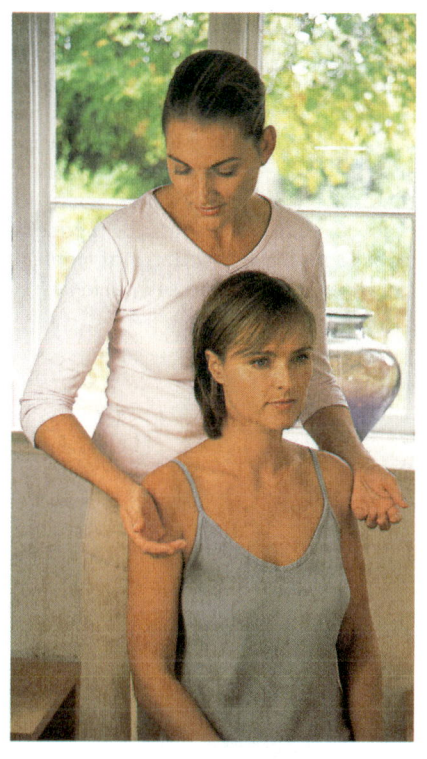

6. Deslize suas mãos para baixo até os braços de seu paciente e pare aí por um momento em preparação para a soltura dos ombros. Peça para seu paciente respirar fundo e, enquanto ele faz isso, levante seus braços levemente até os ombros dele chegarem perto das orelhas. Enquanto ele expira, solte seus braços. Os ombros podem cair bruscamente. Repita mais uma vez.

7. Coloque a borda externa de cada mão na parte de cima dos braços de seu paciente. Desça pelos braços, virando os pulsos em um movimento circular. Use uma pressão firme ao movimentar e continue descendo até a articulação do cotovelo. Em movimento contínuo, passe à parte de trás dos braços e suba novamente. Suba até a parte de cima dos ombros e desça pelos braços novamente até completar o ciclo três vezes.

O pescoço

A cabeça, o pescoço e as costas têm uma relação dinâmica. Quando todos os três funcionam como devem, sentimo-nos bem em todos os aspectos. O pescoço desempenha um papel muito importante. Ele deve ser longo, alongando-se para cima e para longe dos ombros, apoiando a cabeça com uma grande variedade de movimentos. Má postura e estresse provocam tensão no pescoço, deixam os músculos desequilibrados e a cabeça jogada para a frente. Por causa do esforço desigual, alguns músculos do pescoço podem ficar em estado de contração permanente, com nós de tensão, principalmente na base e na parte superior do pescoço. Esse desequilíbrio coloca um peso tremendo nos músculos superiores das costas e dos ombros, pois eles fazem parte do mesmo grupo muscular. Com o tempo isso pode piorar e ficar crônico, deixando o pescoço mais propenso a lesões. A rigidez nos músculos do pescoço é uma das principais causas de cefaleias de tensão.

Massagear o pescoço ajuda a atenuar a tensão e a rigidez, dando maior conforto e mobilidade. Pode ajudar também a aliviar cefaleias. Ao trabalhar no pescoço, você precisa apoiar a cabeça de seu paciente com uma mão. Troque as mãos sempre que precisar, mas mantenha o movimento constante. Trabalhe em uma altura confortável para seu paciente.

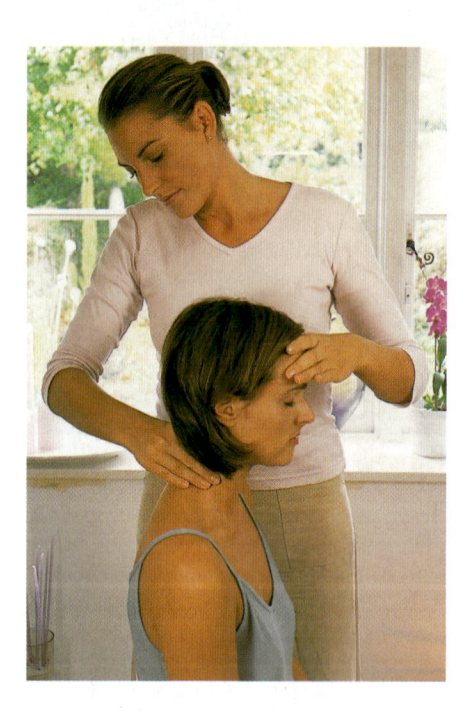

1. Fique de pé à esquerda de seu paciente. Para apoiar a cabeça dele, coloque o polegar e o dedo médio de sua mão esquerda em cada lado da testa, usando uma compressão firme, mas suave. Coloque sua mão direita na base do pescoço abrangendo toda a região, pegue e puxe para trás a carne e os músculos do pescoço. Deslize sua mão um pouco para cima e repita o movimento no meio e na parte de cima do pescoço. Repita toda a sequência três vezes. Isso aquece o pescoço e solta os músculos.

2. Ainda apoiando a cabeça de seu paciente com a mão esquerda, use o polegar direito para deslizar pelos músculos, massageando em círculos. Continue até a parte de cima do pescoço na junção com o crânio. Abaixe seu polegar e repita. Reforce com algumas manobras circulares de pressão (*petrissage*) ao redor das costas e laterais do pescoço, usando seus dedos e polegares juntos em um movimento circular ascendente. Não chegue até a frente da traqueia nem cause desconforto em seu paciente.

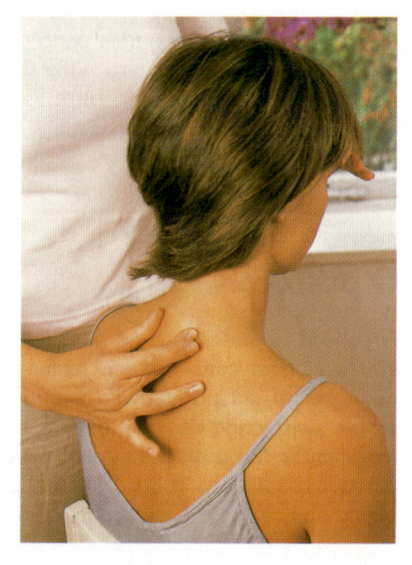

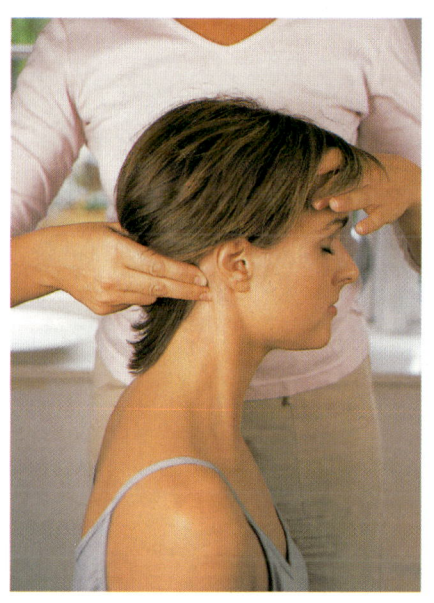

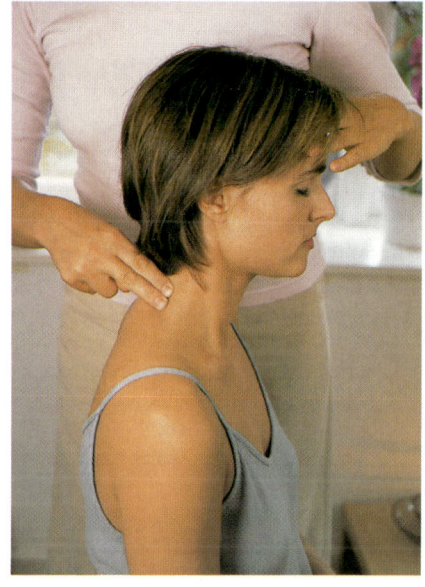

3. Começando da reentrância óssea atrás da orelha, faça pequenos círculos em toda a base do crânio até o meio do pescoço, usando os dedos indicador e médio de sua mão direita. Continue a manobra até o meio do pescoço, ao longo da reentrância ao lado da coluna. Repita três vezes. Trabalhe com muita delicadeza, pois essa área muitas vezes é frágil. Aumente devagar a pressão conforme os músculos do pescoço se soltam. Troque as mãos, vá para o lado direito de seu paciente e repita os passos 2-3.

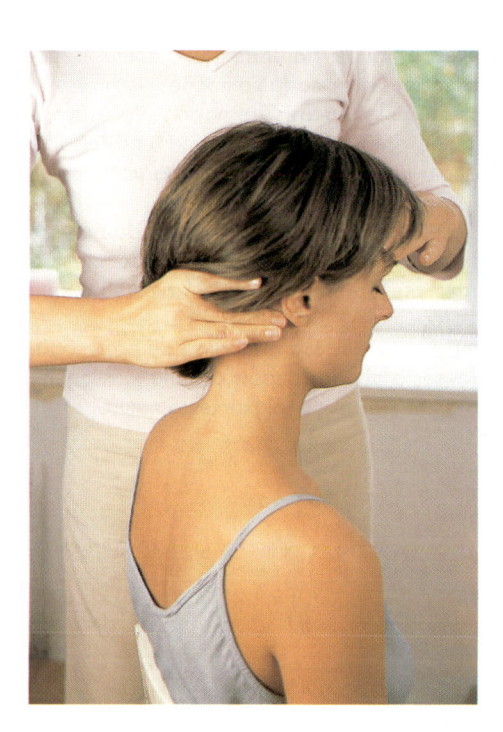

4. Fique de pé à esquerda de seu paciente e, apoiando sua cabeça (passo 1), estique sua mão direita para tocar cada lado da base de seu crânio com o polegar c o dedo médio. Aperte e deslize seus dedos esticados ao longo da base do crânio até o meio e então desça pelo pescoço dos dois lados da coluna. Repita três vezes. Essa manobra trabalha o sistema linfático e ajuda a eliminar toxinas liberadas anteriormente. A posição da mão é boa quando usa seu polegar para trabalhar nas manobras de pressão no pescoço.

Manobras de pressão para o pescoço

Ao realizar essa rotina de massagem, você estimulará pontos de acupressão que podem ter uma influência terapêutica em órgãos e sistemas específicos, além de ajudar a aliviar os sintomas de problemas de saúde. Pode também liberar endorfinas, servindo para desbloquear energias presas e restaurar o equilíbrio ao corpo como um todo. Ao massagear esses pontos, preste atenção à intensidade da pressão aplicada. Exercer pressão nos vários pontos ao redor do pescoço pode melhorar a rigidez e a dor, cefaleias, fadiga ocular e desequilíbrios nos olhos, ouvidos e garganta. Essa massagem também tem um efeito positivo no alívio de estresse, exaustão e irritabilidade. Em caso de gravidez, evite as manobras de pressão no pescoço e nos ombros.

O rosto

Expressões e linhas de "temperamento" no rosto podem nos dizer muito sobre alguém. Nossos músculos faciais são muito versáteis e dão duro para transmitir, ou esconder, informações sobre nós. Desde novos, aprendemos a como "segurar o choro" ou fazer "cara feia" para não mostrar certas emoções. Isso resulta em um armazenamento de tensão nos músculos faciais formado pelo estresse da vida cotidiana. Normalmente, rugas de preocupação se formam na testa, a mandíbula trava e os olhos podem assumir um olhar fixo e duro, parecendo até sair das órbitas.

Por causa do grande número de receptores neurais na superfície da pele do rosto, a massagem facial é um dos principais caminhos para o relaxamento. Ela não só ajuda a soltar os músculos, como também envia sinais relaxantes ao cérebro, que depois são transmitidos ao restante do corpo.

As expressões faciais podem fazer parte de nossa armadura de proteção e as pessoas podem parecer muito mais jovens e abertas depois de uma massagem, porque baixam a guarda e o rosto volta a um estado de relaxamento natural.

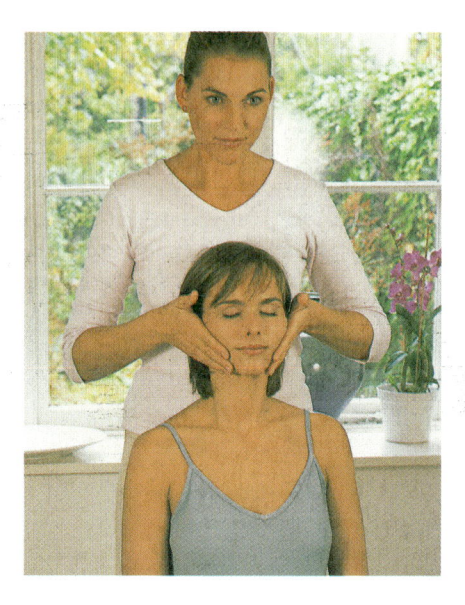

1. Fique atrás de seu paciente e coloque suavemente as mãos sobre seu rosto até cobrir a parte inferior do rosto na altura da mandíbula. Então, arraste devagar seus dedos e as palmas de baixo para cima sobre o rosto, passando pelas bochechas, até as orelhas. Aumente essa manobra até alcançar as órbitas oculares e chegar à testa. Repita esse movimento ascendente algumas vezes.

2. Volte a cobrir a parte inferior do rosto com as mãos e coloque o polegar e o indicador das duas mãos no meio do queixo. Com seus polegares em cima e o indicador embaixo, pegue a dobra de pele ao longo do queixo com delicadeza e role-a entre os dedos. Trabalhe ao longo e logo abaixo da borda da linha da mandíbula até as orelhas. Repita três vezes.

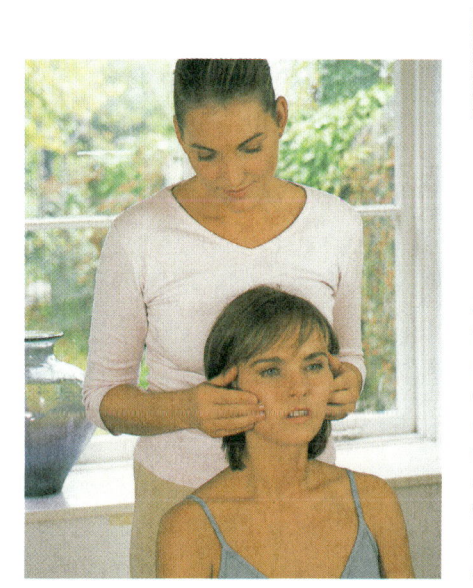

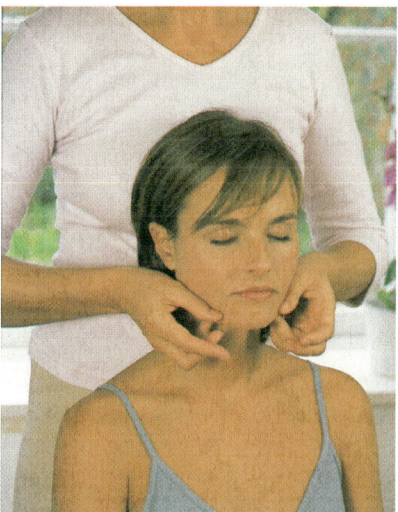

3. Faça movimentos circulares na articulação temporomandibular com as pontas dos dedos, prestando uma atenção especial à área da articulação. Se o paciente estiver com a mandíbula travada, você poderá senti-la destravar e soltar enquanto trabalha. Você pode também pedir para ele deixar a boca aberta, o que ajudará a liberar a tensão na mandíbula.

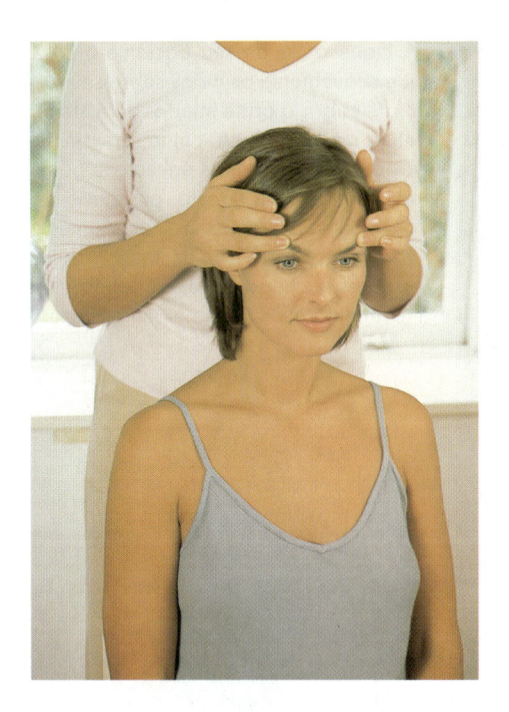

4. Use seus dedos anelares para pressionar com delicadeza três pontos a uma distância uniforme na sobrancelha. Comece na borda de dentro e termine na de fora. Repita a manobra logo acima desses pontos no meio da testa e, depois, mais para cima. Repita a sequência duas vezes. Termine massageando a testa.

Localização dos linfonodos

Parte do sistema imunológico do corpo, o sistema linfático desempenha um papel importante na eliminação das toxinas. Os linfonodos produzem e armazenam os glóbulos brancos e processam resíduos e bactérias antes de devolver os fluidos ao sistema circulatório. Os fluidos são distribuídos aos nódulos através de dutos localizados em todo o corpo. Esses dutos dependem de sucção e bombeamento muscular para funcionar direito e têm válvulas unidirecionais. Sem movimento corporal para desencadear esses mecanismos, seu funcionamento pode ficar lento e prejudicado. Um aumento da poluição e das toxinas, compostas pelo estilo de vida sedentário de hoje em dia, pode resultar em uma sobrecarga do sistema linfático. A ação da massagem pode estimular o funcionamento eficaz da linfa. A massagem facial trabalha diretamente nos linfonodos localizados no rosto e no pescoço e pode promover e beneficiar diretamente a desintoxicação.

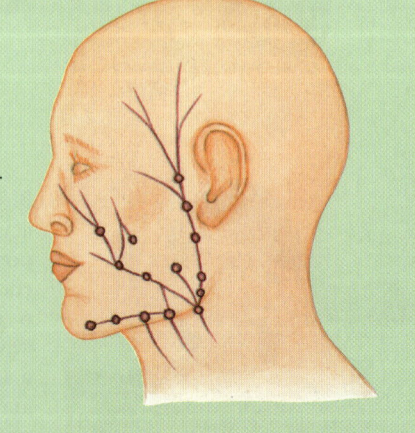

Localização dos seios nasais

Estruturalmente, os seios nasais são quatro bolsas de ar situadas no crânio e no rosto. Essas cavidades são revestidas por uma membrana mucosa, que muitas vezes inflama, o que pode causar desde um leve desconforto de um nariz entupido até uma infecção mais grave e dolorosa. A massagem facial pode ajudar a aliviar o desconforto nas bochechas e testa, reduzir a pressão ao redor dos olhos e desentupir o nariz. Sua ação relaxante também pode ajudar a aliviar fortes estados emocionais associados à sinusite, como estresse e preocupação, irritação, culpa e mágoa. Esses estados podem provocar tensão no peito, contribuindo com o entupimento das passagens dos seios.

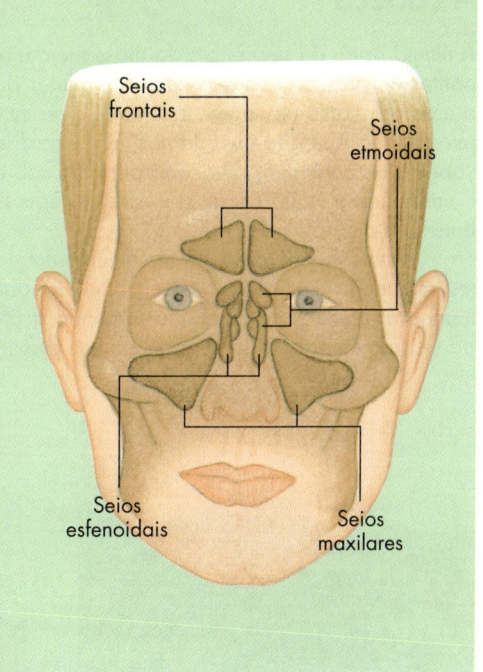

Seios frontais
Seios etmoidais
Seios esfenoidais
Seios maxilares

As orelhas

Na medicina chinesa, as orelhas são vistas como um microcosmo de todo o corpo, como os pés na reflexologia. O lóbulo da orelha corresponde à cabeça e às áreas faciais; a borda externa corresponde à coluna; e o meio corresponde aos órgãos internos do corpo. Em uma área tão pequena, a orelha é repleta de pontos de acupressão. A massagem nas orelhas pode estimular o cérebro, melhorar o movimento da linfa, ajudar a circulação e aliviar dor e rigidez de músculos e articulações.

As orelhas são cheias de terminações nervosas e a massagem pode ser maravilhosamente prazerosa, íntima e estimulante para o paciente. Ao massagear, use seus dedos e polegares na borda externa e apenas seu dedo indicador ou anelar para percorrer as concavidades da orelha por serem muito delicadas. Massageie as duas orelhas ao mesmo tempo e use seus dedos para manipular a borda externa ou puxar os lóbulos com delicadeza. Uma forma relaxante de terminar uma massagem é cobrir as orelhas de seu paciente com as palmas de suas mãos por alguns momentos.

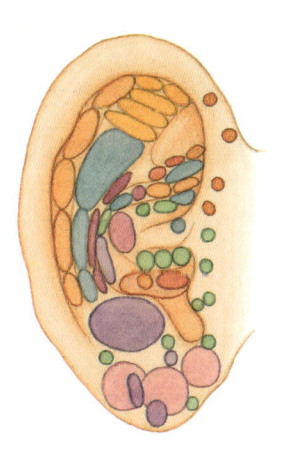

A orelha tem uma alta concentração de pontos de pressão e, segundo a medicina chinesa, pode ser vista como um microcosmo de todo o corpo.

A cabeça

A última parte da sequência da massagem é realizada na cabeça, que tem muitos pontos de pressão relativos às outras partes do corpo. As pessoas ficam muito surpresas com tamanha tensão acumulada na musculatura da cabeça. Isso pode estar relacionado à tensão contida nos músculos das costas irradiando pela coluna até a cabeça, ou pode ser provocado por uma sobrecarga mental. Massagear a cabeça é um antídoto muito eficaz ao estresse, pois libera a tensão no couro cabeludo e beneficia o corpo todo.

Mantenha as mãos em movimento enquanto usa as várias manobras diferentes, mantendo o ritmo e o fluxo de uma manobra para a outra. Ao iniciar uma nova manobra, comece devagar, aumentando o ritmo antes de desacelerar novamente ao se aproximar do final e partir para o próximo movimento.

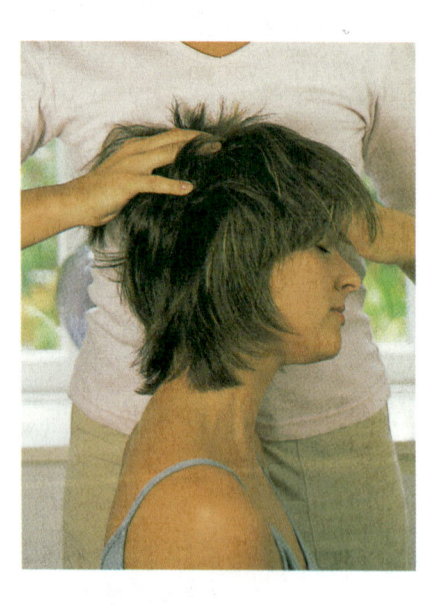

1. Posicione-se à esquerda de seu paciente e apoie sua testa. Coloque a mão direita na frente de seu rosto, diante da orelha, na altura do cabelo. Usando três ou quatro dedos, esfregue rápido o couro cabeludo para a frente e para trás em um movimento vigoroso de serrote. Essa é a conhecida manobra "limpador de para-brisa". Comece na frente da cabeça e até atrás na altura do cabelo, mexendo em todo o lado esquerdo da cabeça. Faça isso três vezes e depois repita do outro lado.

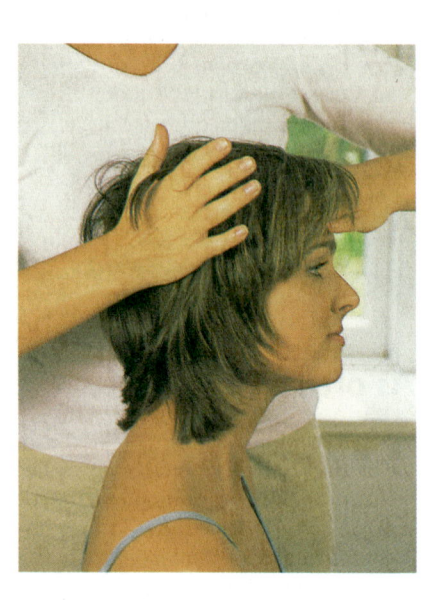

2. Sem parar, use o tenar ("calcanhar") de sua mão direita para esfregar toda a cabeça como se estivesse polindo algo. Use uma pressão mais firme na base do crânio, reposicionando-se, se necessário, para colocar sua mão sob a região occipital. Repita três vezes. Essas manobras aumentarão a circulação para o cérebro, melhorando a eficiência.

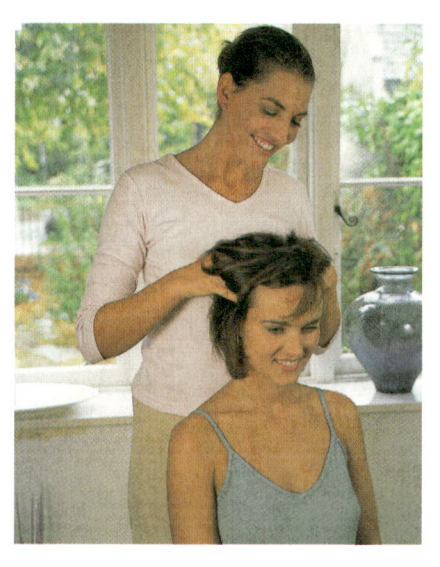

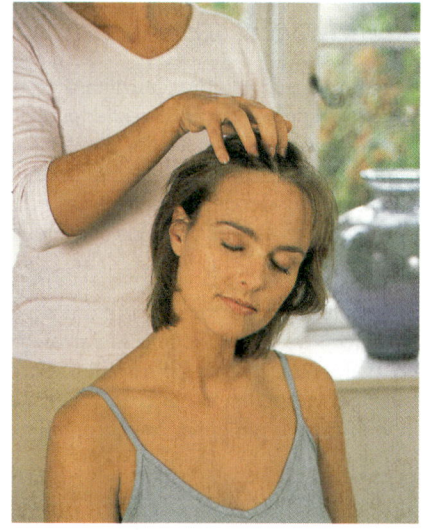

3. Posicione-se atrás do paciente e faça movimentos circulares nas laterais da cabeça com as duas mãos. Com os dedos afastados e movimentos lentos, faça pequenos círculos na cabeça do paciente, aplicando pressão com a ponta dos dedos. Você deve sentir seu couro cabeludo se mexer de leve. Use essa ação de "espalhar xampu" por toda a cabeça. Repita três vezes. Essa manobra solta as camadas mais profundas de músculo que cobrem a cabeça.

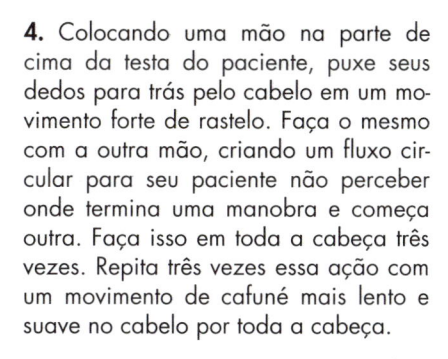

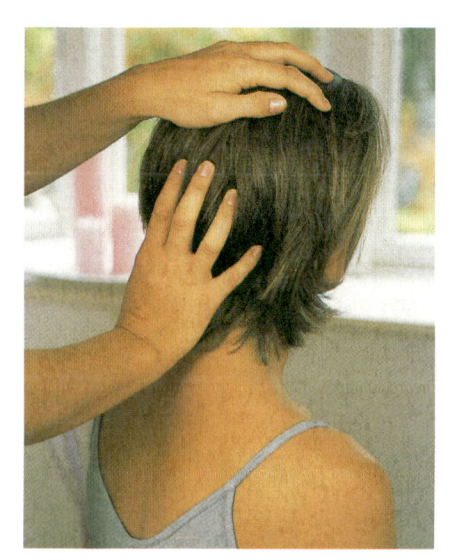

4. Colocando uma mão na parte de cima da testa do paciente, puxe seus dedos para trás pelo cabelo em um movimento forte de rastelo. Faça o mesmo com a outra mão, criando um fluxo circular para seu paciente não perceber onde termina uma manobra e começa outra. Faça isso em toda a cabeça três vezes. Repita três vezes essa ação com um movimento de cafuné mais lento e suave no cabelo por toda a cabeça.

5. Começando da frente do cabelo, use toda a sua mão para massagear de leve a cabeça do paciente. Deixe uma mão seguir a outra em um movimento contínuo, trabalhando até a base do crânio. Massageie toda a cabeça várias vezes. Esse deslizamento suave é calmante e relaxante para o sistema nervoso.

Fechando a sequência

Como a sensação do encerramento é o que ficará com o paciente quando a massagem terminar, não encerre de forma muito abrupta ou insensível. Para completar seu tratamento, desacelere suas ações e não tenha pressa. Um deslizamento suave ou toque terapêutico são as manobras ideais, pois você arrasta as mãos devagar pelo corpo. Não deixe o paciente levantar rápido demais no fim; dê-lhe um copo d'água e deixe-o sentado por uns minutos.

1. Para encerrar, arraste suas mãos do topo da cabeça até as costas usando uma ação de escovar como se varresse teias de aranha. Use uma mão atrás da outra ou as duas juntas, parando aos poucos. Comece devagar e de leve. Se quiser um encerramento calmante e tranquilizador, termine dessa maneira; para um efeito revigorante, faça uma pressão mais rápida e firme.

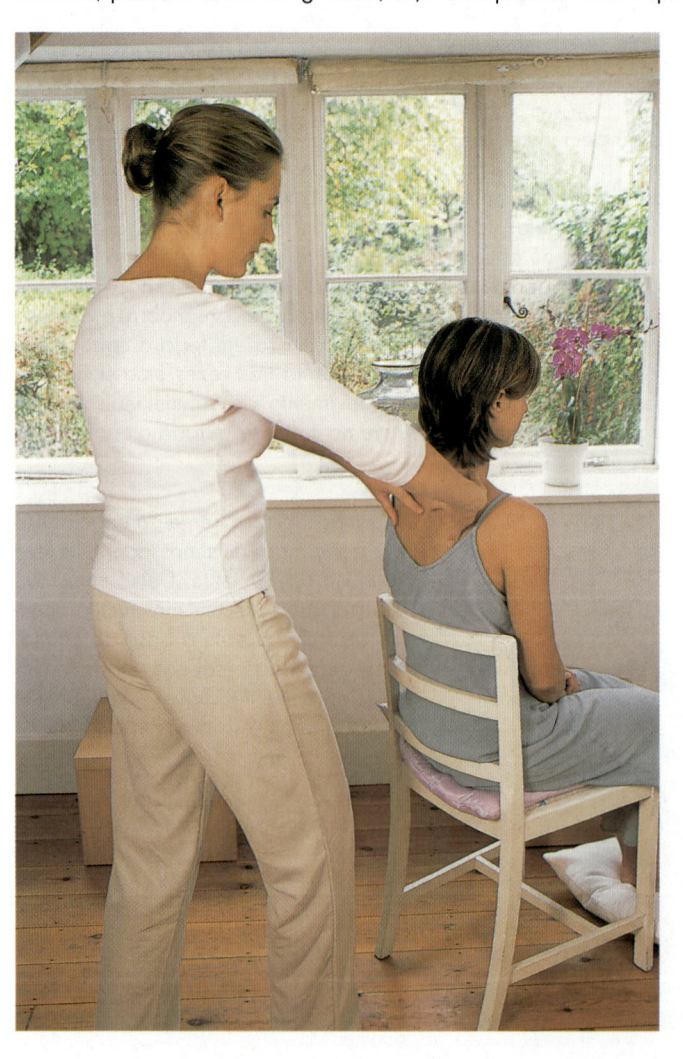

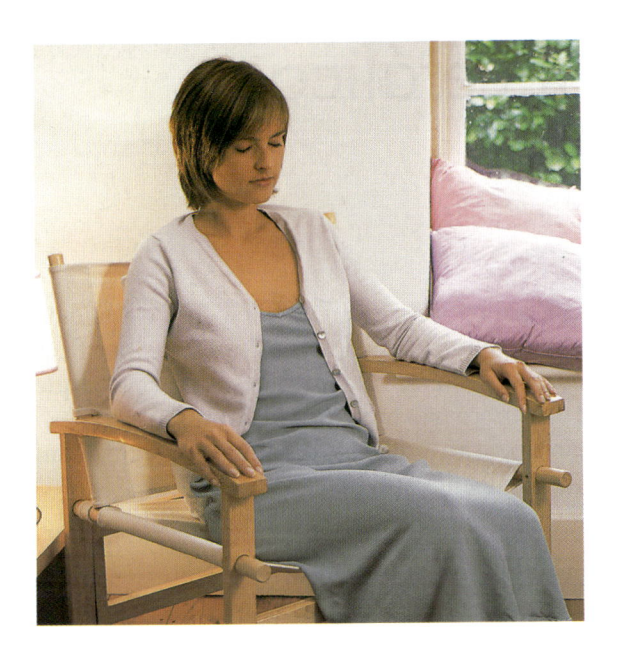

2. Verifique se o paciente está totalmente alerta antes de levantar, pois a massagem trabalha profundamente e ele pode demorar um pouco para voltar a si.

Pontos de pressão na cabeça

A cabeça tem alguns pontos de pressão essenciais. As manobras que funcionam bem nesses pontos de acupressão incluem fricção, como nos passos 1-3, e tapotagem ou percussão e manobras de pressão, como na seção de manobras básicas. Se quiser aplicar uma pressão direta nos pontos, use as polpas de seus dedos e aumente e diminua aos poucos, à medida que sai dos pontos. Mantenha a pressão por alguns segundos apenas antes de passar para os pontos seguintes. Faça uma pressão confortável para o paciente.

    A massagem no topo da cabeça influencia na melhora da memória e maior clareza mental. Ajuda também a acalmar o espírito e a esclarecer conflitos psicológicos. Os pontos na base do crânio atenuam cefaleias, enxaquecas e torcicolos. Os dois pontos no rosto estão ligados à tensão nos ombros e no pescoço e ao combate ao chiado e à tosse e limpeza do peito e dos pulmões.

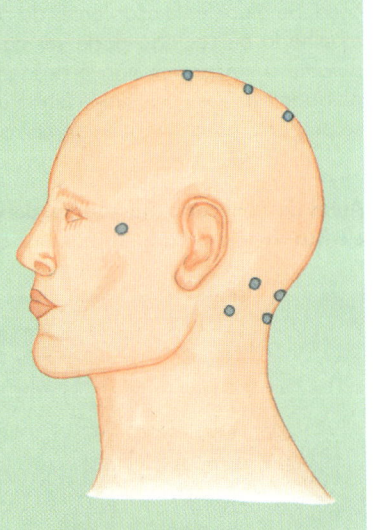

A localização dos pontos de pressão no rosto, na cabeça e base do crânio.

Massagem cefálica deitado

Às vezes você pode preferir fazer a massagem cefálica com o paciente deitado. Isso é ideal quando ele tem cefaleia, dores nas costas por ficar sentado o dia todo, ou muito cansaço. A vantagem dessa posição é que os músculos do pescoço e do ombro não precisam mais sustentar o peso da cabeça e, portanto, têm propensão a relaxar. A rotina é parecida com a sequência sentada, só que o paciente está deitado.

Preparação

As orientações de preparação são as mesmas da rotina-padrão da massagem cefálica sentada, com um ou dois pontos adicionais a considerar. Antes de começar, veja se você e o paciente estão confortáveis. Se ele sentir algum desconforto, dê mais apoio a seu corpo com almofadas ou toalhas embaixo de seus joelhos ou pescoço. Se o paciente usar lentes de contato, ele pode querer tirá-las. Como trabalhar ajoelhado ou sentado pode ser cansativo, use uma almofada. Sentir desconforto durante a massagem não é desagradável apenas para você, como também será passado para seu paciente. Tenha uma garrafinha de óleo de lavanda à mão para se preparar para a sequência no rosto.

Antes de começar a massagem, deixe o paciente confortável e peça para ele ficar quieto por alguns minutos com as mãos apoiadas na barriga.

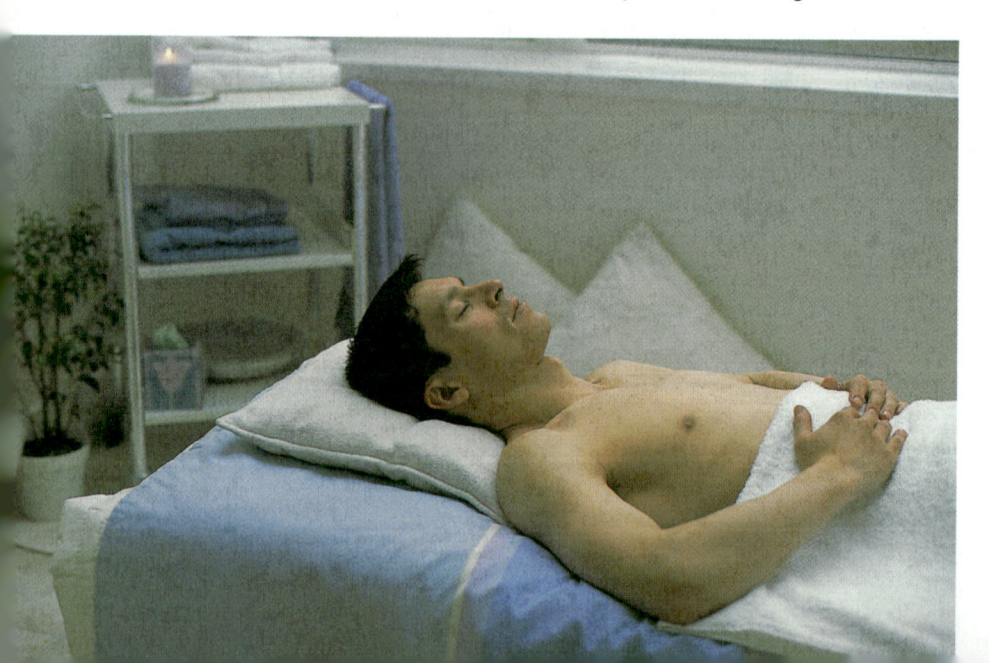

Cabeça, pescoço e ombros

Se tiver pouco tempo, concentre-se em uma massagem na cabeça, no pescoço e nos ombros, sem precisar trabalhar no rosto.

1. Comece colocando suas mãos com delicadeza nos dois lados da cabeça do paciente e fique nessa postura. Fique parado por alguns minutos e sincronize sua respiração com a do paciente.

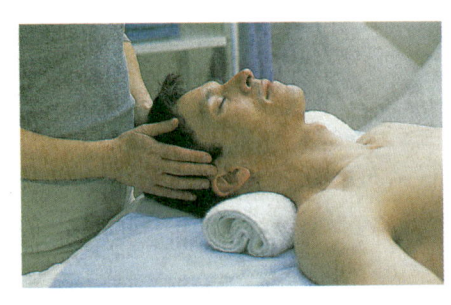

2. Mantendo o contato das mãos, deslize-as para a frente do peito do paciente, logo abaixo da clavícula. Seus pulsos devem ficar nos ombros, com as mãos formando um "v". Peça para o paciente respirar fundo; na expiração, pressione suas mãos, mantendo a pressão enquanto ele expira. Repita.

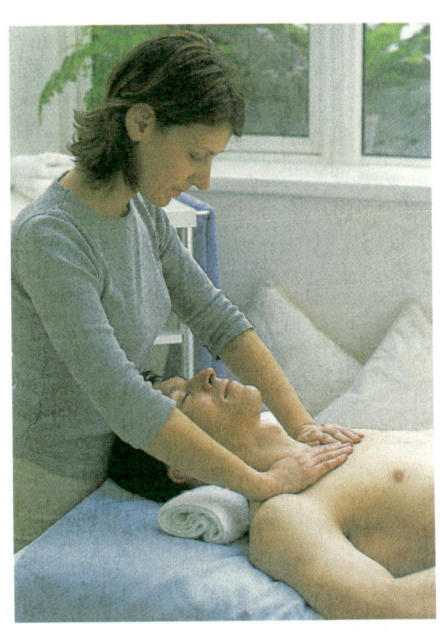

3. Arraste suas mãos devagar para cima, até ficar sobre os ombros. Ouça a respiração do paciente e, enquanto ele expira, empurre os ombros na direção dos pés. Repita mais duas vezes.

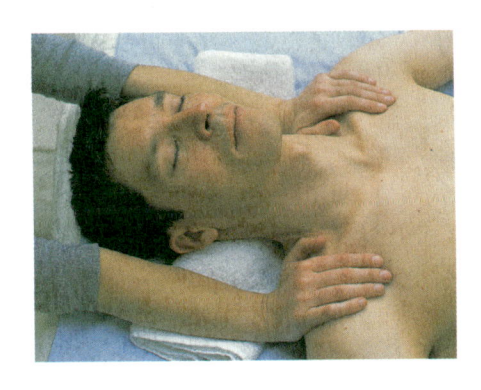

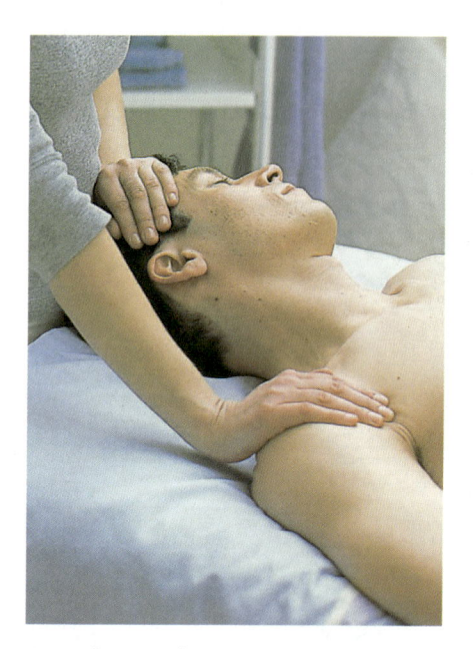

4. Deslize as duas mãos para os lados da cabeça do paciente e vire a cabeça com delicadeza para um lado. Mantenha uma mão em uma posição como se embalasse a cabeça. Deslize sua outra mão pela lateral do pescoço do paciente, até o topo do ombro. Peça para ele expirar, empurre o ombro na direção da maca ou do chão. Repita mais duas vezes.

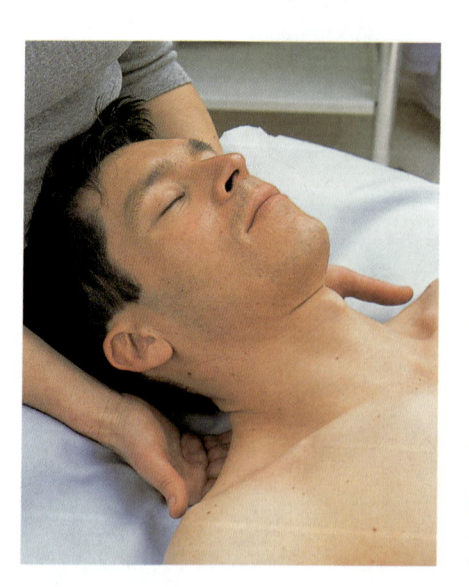

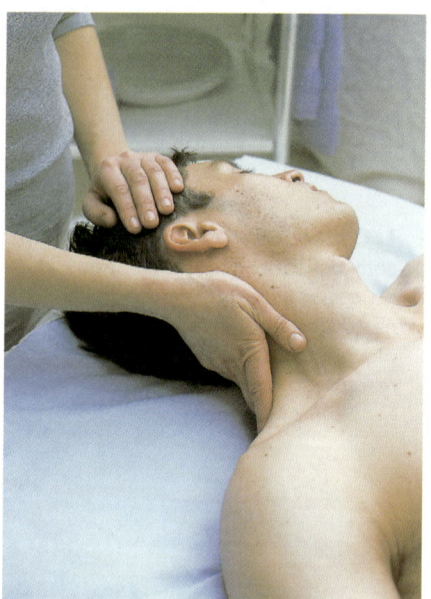

5. Coloque a palma de sua mão na nuca do paciente. Usando as polpas de seus dedos, faça manobras circulares por todo o caminho até a lateral do pescoço, tomando o cuidado de evitar a área da traqueia. Em seguida, continue com as manobras criculares ao longo da base do crânio, trabalhando do meio em direção à orelha. Repita duas vezes. Em seguida, deslize sua mão para o lado da cabeça do paciente e volte a uma posição central antes de repetir os passos 4-5 do outro lado.

6. Deslize suas mãos pelas laterais da cabeça até ficarem embaixo dos ombros, com as pontas de seus dedos na nuca. Usando as polpas de seus dedos, faça manobras circulares no ombro e ao redor da nuca do paciente. Continue os movimentos circulares embaixo das escápulas, trabalhando nos músculos da parte superior das costas. Peça para seu paciente não tentar "ajudar" levantando a coluna.

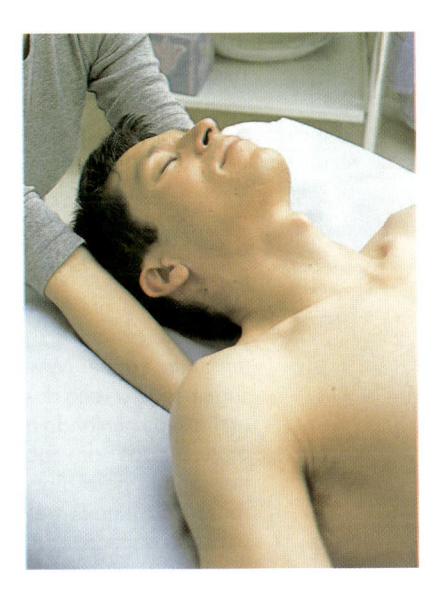

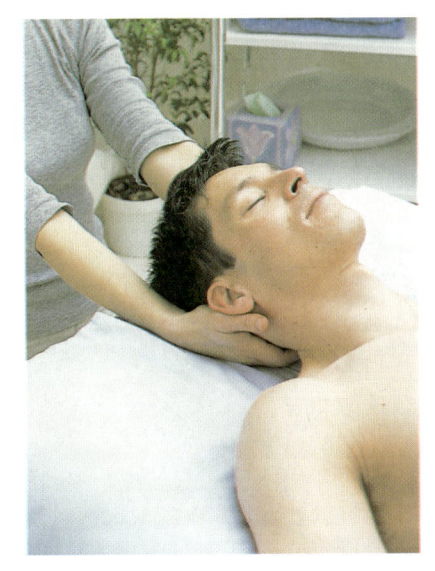

7. Mantenha as mãos embaixo das costas, com as palmas para cima. Coloque o dedo médio na reentrância que percorre os dois lados da coluna – você pode chegar até a parte inferior das escápulas. Peça para o paciente respirar fundo e, na expiração, puxe suas mãos em sua direção devagar em cada lado da coluna. Continue o movimento até a parte superior do pescoço. Tire suas mãos e repita mais duas vezes. Esse é um alongamento maravilhoso para a parte superior das costas e o pescoço.

8. Coloque as duas mãos, uma em cima da outra, embaixo do pescoço do paciente. Arraste suas mãos devagar pela extensão do pescoço, levantando e alongando-o devagar em sua direção. Segure por alguns segundos. Continue a se mover para cima e sob a cabeça, afastando as mãos até elas saírem do corpo no topo da cabeça. Repita três vezes.

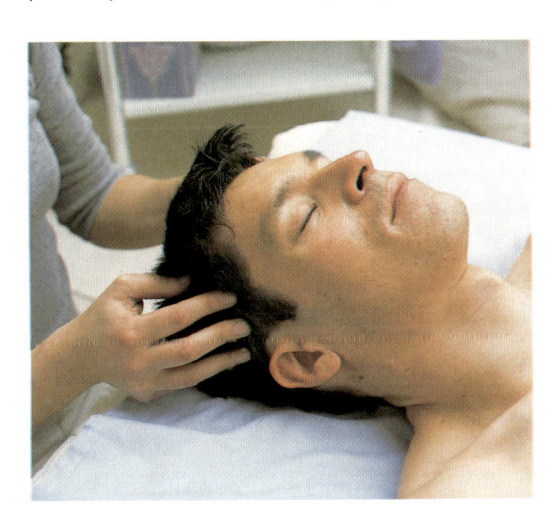

9. Deslize suas mãos para trás da cabeça. Começando atrás das orelhas, use as pontas dos dedos para fazer movimentos circulares no couro cabeludo do paciente. Você pode fazer isso com as duas mãos ou, se preferir, pode usar uma mão enquanto a outra apoia a cabeça. Preste atenção à área ao redor da base do crânio, onde se acumula muita tensão. Enquanto alivia a tensão, tente sentir o couro cabeludo mexer sob seus dedos. Faça essa massagem três vezes.

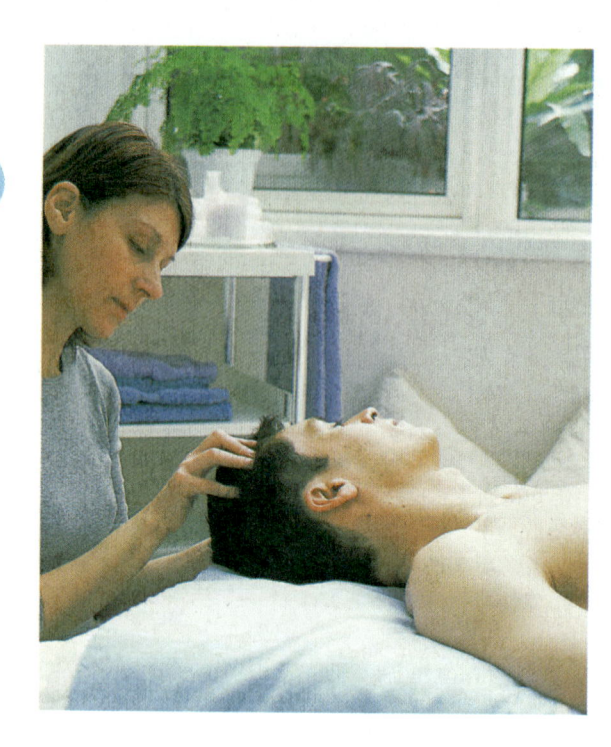

10. Posicione sua mão direita na lateral da cabeça para apoiá-la e coloque a esquerda na base do crânio. Usando as polpas dos dedos, esfregue a superfície do couro cabeludo em um movimento como um "limpador de para-brisa", em zigue-zague. Massageie toda a volta das orelhas, aumentando a profundidade de sua massagem para liberar tensão. Repita três vezes na cabeça toda.

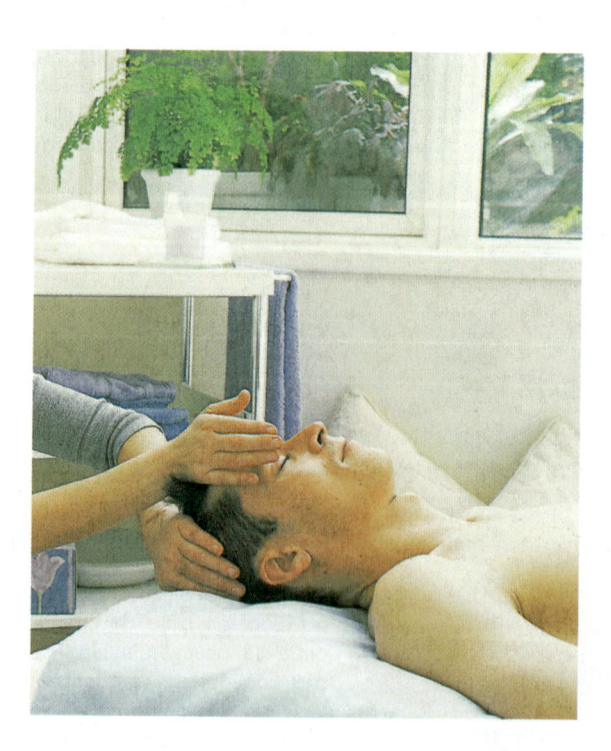

11. Para encerrar, massageie ou penteie o cabelo do paciente, usando toda sua mão ou só os dedos. Comece da raiz e vá até atrás da cabeça. Deixe uma mão seguir a outra para parecer um movimento contínuo. Repita três vezes na cabeça toda, diminuindo a pressão até terminar.

Massagem no rosto

É ideal que a sequência completa da massagem cefálica continue no rosto, mas, se quiser, você pode fazer essa rotina como uma sequência facial curta. Ao terminar a massagem na cabeça, esfregue uma gota de óleo de lavanda nas palmas das mãos para tirar qualquer cheiro residual das glândulas sebáceas do couro cabeludo e deixar um aroma agradável e calmante. O rosto tem várias terminações nervosas muito receptivas à massagem, acelerando o processo de relaxamento.

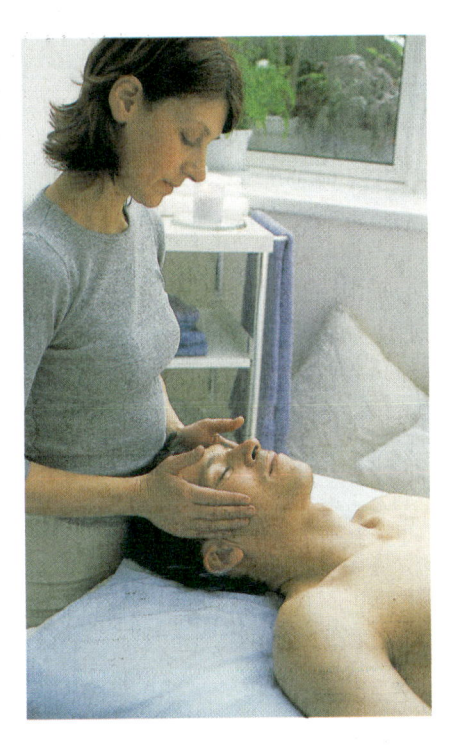

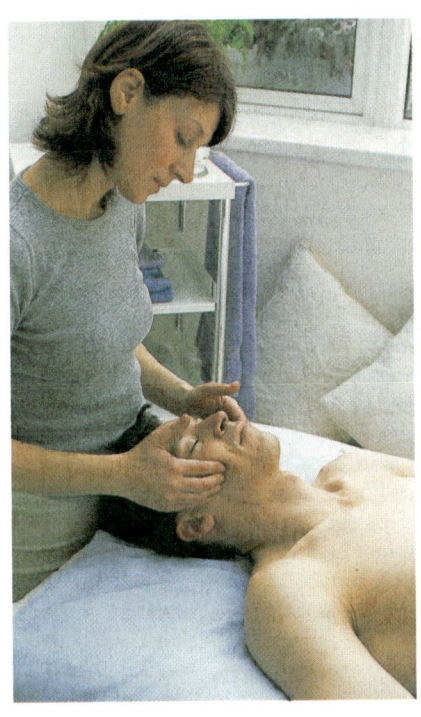

1. Coloque as duas mãos com delicadeza no rosto do paciente, com as palmas em cada lado do queixo. Deslize suavemente suas mãos, saindo do queixo, passando pelas bochechas e chegando até a testa. Repita várias vezes, devagar, evitando a área delicada ao redor dos olhos e massageando com um pouco mais de firmeza a cada vez.

2. Essa manobra inclui movimentos circulares sobre diferentes áreas do rosto. Cubra cada seção três vezes e mova-se suavemente de uma área para outra. Use as pontas dos dedos, faça pequenos movimentos circulares no queixo e em cima do lábio superior. Continue com esse movimento sobre o rosto, demorando bem nas áreas das bochechas e da mandíbula, que sao dois pontos de tensão, e use apenas uma pressão leve como uma pluma ao redor da área do olho.

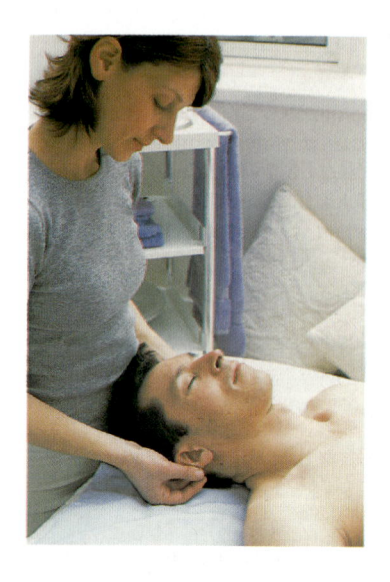

3. Deslize seus dedos pelas orelhas do paciente. Comece em cima, use seus polegares e indicadores para beliscar ou espremer de leve as pontas externas das orelhas, massageando até a base. Termine puxando cada lóbulo por alguns segundos. Repita três vezes e depois envolva as orelhas com suas mãos e permaneça assim por alguns minutos.

4. Movimente suas mãos até a sobrancelha e deixe seus polegares se juntarem no meio. Use uma pressão média, deslize seus polegares em linha reta por toda a testa e para fora, na direção das têmporas. Volte ao meio e massageie abaixo dessa área. Continue alisando a sobrancelha até cobrir toda a área. Repita mais duas vezes. Esse alisamento delicado, mas firme, com os polegares ajuda a atenuar preocupações e inquietações registradas nas rugas de tensão na testa.

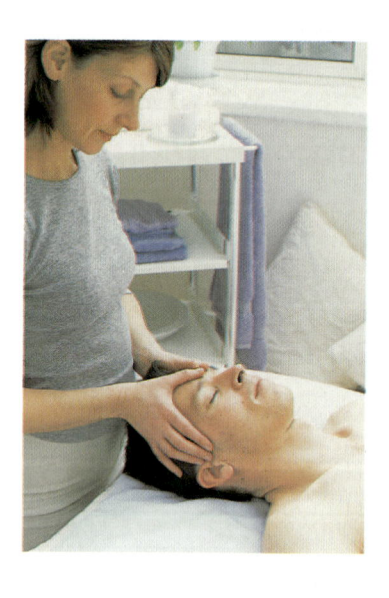

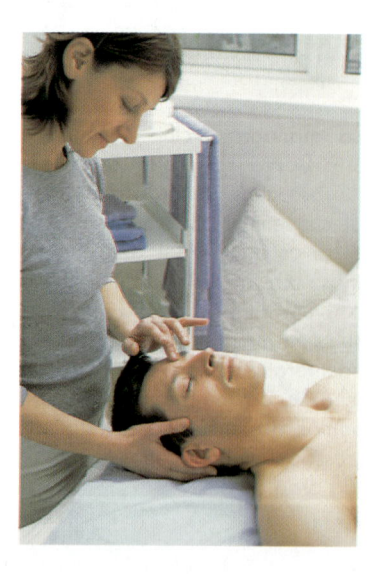

5. Para terminar, coloque um dedo na área do "terceiro olho", logo acima de onde as sobrancelhas se encontram. Usando uma pressão leve, faça pequenos círculos lentos na superfície da pele, aumentando seu tamanho aos poucos para abranger mais a região. Diminua os círculos até seu dedo chegar a um local de parada final no meio do "terceiro olho".

Automassagem

Há momentos em que você adoraria receber uma massagem, mas não tem ninguém por perto para fazer. Em vez de desistir, podemos seguir o exemplo de outras culturas, principalmente as orientais, que têm uma tradição antiga de automassagem. O que aprendemos é que a massagem cefálica pode ser adaptada para uma rotina de autotratamento, para nos adaptarmos a uma grande variedade de situações, quando for necessário.

Ombros e pescoço

Você pode seguir toda a sequência de automassagem ou, se não tiver muito tempo, pode fazer só a parte relevante. Sente-se confortavelmente, apoiando bem sua coluna, principalmente se estiver cansado. Muitas pessoas acham melhor sentar com as pernas cruzadas e com as costas apoiadas na parede. Use almofadas para apoiar melhor sua coluna, se necessário.

Prepare um espaço terapêutico para você realizar a automassagem, pois isso o ajuda a criar uma atmosfera curativa e a desacelerar.

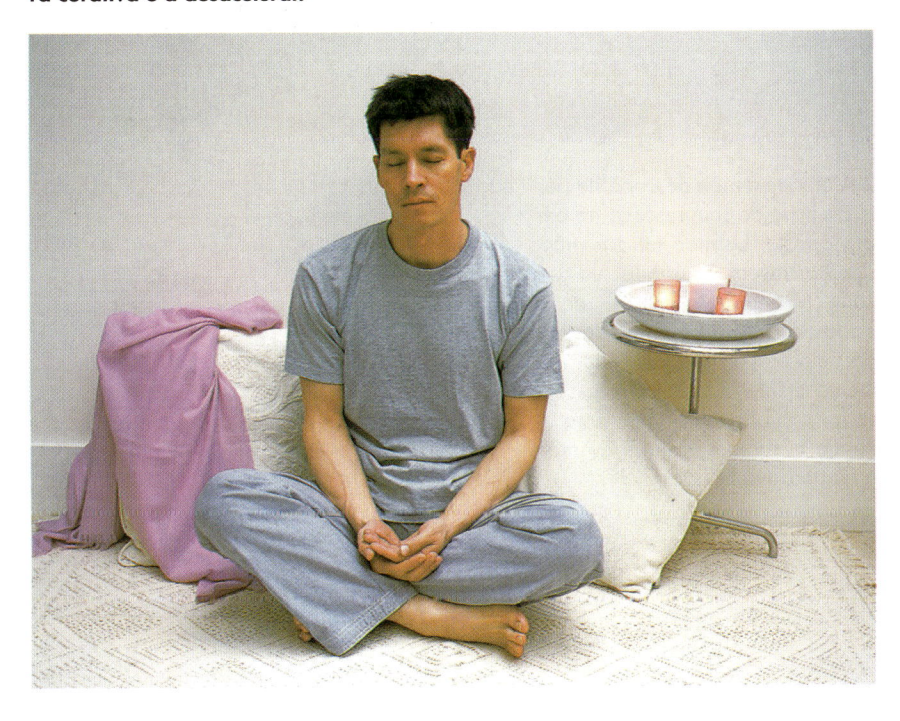

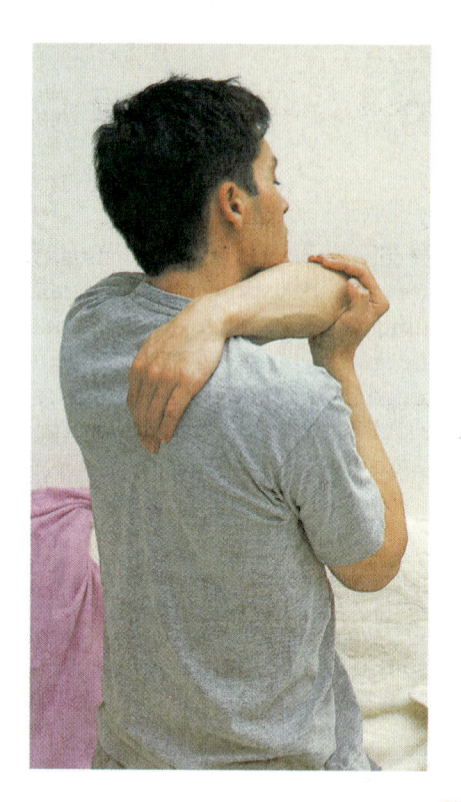

1. Inspire fundo, enchendo a barriga, e expire colocando uma mão no ombro oposto. Essa é sua mão de trabalho. Segure o cotovelo da mão de trabalho com a outra mão para apoiar e servir de alavanca. Use a mão de apoio para empurrar o cotovelo para que a mão que massageia chegue confortavelmente o mais baixo possível na parte superior das costas. Usando as polpas de seus dedos, faça manobras circulares, trabalhando na direção ascendente, sobre os músculos que ficam entre a escápula e a coluna. Você também pode massagear ao redor da linha da escápula até em cima. Repita duas vezes. Troque de mão e repita do outro lado.

2. Coloque a mão de trabalho perto da base de seu pescoço no ombro oposto. Usando toda a mão, aperte suavemente o músculo que começa aqui. Massageie até a parte de cima do ombro, descendo pelo braço até o cotovelo. Aumente a intensidade da pressão, se for confortável. Segure e solte. Repita três vezes. Troque de mão e repita do outro lado.

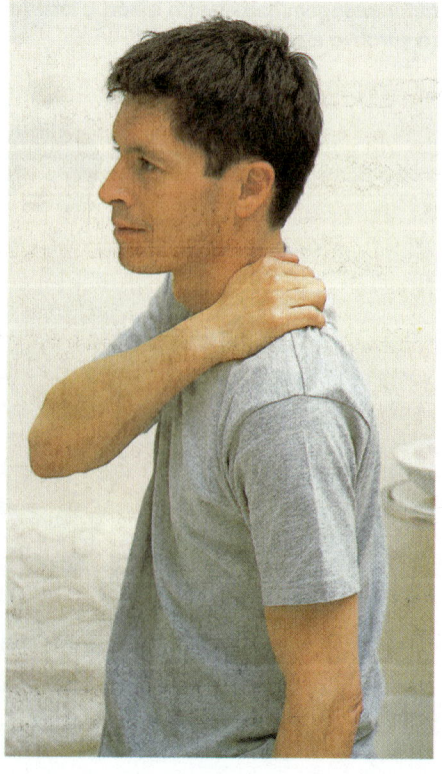

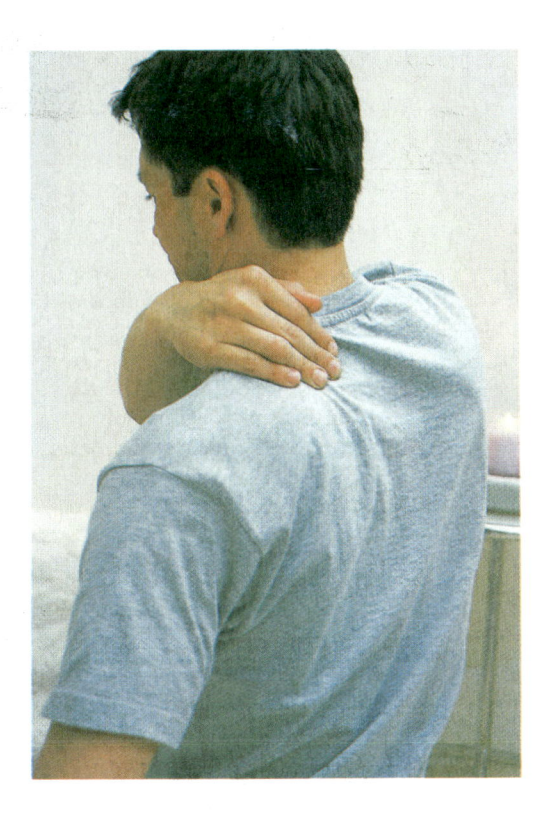

3. Coloque sua mão na base do pescoço na altura do ombro oposto, com as pontas dos dedos afundando mais nos músculos. Com um movimento circular, massageie as partes superiores e inferiores dos músculos do ombro. Afunde o máximo que puder, concentrando-se em soltar as áreas de tensão. Massageie da nuca até o fim do ombro. Repita três vezes. Troque de mão e repita o processo do outro lado.

4. Coloque o polegar na concavidade atrás da clavícula. Usando os outros dedos, belisque e solte toda a parte superior do ombro. Como isso pode ser bem doloroso se seus músculos estiverem rígidos, por exercer pressão nas terminações nervosas, lembre-se de expirar enquanto belisca. Essa manobra é muito eficaz para soltar músculos estirados ou em contratura. Troque de mão e repita do outro lado.

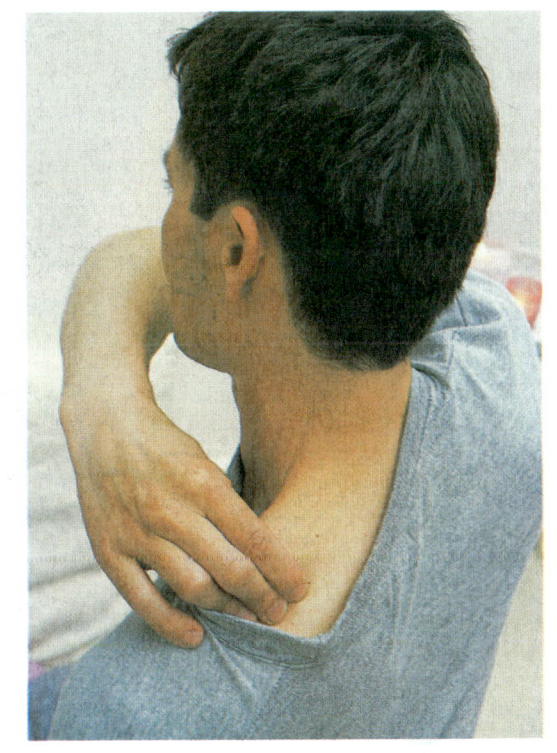

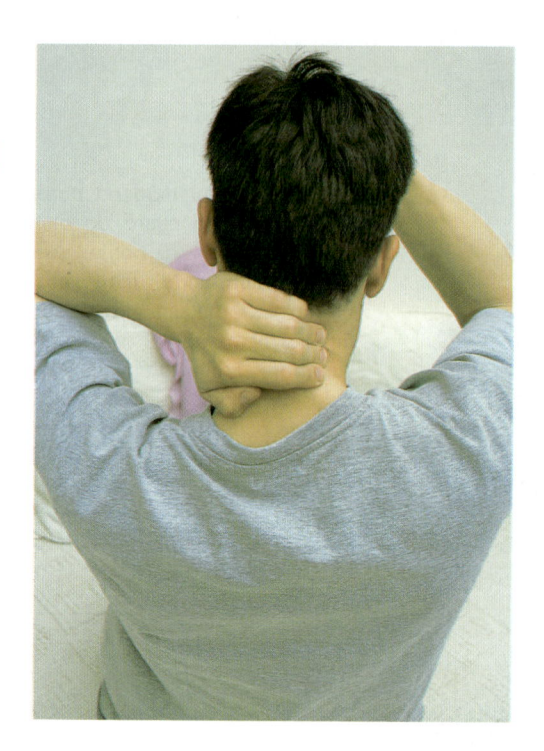

5. Coloque uma mão na cabeça e a mão de trabalho na nuca. Incline a cabeça um pouco para a frente. Começando da parte superior do pescoço, use manobras circulares para rolar pelas laterais. Depois, use toda sua mão para espremer e apertar a nuca. Repita três vezes e troque de lado.

6. Usando as duas mãos, segure a parte de trás de sua cabeça e coloque seus polegares no ponto ósseo logo atrás das orelhas. Comece massageando essa região e percorra todo o contorno do crânio, usando a pressão do polegar e manobras circulares do meio para fora até o fim, para soltar as conexões musculares rígidas. Repita mais duas vezes.

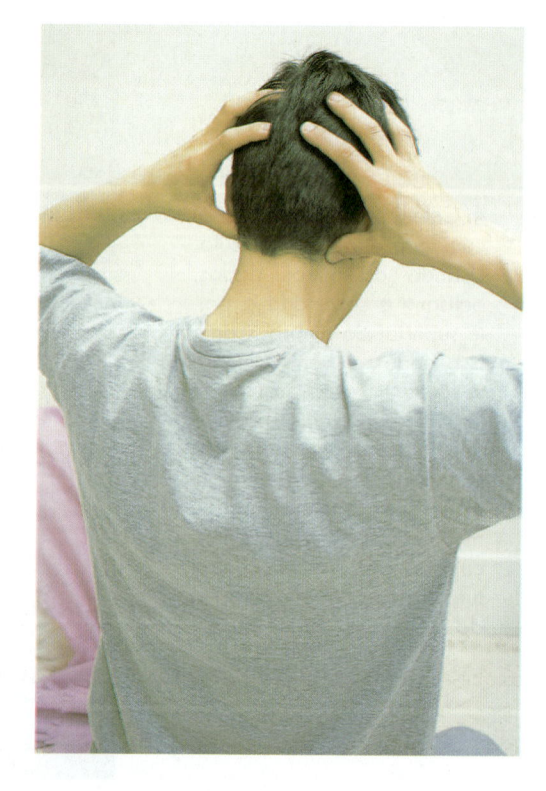

A cabeça

Para a parte da cabeça da sequência da automassagem, sente-se confortável e arrume sua postura, se necessário. Algumas pessoas gostam de ajoelhar ou esticar as pernas na frente em vez de sentar com as pernas cruzadas, o que pode ser cansativo. Você também pode fazer essa sequência sentado, apoiando os cotovelos em uma mesa.

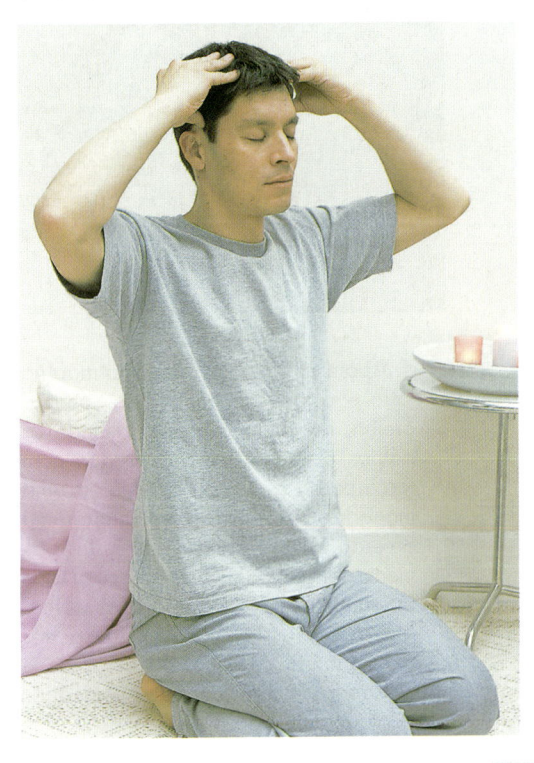

1. Coloque as mãos na cabeça e use as polpas dos dedos para fazer movimentos circulares por todo o couro cabeludo. Use uma pressão média até você sentir a superfície do couro cabeludo se mexer contra a superfície dura do crânio. Você deve sentir esse movimento aumentar enquanto trabalha. Cubra toda a superfície da cabeça três vezes, chegando até a borda do cabelo.

2. Com as mãos em cima da cabeça, entrelace os dedos, pressione as palmas nas laterais da cabeça e levante-as. Você deve sentir o couro cabeludo levantar sob suas mãos. Passe para a outra parte da cabeça e repita, trabalhando em partes até cobrir todo o couro cabeludo. Se seu cabelo for comprido, você pode prolongar essa manobra pegando uma mecha de cabelo com cada mão e puxando-o de um lado ao outro, mantendo os nós dos dedos perto do couro cabeludo.

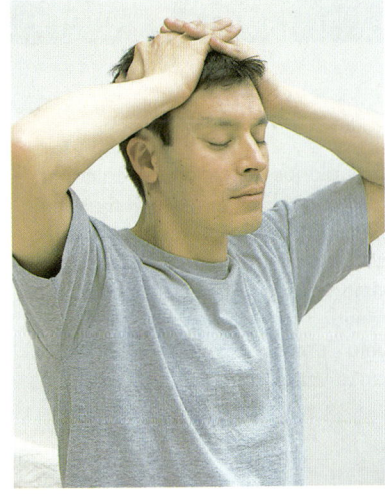

3. Com as duas mãos, use seus dedos para remexer seu cabelo e o couro cabeludo. Para um efeito calmante, comece da frente da cabeça para trás até a nuca. Para um efeito energizante, comece da nuca para a frente. Repita três vezes.

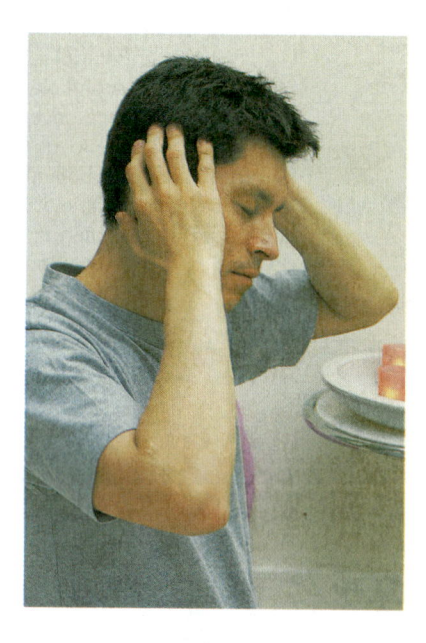

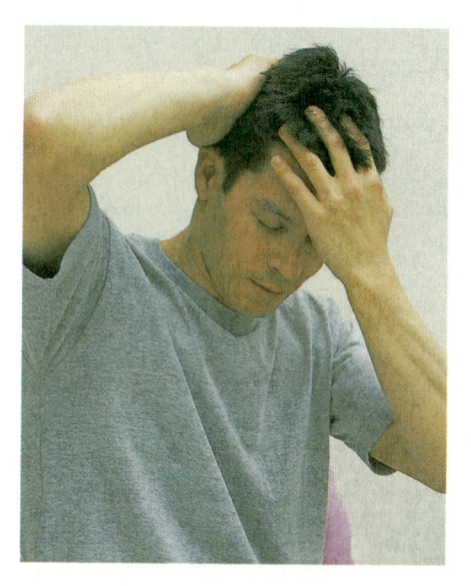

4. Apoie sua cabeça com uma mão no lado e coloque a outra mão sobre a orelha, na altura da testa. Usando as polpas de seus dedos, esfregue com força para trás e para a frente em uma manobra de fricção, aplicando uma pressão média. Preocupe-se principalmente em soltar o feixe muscular que passa pela parte superior da orelha. Massageie assim toda a cabeça três vezes, imprimindo um ritmo rápido e mudando as mãos quando necessário.

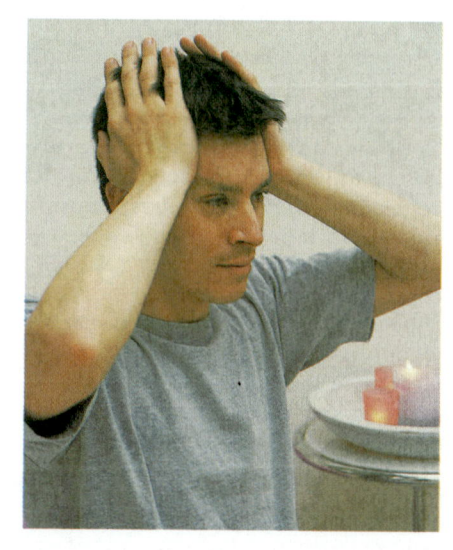

5. Coloque os tenares ("calcanhares") das duas mãos em suas têmporas. Pressione levemente e faça círculos com as mãos. Faça os movimentos devagar e trabalhe nos sentidos horário e anti-horário. Use uma pressão confortável. Repita cinco vezes em cada direção.

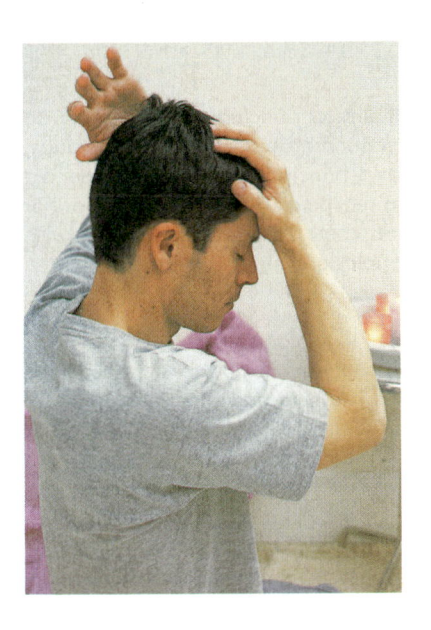

6. Use uma mão para apoiar sua cabeça na frente. Coloque a outra na base do crânio, no centro, e use o tenar em um movimento de zigue-zague para esfregar a cabeça da frente para trás até um lado ser completamente coberto. Troque de mão e repita do outro lado.

7. Coloque as pontas dos dedos em cima da cabeça e comece a tamborilar de leve toda a superfície, imprimindo um ritmo suave enquanto trabalha. Mantenha seus dedos suaves para que seu toque seja leve e seus dedos soltem da superfície da cabeça. Massageie a cabeça toda três vezes.

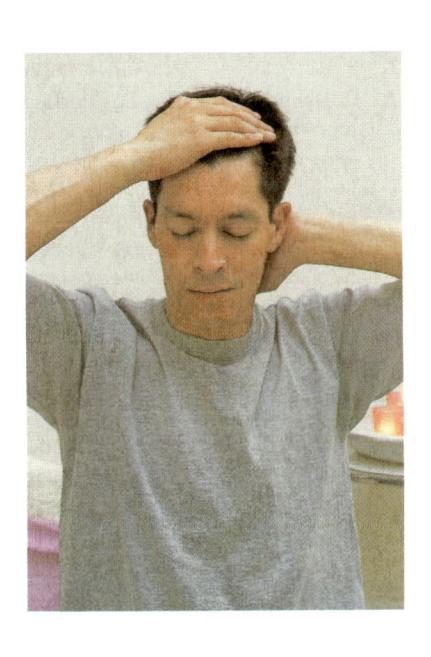

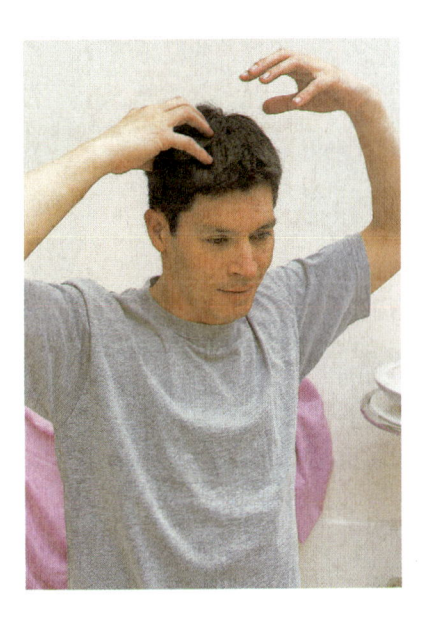

8. Faça deslizamentos longos da frente da cabeça até a nuca. Enquanto tira uma mão da cabeça, coloque a outra para a manobra fluir sem parar. Cubra toda a cabeça algumas vezes, desacelerando aos poucos até parar.

O rosto

Muitos não sabem quanta tensão acumulamos no rosto, principalmente ao redor da mandíbula. A tensão demonstrada nos deixa com cara de cansados e esgotados. Usar a automassagem em seu rosto alivia e relaxa, principalmente no fim de um dia longo e estressante, além de ajudar seu rosto a recuperar um visual renovado. Por convenção, essa sequência pode ser executada como uma massagem facial. De novo, sente-se confortável com as costas bem apoiadas.

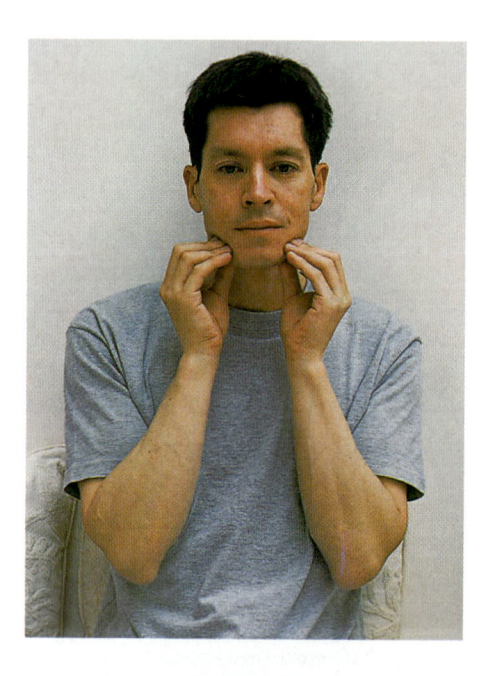

1. Coloque seus polegares logo abaixo do queixo, com as polpas de seus dedos em cima. Agora, apertando com o polegar e os dedos juntos, pince toda a linha da mandíbula. Quando chegar à borda externa da mandíbula, você pode aumentar a pressão, pois esse lugar costuma acumular muita tensão. Massageie toda a área três vezes. Há muitos linfonodos na linha da mandíbula e essa ação estimula sua função de eliminar toxinas do corpo. Prolongue essa manobra fazendo movimentos circulares com seus dedos na área da mandíbula e do queixo.

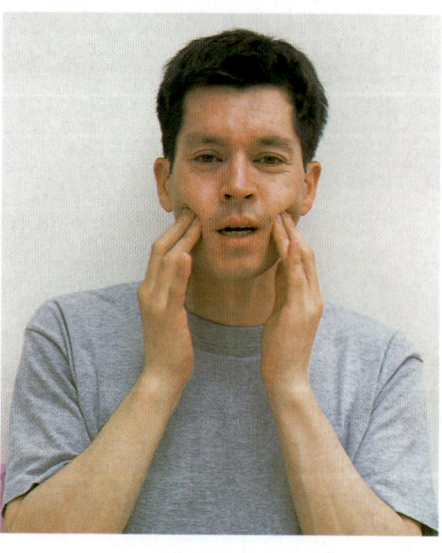

2. Usando as polpas dos dedos, faça movimentos circulares em todo o rosto. Comece embaixo, na linha da mandíbula, e suba usando uma leve pressão. Para não esticar a pele, use apenas a pressão nos movimentos ascendentes e tenha cuidado especial com a área delicada ao redor dos olhos. Percorra todo o seu rosto três vezes. Ao redor da mandíbula e das bochechas, você pode fazer círculos mais lentos e fundos, massageando a articulação temporomandibular para liberar a tensão.

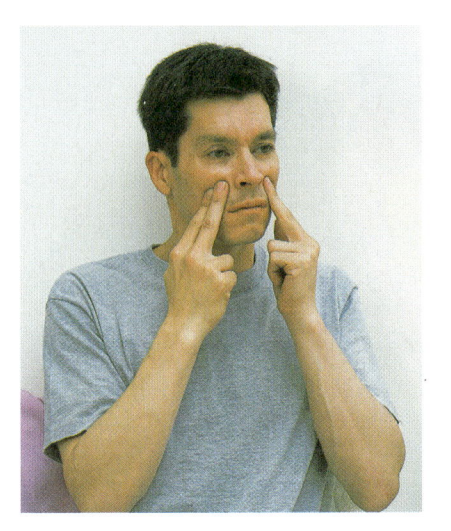

3. Coloque os dois primeiros dedos no lado inferior das bochechas, perto da concavidade na base do nariz. Pressione suavemente o osso, segure e solte. Percorra todo o osso malar com essa ação até chegar à articulação na altura da mandíbula, depois volte para o meio do rosto. Repita esse movimento três vezes. Qualquer ponto sensível pode indicar áreas de sinusite, que pode ser aliviada por essa massagem.

4. Feche seus olhos e coloque as polpas dos dedos anelares na borda interna de suas sobrancelhas, na altura da parte superior do nariz. Pressione com delicadeza, mas firmeza, para dentro e para cima, segure por alguns segundos e solte. Repita mais algumas vezes se a área parecer sensível, indicando congestão. Continue com essa manobra em toda a parte inferior da sobrancelha e de volta para baixo do olho, seguindo a borda óssea do olho. Complete três círculos dessa forma.

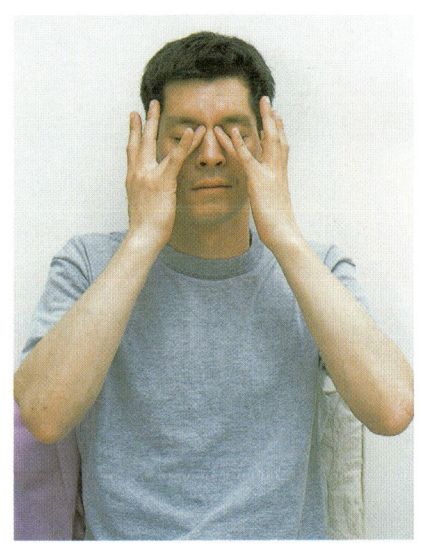

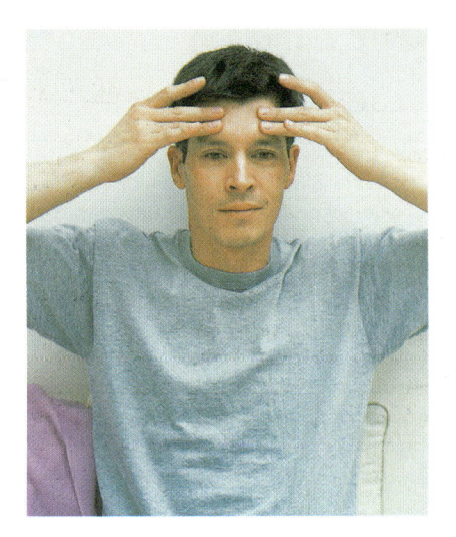

5. Coloque os dedos médios na testa de modo que suas pontas se encontrem no meio. Afaste os dedos devagar na direção do cabelo. Vá um pouco mais para cima da testa e repita. Continue a massagear a testa em partes, atenuando rugas de preocupação e tensão. Cubra toda a área três vezes. Para encerrar, use seus dedos para desenhar círculos cada vez mais leves ao redor da área do "terceiro olho".

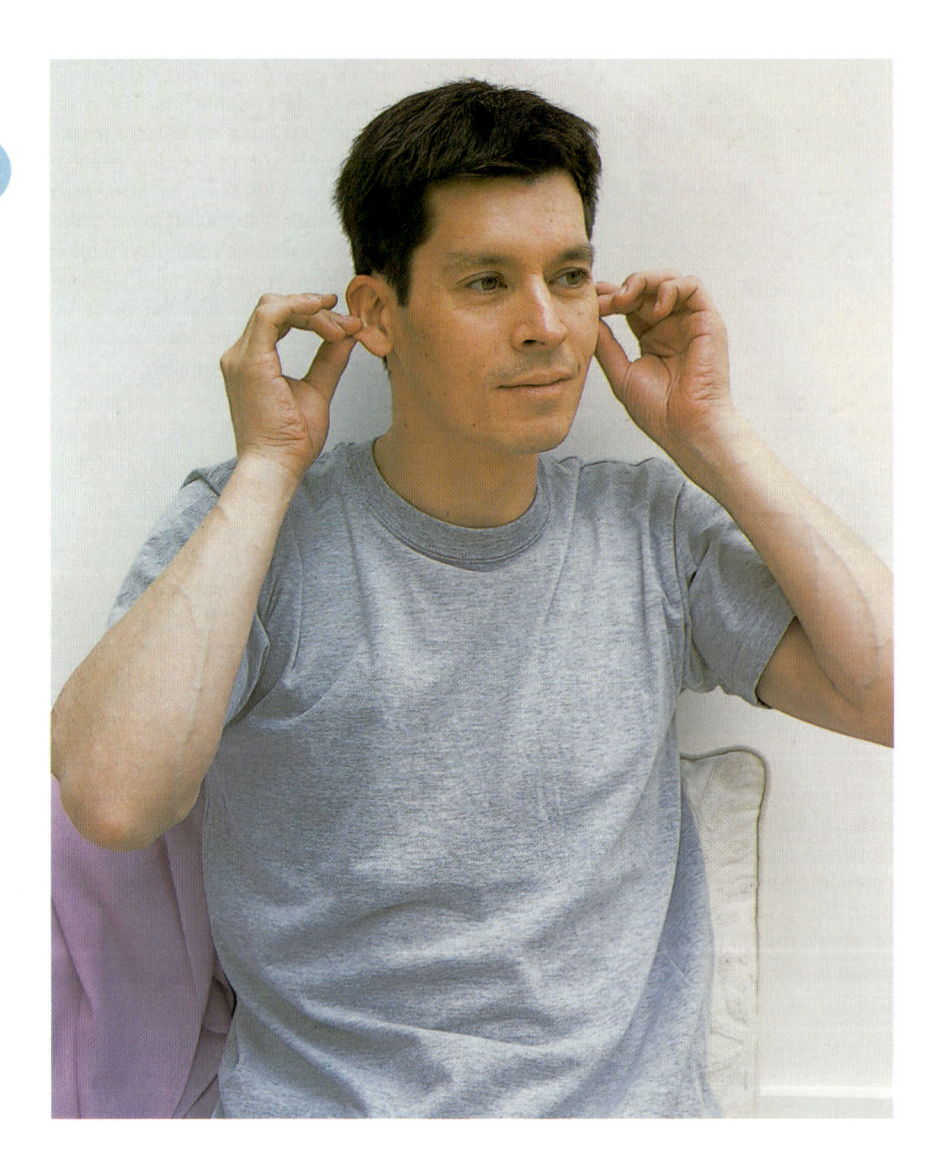

6. Com o polegar e as pontas dos dedos na parte inferior dos dois lóbulos das orelhas, aperte suavemente e role pela borda externa das orelhas até em cima. Na parte de cima, continue a apertar e rolar pela borda interna das orelhas, voltando para onde você começou. Repita esse movimento duas vezes e depois puxe os lóbulos suavemente e solte. A seguir, esfregue as orelhas com as palmas das mãos, exercendo uma pressão confortável. Faça isso várias vezes. Você pode esfregar rápido até as orelhas ficarem quentes para um efeito estimulante. Essa massagem nas orelhas terá um resultado energizante e ajudará a aliviar a dor sentida em outros lugares no corpo, pois as orelhas contêm correspondências com todo o organismo. O efeito estimulante ativará os canais corporais de energia (meridianos). Para encerrar a massagem, coloque as palmas das mãos contra as orelhas por alguns minutos e solte devagar.

Massagem com óleo com um paciente

Às vezes, você e o paciente decidem optar pelo uso de óleos ao fazer uma massagem cefálica. Compartilhar uma massagem pode ser uma experiência enriquecedora, dependendo da necessidade e dos óleos usados. A massagem com óleos acrescentará outra dimensão às rotinas descritas em outros trechos do livro. Os óleos também facilitam a extensão do tratamento para abranger massagem nas costas e nos membros superiores do corpo.

Com grande variedade de óleos para escolher, você pode fazer suas próprias misturas para atender uma situação específica – melhorar o humor, aliviar problemas físicos ou facilitar a cura emocional e física. Não tenha pressa ao avaliar a necessidade específica do paciente e escolham juntos os óleos que parecerem mais apropriados.

Você pode usar um óleo veicular sozinho ou adicionar óleos essenciais ao de base para um efeito mais amplo. Nas sugestões abaixo há várias misturas de óleos úteis. Se precisar de mais informações sobre os óleos, consulte o capítulo anterior.

Misturas de óleos essenciais

Abaixo, você encontrará diversas combinações de óleos essenciais úteis apropriadas para uma variedade de necessidades e condições. Use duas gotas de óleo essencial para cada 10 ml (duas colheres de chá) de óleo veicular. O óleo de amêndoas doces é um dos melhores veiculares de multipropósito que se pode usar.

dores e desconfortos em geral: lavanda e alecrim

estresse: sândalo, lavanda e gerânio

depressão leve: gerânio e lavanda

cuidado e nutrição: sândalo ou gerânio, misturado com óleo de base de coco por causa de suas qualidades emolientes

transformação espiritual: incluem olíbano, pois ele ajuda a romper os elos com o passado e facilita mudanças.

Uma experiência sensual

Uma massagem que envolva qualquer tipo de óleo é bem diferente daquela sem o óleo, pois uma maior lubrificação é calmante e dá uma sensação mais sensual. A adição de aromas aos óleos pode tornar a massagem ainda mais suntuosa, mudando a ênfase de uma terapia para algo mais especial.

Com os óleos, você também poderá prolongar a massagem da cabeça até os membros superiores e dividir uma experiência mais relaxante e íntima com o paciente. Você pode seguir todos os passos da rotina deitada, mas os óleos darão à massagem um caráter bem diferente.

Aqueça suas mãos antes de aplicar o óleo e use deslizamentos amplos para espalhá-lo por igual na pele do paciente. Aplique mais quando precisar, mas lembre-se sempre manter a outra mão no corpo dele para manter o fluxo e uma sensação de continuidade. Com os óleos, manobras como deslizamentos suaves, toques terapêuticos, movimentos circulares e alisamentos podem ser feitos com eficácia em qualquer lugar do corpo.

Deixe que a natureza do óleo como um meio guie seu trabalho. Com ele suas mãos deslizarão com suavidade na pele do paciente. Também será fácil moldar o formato do corpo e seguir suas ondulações naturais. As manobras usadas serão os deslizamentos suave e profundo, e elas são delicadas e carinhosas por natureza. Você também deve trabalhar em um ritmo mais lento do que o normal e sentir prazer com a natureza sensual do óleo.

Ao aplicar um óleo nutritivo no corpo do paciente, deixe suas mãos moldarem os contornos com um deslizamento suave, com movimentos longos.

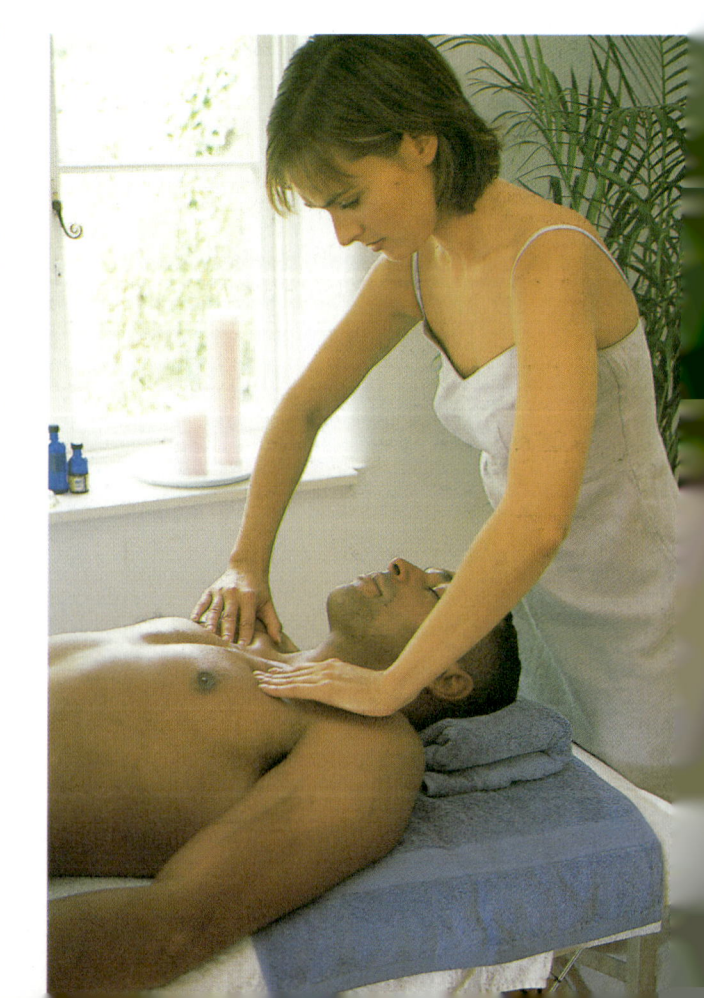

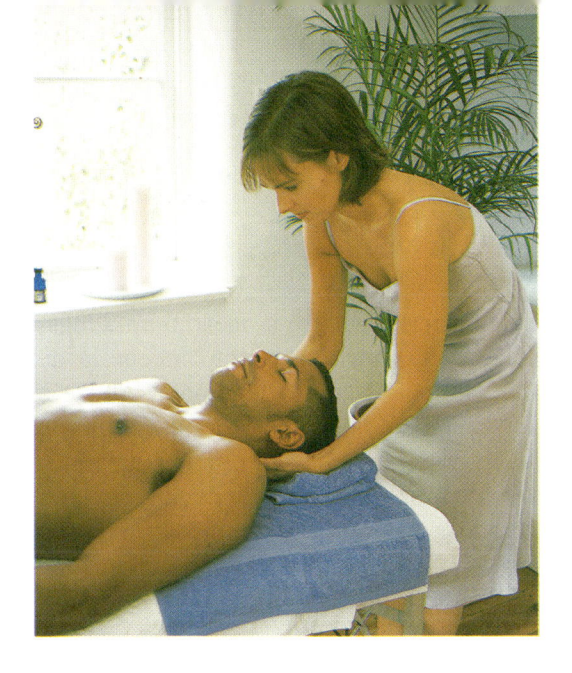

Deixe as mãos deslizarem nos ombros e atrás do pescoço, aliviando a tensão. Evite trabalhar na coluna.

Usar óleos em uma massagem provoca uma desaceleração e, se feito com regularidade, pode fazer parte de um momento de qualidade com o paciente, pois vocês se conectam em outros níveis.

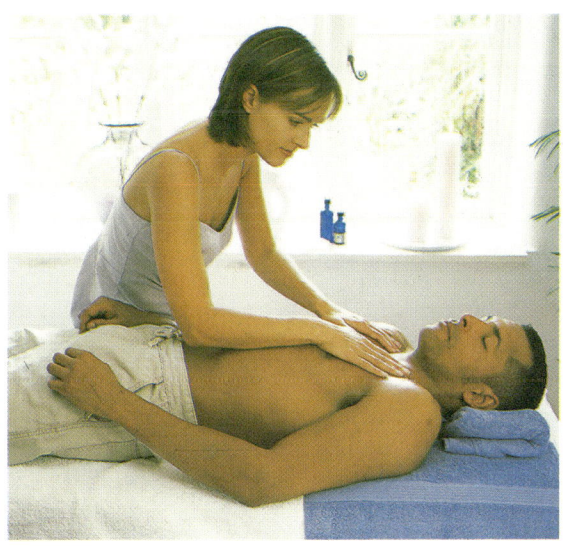

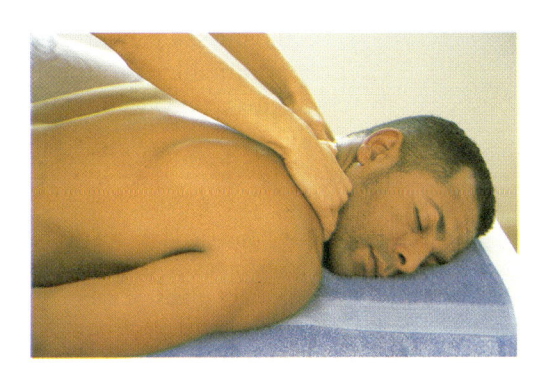

Quando feita com óleos, uma massagem nos ombros para liberar a tensão pode se tornar uma experiência suntuosa que é um prazer de dar e receber.

Automassagem com óleo

A princípio, pode parecer estranho, mas fazer em si mesmo uma massagem cefálica com óleo pode ser tão nutritivo quanto recebê-la de alguém. Vale mesmo a pena tentar, pois é muito recompensador e é algo que pode ser incorporado com facilidade à sua rotina normal de cuidados corporais e mimos. Como os óleos têm um efeito terapêutico, também é uma oportunidade ideal para prolongar a massagem para outras partes do corpo, esfregando e passando óleo em outras áreas, como braços, pernas e pés, além de rosto e pescoço. Sempre trabalhe na direção do coração ao massagear outras partes do corpo.

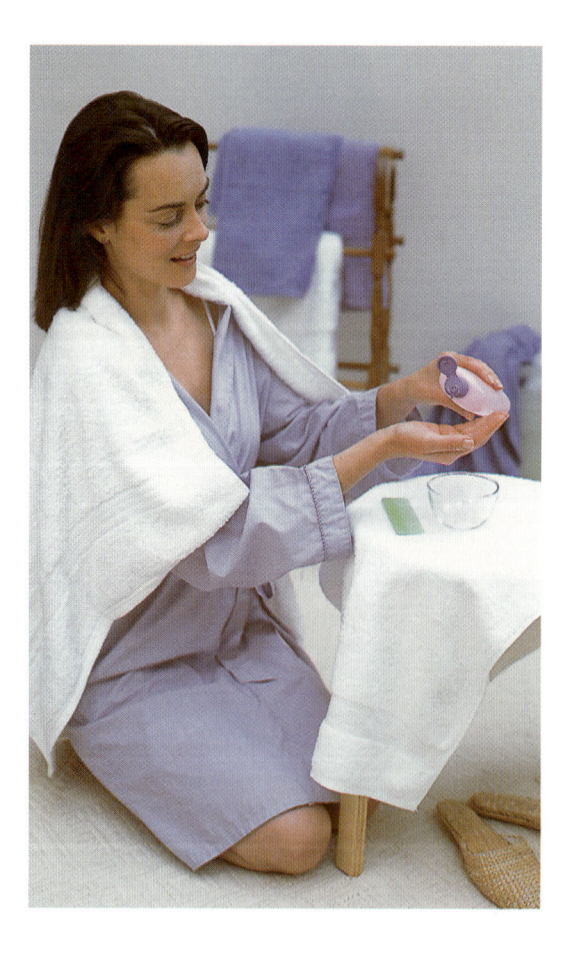

Início

Preparar o espaço para si é tão importante quanto se o fizesse para outra pessoa. Na cultura ocidental não estamos acostumados com a automassagem, e reações como futilidade, dúvida e insatisfação são comuns no início. Dar uma atenção positiva na criação da atmosfera certa envia uma mensagem forte ao nosso subconsciente de que nós merecemos. Essa é uma boa oportunidade de tocar músicas de autocura ou afirmação, enquanto

Certifique-se de ter tudo pronto antes de colocar o óleo nas mãos, já que trabalhar com óleos pode fazer sujeira.

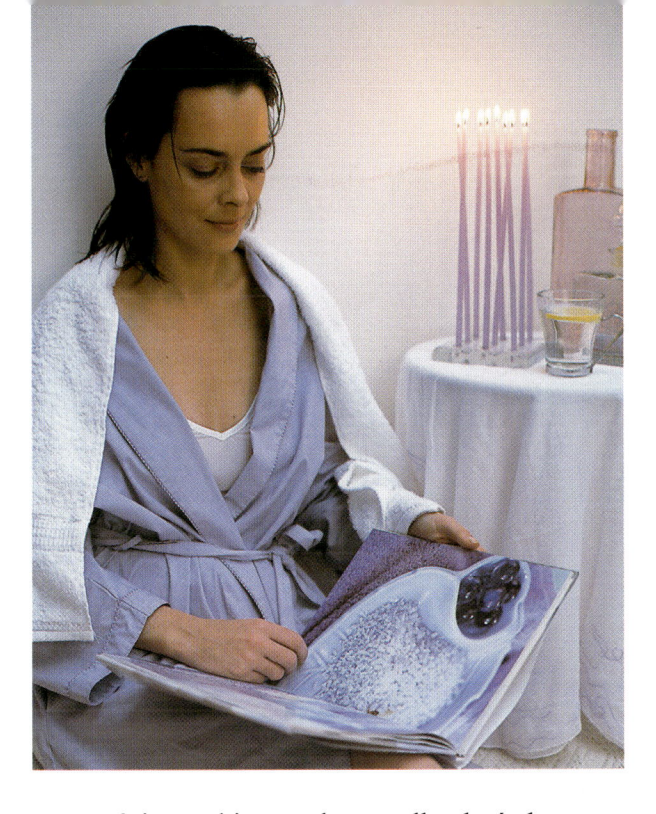

Ao se permitir um tempo para os óleos penetrarem, você tem uma oportunidade de passar um tempo de qualidade consigo mesmo para nutrição e reequilíbrio. Use esse tempo para fazer algo de que realmente goste.

uma música ambiente relaxante lhe dará algo em que se concentrar caso fique entediado. Use uma roupa solta, confortável, que possa ficar suja. Prepare tudo de que precisar para sua sessão de mimos. Isso incluirá algumas toalhas para enrolar no corpo ou no cabelo, muitos lenços, um pouco de água ou chá de ervas, e talvez algum material de leitura e preparações de beleza. Deixe também todos os óleos prontos à mão, além de uma tigela adequada para misturar e um pente.

Aqueça um pouco de óleo na palma de sua mão e aplique em cima da cabeça. Solte seu cabelo com os dedos e massageie. Depois, aplique óleo

Para uma experiência realmente nutritiva, use óleos para ajudá-lo(a) a liberar tensões e nós e para criar uma maior sensação de bem-estar em seu corpo.

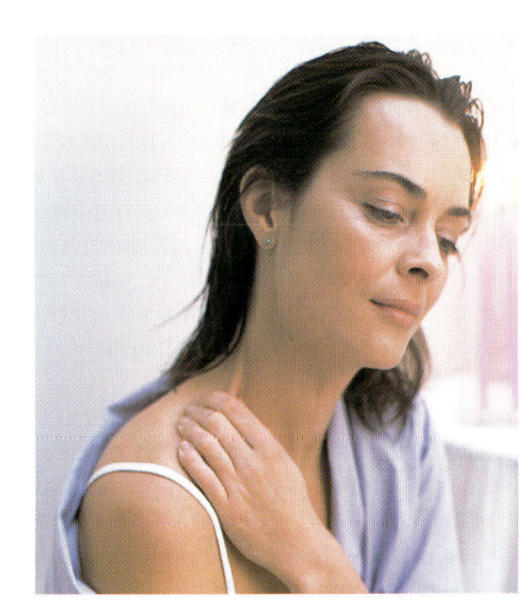

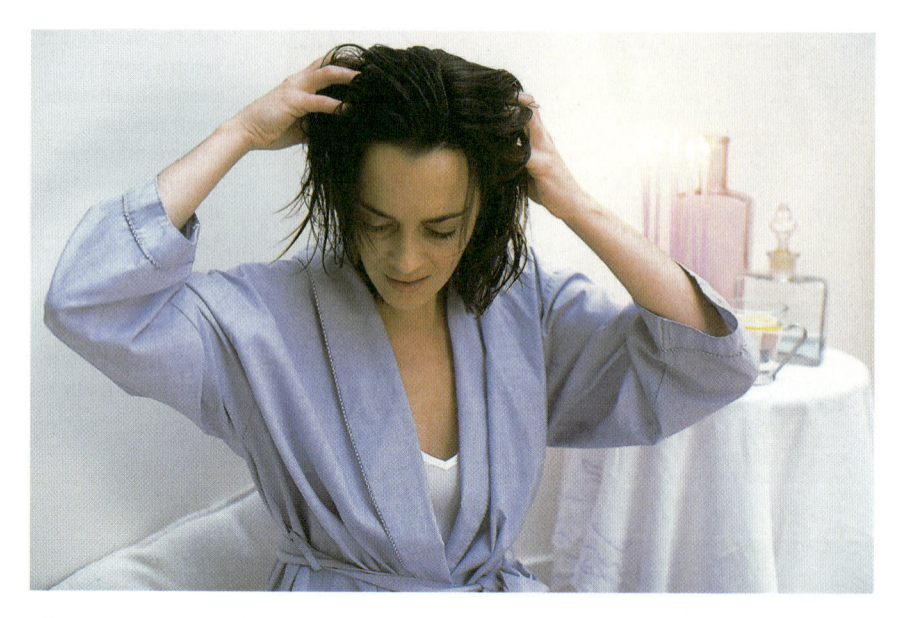

Libere a tensão na cabeça e descarregue o estresse mental com a massagem com óleos. Depois você pode tirá-los no banho.

nas laterais da cabeça e massageie. Se tiver cabelo comprido, você terá de levantá-lo e massagear da raiz às pontas. Aplique mais óleo, massageando a cabeça da frente para trás. Com as polpas dos dedos, faça movimentos circulares por todo o couro cabeludo com uma pressão média. Comece metodicamente na frente e percorra toda a cabeça. Você deve sentir seu couro cabeludo mexer embaixo dos dedos. Quando terminar, cubra sua cabeça e deixe os óleos penetrarem no cabelo e couro cabeludo. Isso pode durar de 20 minutos a 24 horas. Usar uma toalha aquecida envolvendo a cabeça acelera a penetração dos óleos. Enrole-a como um "turbante" e use o tempo para se cuidar e relaxar.

Para continuar a trabalhar com óleo, você pode seguir a sequência de automassagem descrita anteriormente. Mas, como o óleo é escorregadio, haverá mais "esforço" e você terá menos controle do que com a massagem a seco; portanto, a experiência será bem diferente. Com os óleos, você fará mais deslizamentos e alisamentos na pele em um movimento contínuo.

Depois de terminar com o cabelo, você poderá usar o óleo remanescente no rosto e no pescoço. Coloque suas mãos no rosto e espalhe o óleo suavemente na pele com pequenos círculos, tomando um cuidado especial ao redor dos olhos. Vá para o pescoço e deslize suas mãos para cima e para os lados. Você pode deixar o óleo penetrar na pele ou pode limpá-lo com um lenço.

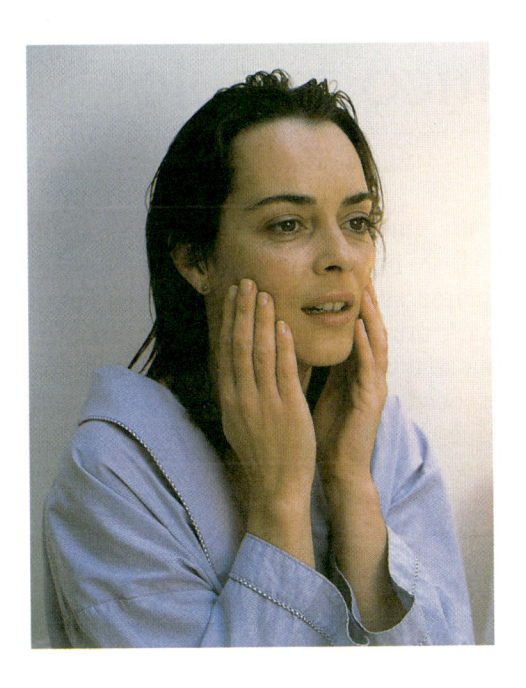

Libere a tensão de seu rosto com um óleo facial que o deixará se sentindo bem e com a pele macia, hidratada e brilhante.

Lembre-se de que, na automassagem, você dá e recebe. Como seu próprio terapeuta, seja compreensivo e solidário com o que sente. Enquanto massageia, agradeça às diferentes partes de seu corpo por servirem-no tão bem todo dia. Você pode também observar como seus pensamentos se perdem ou se tornam negativos, inquietadores ou ocupados. Quando isso acontecer, volte sua atenção à automassagem. Como paciente, você tem a oportunidade de se fortalecer e de se autocurar. Se machucar, você pode reduzir a profundidade de seu toque na hora. Por outro lado, é possível aplicar pressão por muito mais tempo do que o convencional se lhe parecer bom. Você também sabe exatamente onde dói e pode achar a localização exata de qualquer ponto complicado e doloroso.

Enquanto massageia, seus movimentos devem lhe dar prazer. Ajuste o ritmo para ser mais rápido, lento, profundo ou carinhoso. Seja compreensivo com suas necessidades e flexível em sua abordagem. Uma orientação básica é reconhecer que o corpo tem sua sabedoria e, se algo for gostoso, é provável que lhe faça bem.

Ajustes de cinco minutos

Quando não tiver muito tempo para uma sequência de automassagem completa, há algumas rotinas de ajuste rápido que podem ser feitas em casa ou no trabalho. Elas aumentarão sua energia, soltarão seu corpo e ajudarão a melhorar a postura. A primeira rotina de cinco minutos baseia-se na massagem estilo shiatsu e trabalha nos canais de energia; a segunda foca no cuidado do pescoço e inclui uma sequência de movimentos que pode ser feita a qualquer hora do dia.

Intensificação dos canais de energia

A seguinte rotina é energizante e revigorante. Ela ativa os canais de energia (meridianos) que percorrem o corpo com leves batidinhas. Essa rotina "acorda" o corpo, por isso é ideal para ser a primeira coisa feita pela manhã ou se precisar recarregar as energias no meio do dia. A ação energizante das batidas com os nós dos dedos também tem um efeito estimulante em alguns músculos, aumentando a circulação periférica e soltando a tensão com suas vibrações.

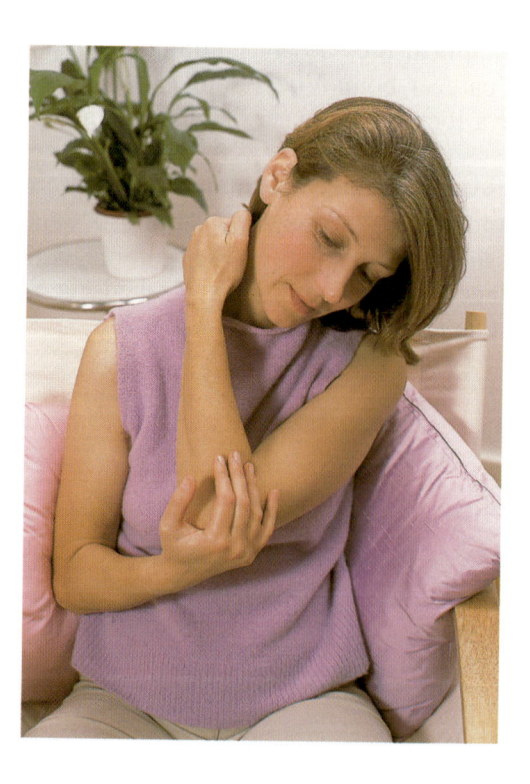

1. Sente-se descalço. Estique os dedos dos pés e deixe os pés firmes no chão. Cubra o cotovelo esquerdo com a palma da mão direita e use os nós dos dedos da mão esquerda para dar batidinhas no lado direito do corpo. Trabalhe a lateral do pescoço e continue pela parte superior do ombro, descendo até a parte superior das costas. Chegue até o mais baixo nas costas que conseguir, usando sua mão no cotovelo para controlar a altura. Repita do outro lado.

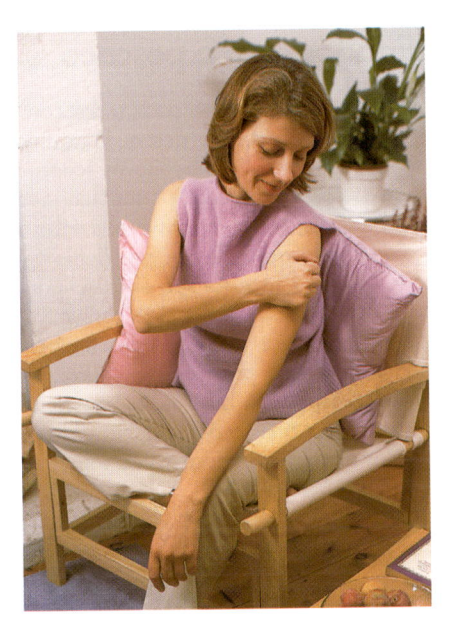

2. Continue a trabalhar a parte externa de seu braço até a mão. Depois, trabalhe na parte interna, subindo até a axila, passando para a articulação do ombro e depois descendo de novo na parte externa do braço. Repita três vezes, depois troque as mãos e faça no outro braço.

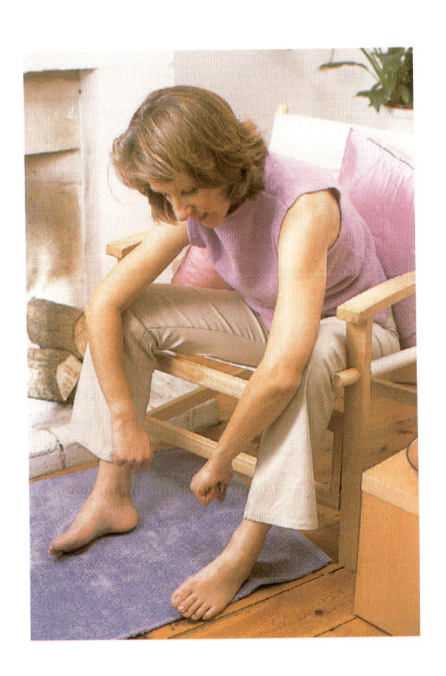

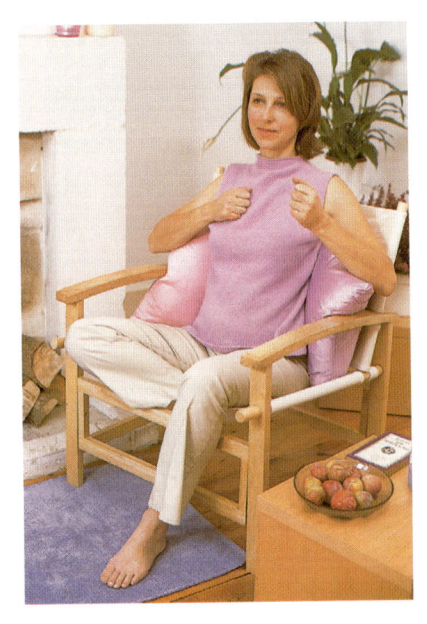

3. Agora, use a mesma manobra de batidinhas em seu peito. Sente-se de novo na cadeira e, mantendo seus pulsos leves, trabalhe em todo o peito, do meio para fora, na direção do ombro. Esse é um movimento muito revigorante e, às vezes, bem engraçado. Repita três vezes.

4. Deixe seus pés um pouco afastados no chão e trabalhe na parte externa das duas pernas ao mesmo tempo. Repita essa ação três vezes. Termine subindo com batidinhas na parte interna das duas pernas. Repita três vezes. Sente-se ereto devagar e respire fundo para terminar.

Músculos do trapézio

Sob estresse, esses músculos se contraem e podem puxar os músculos ao redor do pescoço e ligados a ele, resultando em cefaleias, contraturas e má respiração. O alongamento ajuda a reduzir e evitar o acúmulo de tensão.

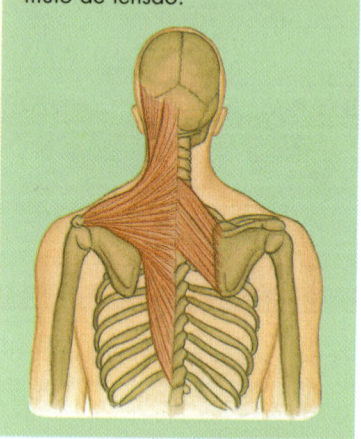

Cuidados com o pescoço

Os exercícios previnem e podem até corrigir fraquezas, tensões e desequilíbrios no pescoço. Esses movimentos suaves soltarão e fortalecerão o pescoço, proporcionando mais liberdade de movimento e reduzindo o risco de contratura ou lesão. Eles demoram apenas alguns minutos e são eficazes para alongar os músculos e o tecido conjuntivo, além de energizar o corpo. Eles também ajudam a melhorar a postura. É importante manter a respiração durante os exercícios para favorecer o fluxo de oxigênio para os músculos e auxiliar o processo de soltura.

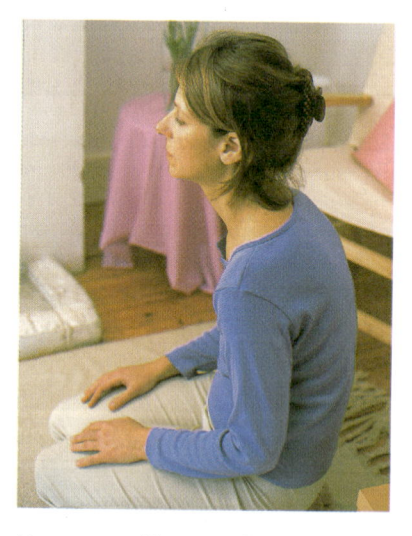

Um mau perfil postural, como costas curvadas, ombros caídos e cabeça que se projeta para a frente é comum. Alongamento, exercícios e massagem ajudam a reverter essa tendência e evitar que essa postura se torne uma corcunda a longo prazo, que se estabelece e fica irreversível com o passar dos anos.

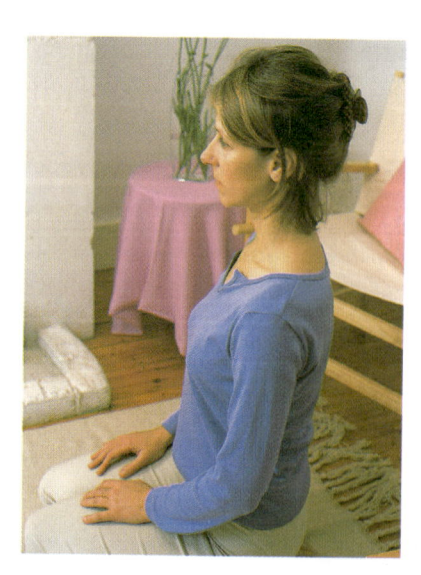

Para melhorar sua postura, ajoelhe-se no chão, respire fundo e, ao expirar, solte seus ombros. Imagine uma corda ligando sua cabeça ao teto. Sempre que expirar, imagine a corda puxando sua cabeça para cima e sua coluna crescendo e alongando.

1. Respire fundo e gire devagar seus ombros para cima e para trás até onde for confortável. Na expiração, solte devagar, começando o movimento para cima na inspiração seguinte. Quando suas escápulas descerem, imagine-as juntando-se no meio das costas. Girar os ombros ajuda a liberar tensão nos grandes músculos que puxam o pescoço da parte superior das costas.

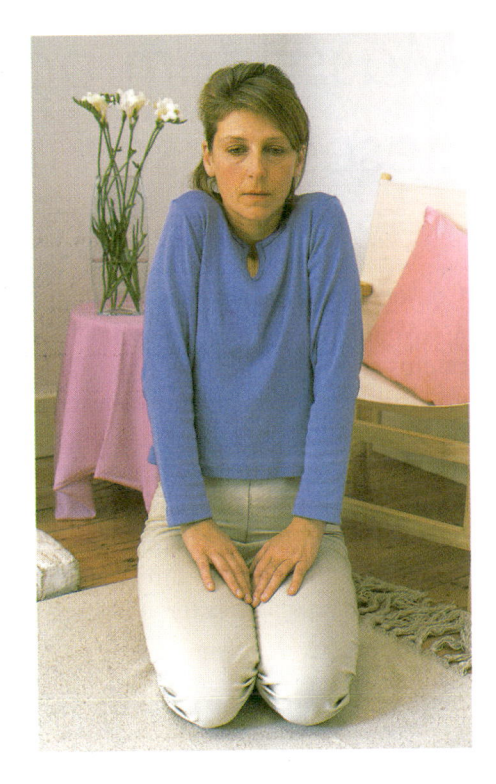

2. Centralize a cabeça e encolha o queixo. Coloque as mãos atrás da cabeça, aperte e segure por 3-5 segundos. Repita 10-20 vezes. Depois, coloque uma mão na lateral da cabeça. Encolha o queixo, empurre a cabeça contra sua mão e segure por 3-5 segundos. Repita 10-20 vezes. Troque as mãos e repita do outro lado. Esses movimentos ajudam a fortalecer os músculos do pescoço.

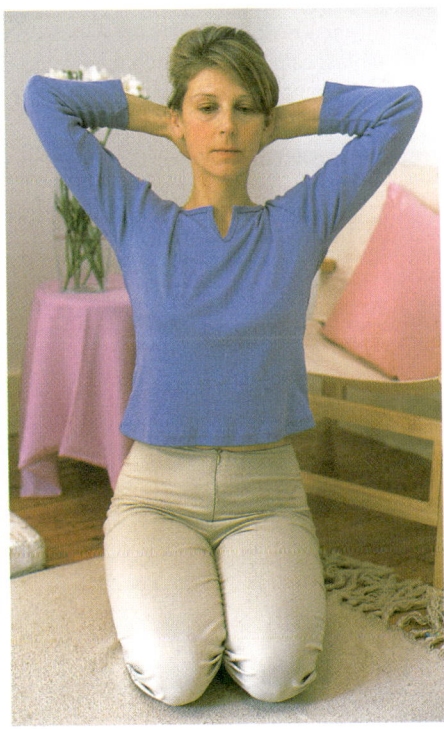

Massagem para desestressar no fim do dia

Conseguir relaxar e deixar o trabalho para trás é essencial se quisermos aproveitar ao máximo nossa folga. Mas, com o fim do dia de trabalho, muitos acham que desligar não é tão simples e têm problemas em se livrar do estresse e da tensão. A massagem cefálica é uma ferramenta fantástica para desestressar depois de um longo dia, seja de trabalho ou cuidando dos filhos em casa. Muitas pessoas acham-na muito mais eficaz do que outras soluções de alívio rápido, como beber álcool, pois seus benefícios duram mais e não têm efeitos colaterais prejudiciais. Essa rotina para desestressar pode ser realizada com um paciente ou sozinho – até se você se sentir cansado demais para fazer, o esforço costuma valer muito a pena.

Massagem no ombro do paciente

A massagem com o paciente dá aos dois a oportunidade de relaxar e se reconectar depois de estarem em mundos diferentes o dia todo. Pode fazer parte do descanso e de um tempo de qualidade juntos e, depois de apenas alguns minutos de massagem nos ombros, as preocupações e tensões do dia começarão a desaparecer quando seus músculos começarem a soltar.

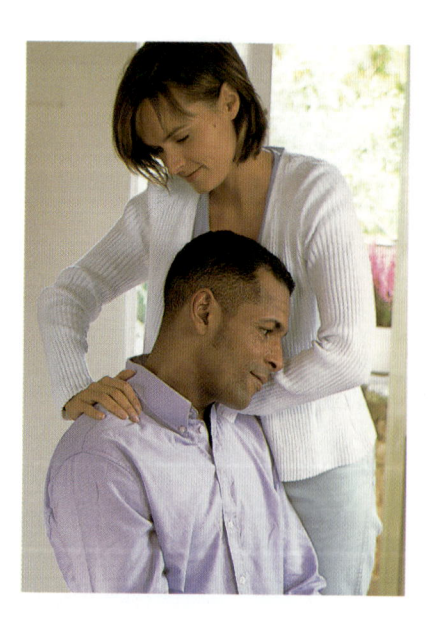

1. Esfregue vigorosamente a palma da mão nos ombros e das costas do paciente e use os dedos e polegares para tirar nós e tensões.

Massagem desestressante após o trabalho

Depois de ficar o dia inteiro sentado no trabalho, a seguinte sequência foi criada especialmente pensando nas áreas de estresse no corpo. Deve ser feita deitado para dar aos músculos e à coluna uma chance de descomprimir. Deite-se em uma superfície firme e confortável, usando almofadas para apoiar a cabeça e uma coberta para manter o calor. Diminua as luzes e tire o telefone do gancho.

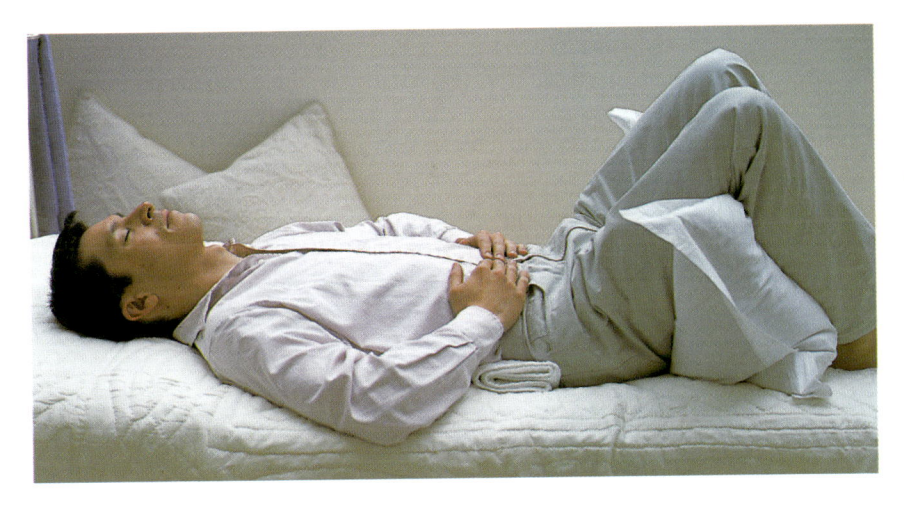

1. Comece deitado com as costas apoiadas no colchão. Dobre os joelhos, se ajudar, para dar apoio extra à lombar e ajudar a coluna a crescer e alongar. Você também pode colocar uma almofada grande embaixo dos joelhos como apoio. Coloque as mãos em cima da barriga, feche os olhos e respire fundo algumas vezes pela barriga. Ao inspirar, você deve sentir as mãos se elevarem um pouco e, ao expirar, sinta a barriga contrair e as mãos voltarem. Faça isso algumas vezes.

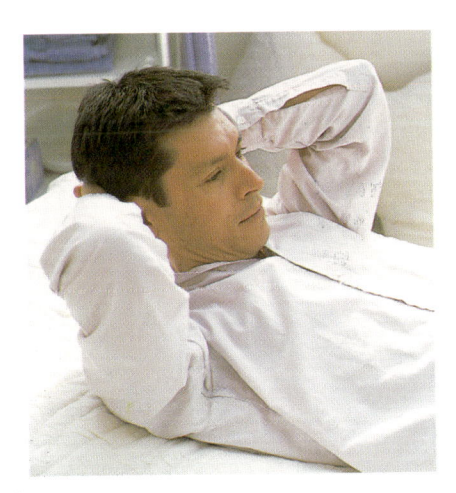

2. Junte as mãos atrás da cabeça. Enquanto expira devagar, levante a cabeça. As mãos devem levar a cabeça. Faça isso devagar, imaginando as vértebras subindo uma a uma. Quando o pescoço estiver confortavelmente alongado, segure por uns segundos e volte devagar e com suavidade, vértebra por vértebra. Repita duas vezes.

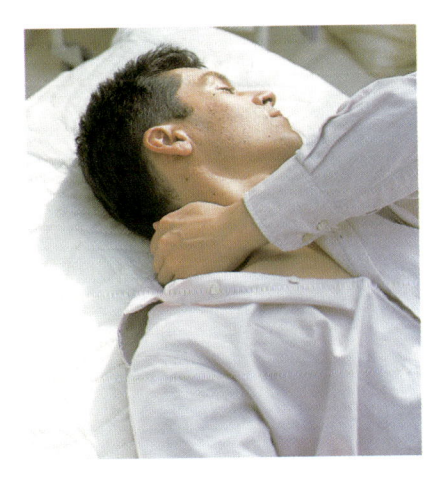

3. Vire a cabeça para a esquerda e coloque a mão esquerda no lado direito do pescoço. Usando a eminência tenar (parte carnuda na base do polegar), faça pequenos círculos, descendo pelo pescoço e continuando na parte superior dos ombros. Aumente gradualmente o tamanho dos círculos. Repita três vezes e faça o mesmo do outro lado.

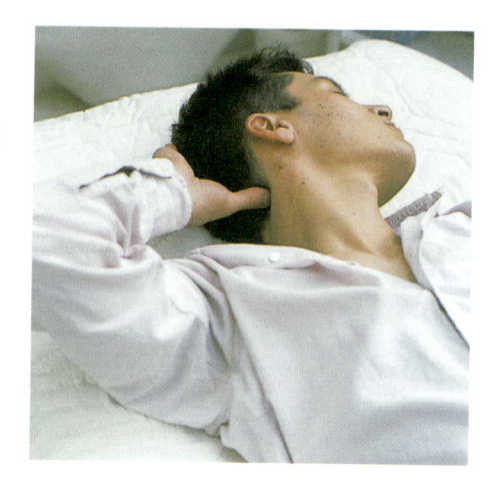

4. Vire a cabeça de volta para a esquerda e aperte seu polegar direito na reentrância óssea atrás da orelha. Aperte, segure e solte. Continue massageando assim em toda a borda do crânio até o meio. Use uma pressão confortável, repita duas vezes e troque de lado.

5. Com a cabeça virada para a esquerda, faça um gancho com a mão esquerda sobre o ombro direito, deixando a palma em cima do ombro com os dedos apontados para as costas. Enfie seus dedos no músculo, pegue um pouco da carne e arraste-a até seus dedos deslizarem sobre o ombro. Continue a procurar pontos de tensão nos dois ombros. Repita três vezes dos dois lados.

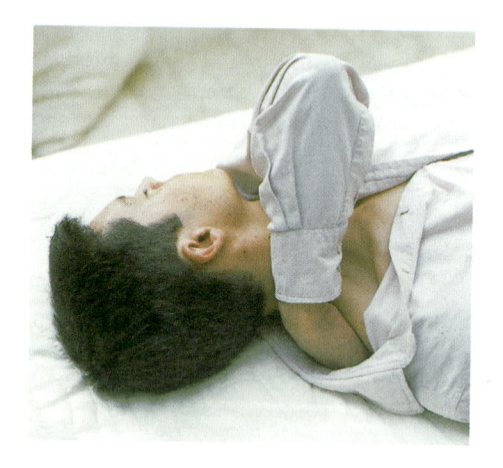

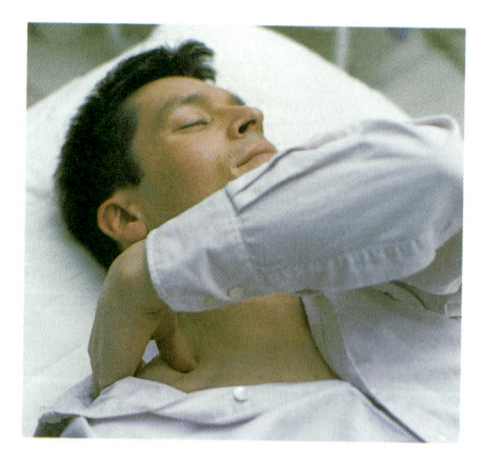

6. Com a mão esquerda no ombro direito, coloque o polegar na concavidade atrás da clavícula e os dedos restantes em cima do ombro. Aperte o polegar e os dedos e, na expiração, pince esse músculo e segure quanto puder. Solte e repita de maneira intercalada nos dois ombros até pinçar os dois ombros três vezes.

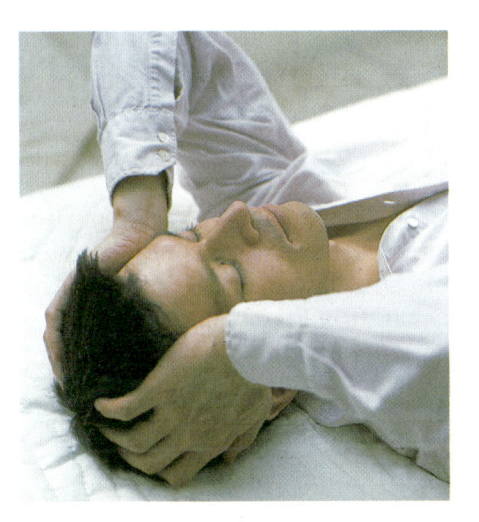

7. Coloque os tenares das mãos nas têmporas e, usando uma pressão de média para firme, aperte ao mesmo tempo em que faz círculos. Faça pelo menos seis grandes círculos lentos em áreas de tensão. Se quiser, você pode ampliar essa ação para toda a cabeça e o couro cabeludo, usando a palma das mãos ou os dedos.

8. Passe os dedos pelo couro cabeludo como se penteasse e soltasse o cabelo da cabeça. Sacuda os dedos depois que eles saírem pela ponta do cabelo. Você pode fazer essa manobra suavemente e devagar para um efeito relaxante, ou com firmeza e rápido para um efeito de limpeza energizante. Faça isso em toda a cabeça três vezes.

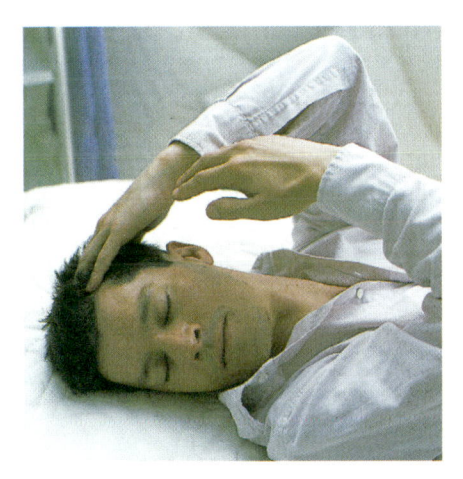

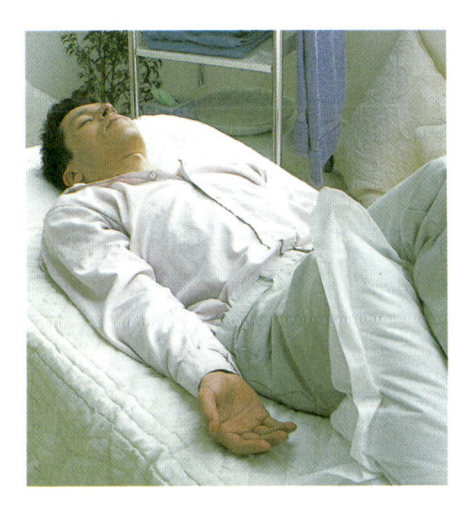

9. Para terminar, respire fundo pela barriga como no início. Descanse por alguns minutos, cobrindo-se com um cobertor, se quiser. Imagine o cansaço e o estresse deixar seu corpo ao expirar, e uma nova energia revitalizando seu corpo e mente ao inspirar. Quando estiver pronto, vire-se de lado e levante-se devagar.

Alívio da tensão de dirigir

Dirigir é parte integrante de um estilo de vida sedentário moderno. Usamos nossos carros tanto para trajetos curtos no bairro como para viagens longas, e passamos muito tempo atrás do volante. Para a maioria de nós, os carros são indispensáveis, mas dirigir também pode provocar estresse e tensão no corpo. Para diminuir isso, podemos cultivar alguns bons hábitos de direção, incluindo melhora e ajuste da postura, fazer paradas durante viagens longas e usar alguns tratamentos de alongamento e automassagem para relaxar músculos tensos.

Melhora da postura

O modo como você se senta ao volante influencia muito na tensão corporal. Dentre os maus hábitos estão esticar o pescoço para olhar por cima do volante ou estender demais suas costas, inclinando-se muito para trás. Os músculos ficam cansados e estressados, levando a desconforto e dor. Se a lombar não estiver apoiada, ela tende a curvar-se e baixar. Isso puxa o músculo e tensiona o restante da coluna.

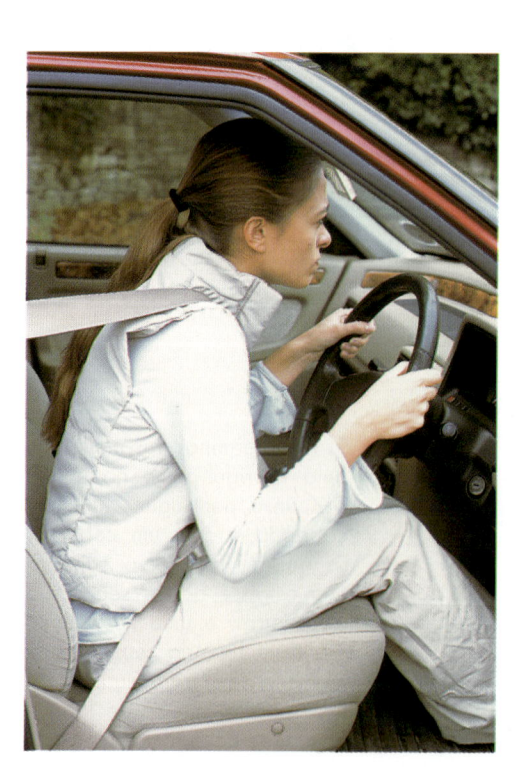

Uma boa postura sustenta a musculatura e ajuda a manter o fluxo de energia. Você deve se sentar reto, apoiando-se no assento, ou pode comprar os apoios especiais para a coluna disponíveis atualmente. Deixe bastante espaço entre sua cabeça e o teto do carro, senão você pode se inclinar para caber no espaço disponível.

Dirigir em más condições, com pressa ou no trânsito pesado, pode provocar e piorar a má postura.

Sentar-se reto com as costas apoiadas pode ajudar a tornar a direção segura e diminui o acúmulo de tensão.

Ajuste todos os espelhos para que possa vê-los sem esforço. Segure o meio do volante, mantendo os braços relaxados. Não torça os pés. Eles devem ficar na direção de suas pernas e virados para a frente.

Ficar sentado na mesma posição por longos períodos prejudica a circulação e faz o corpo se contrair. Isso pode levar a dores e desconforto no pescoço e nas costas, braços e punhos ou pernas e tornozelos. Pode resultar também em fadiga ocular e cefaleias, bem como níveis mais baixos de agilidade mental.

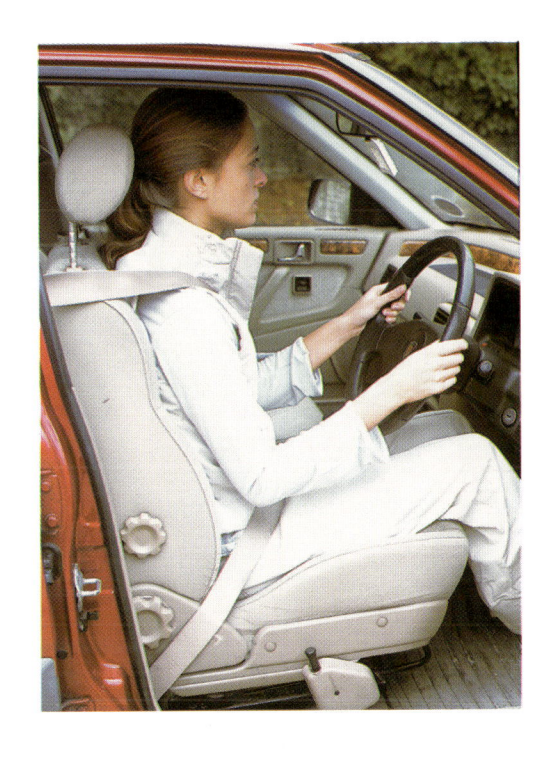

Para não congelar na mesma posição, faça pequenos ajustes posturais enquanto dirige. Por exemplo: você pode se posicionar mais para trás no assento ou, se estiver preso no trânsito, tente relaxar os ombros levantando-os e soltando. Enquanto dirige, verifique periodicamente se sua mandíbula está relaxada, se os ombros estão soltos e se você está respirando pelo abdômen.

Alongamentos

Em longas viagens, é muito importante fazer paradas regulares para tomar ar fresco e aproveitar para se alongar. Isso ajudará a liberar a tensão, melhorar a circulação e recuperar a concentração, fazendo de você um motorista mais relaxado e atento. Pesquisas recentes mostram que pausas regulares para massagens e alongamentos enquanto dirige têm um efeito benéfico na melhora da concentração do motorista e na redução do número de acidentes nas estradas. Mostrou ser muito mais eficaz do que café.

Esses alongamentos e massagens são fáceis de fazer sempre que você fizer uma pausa da direção. Repita cada exercício algumas vezes. Os alongamentos mobilizam a coluna, a lombar, os braços e os ombros.

1. Fique em pé com os pés juntos virados para a frente. Inspire e estique os braços acima da cabeça, crescendo a coluna. Na expiração, dobre os joelhos, encolha o queixo e enrole o corpo para baixo, vértebra por vértebra, dobrando-se na frente até onde for confortável. Relaxe os braços ao fazer esse movimento e deixe-os balançar suavemente para a frente e para trás. Na inspiração, leve os braços à frente e volte para cima.

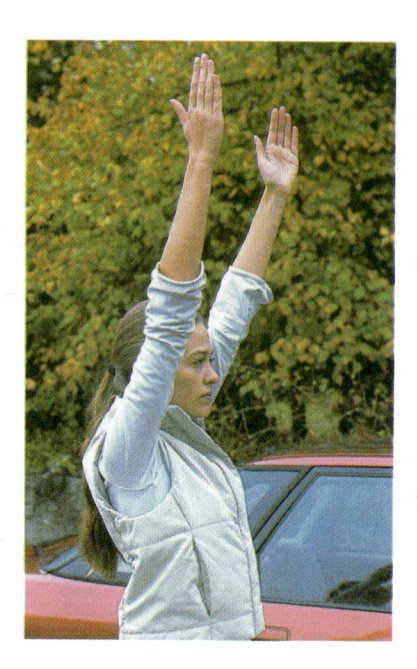

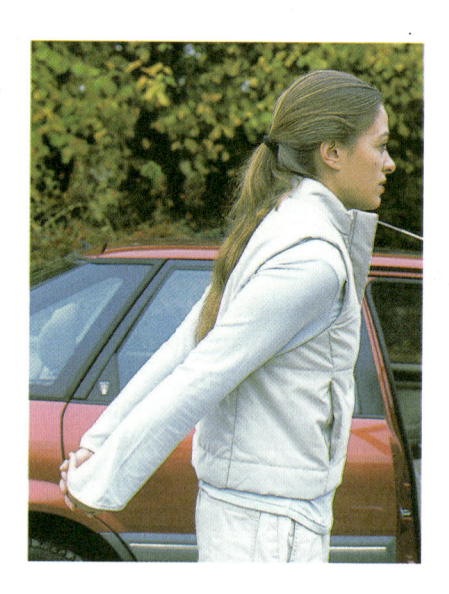

2. Entrelace as mãos atrás das costas. Quando expirar, eleve seus braços devagar o máximo que conseguir. Segure e solte devagar na inspiração. Solte os braços e deixe-os cair. Repita pelo menos mais três vezes. Isso ajuda a aliviar a tensão nos ombros e entre as escápulas.

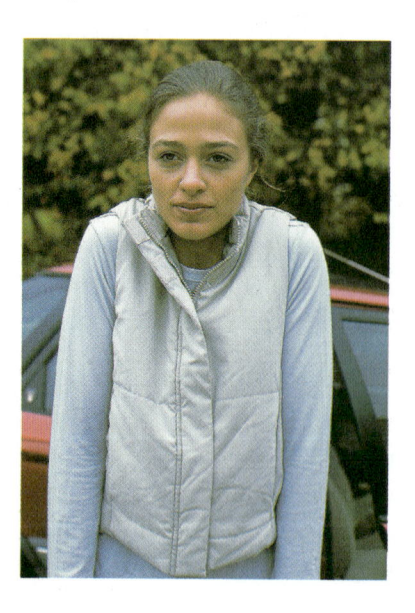

3. Inspire fundo e comece a levantar seus ombros devagar até onde for confortável. Segure-os com firmeza o mais perto das orelhas possível. Na expiração, solte os ombros bruscamente. Você pode prolongar esse alongamento girando os ombros para a frente o mais devagar possível. Então mude de direção girando os ombros para trás. Pode ajudar se você tentar imaginar suas escápulas juntando-se no meio das costas enquanto gira.

Automassagem para aliviar a tensão

Você também pode tentar essa automassagem rápida durante uma pausa no trânsito ou quando chegar em casa. Ela o ajudará a aliviar a tensão nas áreas da cabeça, do pescoço e dos ombros.

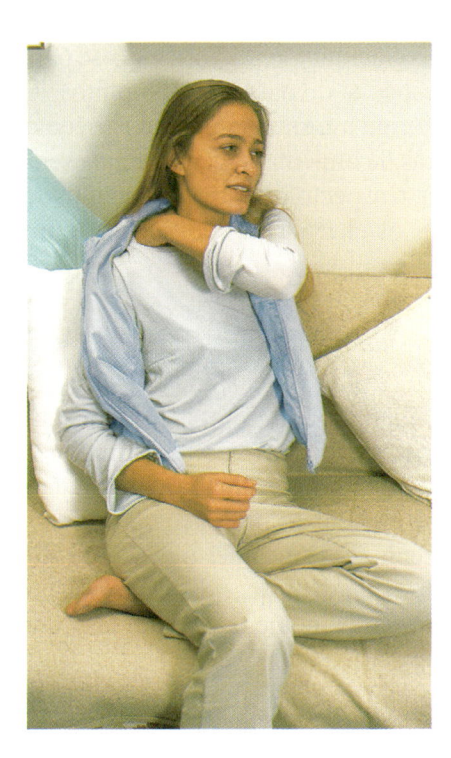

1. Sente-se com as costas bem apoiadas e coloque uma mão no ombro oposto. Faça pequenos círculos em todo o ombro usando as pontas dos dedos. Desça até a parte superior das costas e em toda a borda da escápula, até onde conseguir alcançar. À medida que sua mão sobe por suas costas, massageie os músculos entre as escápulas e a coluna.

2. Usando as pontas dos dedos, esfregue o ombro para a frente e para trás, seguindo os músculos até a lateral de seu pescoço. Continue o movimento para cima e esfregue toda a cabeça.

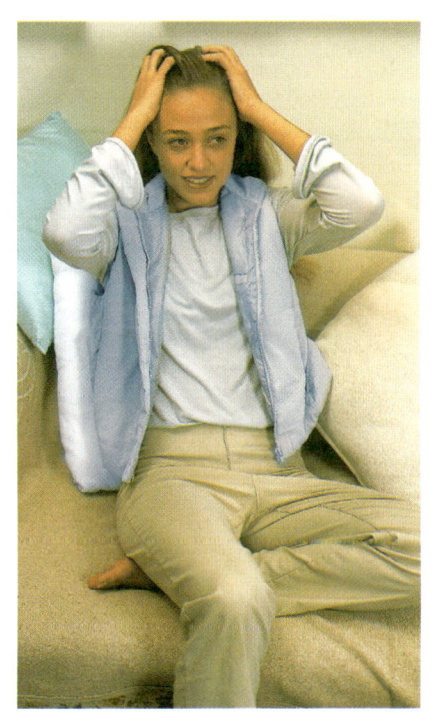

Massagem sensual

O toque é a linguagem dos amantes, e aproveitar uma massagem com seu parceiro dá outra dimensão ao seu relacionamento, tornando-se parte de uma troca íntima e uma forma especial de passar tempo juntos. A massagem cefálica pode ser feita de forma a tornar-se uma experiência sensual. Embora algumas das manobras de uma massagem cefálica sensual sejam diferentes da rotina-padrão, o aspecto principal é a qualidade sensual de seu toque e a mistura de suas energias. Pode ser feita com ou sem óleos.

Criar um clima

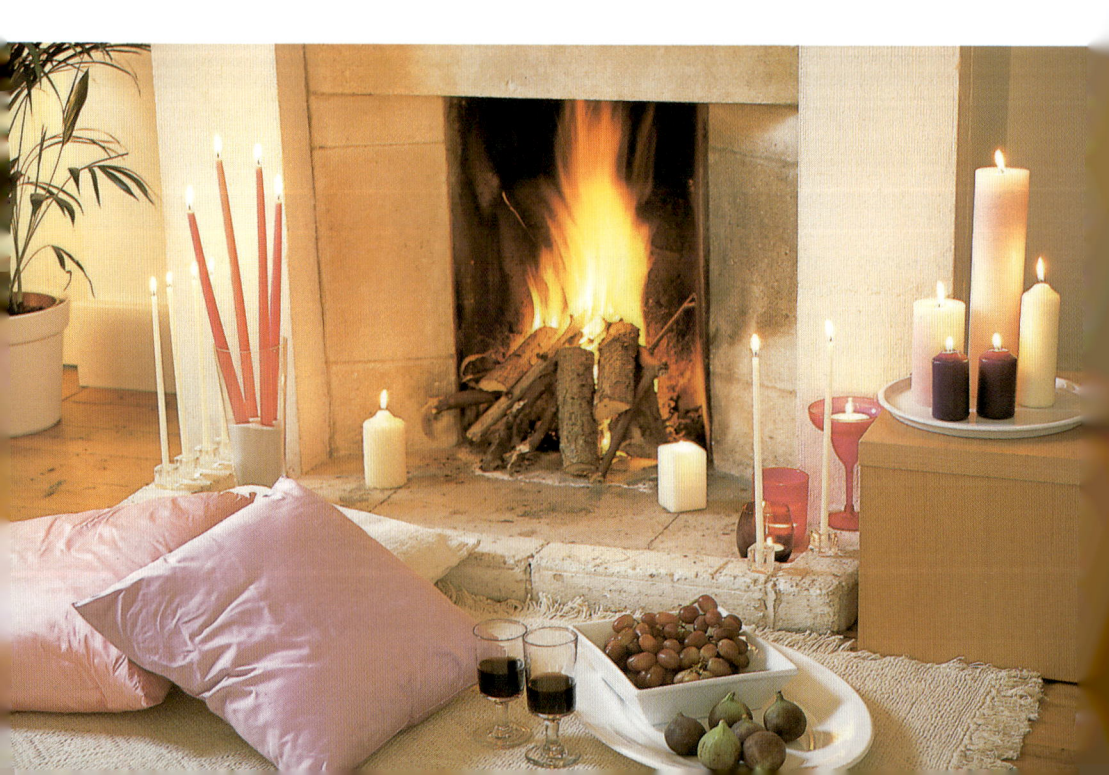

Para criar um clima em um espaço romântico e íntimo, pense em suavidade e calor. Velas, almofadas e lareira são as preferências tradicionais para criar a atmosfera certa; se você não tiver uma lareira, ligue o aquecedor. Dê seu toque criativo para embelezar o espaço com flores, tecidos e música ambiente. Você também pode acender incenso ou vaporizar óleos essenciais. Muitas fragrâncias têm qualidades afrodisíacas e sensuais – algumas das mais populares incluem sândalo, jasmim, ylang ylang, rosa e patchouli. Tenha muitas toalhas e cobertas quentes à mão e uma superfície confortável para trabalhar. Um edredom, futon, cobertores ou uma pele de carneiro podem ser uma superfície bem almofadada. Por fim, use roupas soltas, confortáveis e apropriadas à ocasião romântica.

Fazer massagem sensual

Se você estiver tenso será difícil para seu parceiro relaxar, então mantenha a mandíbula e os ombros soltos e respire pela barriga. Concentre-se em dar prazer para seu parceiro entrando em sintonia com sua respiração e seja sensível às mudanças em suas respostas. Aproveite para fazer manobras longas e demoradas, ou mais firmes e estimulantes, usando o bom senso e a espontaneidade enquanto massageia. Ela pode ser feita sentada ou deitada.

1. Essa manobra estimula a liberação e o fluxo da energia sexual do osso sacro na base da coluna. Coloque uma mão no ombro do parceiro e a outra na base da coluna. Com as pontas dos dedos e uma pressão muito leve, faça movimentos circulares no sentido horário ao redor do sacro. Use um ritmo suave e aumente os círculos até passar por todas as costas, sempre voltando ao sacro. Diminua os círculos aos poucos, terminando no sacro.

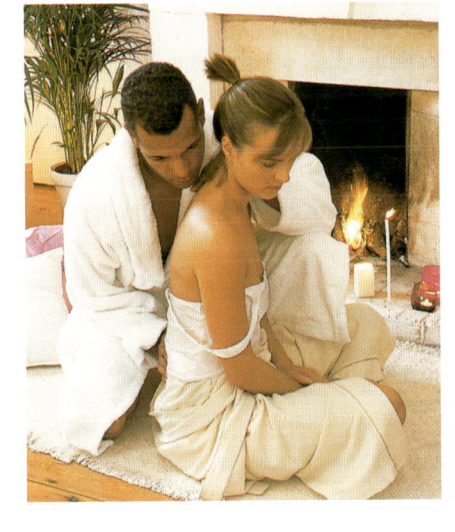

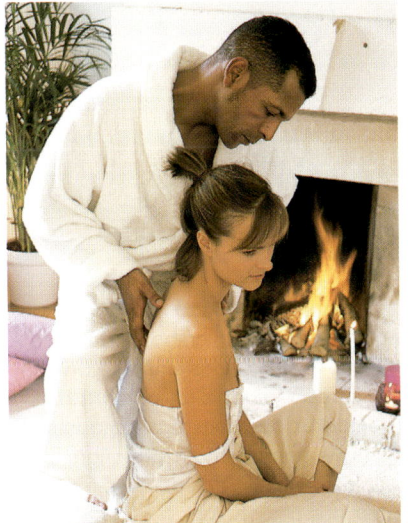

2. Com uma mão na cabeça de sua parceira, deslize os dedos suavemente por suas costas e pela base do pescoço. Daqui, massageie a nuca algumas vezes. Se quiser, você também pode soprar círculos suaves de ar quente. Essas ações estimulam os receptores neurais na pele e enviam ondas de prazer à coluna do parceiro.

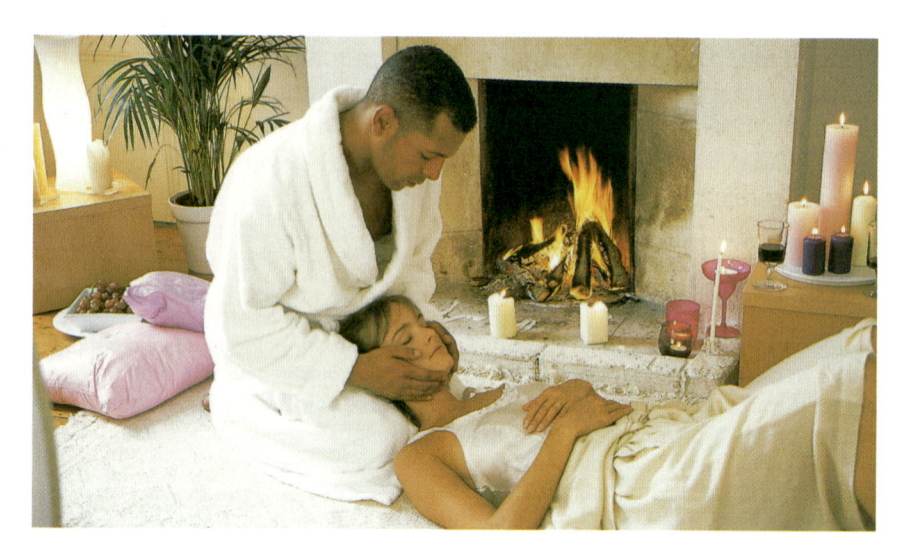

3. Para massagear o rosto, seu parceiro pode preferir se deitar. Encontre uma posição confortável com a cabeça aninhada em seu colo ou em uma almofada. Coloque as mãos na parte inferior do rosto, envolvendo o queixo. Deslize devagar e com suavidade suas mãos pelo rosto, até a testa e depois volte massageando até o queixo. Repita cinco vezes. Para prolongar essa manobra, use um dedo para seguir as feições dela, começando nos lábios e subindo ao redor do nariz, das bochechas, dos globos oculares e das sobrancelhas. Faça isso três vezes.

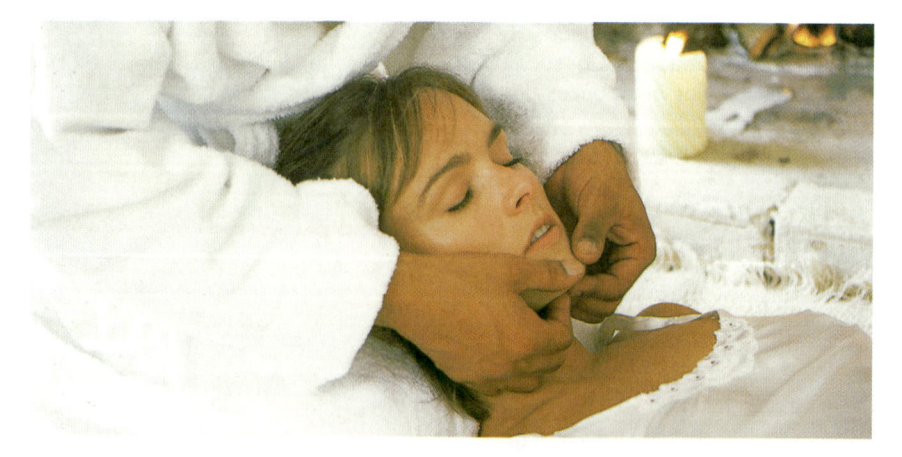

4. Coloque os dois polegares no meio do queixo, com os indicadores flexionados embaixo. Faça pequenos círculos com os polegares no queixo, embaixo da boca e um pouco para fora abaixo das maçãs do rosto, usando os dedos embaixo do queixo como apoio. Enquanto massageia, aumente um pouco os círculos para incluir o lábio inferior. Depois use gentilmente seus polegares para puxar o lábio inferior para baixo para que os lábios fiquem ligeiramente abertos. Para prolongar essa manobra, continue a fazer pequenos círculos com as polpas dos dedos em todo o rosto e na testa. Use um toque leve e evite a área dos olhos.

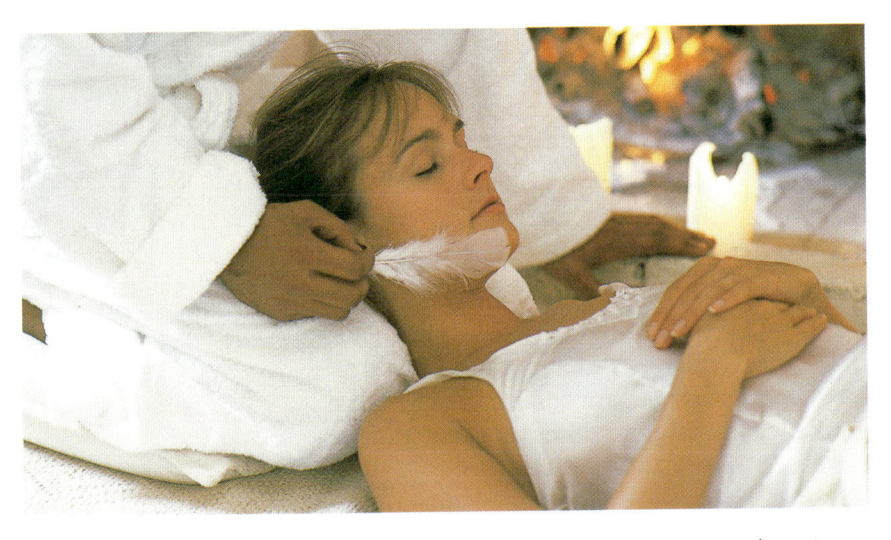

5. Use uma pluma (ou seu cabelo, se for bem comprido) para essa manobra. Começando no queixo, deslize a pena devagar para cima na lateral do rosto com lentos movimentos voluptuosos. Volte ao queixo, repita várias vezes e troque de lado. Você também pode massagear as bochechas e a sobrancelha, do meio para fora na direção dos cabelos. Imagine que está tirando todas as preocupações e tensões enquanto massageia com carinho. Repita várias vezes. Se seu parceiro sentir cócegas, substitua a pena por algum deslizamento superficial com os dedos pelo rosto.

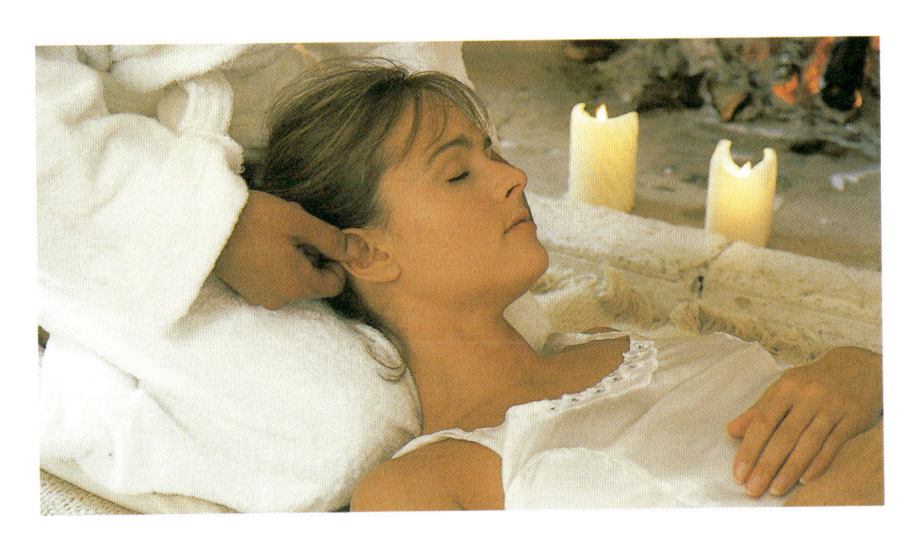

6. Segurando os lóbulos das orelhas entre o polegar e os dedos, pressione e passe os dedos pela borda externa da orelha e depois para baixo na borda interna. Continue ao redor das orelhas até completar três voltas. Depois, usando o dedo anelar, trace as bordas externa e superior das orelhas, além da superfície interna. Essa é uma área muito delicada, mas, se for feito com delicadeza, pode dar uma sensação muito íntima e sensual. Termine puxando suavemente os lóbulos para baixo algumas vezes.

Tratamentos Cefálicos Terapêuticos

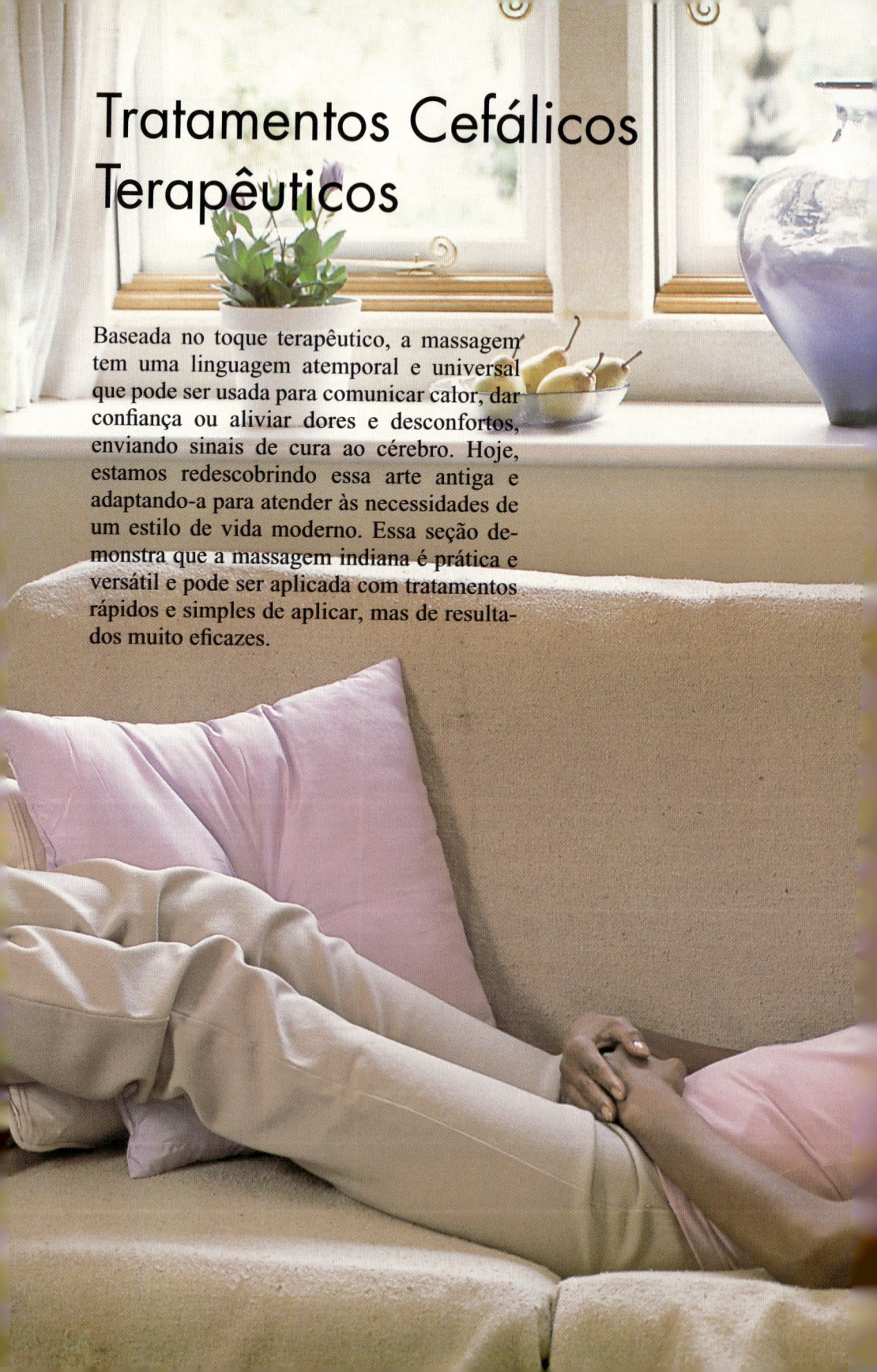

Baseada no toque terapêutico, a massagem tem uma linguagem atemporal e universal que pode ser usada para comunicar calor, dar confiança ou aliviar dores e desconfortos, enviando sinais de cura ao cérebro. Hoje, estamos redescobrindo essa arte antiga e adaptando-a para atender às necessidades de um estilo de vida moderno. Essa seção demonstra que a massagem indiana é prática e versátil e pode ser aplicada com tratamentos rápidos e simples de aplicar, mas de resultados muito eficazes.

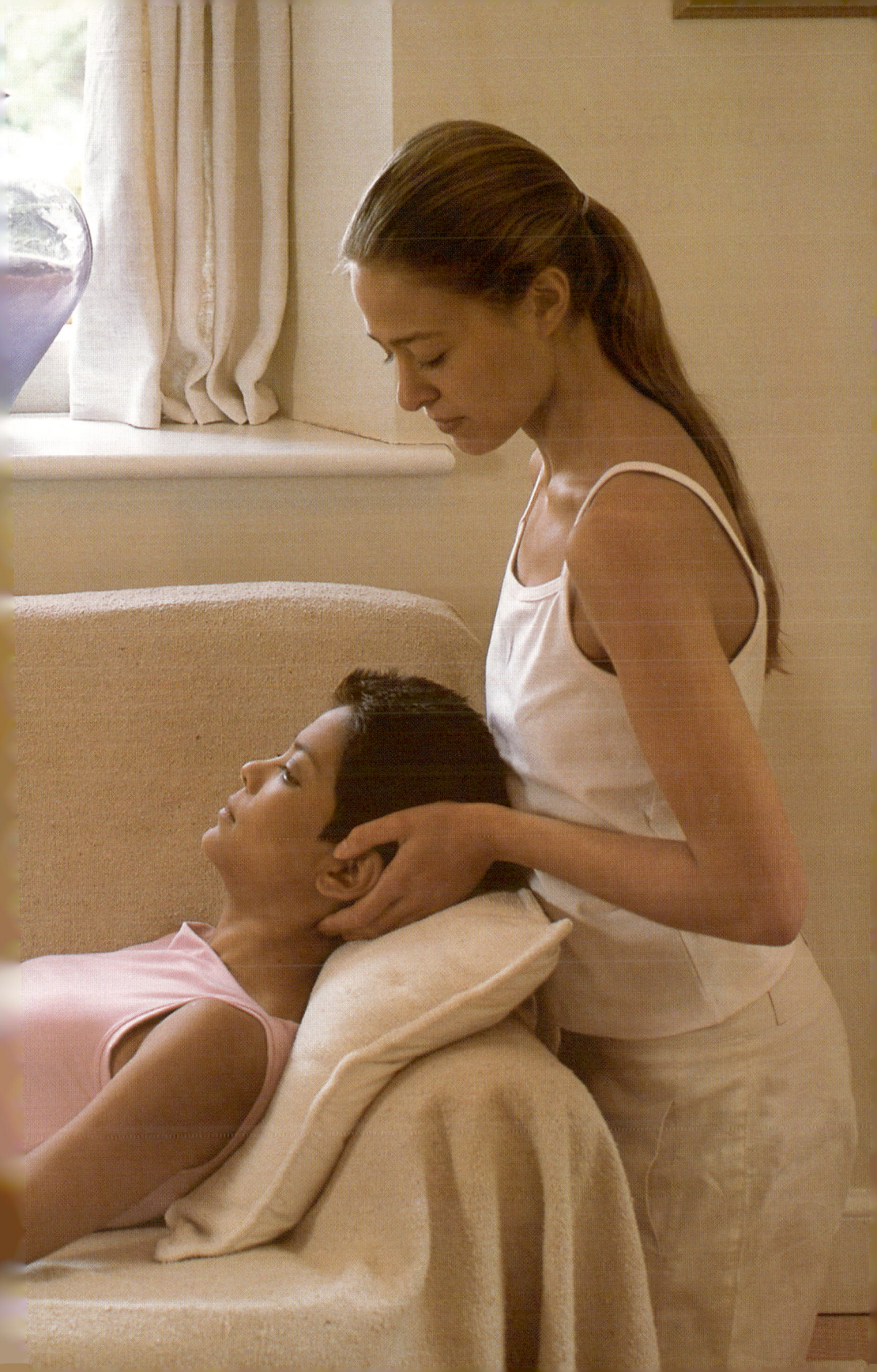

Alívio do estresse no trabalho

Os avanços tecnológicos revolucionaram nossos padrões de trabalho. Muitas dessas mudanças estão associadas a computadores e a um aumento nos trabalhos sedentários que, por sua vez, levam a um acúmulo de tensão no corpo e um aumento no estresse emocional. Isso porque nossos corpos foram feitos para o movimento e nossa estrutura muscular funciona melhor quando é usada como um todo, de forma ativa e dinâmica. Cada vez mais esse não é o caso. Nós nos movimentamos de forma limitada e mantemos nossos corpos em posições relativamente estáticas por períodos longos de tempo. Isso cria uma variedade de problemas comuns. É nesse contexto que a massagem se torna uma ferramenta tão valiosa para aliviar o estresse no local de trabalho.

Estresse no trabalho

Um funcionário de escritório típico provavelmente mantém as costas, o pescoço, os ombros, os braços e os olhos em posições estáticas por longos períodos de tempo. Isso faz os músculos "congelarem" em um estado de tensão quase permanente, no qual eles não mais trabalham bem. O fluxo de nutrientes, oxigênio e suprimento de sangue fica restrito, reduzindo uma circulação eficiente de sangue para o cérebro e para o corpo. Isso leva ao cansaço e à irritabilidade, bem como à má

Trabalhar sentado em uma escrivaninha ou computador por longos períodos costuma causar tensão e dor no pescoço e nos ombros.

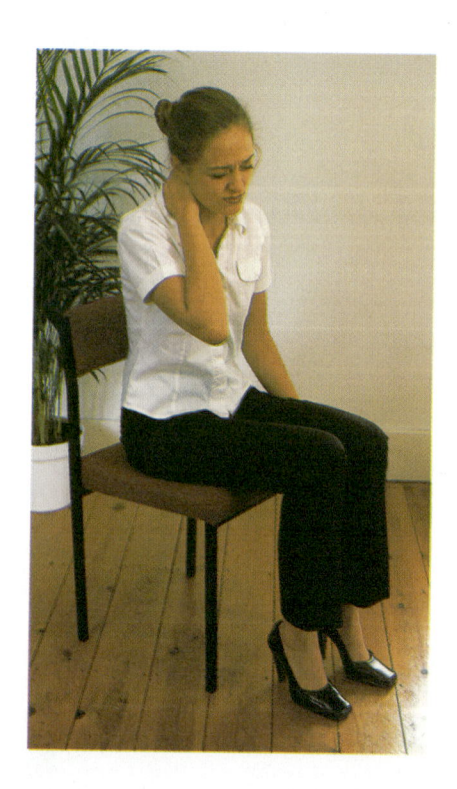

concentração e dificuldades em tomar decisões. Se os músculos não são soltos com movimento ou manipulação, eles se contraem e as toxinas se acumulam no tecido muscular. Isso reduz a mobilidade e provoca todos os tipos de dores e desconfortos, enquanto condições específicas relacionadas ao trabalho, como a lesão por esforço repetitivo (LER) e a síndrome do túnel do carpo, são cada vez mais comuns.

Além do estresse físico, muitos sofrem de estresse psicológico no trabalho, o que costuma piorar o desconforto físico. Lidar com prazos, frustração ou sentir-se pressionado a ter um bom desempenho pode ser, literalmente, "tenso" se as pressões emocionais não forem descarregadas em algum ponto.

Medidas de autoajuda

Segundo a opinião atual, a cada hora passada trabalhando em frente a uma tela de computador, você deve tirar uma pausa de dez minutos. Durante esse intervalo, você deve fazer algo ativo para ajudar a descarregar a tensão física. Pode ser automassagem, alongamento e exercícios de relaxamento ou massagem com um colega de trabalho. Feitas com regularidade, tais medidas ajudarão a descarregar a tensão, principalmente dos membros superiores. Elas também ajudarão a manter corpo e mente relaxados e alertas durante todo o dia de trabalho.

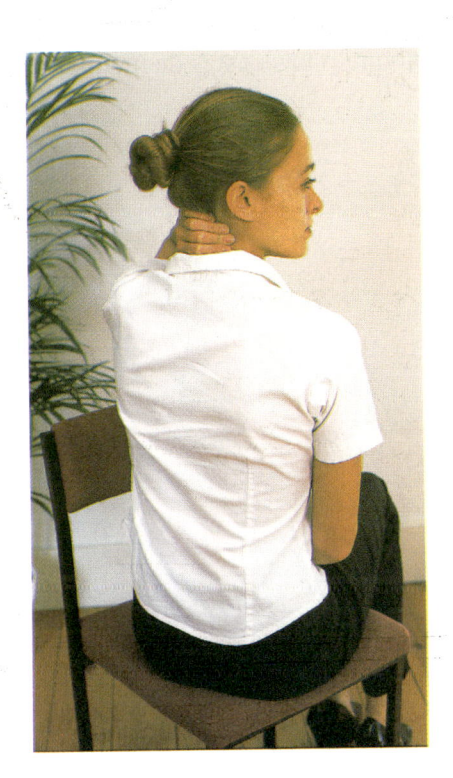

Soltando a tensão no pescoço

Com uma mão, pegue um punhado da carne de trás de seu pescoço. Aperte-a com tanta força quanto for confortável e segure a pressão, balançando devagar sua cabeça para cima e para baixo ao mesmo tempo. Diga mentalmente a palavra "sim" para si enquanto

Tirar intervalos regulares para soltar os músculos tensos do pescoço com a automassagem contribui muito para prevenir o acúmulo de tensão crônico.

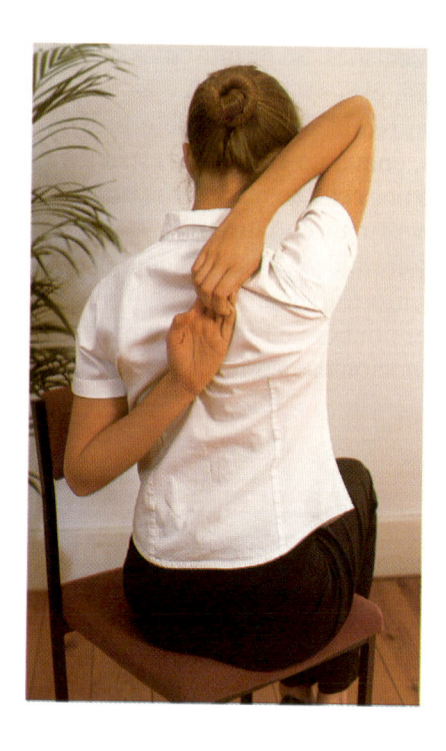

Os intervalos para alongamento ajudam a soltar e promovem uma respiração profunda, que oxigena corpo e cérebro, aumentando o funcionamento cerebral.

faz isso. Mantenha a respiração enquanto repete esse movimento algumas vezes. Troque de mão e dessa vez mexa a cabeça de um lado para outro, dizendo "não" mentalmente.

Alongamento no pescoço e no ombro

Esse alongamento ajuda a soltar os músculos contraídos do pescoço e dos ombros e pode ser feito em pé ou sentado. Levante um braço e dobre-se até sua mão ficar com a palma para baixo nas suas costas. Dobre o outro braço e coloque-o nas costas de modo que sua mão alcance suas costas com a palma para cima. Aproxime as duas mãos até os dedos se encontrarem e se apertarem. Se elas não se encontram, deixe-as o mais perto possível. Segure por 15 segundos, mantendo um ritmo de respiração calmo. Troque a mão e repita o alongamento no outro lado, segurando de novo por 15 segundos enquanto respira com calma.

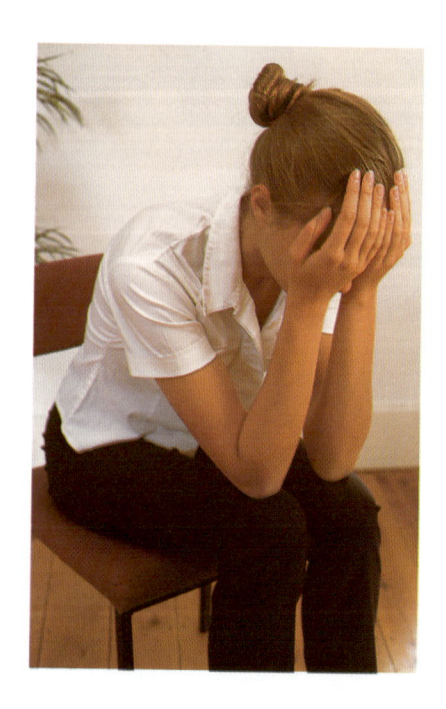

É importante descansar os olhos após longos períodos de trabalho constante, isso ajuda a prevenir tensão e estresse que contribuem para dor de cabeça e problemas de visão.

Descanso dos olhos

Nossos músculos oculares ficam inesperadamente cansados depois de focar por longos períodos em um plano de visão fixo, como uma tela de computador. Esse simples exercício com as palmas das mãos dará um descanso aos olhos e ajudará a soltar os músculos tensos. Esfregue com força suas mãos até elas ficarem quentes e energizadas e coloque-as sobre os olhos, com os dedos na testa. Feche os olhos. Segure por alguns minutos enquanto seus olhos descansam na escuridão de suas mãos. Use o tempo para sintonizar com sua respiração e se concentrar em soltar a tensão ao expirar.

Soltura das costas, do pescoço e dos ombros

O seguinte exercício deve ajudar a soltar a tensão na parte superior das costas, no pescoço e nos ombros. Estimula a circulação eficaz de sangue de volta à cabeça e ao cérebro, e é ideal depois de um período longo de trabalho em uma escrivaninha, como na hora do almoço. Se não puder fazê-lo em sua escrivaninha, você pode achar outro lugar adequado, como uma sala de reuniões vazia.

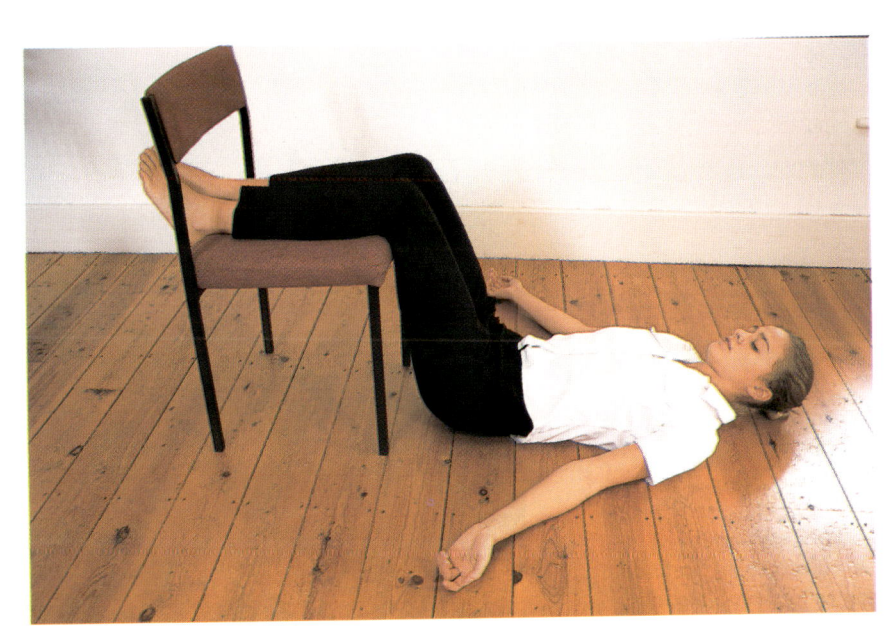

Deitar apoiando a coluna no chão dá a ela uma chance de descomprimir e reidratar, deixando-o revigorado e alerta.

Sente-se ao chão encostado em uma cadeira. Depois vire de frente para a cadeira e coloque a parte inferior das pernas em cima dela. Seus pés e panturrilhas devem ficar esticados na cadeira e os joelhos ficam dobrados paralelos ao chão. Deixe os braços relaxados na lateral do corpo com as palmas das mãos viradas para cima. Movimente suas costas e ajuste sua postura até que sua coluna esteja o mais encostada no chão possível. É melhor, se puder, fechar os olhos e descansar nessa posição por pelo menos cinco minutos.

Inspire e expire devagar e use sua imaginação para visualizar a circulação de oxigênio, sangue e nutrientes percorrendo suas costas, ombros, pescoço, cabeça e seu cérebro e descendo novamente. Isso ajudará a recarregar membros superiores e cabeça.

Massagem com um colega de trabalho

A massagem entre colegas de trabalho pode criar uma atmosfera muito mais feliz. Essa é uma rotina muito rápida e fácil. Coloque o paciente sentado na sua frente e, suavemente, coloque seus antebraços em cima dos ombros dele. Peça para ele inspirar e, na expiração, empurre seus ombros. Então use toda a sua mão para esfregar firme seus ombros e a parte superior das costas.

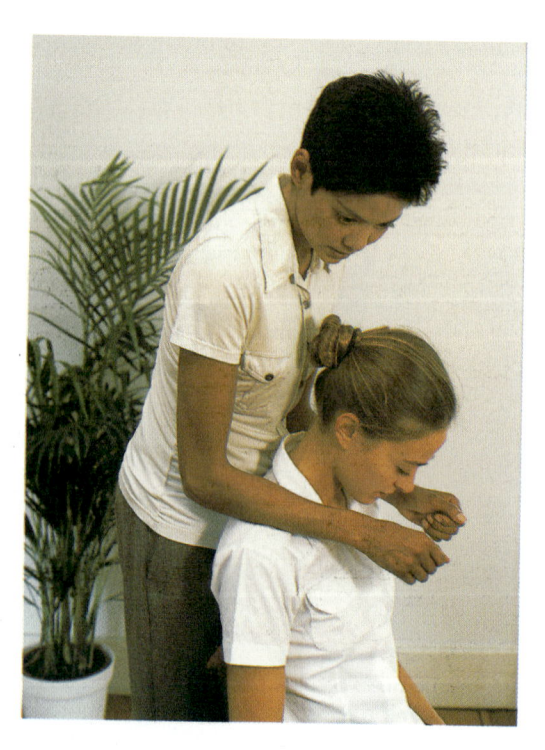

Incluir a massagem em um colega como parte de sua cultura profissional faz uma diferença notável em termos de aumento na criatividade e na eficiência.

Controle de asma

A asma é uma doença respiratória que afeta uma dentre sete pessoas na população. Pode ocorrer em qualquer idade e envolve inflamação dos brônquios, excesso na produção de muco e contração dos músculos no peito. Esse estreitamento das passagens de ar restringe o fluxo de oxigênio e leva à dificuldade de respiração, que varia de um leve aperto no peito a restrições tão graves que requerem tratamento hospitalar urgente. A massagem regular nas áreas do pescoço e dos ombros pode ajudar a reduzir o número e a gravidade das crises de asma. Ela também pode ser usada para aliviar os sintomas de um ataque leve.

Pontos de pressão nas costas

O ponto de acupressão associado ao pulmão, situado dos dois lados da coluna, entre as escápulas, está associado ao alívio dos sintomas de asma e à redução dos espasmos musculares nos ombros e pescoço. A massagem entre as escápulas e ao redor delas pode, portanto, ajudar a relaxar os músculos e dar algum alívio durante um ataque de asma.

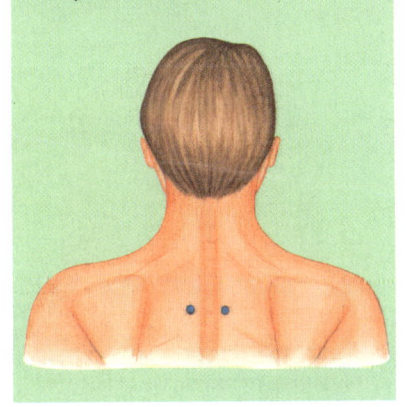

Óleos essenciais úteis

Estes são alguns dos óleos essenciais que ajudam a abrir a respiração, relaxar os broncoespasmos e controlar a ansiedade durante um ataque leve de asma. Use de três a cinco gotas de óleo essencial adicionadas a 10 ml (duas colheres de chá) de óleo ou loção de massagem e use para passar no peito. Você também pode optar por usar os óleos em um difusor.

- Eucalipto ou zimbro: abre as vias aéreas, favorece a expulsão de muco
- Olíbano ou manjerona: ajuda a acalmar e relaxar
- Alecrim ou hortelã: reduz dificuldades gerais de respiração

Perfil asmático típico

Portadores de asma costumam ser muito sensíveis e especialmente propensos a estresse e ansiedade. Sua respiração é rápida, superficial e restrita, com uma tendência a respirar pela boca em vez de pelo nariz. Eles tendem a acumular tensão no pescoço, ombros e costas. A constrição nessas áreas inibe a expansão completa do diafragma, o que por sua vez restringe a capacidade pulmonar. Soltar a tensão no pescoço e na parte superior das costas com a massagem pode ajudar a abrir a respiração. Pode também controlar a ansiedade e ajudar a pessoa a relaxar.

Respiração saudável

Pesquisas mostraram que existem alguns princípios respiratórios básicos especialmente úteis aos asmáticos. O primeiro é desenvolver o hábito de respirar pelo nariz e não pela boca. Respirar pelo nariz ajuda a corrigir e a desacelerar a respiração. Significa também que o ar é aquecido nas passagens nasais antes de entrar nos pulmões. O ar frio entrando nos pulmões altera o equilíbrio químico e pode deixar o ambiente interno mais suscetível a um ataque de asma. Segundo, recomenda-se tentar respirar pelo abdômen em vez de pelo peito. Isso ajudará a desacelerar e aprofundar a respiração, ajudando a prevenir um ataque próximo.

Causas e efeitos da asma

Alguns tipos de asma são provocados por uma resposta alérgica à poeira, pólen e pelos de animais, bem como certos produtos alimentícios, como laticínios. Outros fatores causadores incluem estresse e exposição à fumaça de cigarro e níveis elevados de poluição ambiental. Também pode haver casos do envolvimento de um fator genético.

Durante um ataque de asma, os brônquios comprimidos provocam chiado, tosse e sensações de pânico, que servem para exacerbar os sintomas.

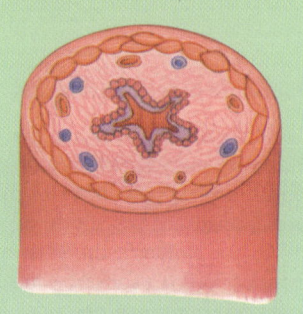

Os brônquios contraem-se durante um ataque de asma quando os músculos vizinhos exercem pressão sobre eles, restringindo a capacidade respiratória.

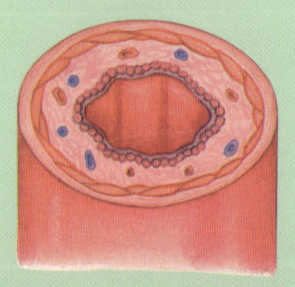

Quando o ataque cessa e os músculos relaxam, as vias aéreas expandem-se novamente, deixando o ar passar irrestrito.

Massagem para asma

Peça para o paciente sentar-se junto a uma mesa para que possa se inclinar, se quiser ou precisar.

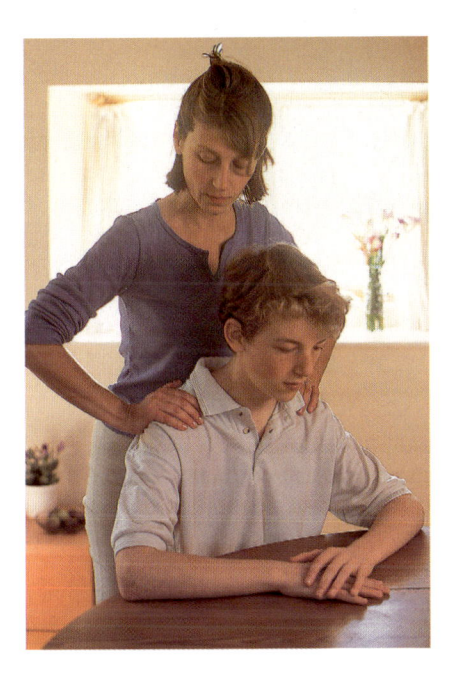

1. Coloque as mãos suavemente nos ombros do paciente. Peça para ele inspirar pelo nariz e depois expirar o mais devagar possível. Faça isso junto com ele. Peça para ele respirar fundo de novo. Na expiração, empurre suavemente seus ombros, favorecendo a soltura.

2. Vá um pouco para a esquerda do paciente e segure o ombro esquerdo com a mão esquerda. Mantendo sua mão direita solta e aberta, use um movimento de fricção com a lateral da mão, percorrendo a parte de cima do ombro direito do paciente e depois descendo ao redor da escápula nas costas. Massageie os músculos que ficam entre a escápula e a coluna. Mude de lado e repita.

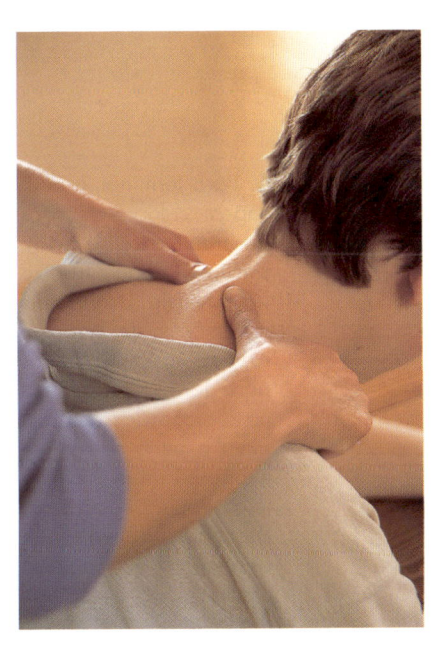

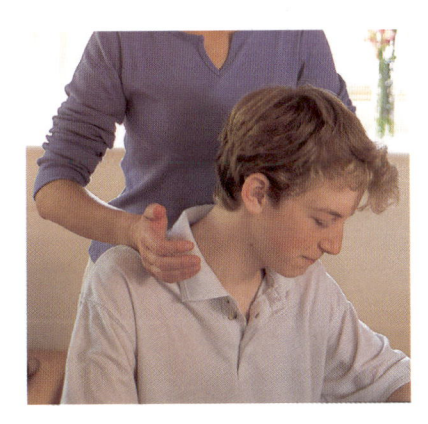

3. Fique atrás do paciente e segure seus ombros, posicionando os polegares na base do pescoço. Com os dois polegares trabalhando juntos, faça pequenos círculos firmes em toda a base do pescoço (evitando a coluna), descendo um pouco para a parte superior das costas e um pouco para cima nos ombros.

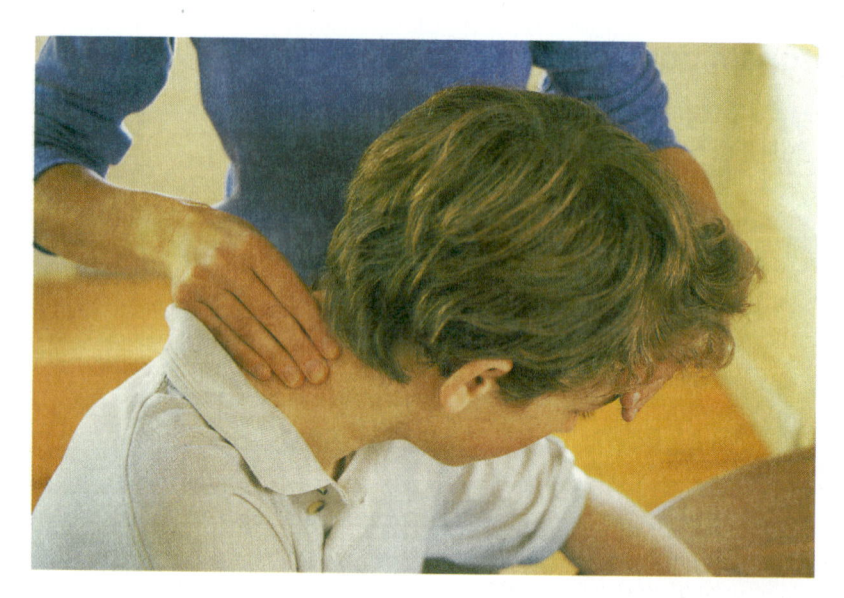

4. Passe para a esquerda do paciente. Apoie a testa com a mão esquerda. Coloque a mão direita na base do pescoço e, com um movimento amplo, agarre e puxe os músculos do pescoço. Varra para o meio e depois para cima do pescoço, usando o mesmo movimento. Repita três vezes.

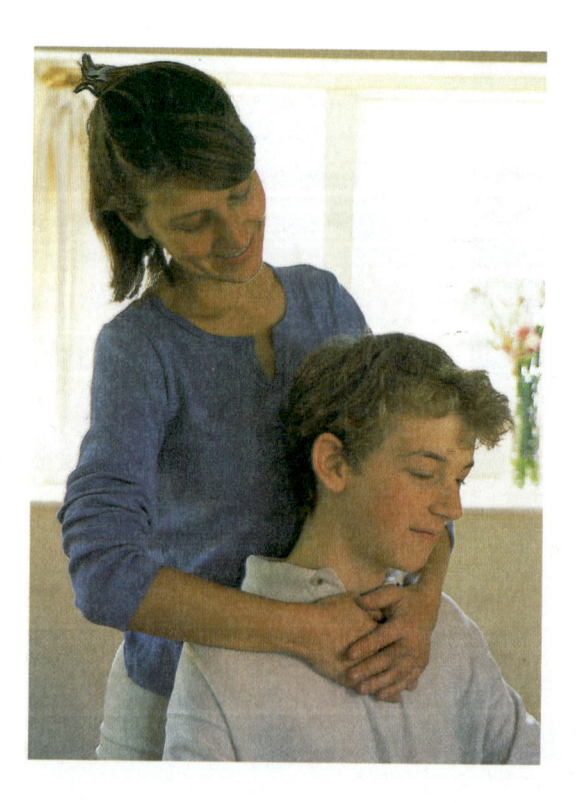

5. Para terminar a massagem, coloque as mãos na frente do peito do paciente logo abaixo da clavícula. Usando um movimento de varredura, movimente as mãos para fora e para cima na direção dos ombros. Sinta o peito se abrir e expandir enquanto faz isso. Repita três vezes. Descanse, envolvendo os ombros do paciente com as mãos, e respirem fundo juntos.

Massagem para ansiedade

É praticamente impossível passar pela vida sem sentir ansiedade. Qualquer mudança envolve algum nível de estresse. Tanto os acontecimentos positivos da vida, como o casamento, o nascimento de um filho ou um novo trabalho, quanto os negativos mais óbvios, como divórcio, perda de um ente querido ou demissão, são situações bem comuns, que nos testam. Entretanto, às vezes, a ansiedade pode se tornar uma condição mais crônica. Isso acontece quando temos mais estresse em nossas vidas do que achamos que podemos suportar e vivemos em um estado contínuo de medo e preocupação. A massagem é um tratamento excelente para a ansiedade. Pode tranquilizar e ajudar a descarregar muitos sintomas desagradáveis.

Tome seu tempo no começo da sessão para conversar com seu paciente para ter certeza de que você tem noção do que ele está sentindo.

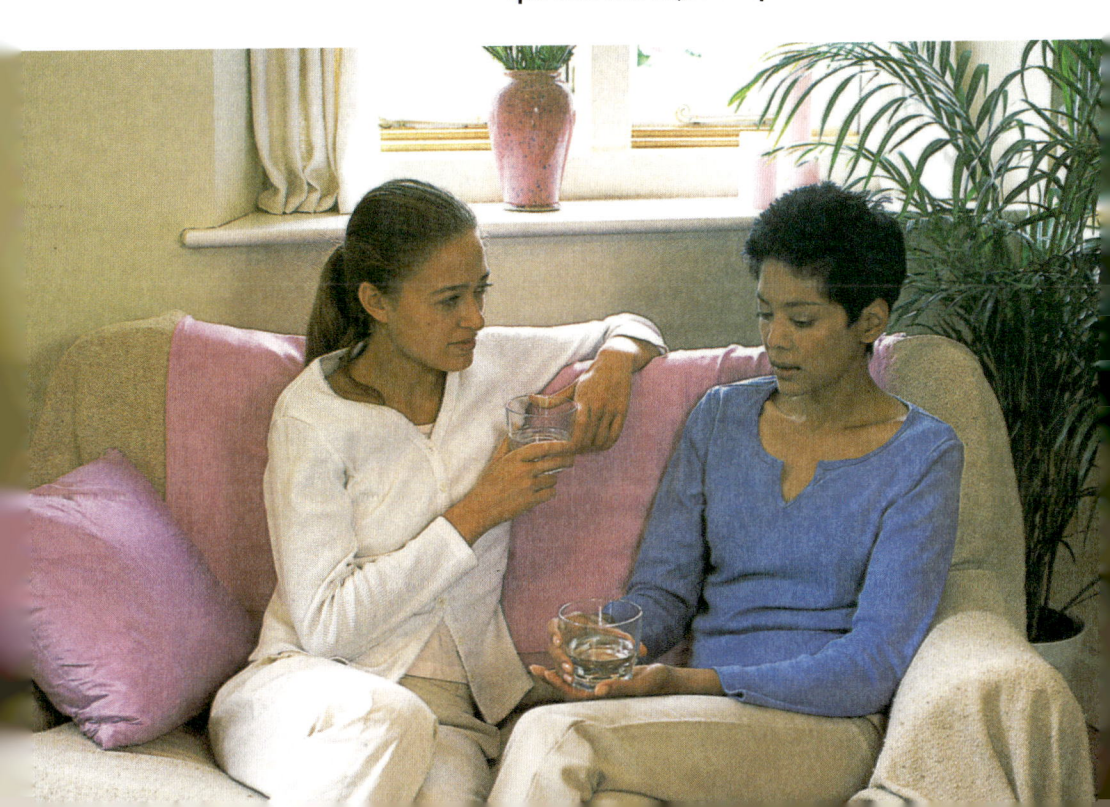

Sintomas de ansiedade

A ansiedade consegue invadir a personalidade de um modo que os sintomas parecem tomar conta. Isso pode se manifestar em uma pessoa irascível, estressada, preocupada e impaciente, ou em alguém que se sente angustiado, choroso e apático. A ansiedade também afeta o corpo. A tensão muscular, a respiração rápida e curta, palpitações e músculos doloridos podem ser sintomas de ansiedade. Da mesma forma, sinais de inquietação geral, como borboletas no estômago, tontura ou ainda exaustão constante são sinais de que o corpo está sob muito estresse.

Os benefícios da massagem

Como a ansiedade está ligada ao medo e à insegurança, um toque suave de outra pessoa pode ser especialmente tranquilizador, ajudando a aliviar sintomas negativos em um ambiente seguro e incentivador. Um tratamento pode ajudar a pessoa ansiosa a relaxar, fazendo-a se sentir mais forte e capaz de lidar com situações estressantes. Para ajudar no processo de relaxamento, pode ser útil se você incentivar o paciente a suspirar enquanto você trabalha, mas só faça isso se os dois se sentirem confortáveis. Outros sinais de que seu paciente está liberando a tensão e a ansiedade durante um tratamento incluem reações como bocejos, risos, arrepios ou até tremores. Às vezes, os pacientes podem se sentir aflitos e começar a chorar.

Manobras de fricção

Manobras de fricção firmes e rápidas são muito eficazes para aliviar a tensão. Quando as fibras musculares vibram, elas acessam as camadas musculares profundas e os feixes nervosos e os ajudam a relaxar. É meio como chacoalhar um vaso de areia, em que todos os grãos maiores e pedras vão para a superfície enquanto você mexe.

Tratamento para a ansiedade com a massagem

Para criar confiança no paciente, seu toque terá de ser firme e seguro. Isso ajudará o paciente a sentir que pode relaxar e se soltar. Você deve ser capaz de ampliar a confiança estabelecida durante o bate-papo no início da sessão. Para essa massagem, como para muitas outras, sua franqueza e empatia são tão importantes quanto sua habilidade física.

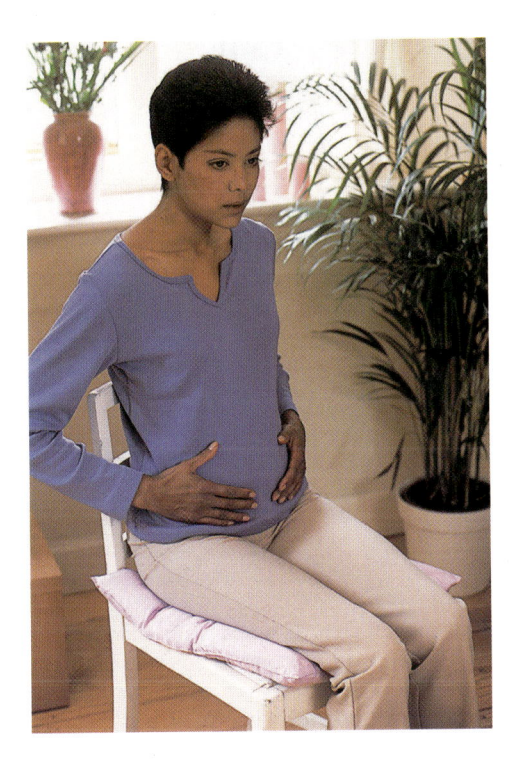

1. Peça para o paciente colocar as mãos na barriga e inspirar fundo nessa área, sentindo-a inflar. Na expiração, a barriga deve se contrair e as mãos se mexerem para dentro. Repita essa sequência várias vezes. Você pode fazer junto com ele como forma de demonstração e apoio. A respiração abdominal o ajudará a relaxar e desacelerar. Ajudará também a tirar a atenção da ansiedade. Depois de fazer isso algumas vezes, você deve conseguir sentir o momento certo de começar a trabalhar na sequência da massagem.

2. Fique de pé à esquerda do paciente e apoie suavemente, mas com firmeza, o ombro esquerdo dele em sua mão esquerda. Com os dedos da mão direita bem unidos, esfregue o ombro direito em zigue-zague. Trabalhe de forma cadenciada e com firmeza no ombro, ao redor da escápula e na parte superior das costas. Faça isso três vezes. Repita do outro lado. Massageie com firmeza, subindo pela borda da escápula três vezes, e fazendo movimentos circulares com os polegares.

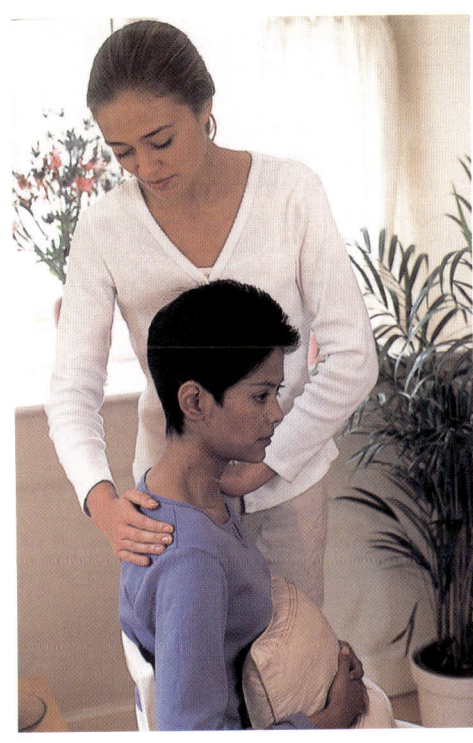

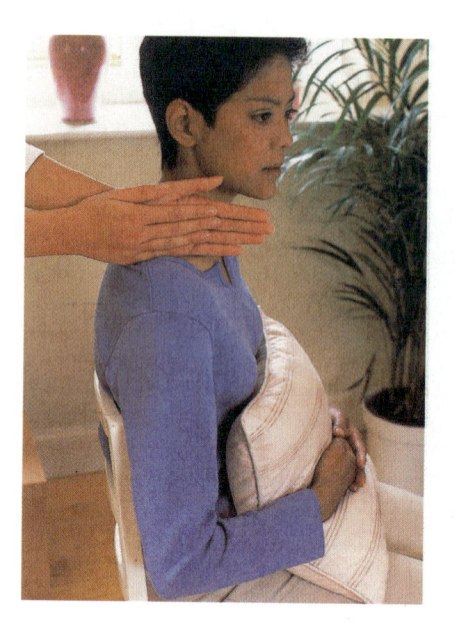

3. Fique atrás do paciente. Com as mãos unidas como em oração, coloque-as de lado na base do pescoço. Aplicando pressão, esfregue as duas mãos juntas como um serrote e massageie com suavidade partindo da parte de cima do ombro e trabalhando em direção à borda externa do braço e depois voltando, aumentando a velocidade à medida que entra no ritmo. Repita três vezes e mude para o outro lado. Use os dedos para fazer um movimento de varredura com firmeza nos ombros e nas costas algumas vezes.

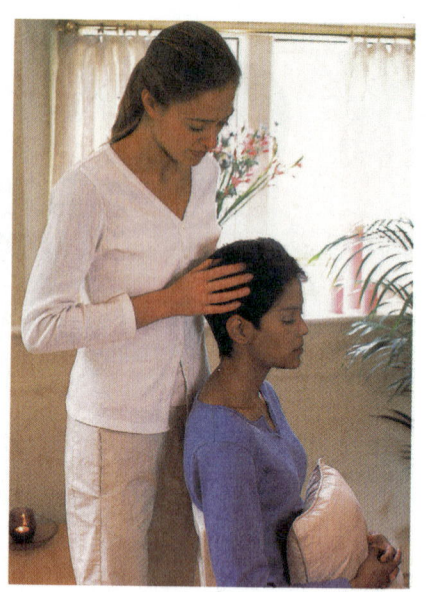

4. Deslize as mãos para cima na cabeça do paciente e coloque uma em cima da outra com os dedos apontados para a frente. Deslize a mão de baixo para que ela se afaste da superior, separe os dedos e arraste-os pelo cabelo como um rastelo em zigue-zague. Quando chegar à parte de baixo da cabeça, deixe a mão de cima continuar, arrastando-a sobre outra parte da cabeça. Continue em toda a cabeça. Repita três vezes. Em seguida, faça uma manobra suave.

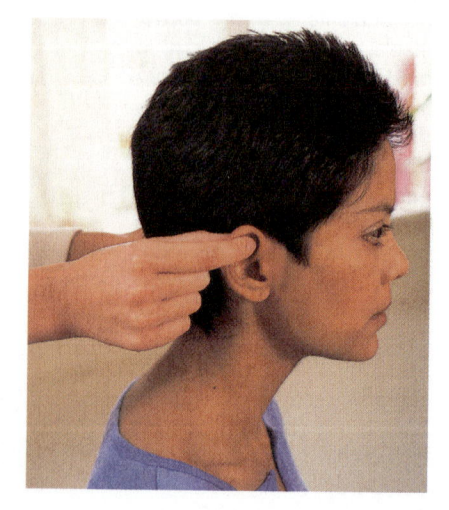

5. Um ponto de acupressão para aliviar a ansiedade localiza-se perto da frente do lóbulo da orelha. Segurando cada orelha entre os dedos e os polegares, exerça uma pressão suave nesse ponto por alguns segundos e solte. Depois massageie suavemente esse ponto, indo para cima. Repita três vezes em cada lado. Use a mesma ação para pressionar e passar pela borda externa de cada orelha de cima a baixo. Repita três vezes. Termine deslizando com suavidade e puxando os lóbulos das orelhas.

Alívio da cefaleia

Há muitos tipos diferentes de cefaleia, como cefaleias em ondas e enxaquecas. Porém, a grande maioria delas é causada por tensão muscular, com uma dor que pode ser de leve a severa. Antes de correr atrás de um analgésico, tente usar uma massagem cefálica, pois é um tratamento muito eficaz para cefaleias de tensão. Ela não só atenua a dor, mas também ajuda a reeducar o corpo para ter uma resposta mais relaxada ao estresse e não se retesar automaticamente.

Há muitos motivos para o acúmulo de tensão muscular, e as cefaleias de tensão costumam ter uma mistura de componentes físicos e psicológicos. Elas desaparecem assim que o gatilho do estresse acaba. Entretanto, quando o gatilho for contínuo, as dores ficam crônicas, com músculos presos em um estado de contração.

Automassagem

As seguintes manobras podem ser muito eficazes para o alívio instantâneo da cefaleia. Elas podem ser feitas em praticamente qualquer lugar. Apoiar os cotovelos na mesa e usar os braços para apoiar a cabeça deixa a massagem mais eficaz.

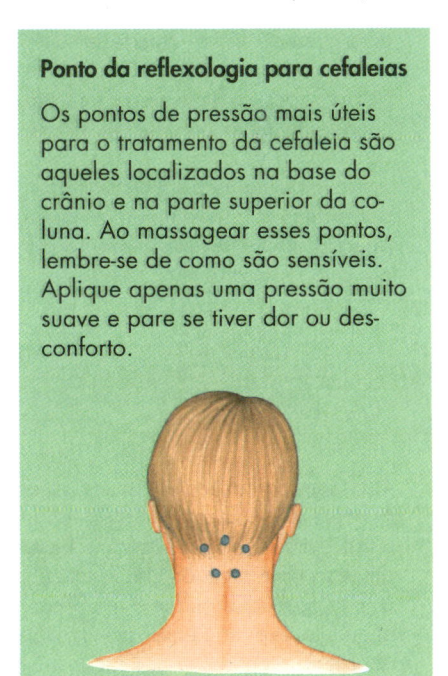

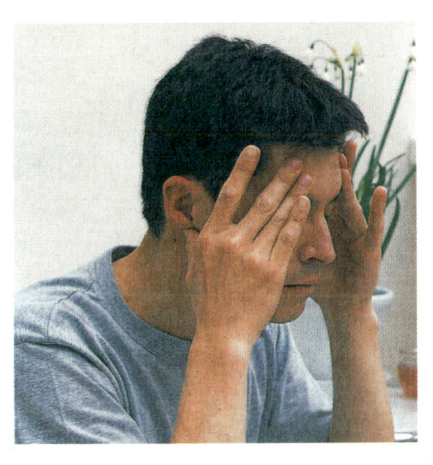

Ponto da reflexologia para cefaleias

Os pontos de pressão mais úteis para o tratamento da cefaleia são aqueles localizados na base do crânio e na parte superior da coluna. Ao massagear esses pontos, lembre-se de como são sensíveis. Aplique apenas uma pressão muito suave e pare se tiver dor ou desconforto.

1. Use as polpas dos dedos médios para soltar sua testa. Comece na parte inferior e suba, pressionando e soltando na direção do cabelo. Então, suba seus dedos um pouco e massageie a parte seguinte, continuando assim até percorrer toda a testa. Repita mais duas vezes.

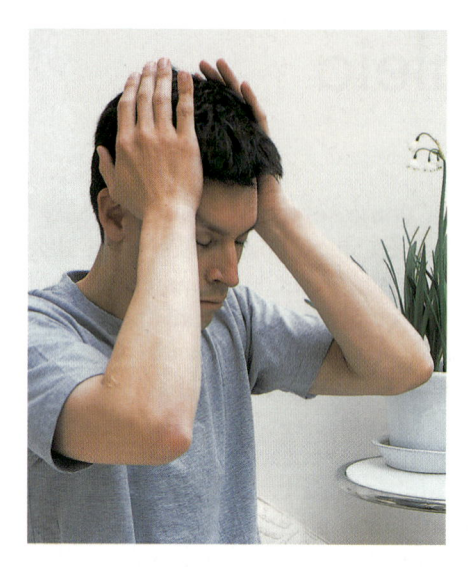

2. Coloque as mãos nas têmporas e pressione com os tenares (ou use as palmas, se preferir). Com um movimento circular, massageie seis vezes no sentido horário e, invertendo o movimento, seis vezes no sentido anti-horário.

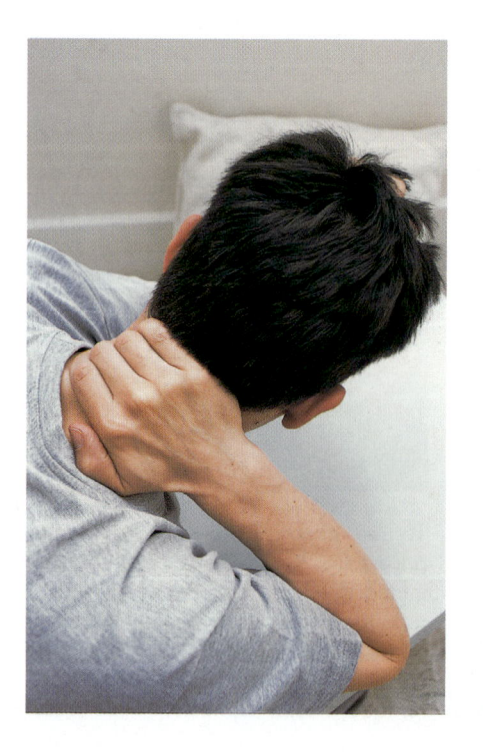

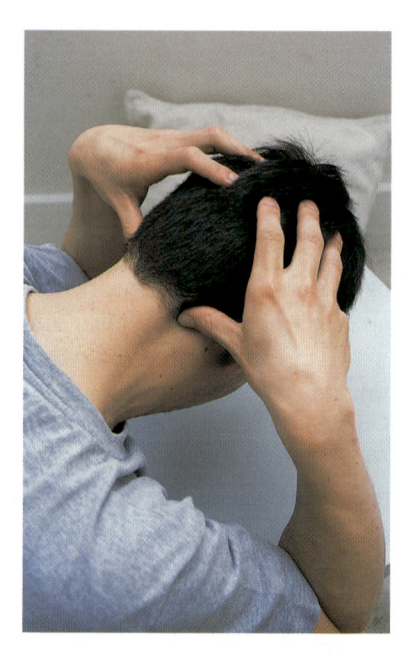

3. Coloque os polegares na reentrância óssea atrás das orelhas. Com uma pressão firme, aperte e solte. Continue com essa ação, massageando toda a base do crânio até chegar ao meio. Repita três vezes. Se encontrar pontos tensos, eles provavelmente serão pontos causadores de dor. Inspire fundo e, na expiração, pressione mais, segurando por sete segundos.

4. Incline sua cabeça um pouco para a frente e apoie-a com uma mão. Use a outra mão para segurar a base do pescoço e pressioná-la. Pressione o mais forte que puder e mantenha enquanto expira. Repita até massagear todo o pescoço três vezes.

Para ajudar o paciente a desligar e se soltar, veja se o ambiente é relaxante e protetor. Vocês dois devem ficar confortáveis e à vontade.

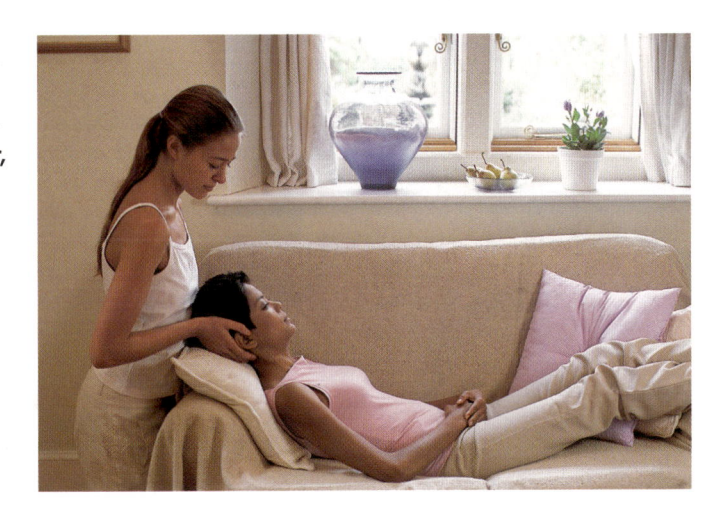

Massagem com um paciente

A massagem cefálica pode ajudar a atenuar a dor de uma cefaleia de tensão. Quando as dores são crônicas, os tratamentos regulares também podem ajudar a aliviar a tensão muscular acumulada, além de desempenhar um papel fundamental no controle contínuo do estresse. Os tratamentos da cefaleia são mais bem-feitos com o paciente deitado, de modo que sua cabeça fique completamente apoiada e ele possa relaxar e soltar os músculos do pescoço. Peça para o paciente beber bastante água antes e depois da massagem para estimular a eliminação de toxinas.

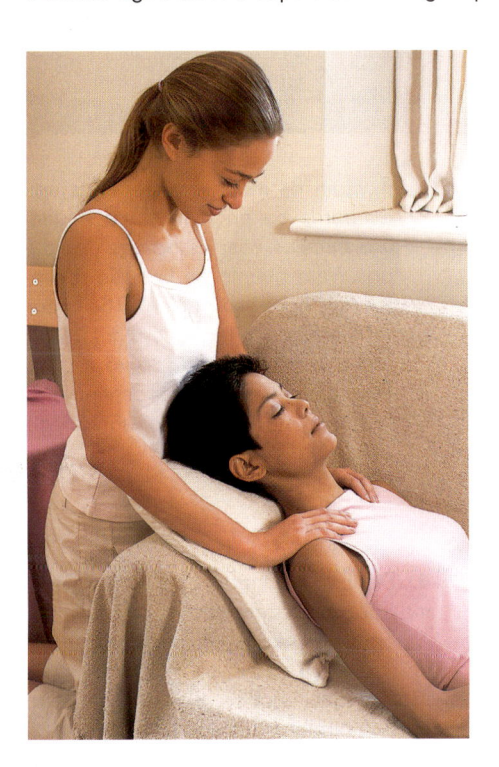

1. Ajoelhe atrás da cabeça do paciente e coloque as mãos em seus ombros. Peça para ele respirar fundo. Na expiração, empurre os ombros devagar, usando as duas mãos. Repita três vezes. Esse movimento ajuda a relaxar a tensão nos ombros, além de soltar os músculos do pescoço.

Contraindicações

Não trate os seguintes tipos de cefaleia com massagem cefálica: enxaquecas e cefaleias em salvas; aquelas provocadas por fatores ambientais, como barulho ou poluição, ou por desidratação ou exaustão; e aquelas associadas com febre, doenças, ressaca ou infecção.

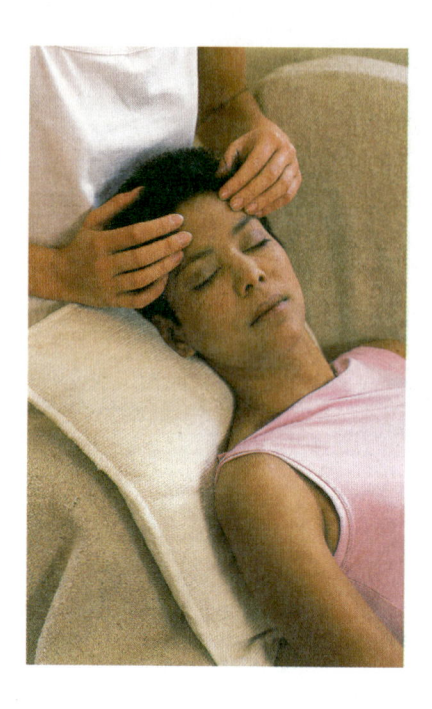

2. Mova os dedos para o meio da testa do paciente. Deixe os dedos juntos, use manobras de alisamento, massageando do centro para as têmporas. Repita várias vezes. Esse movimento relaxante ajuda a soltar os músculos tensos na testa.

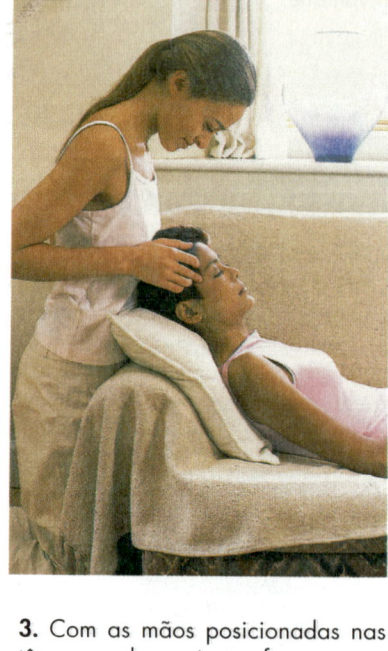

3. Com as mãos posicionadas nas têmporas do paciente, faça pequenos círculos com as pontas dos dedos. Veja quanto de pressão é confortável para seu paciente. Se a dor for intensa, um toque leve é melhor. Mova os dedos para baixo e para trás ligeiramente para continuar o movimento na lateral do crânio logo acima das orelhas.

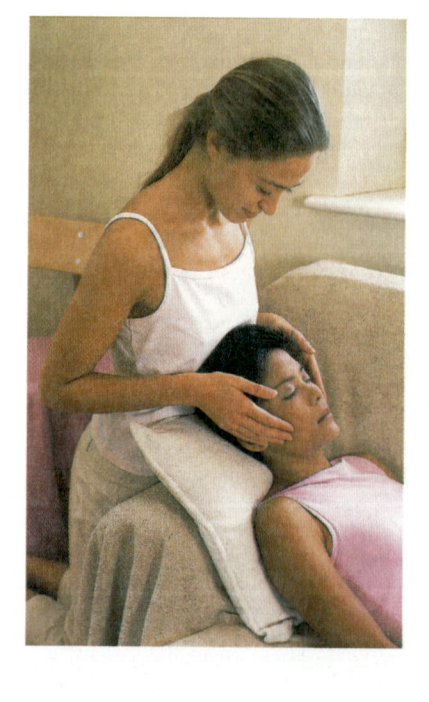

4. Deslize as mãos pela articulação mandibular e continue a massagem com a ponta dos dedos em pequenos círculos. Continue descendo a linha da mandíbula. Esse local acumula muita tensão e essas manobras ajudam a soltar.

Descongestionar os seios da face

Os seios da face, quando inflamados, podem doer muito. Muitas vezes, essas inflamações são consequência de uma gripe ou resfriado, mas condições alérgicas como a rinite também podem provocá-las. O problema é causado pelo acúmulo de muco nas cavidades dos seios da face; esse acúmulo de muco restringe a passagem dos seios para o nariz. Se as membranas de muco estiverem inflamadas ou infeccionadas, a área fica muito dolorida e pode originar cefaleias ou dores faciais. Essa condição é conhecida como sinusite. Em casos leves ou no início de um ataque, a massagem pode ser muito útil em ajudar o muco a se dispersar e aliviar essa condição dolorosa.

Produção de muco

A produção de muco é uma das principais respostas do sistema imunológico do corpo. O muco é uma das primeiras defesas do corpo contra patógenos (agentes causadores de doenças) e é produzido para destruir esses invasores hostis. O aumento pode ocorrer em resposta a um vírus, como no caso de tosses e resfriados; ou pode ser uma reação alérgica a substâncias como fumaça de cigarro, pólen, produtos químicos, pelo de animal ou certos alimentos. Se for o caso de uma alergia, é recomendável testar e identificar o gatilho para eliminá-lo o mais rápido possível.

Inalações

Uma inalação pode fazer maravilhas, principalmente depois de uma massagem quando o muco foi solto. Você precisa de uma toalha, uma tigela de água quente e talvez um ou dois óleos essenciais. Eucalipto e hortelã têm propriedades antivirais, de limpeza e desobstrução da cabeça, enquanto a lavanda é antiviral e relaxante. Adicione duas ou três gotas de óleo na água quente. Use a toalha para cobrir sua cabeça e a tigela, feche os olhos e respire o vapor. Se você sofre de asma, é melhor evitar as inalações.

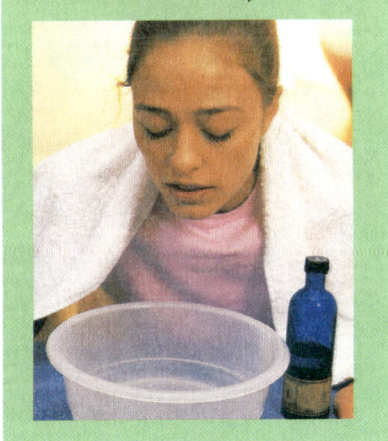

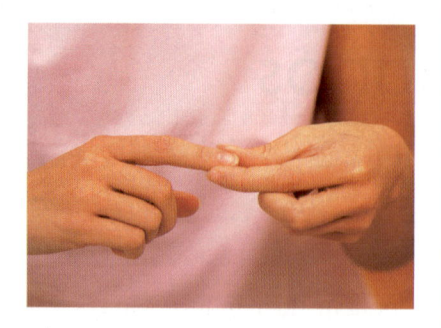

Quando os pontos dos seios da face estiverem sensíveis ou doloridos demais ao toque, as laterais das pontas dos dedos são um local alternativo para exercer uma pressão suave, usando o polegar e o indicador.

Automassagem para alívio dos seios da face

Como os seios da face congestionados ficam doloridos ao toque, com a automassagem você pode ajustar o nível de pressão. Essa rotina pode ser feita várias vezes ao dia para ajudar a eliminar a congestão e auxiliar na respiração. O ideal, depois da massagem, é fazer uma inalação com óleos essenciais para ajudar a eliminar a congestão mobilizada.

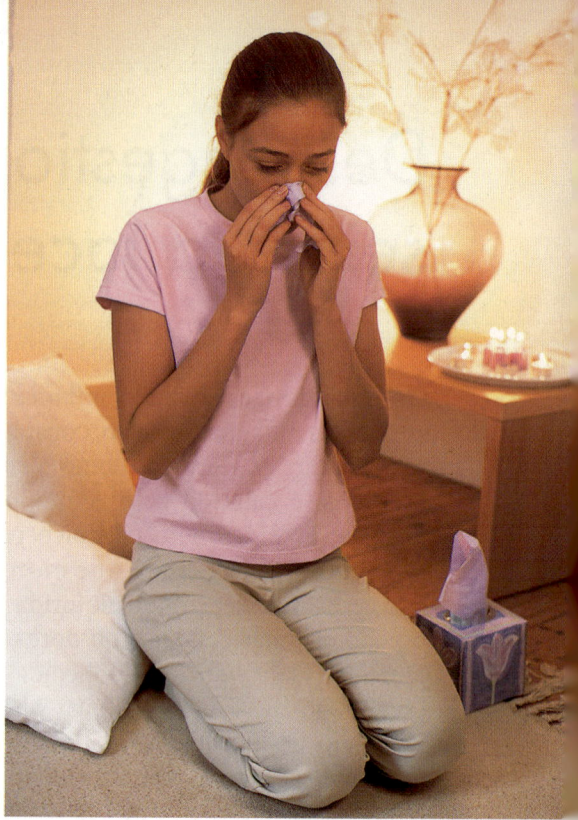

Se estiver sofrendo de congestão nasal, tente eliminar laticínios, açúcar e glúten da dieta, pois todos esses alimentos são formadores de muco. Aumentar a ingestão de fluidos bebendo mais água, chás de ervas, de gengibre ou limão também ajudará o corpo a eliminar a congestão.

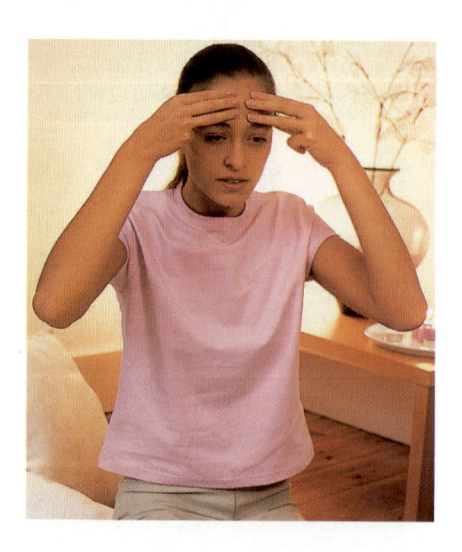

1. Sente-se em uma posição confortável e coloque as mãos logo acima do ponto que fica entre suas sobrancelhas. Massageie a testa, fazendo pequenos círculos com as pontas dos dedos. Segure as têmporas com os polegares e estique os dedos para eles se encontrarem no meio da testa. Então, arraste os dedos na testa e para fora, imaginando os seios da face limpos enquanto faz isso. Use uma pressão confortável.

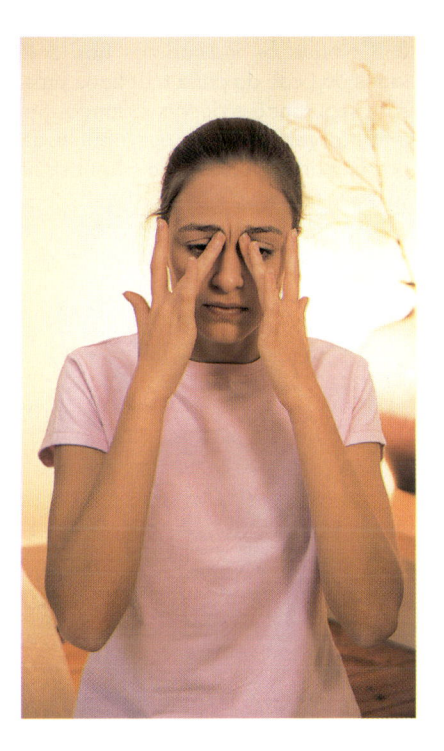

2. Coloque os dedos do meio no ponto dos dois lados do nariz onde ele encontra o lado interno das sobrancelhas. Inspire e, na expiração, aperte com firmeza por alguns segundos e depois solte. Repita três vezes. Este é um ponto de pressão crucial para os seios da face e pode estar sensível ao toque. Continue pelo lado interno das duas sobrancelhas por cerca de 2,5 centímetros, exercendo a mesma pressão. A sequência é: aperte, segure, solte, repita e continue. Complete usando um movimento de pinça nas sobrancelhas, massageando toda a borda externa. Repita algumas vezes.

Contraindicação

A massagem é contraindicada em condições acompanhadas por febre, muco verde ou amarelo ou presentes por mais de três dias. Nesses casos, procure um médico.

Pontos de acupressão para as dores nos seios da face

Aplicar pressão nesses pontos de acupressão no rosto e pescoço ajudará a aliviar a dor nos seios da face. Se a área estiver sensível, use apenas a pressão mais leve.

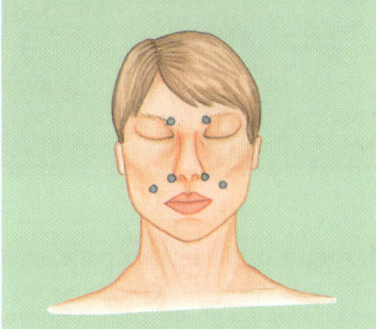

Use os anelares das duas mãos nesses pontos no rosto. Mantenha na posição durante alguns segundos de cada vez.

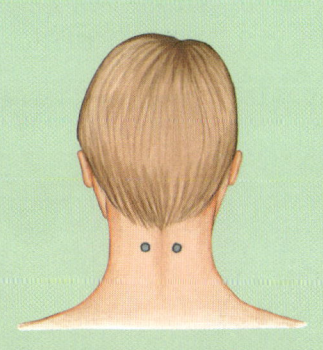

Os pontos de acupressão no músculo de cada lado da coluna, logo abaixo do crânio, podem ajudar a aliviar a congestão na cabeça. Aplique uma pressão delicada neles com os polegares.

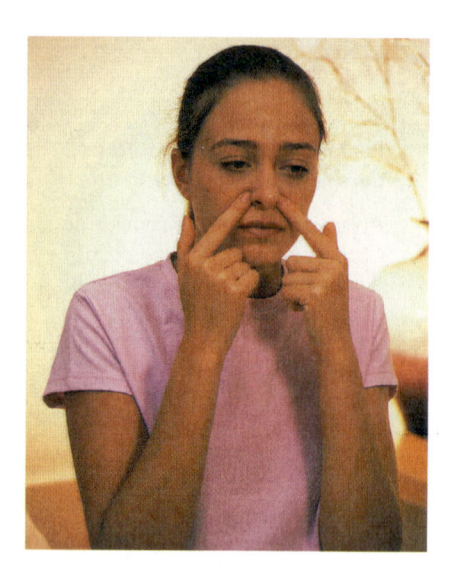

3. Coloque os indicadores nos dois lados da base do nariz e aplique pressão, segurando e depois soltando. Repita três vezes. Esse é outro ponto de pressão importante para desobstruir os seios da face.

4. Arraste os dedos pela parte inferior das maçãs do rosto e use manobras de pressão ao longo do osso. Um dreno dos seios da face percorre essa área. Há mais pontos de drenagem abaixo da mandíbula, percorrendo do meio do queixo à orelha. Use os polegares para fazer pequenos círculos por essa linha. Termine com deslizamentos suaves que ajudarão a drenar a congestão.

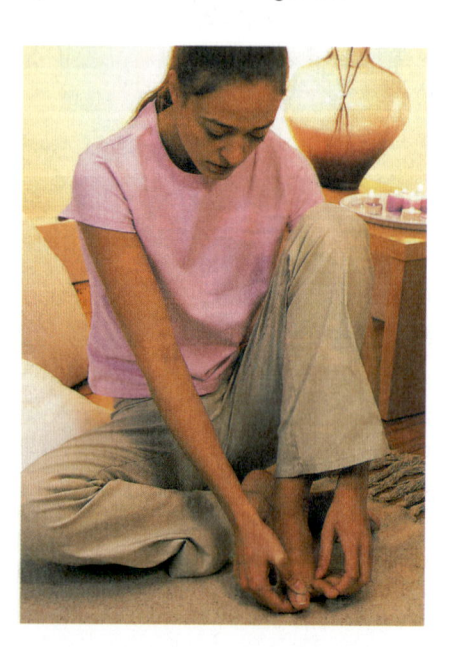

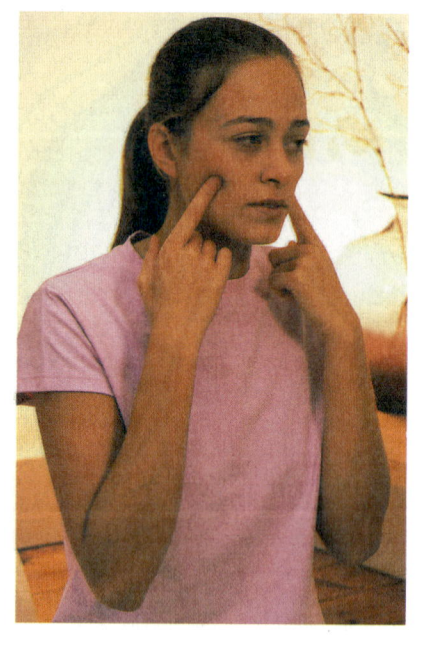

5. Para um efeito máximo, ou se as áreas dos seios da face estiverem dolorosas demais, você pode trabalhar os pontos de pressão nos pés. Aperte e pressione as pontas dos dedos e aperte e deslize as laterais na direção das polpas dos dedos. Continue fazendo isso, prestando atenção especial aos dedões. Para aliviar uma dor de cabeça dos seios da face frontais, aplique pressão logo abaixo da unha do hálux.

Massagem cefálica para insônia e doenças

A massagem pode confortar alguém que não está bem de saúde e acelerar o processo de cura e, no caso de problemas relacionados ao sono, pode relaxar o corpo e ajudar a mente a desligar. Essas situações muito diferentes requerem abordagens diferentes.

Tratamento da insônia

No caso da falta de sono crônica, as causas subjacentes devem ser investigadas, mas no geral a maioria dos problemas com o sono está relacionada ao estresse e à tensão. Quando estiver deitado e não conseguir dormir, você pode usar a massagem cefálica para atenuar a tensão do corpo e induzir um sono calmo e sereno. As manobras são adequadas para massagem com um paciente e automassagem.

Para se preparar, respire fundo pela barriga, talvez soltando um suspiro ou um bocejo na expiração. Então, deixe seu queixo relaxado de modo que a boca fique meio aberta e sua língua fique bem solta. Junte uma pequena quantidade de saliva na boca e deixe-a lá – níveis mais elevados de fluido corporal estão associados a estados mais profundos de relaxamento. Mantenha os olhos fechados com delicadeza, deixando as órbitas oculares relaxadas. Mantenha sua boca molhada com saliva.

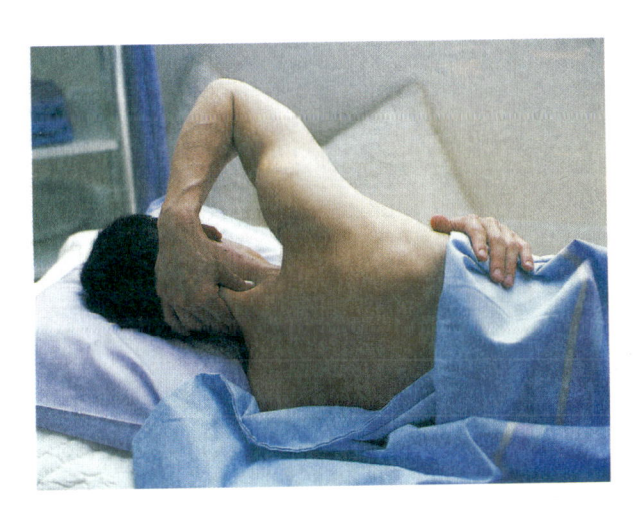

1. Ao expirar, pince com firmeza o meio da nuca com uma mão. Mantenha a pressão por 15 segundos e solte dovagar. Repita nas partes superior e inferior do pescoço. Cubra essa área três vezes e repita do outro lado.

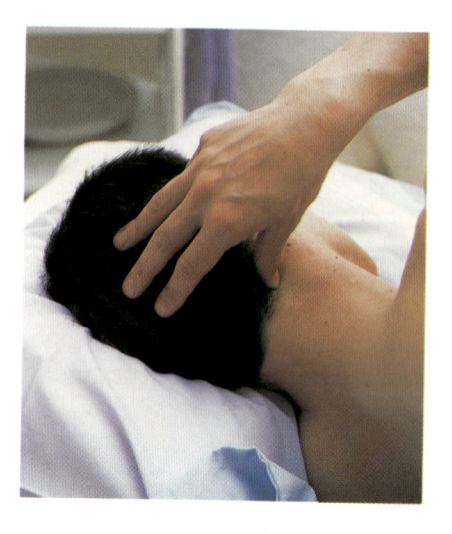

2. Ainda deitado de lado, use o polegar para apertar a base do crânio na área logo abaixo da orelha. Continue pressionando, movendo-se para baixo ao lado da reentrância do crânio até a concavidade no meio da base. Demore mais tempo nos pontos tensos ou dolorosos. Você também pode fazer movimentos circulares com os polegares. Há muitos pontos de pressão nessa área que podem ajudar a promover um sono tranquilo. Vire a cabeça e repita do outro lado.

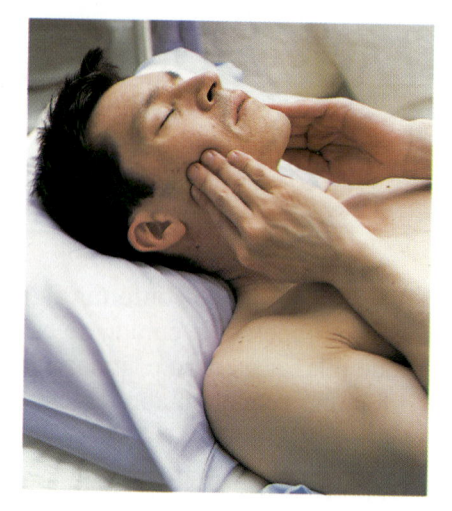

3. Agora, deite-se com a barriga para cima e use os dedos para fazer círculos ao redor da mandíbula, prestando atenção à articulação temporomandibular. Se quiser, use uma pressão mais forte. Como a mandíbula se beneficia desse trabalho repetitivo, mantenha essa ação por alguns minutos. Enquanto massageia, você pode ouvir o som calmante da sua respiração. Também pode inspirar pelo nariz e expirar pela boca para incitar um bocejo repetitivo indutor do sono.

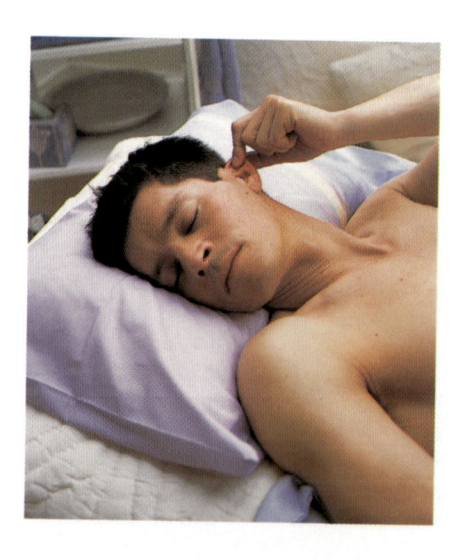

4. Virando um pouco a cabeça, coloque o indicador na parte de cima da orelha. Deslize-o até logo abaixo da reentrância externa da orelha e pela borda da covinha nessa reentrância. Posicione o polegar na parte inferior da reentrância da orelha, deixando-o logo abaixo do indicador. Aperte firme e use o dedo para massagear com movimentos circulares por uns 30 segundos. Esse ponto de pressão especial serve para acalmar a mente. Repita na outra orelha.

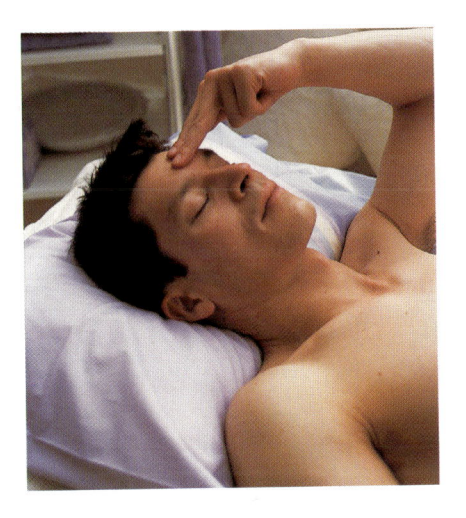

5. Com a cabeça de volta ao centro, coloque os dois primeiros dedos no meio da testa e faça círculos lentos com uma pressão leve. Continue com essa ação e massageie na direção da têmpora direita, aumentando os círculos enquanto isso. Faça círculos em cima da área das têmporas e use manobras circulares de ligação para passar para o lado esquerdo. Repita uma ou duas vezes. Essa manobra também acalma a mente e desacelera o pensamento.

Massagem cefálica e doenças

Durante uma doença, a massagem cefálica tradicional seria estimulante demais e pareceria invasiva. As energias do corpo estão ocupadas tentando ficar bem e, nessas situações, usa-se um tipo diferente de abordagem. Uma massagem suave na mão, com manobras leves e delicadas, também pode ser curativa e calmante, além de acelerar a recuperação. Esse tipo de massagem pode ser usado durante a convalescença, mas não durante a fase aguda. Antes de massagear alguém doente, observe as contraindicações de praxe; tire qualquer dúvida com um médico qualificado. Como orientação geral, lembre-se de manter o toque suave e delicado e evite uma pressão firme. As manobras devem ser fluidas, suaves e harmoniosas. Pare quando o paciente estiver farto.

A presença calmante do toque pode ser muito tranquilizadora e agradável quando não se está bem e pode ajudar a acelerar a cura.

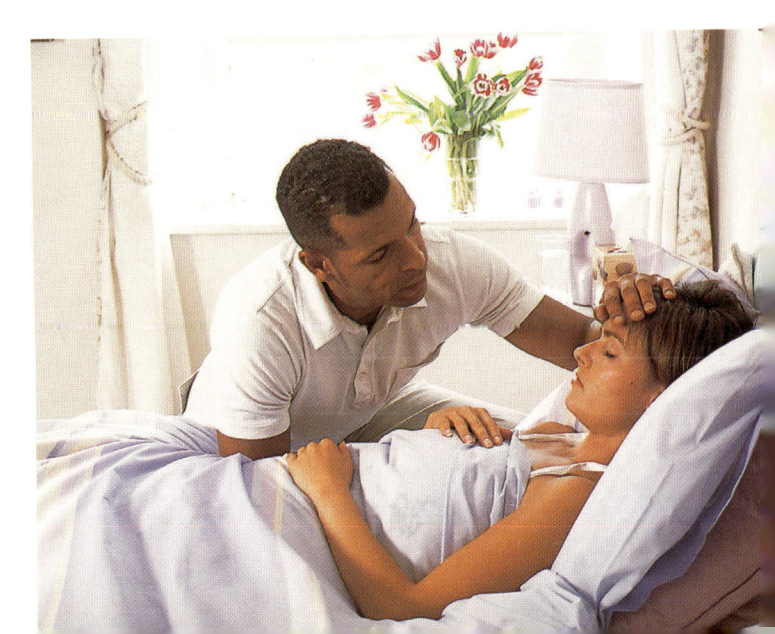

Massagem nas mãos

Uma massagem leve nas mãos pode promover a cura e o relaxamento em todos os sistemas corporais sem ser vigorosa demais. Os pontos de pressão na mão têm correspondências fisiológicas com o restante do corpo; há também receptores neurais localizados nas mãos, que enviarão mensagens de relaxamento ao cérebro.

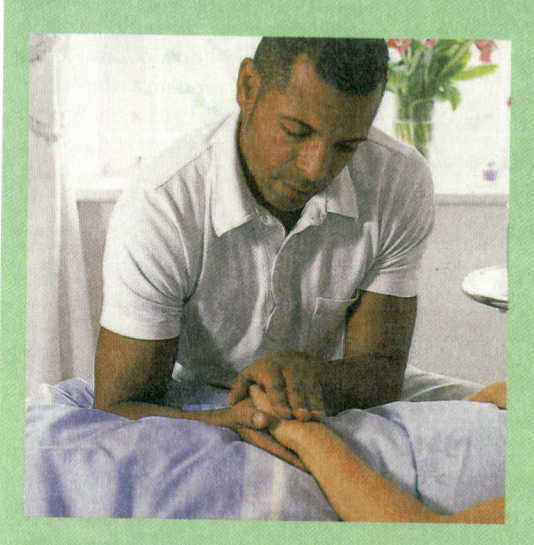

1. Coloque a mão do paciente entre as suas e use a mão de cima para massagear para baixo, na direção das pontas dos dedos. Depois, pegue um dedo por vez e massageie na direção das pontas. Repita em cada dedo três vezes e passe para a outra mão.

2. Em seguida, suba as mãos pelo braço e faça círculos com os polegares, massageando ao redor dos músculos do braço, depois nas articulações do pulso e da mão. Deixe seu toque cada vez mais leve à medida que desce pelo braço. Faça isso três vezes e depois passe para o outro braço.

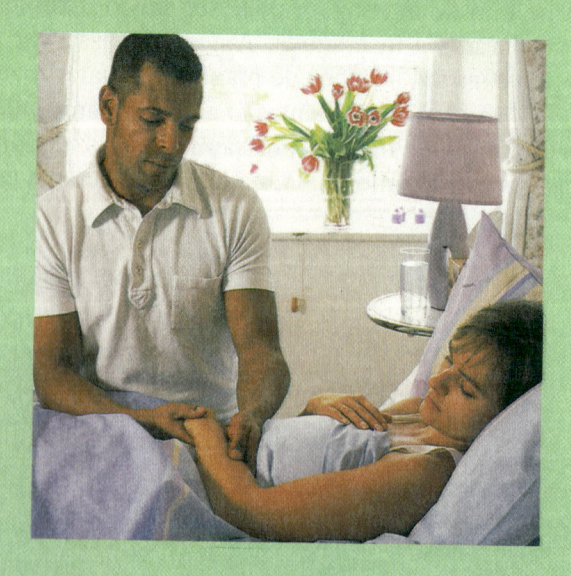

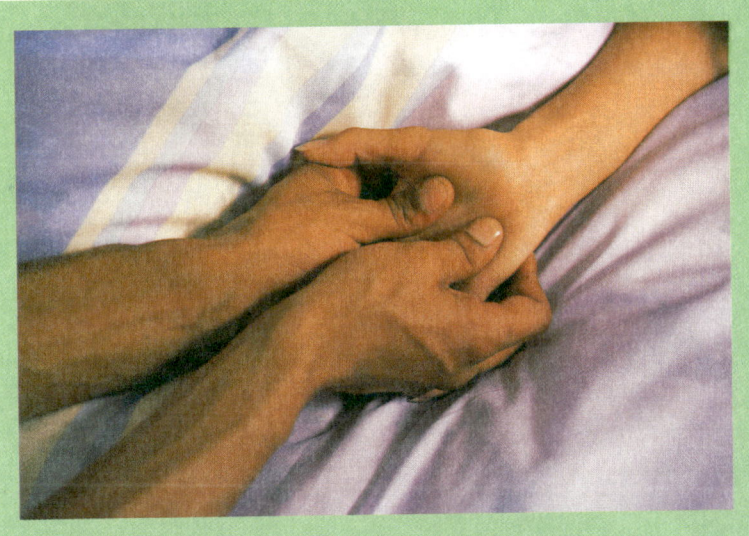

3. Usando as polpas de seus polegares, faça pequenos círculos em toda a palma pelo menos três vezes, incluindo a área do pulso, se quiser.

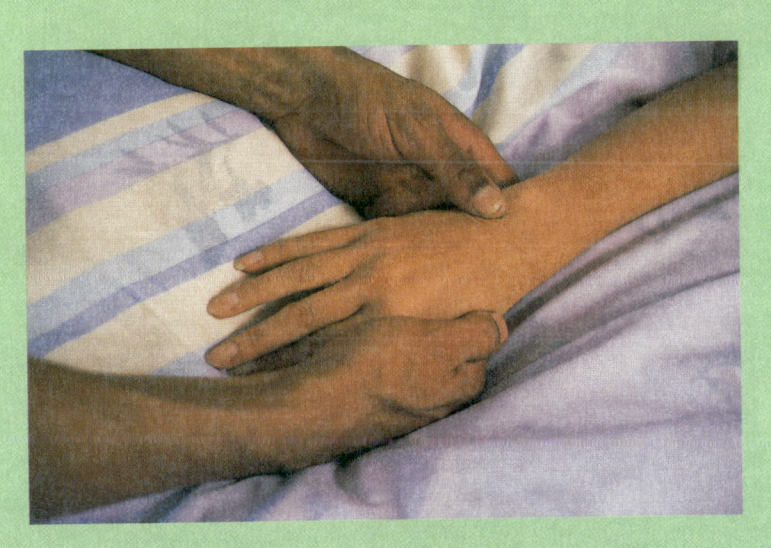

4. Faça círculos leves na parte de cima da mão, massageando suavemente o pulso e alisando entre os dedos. Termine com um deslizamento suave e um toque terapêutico. Repita na outra mão.

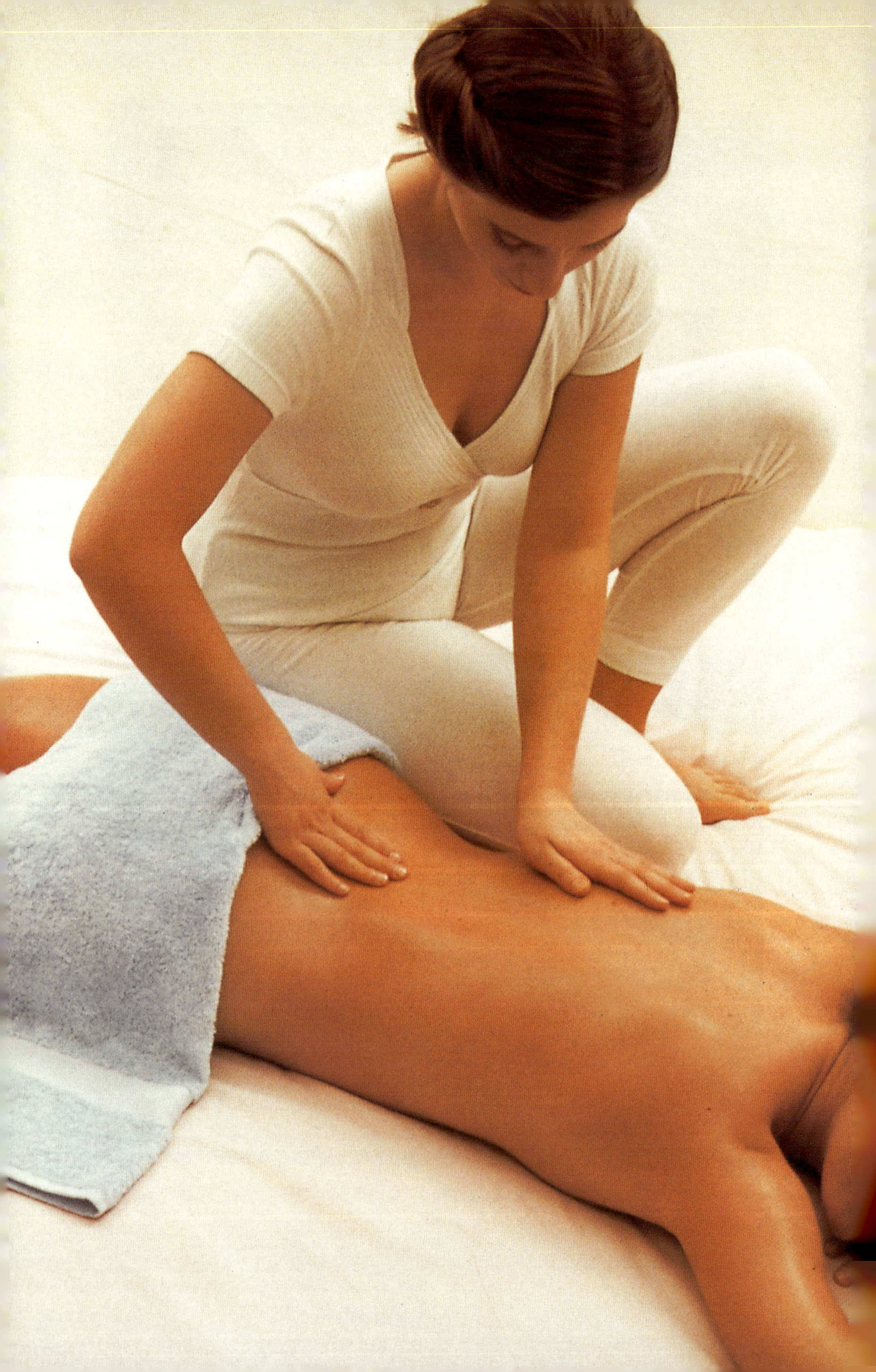

Parte 3
Massagem Corporal

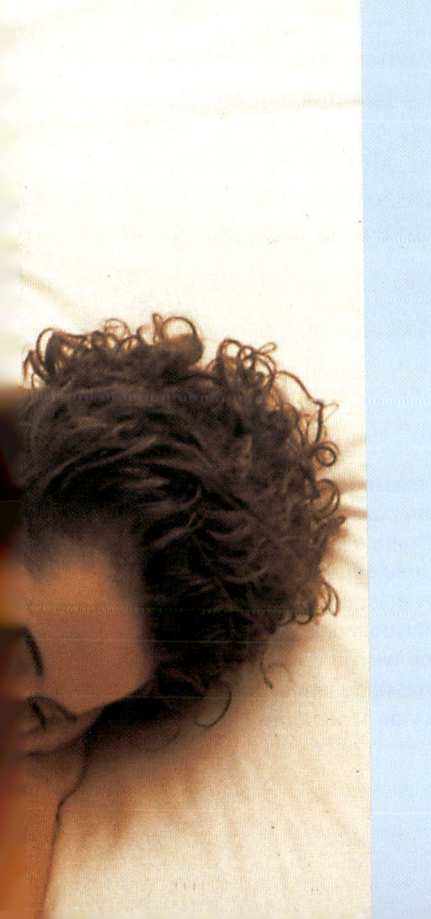

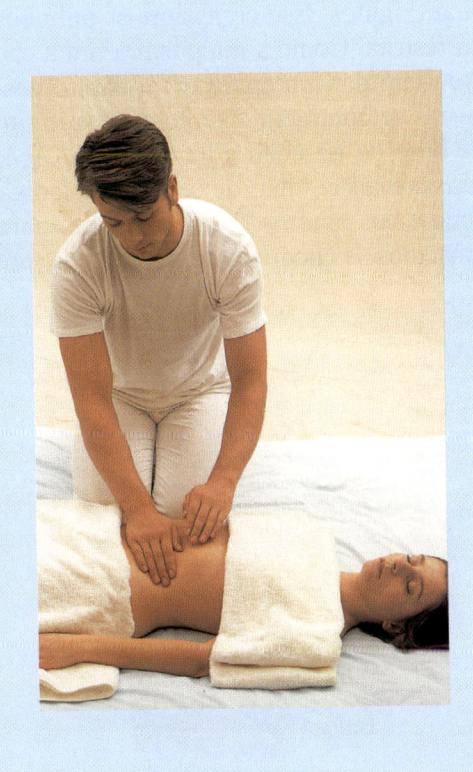

Introdução

O ritmo acelerado da vida moderna, combinado a um estilo de vida sedentário e uma ênfase na atividade mental, coloca o corpo sob grande pressão. Podemos ajudar a reduzir o estresse corporal praticando certas técnicas que combatem o estresse e adotando hábitos de vida saudáveis. Como mente, corpo e espírito fazem parte de um único sistema, reduzir o estresse em uma área tem um efeito secundário em todo lugar. Portanto, as técnicas para relaxar o corpo também tranquilizam a mente, ao passo que liberar emoções reprimidas pode ajudar o corpo a relaxar.

Um perfil corporal típico

Muitos de nós temos um perfil corporal estressado, com um "triângulo de tensão" que vai da parte de cima do pescoço até os ombros. Os ombros muitas vezes ficam levantados e curvados para a frente e os braços ficam rígidos. Isso comprime os pulmões e leva a uma respiração fraca ou restrita. Como a má postura tira a cabeça do eixo, alguns músculos precisam dar um apoio extra para o peso do crânio. À medida que as costas se contraem, exercem pressão no crânio, puxando os músculos na base do pescoço e ao redor da cabeça. Essa contração é uma das causas mais comuns de cefaleias e fadiga ocular, além de dores no pescoço e nos ombros. Também pode aparecer tensão na lombar, pois os músculos se encurtam com a falta de movimento e a má postura.

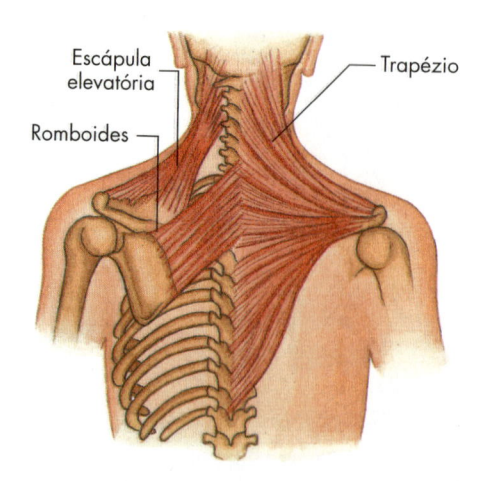

Escápula elevatória
Trapézio
Romboides

A massagem funciona bem para reduzir enrijecimento e tensão que se acumulam com o tempo nos músculos do corpo, principalmente quando uma pessoa está sob estresse ou tem um estilo de vida sedentário.

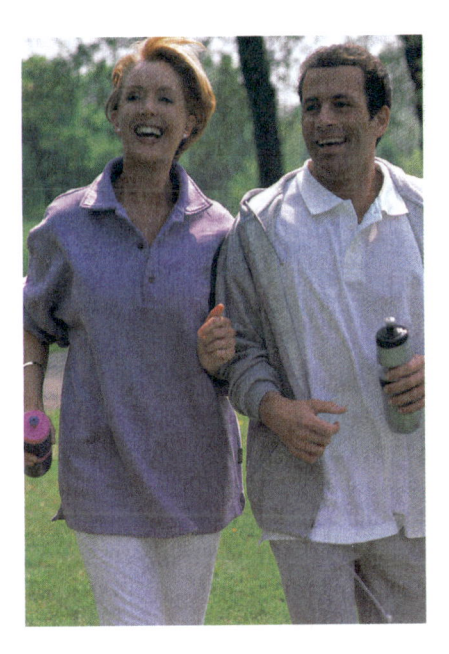

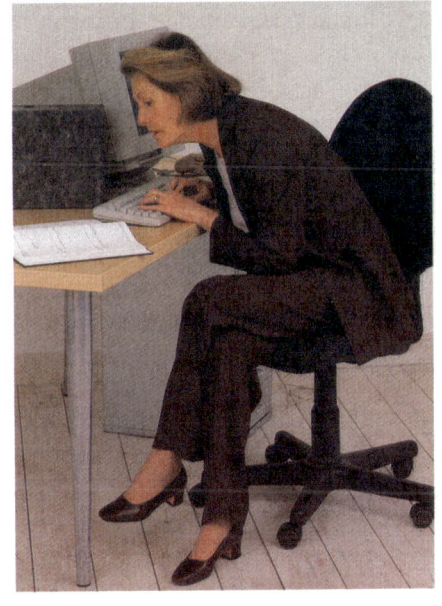

Exercícios regulares e movimento, principalmente ao ar livre, são fundamentais para um corpo saudável, flexível e jovial, e para sentir-se e parecer bem.

Ficar sentado por longos períodos com a cabeça virada de um lado, como quando olhamos para a tela do computador ou seguramos o telefone entre o ombro e a orelha, cria estresse corporal.

Uso dos músculos

Nossos músculos dão força e movimento ao corpo. Para trabalhar com eficácia, eles precisam de um bom equilíbrio entre movimento, exercício e relaxamento. Manter os músculos na mesma posição por longos períodos, como quando trabalhamos no computador, faz com que eles se contraiam e encurtem, impedindo a circulação e a distribuição de nutrientes pela fibra muscular. Isso leva a espasmos e rigidez musculares. Músculos cansados e rígidos também são mais propensos a lesão e, provavelmente por isso, condições como a lesão por esforço repetitivo (LER) e a Síndrome do Túnel do Carpo são cada vez mais comuns.

Para evitar o uso excessivo de certos grupos musculares às custas de outros, aprenda com a yoga, em que os movimentos em uma direção são sempre equilibrados por um movimento contrário. Portanto, se você gosta de jardinagem, por exemplo, intercale tarefas com o corpo curvado, como cavar, com outras realizadas de pé, como limpeza ou trabalhos em que você se estica, como podar troncos de árvores.

Praticar exercícios regulares também é uma das melhores técnicas para combater o estresse. A prática de exercícios relaxa os músculos, aprofunda a respiração, clareia a mente e promove um sono tranquilo. Além disso, por aumentar os níveis de endorfina (a substância química da "alegria" no cérebro), pode elevar os ânimos e promover o bem-estar. Encontre uma atividade de sua preferência, como ir à academia, caminhar rápido, dançar, andar de bicicleta ou nadar. Até os movimentos suaves do alongamento ajudarão a descarregar a tensão, manter os músculos tonificados e flexíveis e aumentar a amplitude de movimento do corpo.

Estresse emocional e mental

Não só o estresse físico tem impacto sobre o corpo. As pressões emocionais e mentais também contribuem com o estresse corporal. Quando enfrentamos uma situação estressante, a reação instintiva é se preparar para uma situação de "luta ou fuga" imediata, produzindo adrenalina. Esse é o modo de a natureza aumentar nosso estado de alerta e a habilidade de responder ao perigo, seja real ou imaginário, e provocar mudanças fisiológicas, como a respiração rápida, batimento cardíaco acelerado, suor e tensão muscular. Se a adrenalina produzida ainda não tiver sido usada ou descarregada de alguma forma, continua no corpo, levando a níveis elevados de ansiedade e frustração, além de transtornos nos processos mentais e de percepção.

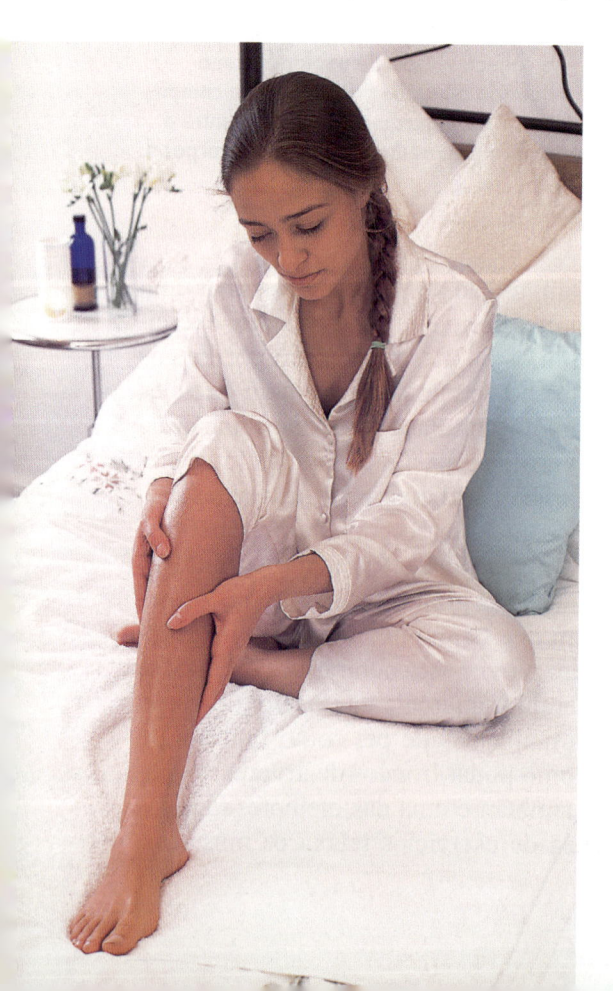

Pode demorar muito para o corpo voltar ao normal depois de ser estimulado dessa forma, e o estresse contínuo pode resultar em exaustão. Nesse estágio, podemos ficar sempre cansados e sentir uma variedade de sintomas físicos e psicológicos desagradáveis e frustrantes.

Tirar um tempo para relaxar é essencial para manter a boa saúde e o bem-estar. A automassagem é uma forma estimulante de fazer isso, pois exige que você fique sentado quieto.

Relaxamento e sono

Conseguir relaxar e ter uma boa noite de sono é uma das melhores curas do estresse na natureza. Enquanto estamos sob estresse, precisamos de mais sono, mas é quando mais provavelmente passaremos por problemas com o sono. Atividades como cantar ou pintar, tomar um longo banho aromático quente ou comer uma comida deliciosa são todas boas formas de desligar à noite. A massagem também é excelente para relaxar corpo e mente. Durante uma massagem, as ondas cerebrais podem desacelerar de tal forma que você pode entrar em um estado de relaxamento muito profundo, semelhante à meditação, no qual mente, corpo e alma são recarregados.

Alimentação e bebida

Nossa dieta pode ajudar ou atrapalhar nossa capacidade de lidar com o estresse. Estimulantes, como cafeína, álcool e fumo esgotam nosso suprimento nutricional e contribuem para o aumento nos níveis de estresse. Petiscos doces e a maioria dos alimentos processados estimulam a liberação do hormônio do estresse, cortisol, levando a oscilações nos níveis de açúcar no sangue e de energia. Em vez disso, opte pela energia de "liberação lenta" encontrada em alimentos integrais: frutas frescas, vegetais, leguminosas e grãos, sementes e castanhas. Substitua chás e café pelos chás de ervas e beba bastante água para manter o corpo hidratado. Como sob estresse o corpo esgota seus nutrientes com mais rapidez, principalmente as vitaminas B, C, cálcio e magnésio, vale a pena considerar um suplemento multivitamínico e de minerais para corrigir deficiências.

Comer alimentos crus e beber água ajuda a reduzir padrões de pensamento estressantes e é a melhor forma de manter corpo e pele hidratados.

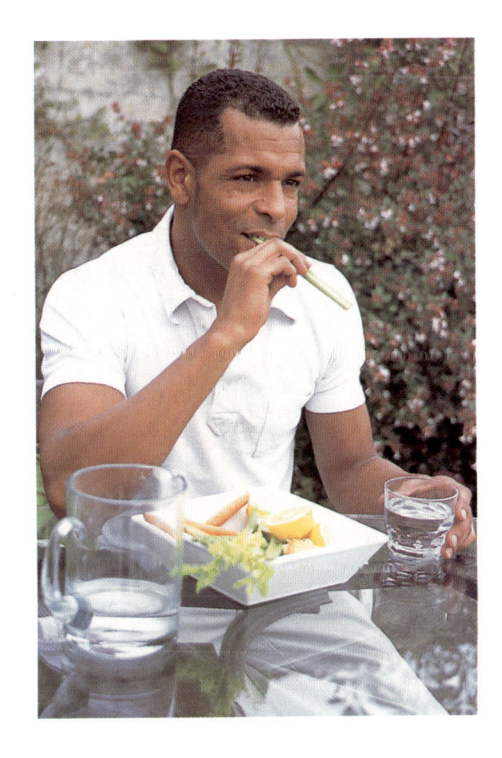

Trabalho corporal

A massagem corporal holística usa as manobras básicas da massagem sueca, mas tende a trabalhar de um modo mais suave e lento, com ênfase em relaxar o paciente psicológica, emocional e fisicamente. Como o foco no relaxamento também se aplica ao massagista, a experiência tem uma qualidade calma e meditativa para as duas pessoas envolvidas. Embora as manobras e técnicas sejam importantes para o tratamento, a qualidade generosa e carinhosa do toque é fundamental ao princípio holístico.

A arte da massagem

Respiração e postura corretas são cruciais na massagem. É essencial saber como relaxar seu próprio corpo para passar a mesma mensagem vital para outra pessoa com suas manobras. Uma consciência da respiração e da postura o ajuda a permanecer energizado e confortável enquanto aplica uma massagem de modo que a experiência seja completamente benéfica para os dois. Principalmente ao massagear áreas maiores do corpo, ela o ajudará a realizar manobras fluidas e permitirá que continue relaxado durante toda a sessão, sem se cansar ou forçar seu corpo. As seguintes sequências o apresentam às técnicas fundamentais da boa postura e da respiração fácil e completa.

Postura

Uma boa postura e seu jeito de parar e mexer o corpo ajudam toda a estrutura física a ganhar um movimento gracioso e flexível. Essa tranquilidade e graça dentro de si serão transmitidas pelas mãos, levando a mensagem de relaxamento à pessoa que recebe a massagem.

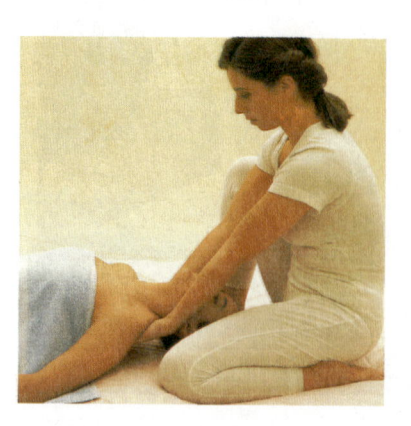

Quando massagear no chão, ajoelhe com um pé no chão para você soltar o corpo para a frente e para trás com as manobras mais longas. Isso permitirá o movimento da parte inferior do corpo enquanto seu tronco, coluna, pescoço e cabeça continuam relaxados.

Há vários pontos principais para lembrar sobre a postura enquanto faz a massagem. Estabeleça sempre um contato firme com o chão, ajoelhado ou de pé durante a sessão. Isso significa deixar a parte inferior do corpo, sua pelve, as pernas e os pés suportarem o peso e o movimento. Solte o corpo para a frente e para trás com suas manobras usando os músculos da perna. Deixe os joelhos flexionados e incline os quadris para sua coluna ficar reta e crescer. Tente manter o pescoço e a cabeça alinhados com a coluna para eles não ficarem pendurados para a frente.

Lembre-se sempre de relaxar os ombros para abrir o peito e deixe os braços soltos para baixo a fim de os ombros, os cotovelos e os pulsos ficarem flexíveis o tempo todo. Deixe um espaço entre os braços e o corpo para não curvar os ombros. Sempre que suas mãos aplicarem manobras para atenuar a tensão de uma certa parte do corpo do paciente, veja se a mesma área está relaxada em seu corpo.

Sincronia entre respiração e movimento

Esse exercício simples o ajuda a aprofundar a respiração e a sincronizá-la com o movimento, com cada respiração durando o mesmo que cada movimento. Essa prática o ajudará a ficar calmo, mas energizado, enquanto aplica a massagem, aumentando a vitalidade em suas mãos e trazendo fluidez a suas manobras. Repita o ciclo de movimento e respiração até dez vezes.

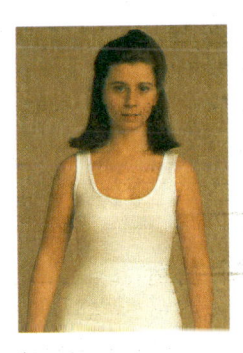

1. Deixe os pés paralelos na largura dos quadris, com os joelhos um pouco flexionados e os braços soltos. Alongue a coluna, mantendo o pescoço e a cabeça equilibrados um pouco acima e longe dos ombros.

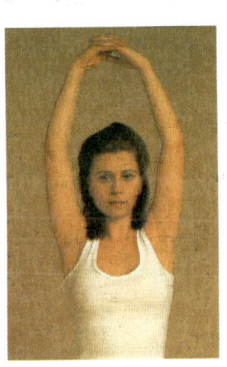

2. Quando inspirar, deixe os braços balançarem suavemente dos lados do corpo. Suba os braços devagar até eles se encontrarem acima da cabeça e cruze os dedos.

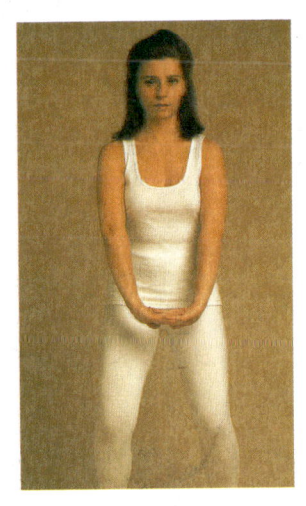

3. Enquanto expira devagar, estique as palmas das mãos para baixo na direção do chão até os braços ficarem retos. Solte os dedos e repita o ciclo de respiração e movimento.

Respiração

Uma respiração profunda e fácil ajuda a levar oxigênio às células do corpo e permite que os músculos tensos se abram e relaxem. A respiração é o combustível básico de sua força vital e sempre reabastecerá sua energia. Uma respiração fácil e completa o deixará mais presente e atento na massagem, levando vitalidade para suas mãos e manobras. Também o deixará mais conectado com suas sensações, intensificando assim a qualidade carinhosa de seu toque.

Sincronizar sua respiração com as manobras realçará os efeitos da massagem para que ela flua pelo corpo como uma onda de energia. A naturalidade da sua respiração e a vitalidade relaxada que ela lhe traz passarão para o paciente, possibilitando a liberação de tensões e uma respiração mais completa e profunda.

Respiração e resistência

Esse exercício é mais complexo do que o anterior e é adaptado da arte marcial chinesa chi kung. Ele o ajuda a acumular resistência e energia vital, enquanto controla e aprofunda o fluxo de respiração. Ele também o coloca em contato com seu **ki**, a fonte de energia vital na barriga, que é o centro de gravidade de seu corpo. A prática o ajudará a manter uma força relaxada enquanto faz uma massagem.

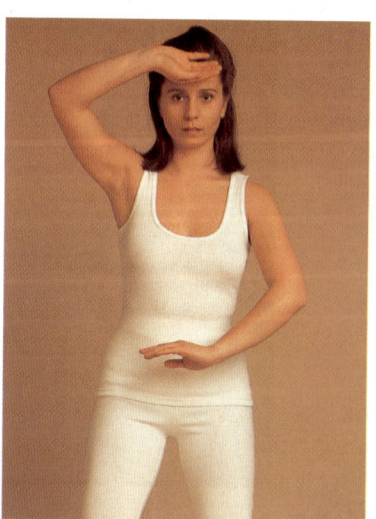

1. Comece com a postura básica, mas coloque uma mão, com a palma virada para fora, na frente da testa e a outra mão, com a palma virada para baixo, na frente do umbigo. Mantenha as duas mãos relaxadas.

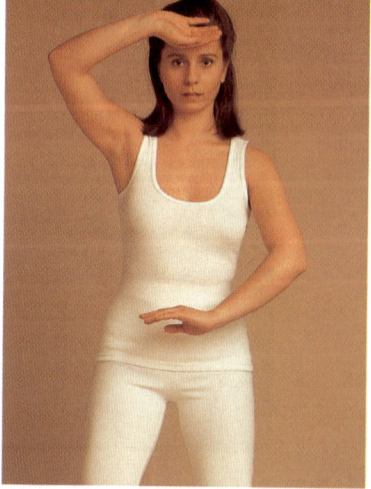

2. Enquanto inspira, estique os joelhos e empurre para cima com uma mão e para baixo com a outra, até os dois braços ficarem verticais ao corpo.

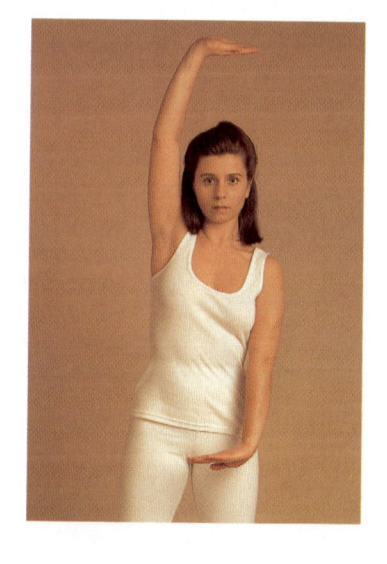

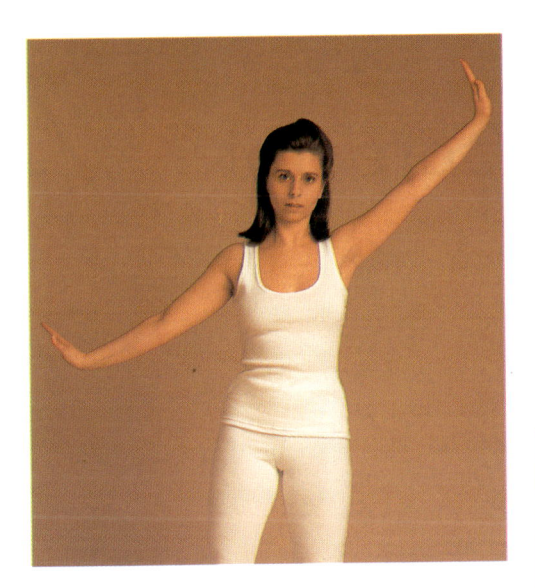

3. Continue com essa longa inspiração enquanto gira seus braços como um moinho de vento para mudar para a direção oposta.

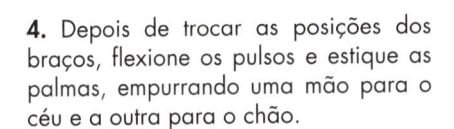

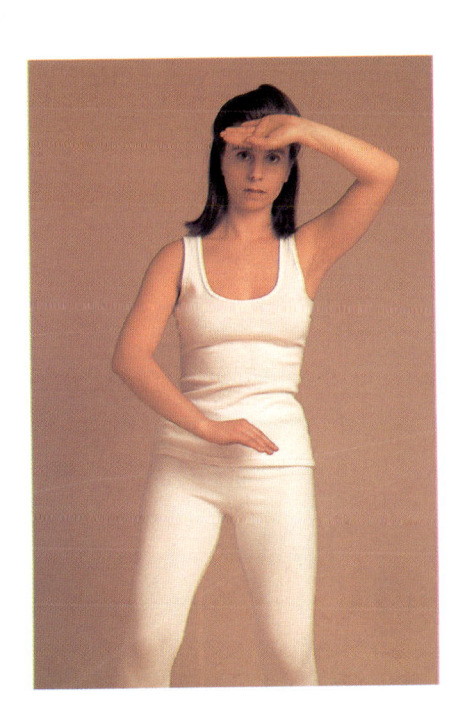

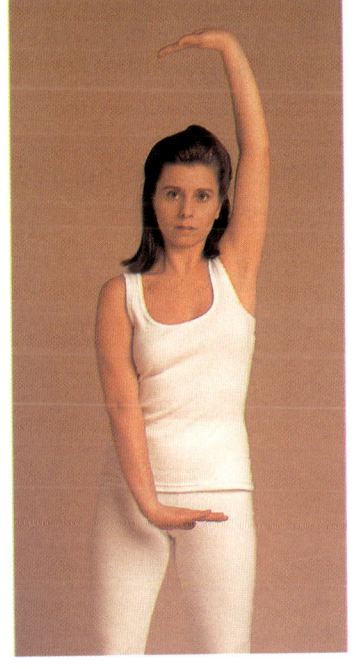

4. Depois de trocar as posições dos braços, flexione os pulsos e estique as palmas, empurrando uma mão para o céu e a outra para o chão.

5. Agora solte devagar sua respiração e coloque o peso nos joelhos, enquanto dobra os cotovelos de modo que, mais uma vez, uma mão fique na frente da testa e a outra na frente do umbigo.

Técnicas de Massagem Corporal

Há muitas escolas diferentes de trabalho corporal e massagem, mas a massagem holística é uma das mais populares. Em seu cerne está a ideia de que o toque carinhoso é um agente potente para o processo de cura. Quando combinada com habilidades e técnicas tiradas das abordagens antigas e mais modernas à ciência da massagem, pode realizar muitas mudanças benéficas no corpo, na mente e no espírito da pessoa como um todo.

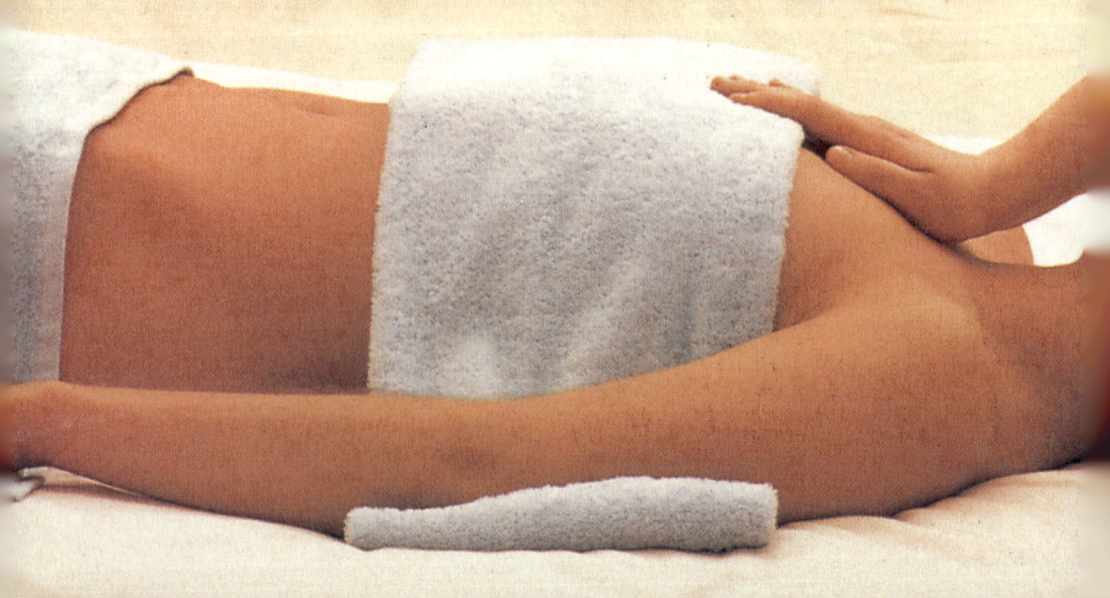

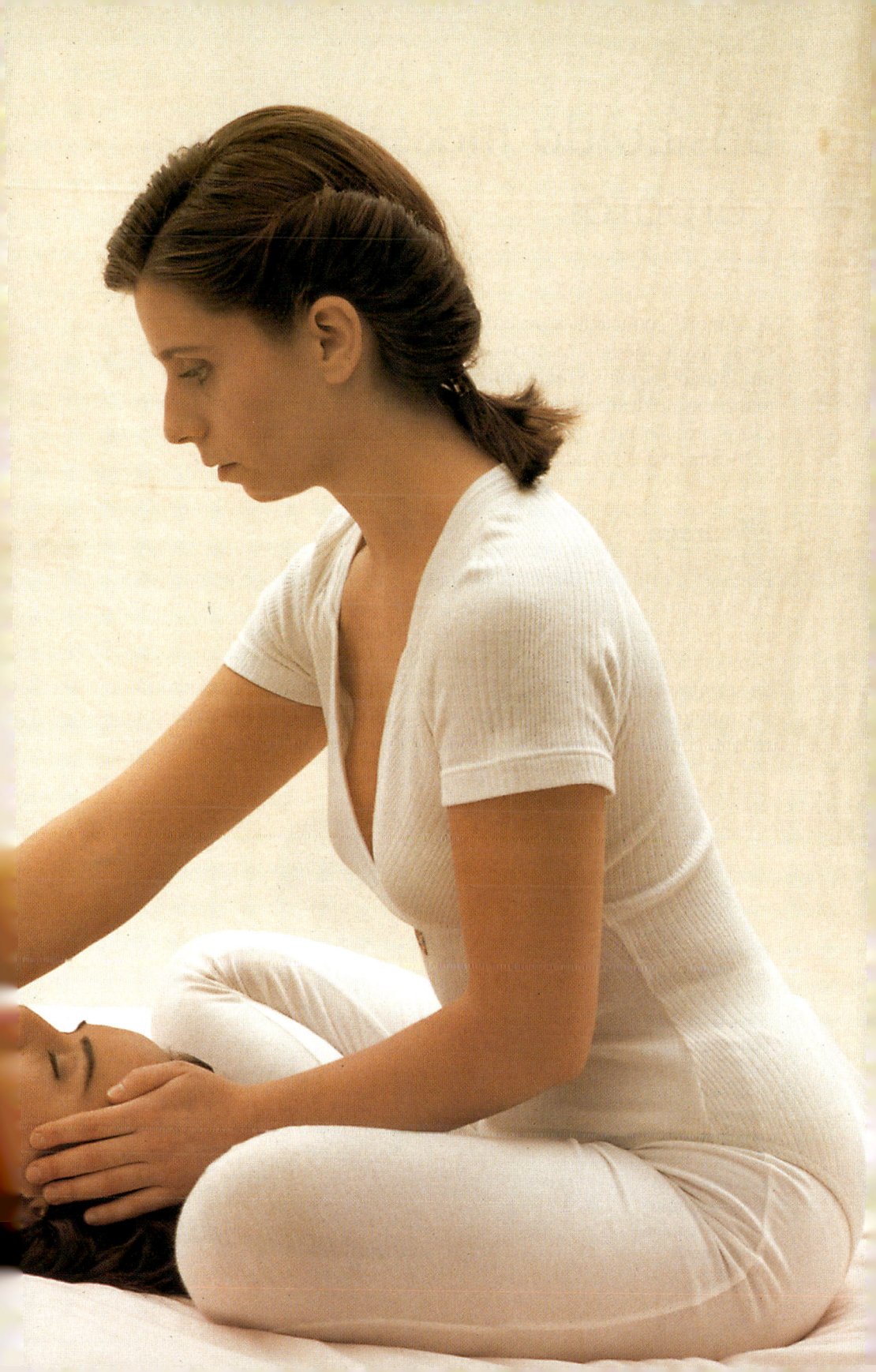

Básico da massagem corporal

A seguinte sequência apresenta as técnicas básicas da massagem corporal, que o ajudarão a montar uma sequência contínua de manobras que trarão harmonia, relaxamento e revigoramento ao paciente. Das manobras de deslizamento (*effleurage*) relaxantes às manobras de fricção e pressão mais revigorantes, essas sequências básicas podem ser praticadas e combinadas para conseguir uma massagem eficaz.

Effleurage

Primeira e principal manobra da massagem, o *effleurage* prepara os tecidos moles do corpo e aquece os músculos para todos os movimentos mais profundos. É usada também depois de manobras mais vigorosas, como amassamento e fricção, para aliviar e relaxar uma área que acaba de ser massageada. *Effleurage* significa simplesmente "alisamento" e é um movimento contínuo, de fluxo livre, feito com uma ou, mais comumente, com as duas mãos estendidas em uma pressão constante.

O *effleurage* tem uma qualidade fluida, calmante, e seu domínio é importante, pois inicia e pontua uma sequência de massagem. Essa manobra relaxante flui suavemente ao redor do corpo e nunca termina bruscamente.

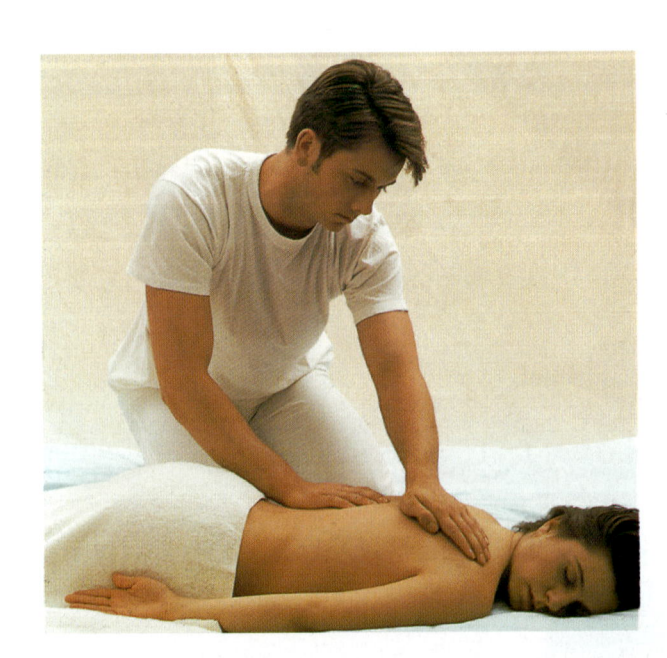

O *effleurage* tem efeito calmante e quase hipnótico no corpo, permitindo que uma sensação de confiança se desenvolva de modo que o paciente consiga relaxar física e psicologicamente. As manobras podem ser aplicadas com uma pressão leve ou média, com a mão inteira em contato com a pele. Quando aplicadas em um movimento ascendente para o coração, essas manobras beneficiam o sistema cardiovascular (o coração e os vasos sanguíneos) e o sistema linfático (os vasos linfáticos), aumentando a circulação de sangue e linfa pelo corpo. Movimentos mais suaves têm efeito calmante na função do sistema nervoso.

As mãos devem ficar completamente relaxadas enquanto faz as manobras para se moldarem aos contornos do corpo e definirem sua forma e estrutura.

Preparação

As manobras de abertura formam uma sequência contínua de movimentos para definir os contornos da área que pretende massagear e também aquecer os músculos e prepará-los para as técnicas posteriores.

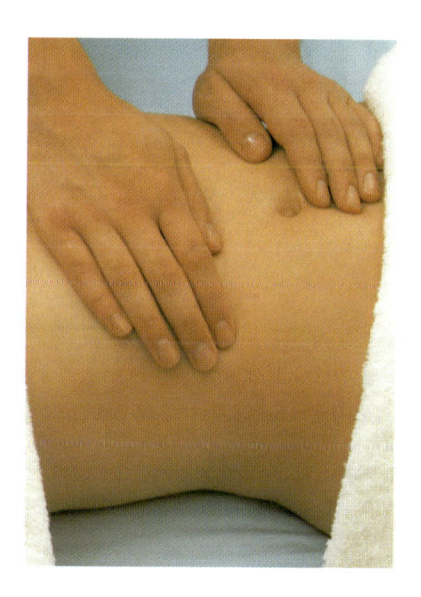

1. Esfregue um pouco de óleo nas palmas das mãos e espalhe-o sobre a área a ser massageada com as mãos estendidas e movimentos suaves e contínuos. Esse é o melhor método de espalhar óleo em qualquer parte do corpo.

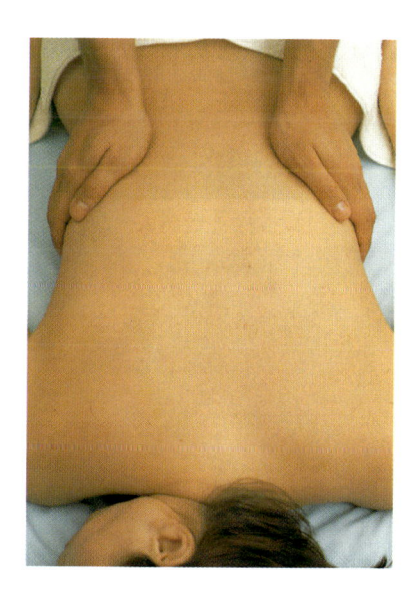

2. No *effleurage*, é importante deixar suas mãos moldarem os contornos do corpo. Quando aplicada como uma manobra preparatória, ou integrada, deve ser repetida de três a cinco vezes para um efeito completo.

Movimento em leque

Esse é um movimento de *effleurage* que pode ser aplicado em muitas áreas do corpo, incluindo costas, peito, pernas e braços. É uma manobra excelente para vir depois de movimentos preparatórios maiores e pode ser usada para alongar e manipular, tirando a tensão dos músculos. O movimento em leque pode ser aplicado como uma série de movimentos mais curtos para um benefício terapêutico ou em movimentos maiores e contínuos para efeitos sensuais e calmantes.

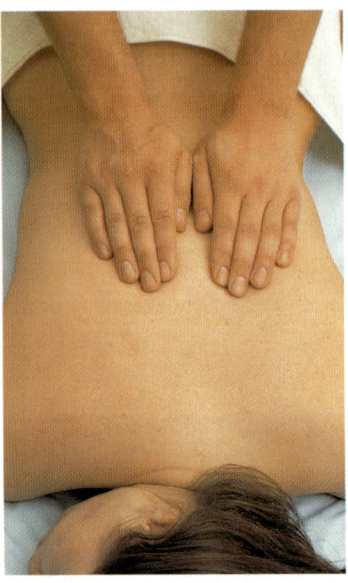

1. Coloque as mãos esticadas nos dois lados da coluna com os dedos fechados e apontados na direção da cabeça. Massageie com uma pressão uniforme por cerca de 15 centímetros para cima das costas.

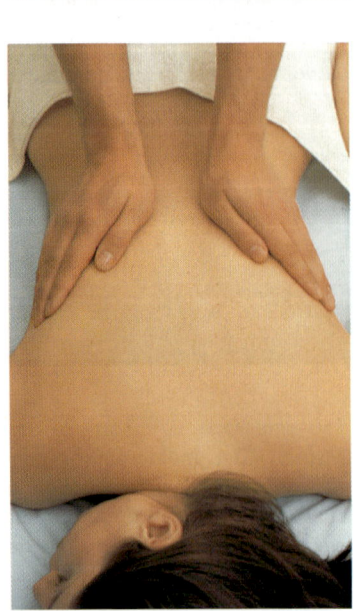

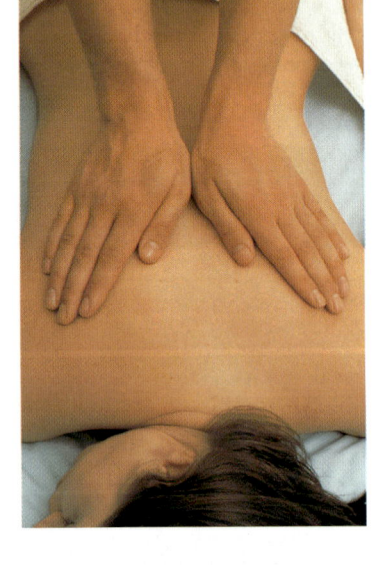

2. Deixe suas mãos deslizarem para fora em um movimento em leque na direção das laterais da caixa torácica.

3. Ajuste suas mãos às laterais do corpo e arraste-as para baixo antes de deslizá-las suavemente ao redor e de volta à sua posição original ao lado da coluna. Agora massageie mais para cima das costas.

Movimentos circulares contínuos

Esses movimentos acrescentam um elemento sensual, relaxante e soporífico à massagem. Se aplicados em um ritmo mais vigoroso e com uma pressão um pouco mais firme, são excelentes para aquecer a camada superficial de tecido e liberar a tensão. Essas manobras de deslizamento podem ser usadas em qualquer espaço amplo do corpo, como as laterais da caixa torácica, as costas e as coxas, quando são aplicadas em um movimento contínuo ininterrupto. As manobras circulares contínuas também constituem a principal manobra preparatória no abdômen.

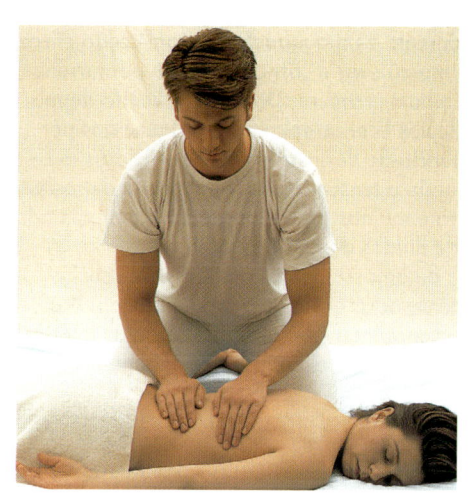

1. Coloque as duas mãos estendidas paralelas na superfície a ser massageada. As mãos devem estar flexíveis e suaves o bastante para moldar os contornos do corpo. Comece a deslizar com as duas mãos em um movimento circular.

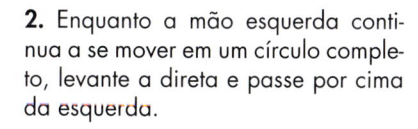

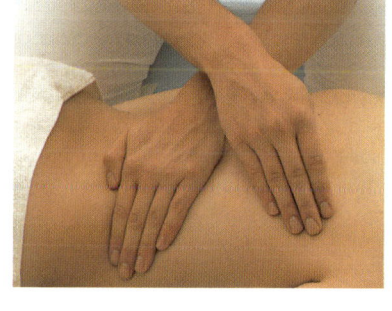

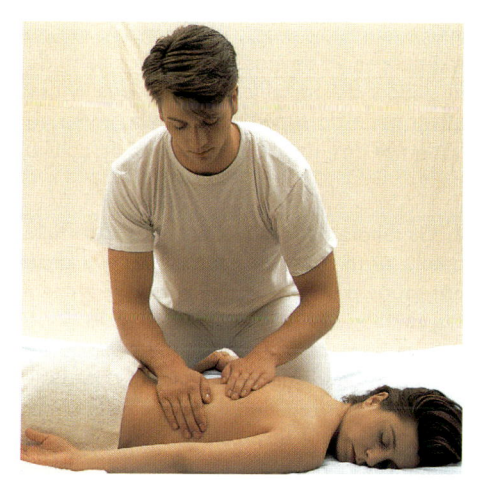

2. Enquanto a mão esquerda continua a se mover em um círculo completo, levante a direta e passe por cima da esquerda.

3. A mão direita volta ao corpo para fazer um meio círculo antes de se levantar de novo para deixar a mão esquerda completar o próximo círculo completo.

Amassamento

Uma das manobras mais agradáveis na massagem para quem faz e para quem recebe, no amassamento você pega o músculo e o movimenta, criando maior flexibilidade e elasticidade. Para amassar bem, as mãos devem ser ágeis e maleáveis; o movimento é semelhante ao de um padeiro amassando pão e é um movimento de levantamento, aperto e rolamento que passa a carne de uma mão à outra. Tem um deslocamento circular rítmico e deve ser aplicado com os pulsos e ombros relaxados e os braços mantidos à distância do corpo.

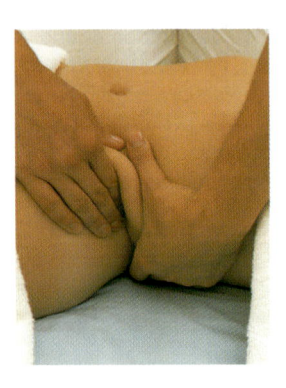

O amassamento é uma manobra de aplicação eficaz em áreas musculosas e carnudas, como panturrilhas, coxas, bumbum e cintura. Deve ser aplicado depois de os músculos ficarem relaxados e aquecidos por uma sequência de deslizamentos. Beneficia os músculos soltando a tensão oculta, quebrando depósitos de gordura e toxinas presos nos tecidos e auxiliando na troca de fluidos dos tecidos. Sempre reforce as manobras de amassamento com mais sequências de alisamento para acalmar a área e aumentar a circulação sanguínea e linfática para que as toxinas liberadas possam ser eliminadas corretamente.

Manobras de fricção e pressão

Uma manobra de pressão é feita apoiando seu peso em uma parte específica de sua mão ou braço para afundar no músculo ou tecido conjuntivo (tecido que mantém os órgãos e outras estruturas no lugar). Os tenares das mãos, as polpas do polegar e dos dedos, os nós dos dedos e o antebraço podem ser usados. Sempre aplique e solte a pressão devagar e com delicadeza. Faça a ação de pressionar e alongar com deslizamentos circulares firmes ou uma série de movimentos circulares alternados.

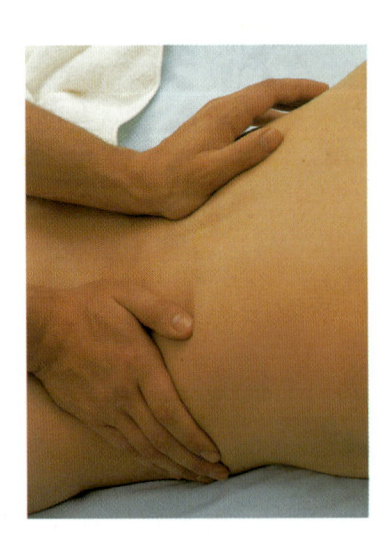

Essas manobras profundas empurram o tecido para o osso e o alongam, causando fricção entre o músculo e o osso e liberando a tensão. Aplique depois de massagear áreas carnudas ou depois de um *effleurage* em que o osso estiver perto da superfície da pele, como nas mãos, nos pés, no rosto ou ao lado da coluna.

1. Os tenares das mãos têm uma superfície ampla para fazer pressão. Troque o peso nas mãos para os tenares e faça movimentos circulares – uma mão depois da outra em um fluxo contínuo. Aplique pressão na metade ascendente e descendente do deslizamento, mas diminua na segunda metade, quando as mãos deslizam suavemente para repetir a manobra.

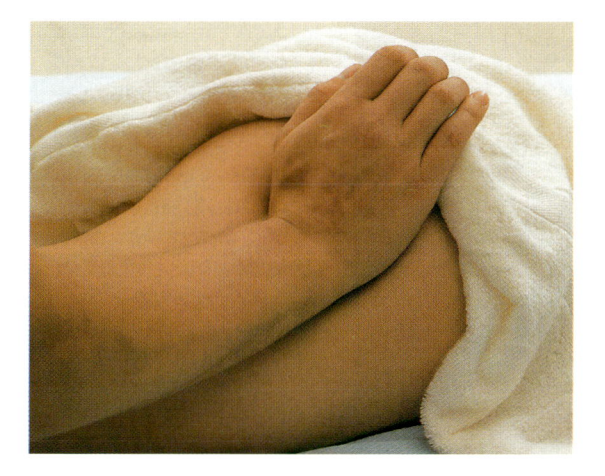

2. Mantendo a mão inteira relaxada, mas aplicando pressão direta nos tenares, esses movimentos circulares atenuarão a tensão do bumbum. Essas manobras de fricção e pressão são especialmente eficazes para alongar e drenar músculos em áreas contraídas, como região lombar e coxas.

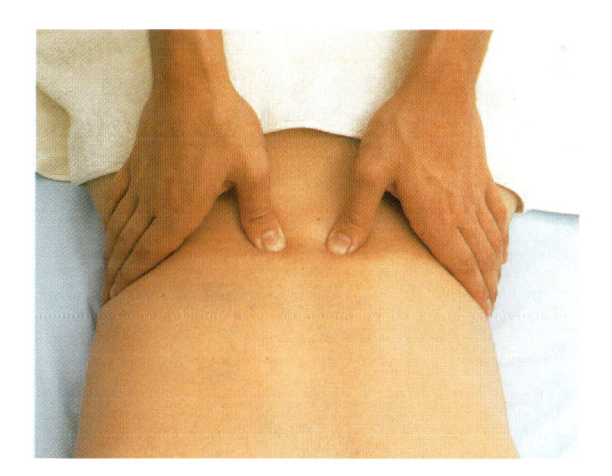

3. As pequenas superfícies das polpas dos polegares podem penetrar áreas onde músculos e tendões estão ligados ao osso, como, por exemplo, ao lado da coluna. Pontos contraídos podem ser atenuados colocando peso nos polegares com as mãos relaxadas e fazendo um movimento de deslizamento firme para cima de cada lado da coluna.

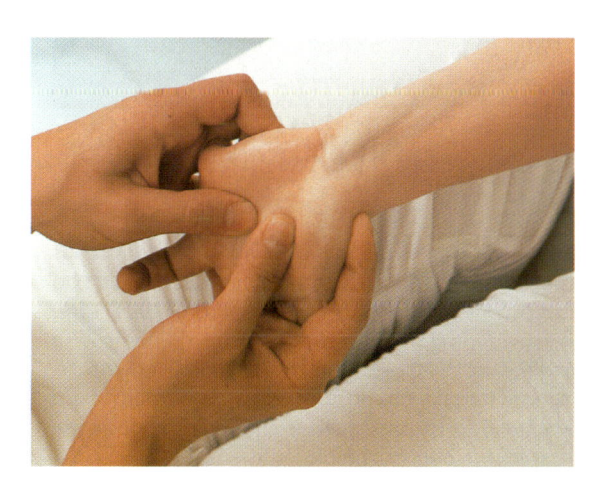

4. Apoie as costas da mão do paciente com os dedos e faça círculos pequenos e alternados contínuos com os polegares nas palmas e nos pulsos para remover a rigidez. Para chegar ao movimento correto, você deve girar os polegares a partir de sua articulação na base.

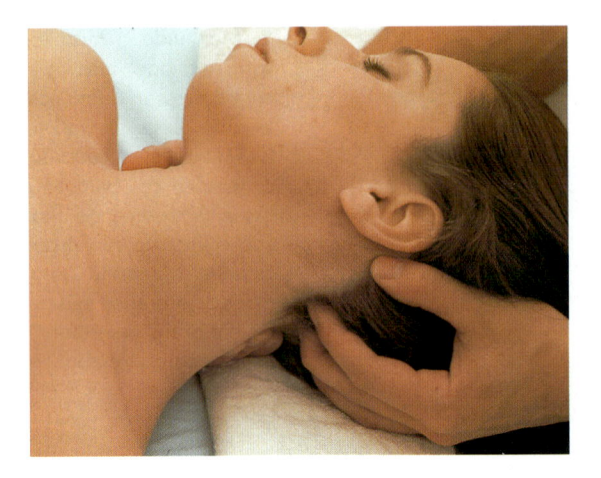

5. A pressão com a polpa dos dedos pode ser aplicada para liberar tensão debaixo do osso, como a reentrância do crânio. A pressão deve ser aplicada com suavidade e devagar para dar tempo de o paciente relaxar. Gire devagar as pontas dos dedos em uma área pequena por vez. Depois solte a pressão aos poucos antes de passar para o ponto seguinte.

Vibração

Essa manobra ajuda a livrar o músculo de um padrão habitual de tensão. É eficaz principalmente em músculos pequenos, como nas bochechas ou aqueles ao lado da coluna.

Afunde as pontas dos dedos na área carnuda das bochechas e vibre com movimentos rápidos. Passe para outro ponto e vibre de novo. Isso ajudará a boca e a mandíbula a relaxarem.

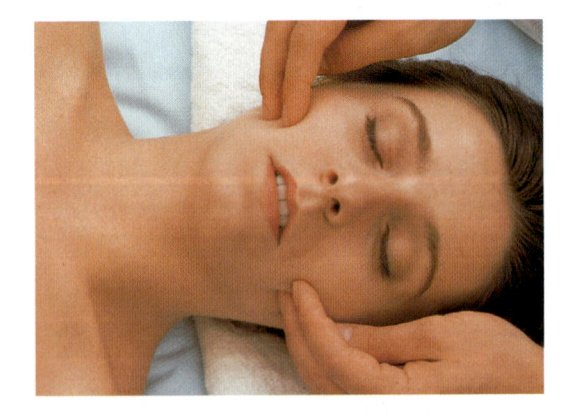

Percussão

Inclui uma variedade de movimentos revigorantes que atingem vigorosamente áreas carnudas e musculares do corpo para produzir um efeito tonificante e estimulante na pele. Essas manobras são realizadas com uma mão depois da outra em uma série de movimentos rápidos e rítmicos, ajudando a trazer o sangue para a superfície da pele e deixá-la com um rubor quente e saudável. A ação rápida também dissipa a tensão e livra os tecidos da retenção de líquidos e dos depósitos de gordura. Para conseguir melhores resultados, mantenha os ombros, pulsos e mãos relaxados e tire sua mão imediatamente da pele assim que houver contato.

Os efeitos revigorantes da percussão ajudam a estimular o corpo depois dos efeitos eufóricos de outras manobras, mas podem não ser adequados se o paciente estiver em um estado delicado ou vulnerável. As manobras de percussão nunca devem ser aplicadas sobre varizes ou diretamente em cima do osso.

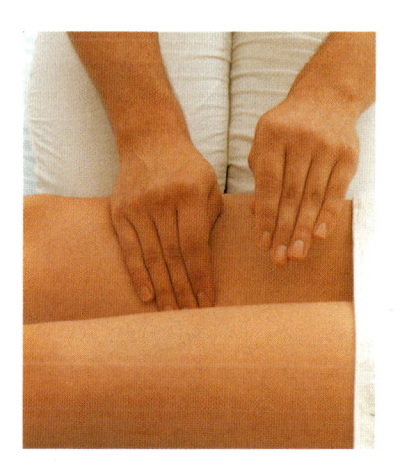

Para realizar o movimento de tapotagem, dobre as duas mãos em um formato levemente arredondado mantendo os dedos esticados, mas dobrados nas articulações inferiores; ao mesmo tempo, aproxime os polegares das palmas. Isso cria um vácuo hermético no centro das palmas, que realiza uma sucção na pele durante a ação rápida. Usando as palmas para fazer contato, bata vigorosamente na pele, com uma mão depois da outra em uma sucessão rápida sobre áreas carnudas.

As cutiladas usam o mesmo movimento rítmico rápido da tapotagem, mas o contato com a pele é feito com as laterais das mãos, uma após a outra em sucessão rápida. Os pulsos e dedos devem ficar relaxados e as palmas de cada mão devem ficar uma de frente para a outra com apenas 25 milímetros de distância entre elas. As manobras tonificam e estimulam todas as áreas carnudas e trabalham muito bem no bumbum, nas coxas e na parte superior dos ombros.

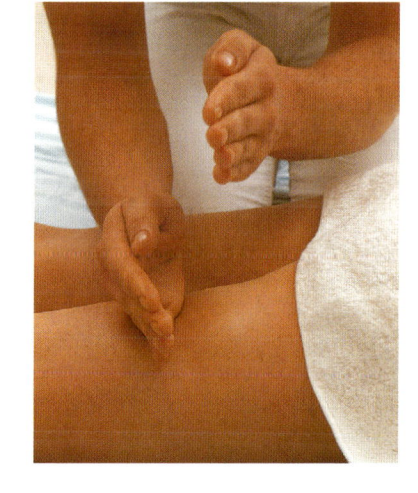

No caso dos socos, mantenha os ombros e pulsos relaxados e deixe o punho solto para atingir todas as partes carnudas do corpo. O contato com a pele é feito com as laterais das mãos. Aplique a manobra da mesma forma vigorosa que as outras manobras de percussão, deixando uma mão após a outra atingir a área. Essa manobra, aplicada nas coxas e no bumbum, é excelente para ajudar a combater a celulite.

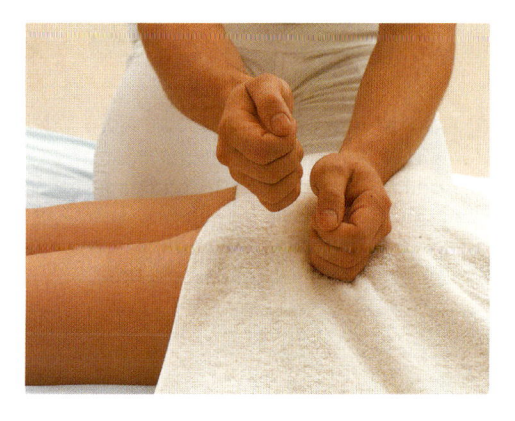

Aplicando a sequência correta de manobras

A seguinte sequência de manobras na panturrilha mostra a ordem na qual as técnicas básicas de massagem devem ser aplicadas para criar um efeito relaxante e revigorante. Essa sequência pode ser usada, se for o caso, em qualquer parte do corpo.

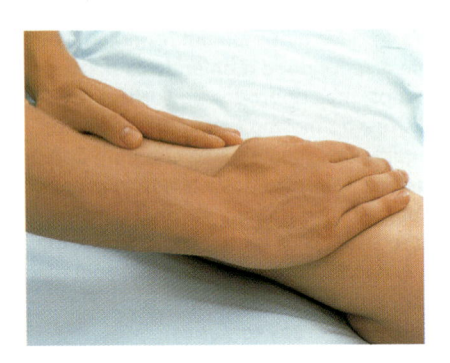

1. *Effleurage*: As manobras suaves feitas com as mãos estendidas aquecerão e soltarão os músculos tensos da panturrilha, preparando-os para manobras mais profundas.

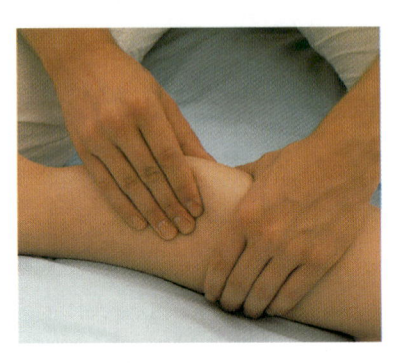

2. Amassamento: Amasse os músculos da panturrilha para revigorar e ajudar os músculos a se contraírem. Depois faça algumas manobras suaves.

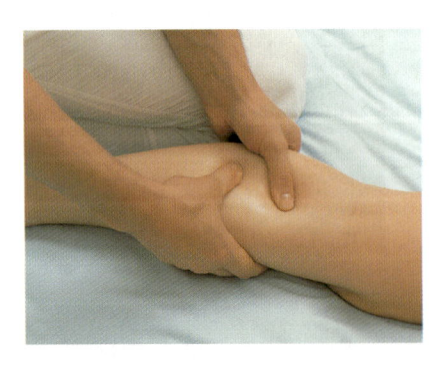

3. Fricção: Aperte as polpas dos polegares delicadamente no tecido muscular usando manobras de fricção circulares alternadas com o polegar. Isso alongará e liberará um nível de tensão mais profundo. Massageie toda a área.

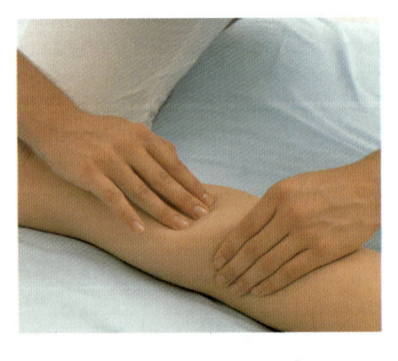

4. Vibração: Afunde suavemente as pontas dos dedos na panturrilha e vibre rápido. Deixe suas mãos se ajustarem ao formato da parte inferior da perna enquanto você acompanha a ação vibratória com um alisamento.

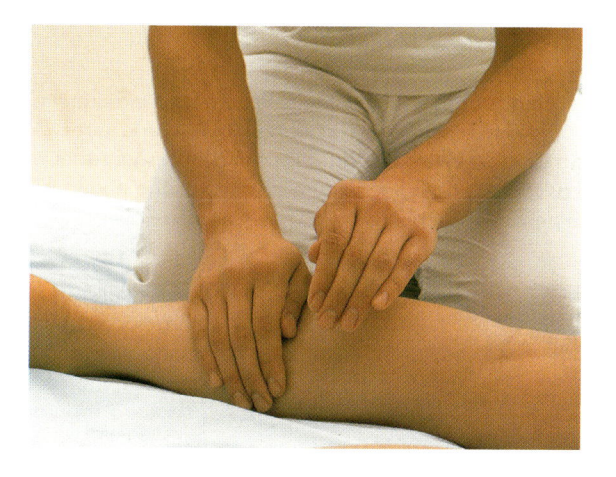

5. Tapotagem: Bata com vigor na panturrilha para ativar a circulação sanguínea e tonificar pele e músculos. Aplique a ação para cima e para baixo da perna várias vezes.

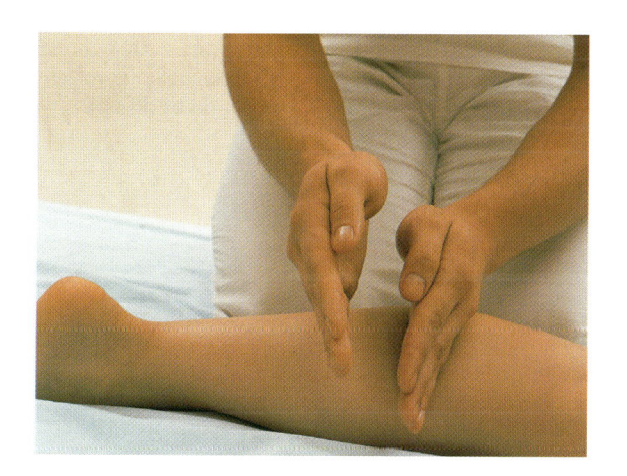

6. Cutiladas: Use essa manobra sobre a parte mais carnuda da panturrilha para tonificar mais e ajudar na eliminação dos fluidos em excesso nos tecidos. Não bata atrás do joelho.

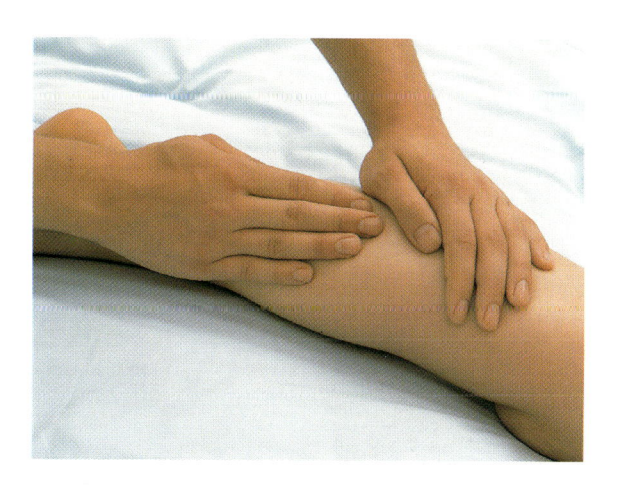

7. Alisamento: Alise suavemente a panturrilha para harmonizar os movimentos anteriores e aumentar as circulações sanguínea e linfática para o coração.

Uso de toalhas

Use toalhas novas, limpas e aquecidas para cobrir o paciente durante a massagem. As toalhas são importantes porque previnem a perda de calor do corpo quando o óleo for aplicado e a pessoa ainda estiver deitada. Elas também resguardam a privacidade do paciente. Tire as toalhas do lugar sempre que necessário enquanto aplica as manobras, deixando descoberta apenas a área que massageia.

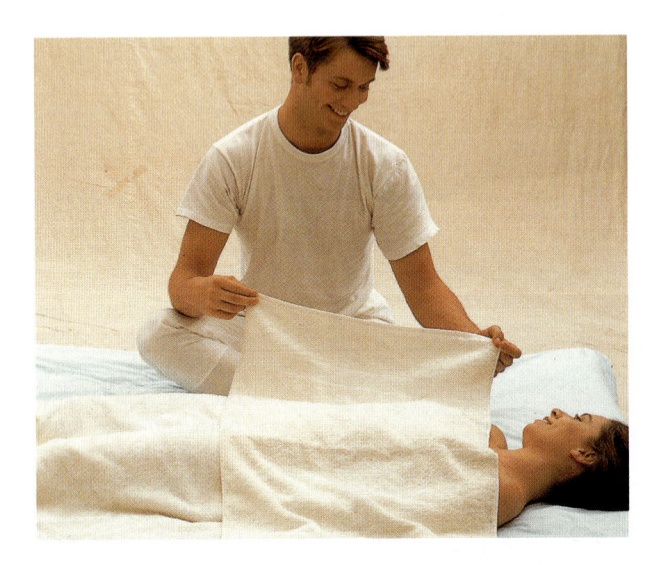

1. O ideal é usar uma toalha de banho grande para cobrir o corpo inteiro e duas toalhas médias para dar mais calor aos membros superiores e aos pés. Enrole firme a toalha envolvendo os dois pés.

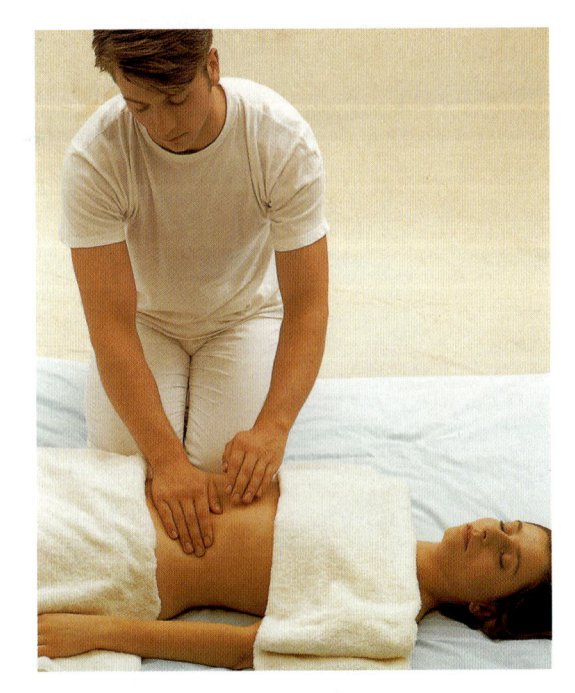

2. Para massagear o abdômen, tire a toalha grande e cubra o peito com uma toalha dobrada. Não deixe o peito exposto.

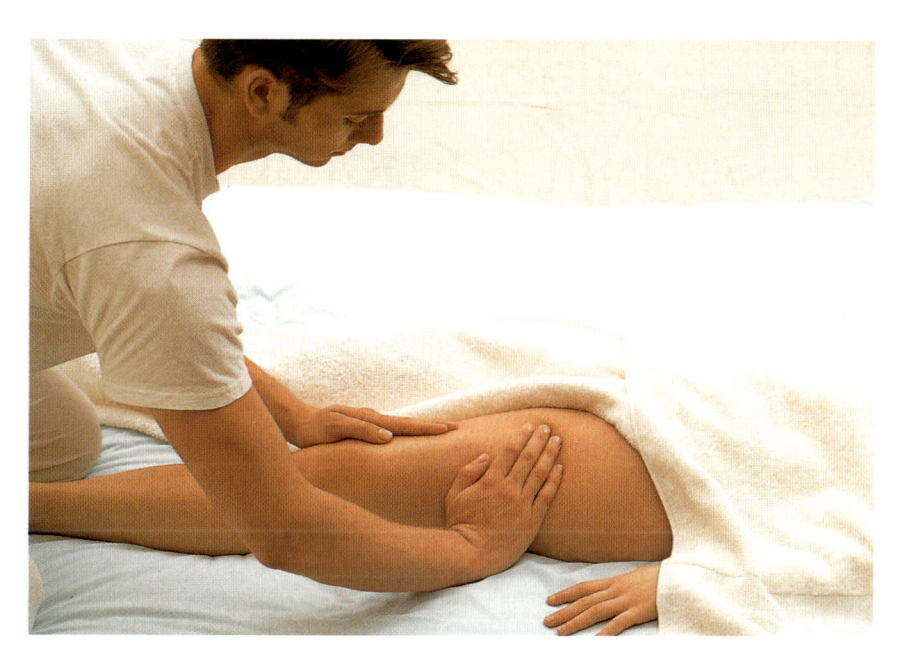

3. Quando estiver trabalhando nas pernas, mantenha a parte superior do corpo aquecida cobrindo-a com uma toalha extra. Dobre a toalha grande para expor apenas a perna em que estiver trabalhando.

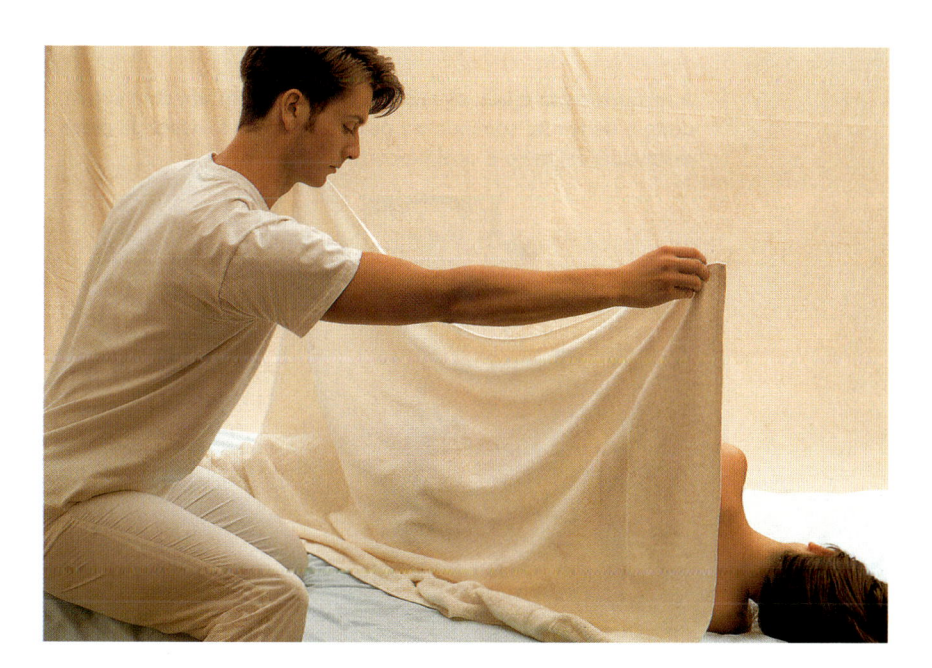

4. Quando o paciente se virar, segure a tolha entre vocês dois e solte-a suavemente para cobrir o outro lado do corpo.

Uso de óleos na massagem corporal

O toque cuidadoso de uma massagem aumenta muito com o aroma dos óleos essenciais. Abaixo há uma seleção de misturas apropriadas às circunstâncias do cotidiano. Essas poucas sugestões devem ser usadas como um guia. Se já estiver familiarizado com alguns óleos essenciais e tiver uma mistura favorita, não há motivo para não usá-la.

Introdução aos óleos veiculares

Escolher corretamente o óleo vegetal veicular é vital. Os óleos essenciais se dissolvem fácil em um óleo veicular para fazer uma mistura que facilite a movimentação contínua das mãos na pele sem arrastar ou escorregar. Alguns óleos, como o de oliva, são grudentos demais para massagem. O óleo de pêssego é bom para pele delicada. Como o de abacate tem um aroma frutado distinto, escolha óleos essenciais com fragrâncias complementares. Muitos óleos veiculares têm propriedades próprias nutritivas e saudáveis, mas serão muito mais eficazes se combinados com outro óleo veicular mais abundante e adequado à massagem.

A mistura certa ajuda as mãos a se movimentarem com suavidade e de forma contínua na pele, e o aroma sensual de óleos essenciais estimula e acalma corpo e espírito.

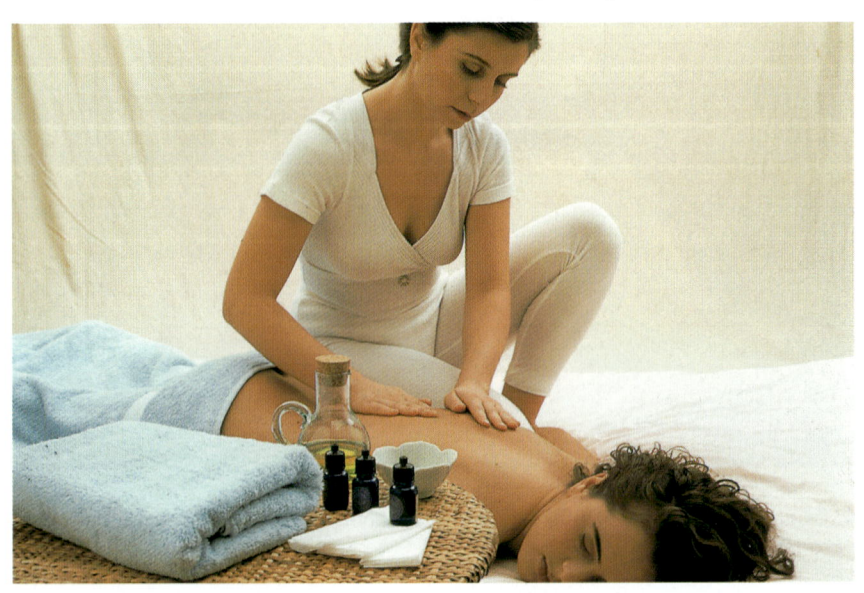

Mistura de óleos essenciais para massagem

Teste tipos diferentes de óleo veicular para chegar à mistura ideal para seu estilo de massagem. Tente adicionar uma colher de chá de outro óleo veicular e de óleos essenciais para uma mistura bem pessoal. Vale a pena lembrar que até o clima afeta o estado da nossa pele e, no inverno, o aquecimento central e as baixas temperaturas a ressecarão. Essas variações podem ser adaptadas mudando os óleos veiculares exóticos usados para intensificar cada mistura.

Esfregue um pouco da mistura entre as palmas das mãos para aquecê-la e então teste a fragrância antes de começar a massagem. Ela pode precisar de um pequeno ajuste antes de você ficar satisfeito com o resultado.

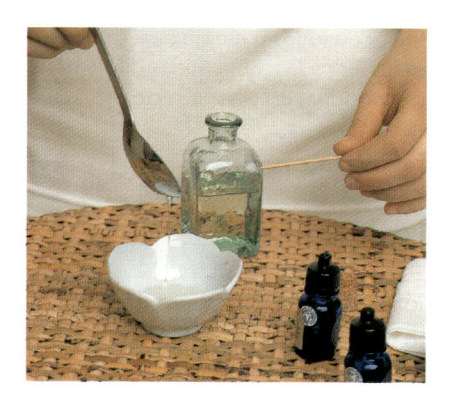

1. Antes de começar a misturar os óleos, lave e seque as mãos e junte todos os frascos e potes de que precisar, limpe e seque todos os utensílios. Deixe os óleos essenciais à mão, mas mantenha as tampas nas garrafas até eles serem necessários. Meça com cuidado aproximadamente 10 ml (duas colheres de chá) do óleo veicular escolhido e despeje-o no frasco de mistura.

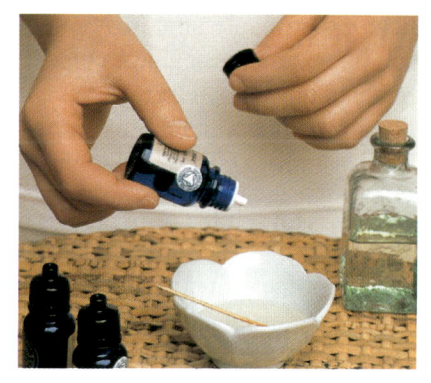

2. Lembrando-se da proporção certa de óleo essencial para o veicular (em geral 10 ml (duas colheres de chá) de óleo de base para cinco gotas de óleo essencial) e a combinação de notas de saída, coração e base necessária, acrescente o primeiro óleo essencial, uma gota por vez. Acrescente os óleos restantes uma gota por vez e misture suavemente com um misturador de coquetel ou palito de sorvete seco.

Algumas misturas úteis para massagem corporal

Escolha até quatro óleos para acrescentar a um óleo veicular para criar uma mistura adequada às suas necessidades.

Mistura para ajudar a relaxar

É muito importante relaxar depois de um dia estressante de trabalho. Uma massagem com uma mistura dos seguintes óleos é um modo eficaz de estimular o relaxamento: bergamota, camomila, sálvia esclareia, lavanda, pau-rosa ou sândalo. Para acrescentar uma nota enriquecedora, escolha um dos óleos cítricos, que produzirá uma mistura relaxante e regenerativa ao mesmo tempo.

Mistura energizante

Quando tudo parece cinza e deprimente, uma massagem animadora com uma mistura dos óleos revigorantes pode ajudar a transformar um dia melancólico e de desespero em um dia mais energético. Experimente uma mistura de três ou quatro dos seguintes óleos: pimenta-do-reino, cipreste, eucalipto, erva-doce, gengibre, grapefruit, jasmim, zimbro, limão, noz-moscada, hortelã, alecrim, melaleuca.

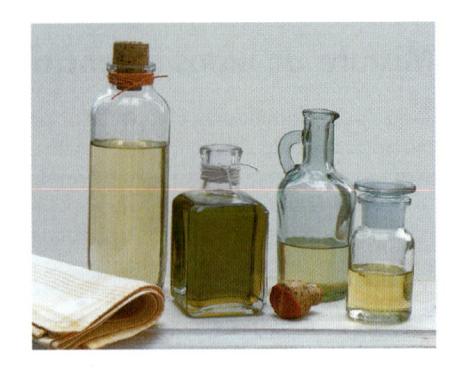

Muitos dos óleos vegetais veiculares são adequados à massagem, mas como todos têm qualidades diferentes, é importante escolher o certo.

Mistura para contratura muscular

Todos sofrem de pequenas dores e distensões musculares de vez em quando. Elas podem ser provocadas por exercício físico incomum – de jardinagem ou dança às atividades esportivas – ou apenas por ficar tempo demais em uma posição desconfortável. Nessas ocasiões, os óleos quentes que levam o sangue de volta aos músculos doloridos ajudam muito. Escolha os óleos da seguinte lista: benjoim, pimenta-do-reino, sálvia esclareia, eucalipto, gengibre, grapefruit, jasmim, zimbro, lavanda, limão, manjerona, noz-moscada, laranja, hortelã ou alecrim.

Remédio para ressaca

Se você tiver abusado de bebidas alcoólicas, tente beber vários copos de água antes de dormir para aliviar a desidratação causada pelo excesso de álcool. Beba muita água e suco de laranja no café da manhã para ajudar a desintoxicar e, se possível, coma uma torrada integral com levedura. Uma massagem suave, usando três ou quatro dos seguintes óleos, pode ajudar a restaurar a boa saúde depois de comer ou beber demais: pimenta-do-reino, erva-doce, gerânio, gengibre, zimbro, laranja ou hortelã.

Mistura para elevar os espíritos

Para os dias em que as atividades comuns da vida parecem difíceis demais, há vários óleos que podem ajudar a elevar os espíritos: benjoim, bergamota, cedro, sálvia esclareia, olíbano, gerânio, grapefruit, jasmim, tangerina, noz-moscada, laranja, rosa, pau-rosa ou ylang ylang. Uma mistura de três ou quatro óleos desta lista e uma massagem calmante podem lhe devolver o gosto pela vida.

Mistura para aquecer

Depois de lutar contra ventos implacáveis e o frio do inverno, a ideia de se despir para uma massagem pode parecer loucura. Porém, há alguns óleos essenciais para aquecer e confortar que podem ser muito acalentadores quando estiver se sentindo frio tanto emocional quanto fisicamente. Misture benjoim, gengibre, laranja e pau-rosa e deixe-os envolver seu corpo em seu aroma especial.

Mistura sensual

Em um relacionamento longo, o laço físico íntimo entre os parceiros pode enfraquecer ou deixar de existir. Uma longa doença, excesso de trabalho ou crises emocionais também podem levar a uma falta de interesse sexual. Nessas ocasiões, o toque de massagem não sexual, mas carinhoso, pode desempenhar um papel importante em reacender a intimidade sexual ausente. Os óleos essenciais mais úteis são: pimenta-do-reino, cedro, sálvia esclareia, erva-doce, olíbano, gengibre, jasmim, rosa e sândalo. Nessa área é muito importante lembrar-se das preferências de cada indivíduo.

Misturas sazonais

Para um clima festivo, use as essências do Natal: olíbano, gengibre e tangerina. Você também pode tentar misturar com benjoim, flor de laranjeira e laranja. A Páscoa, que acontece em uma época de renovação e descanso, é uma boa ocasião para experimentar uma mistura de gerânio, palma rosa e pau-rosa.

Mistura pré-casamento

Há apenas uma mistura para a massagem pré-casamento: jasmim e rosa, respectivamente rei e rainha das fragrâncias, e laranja da terra para acalmar os nervos. Uma mistura suntuosa para trazer a essência da calma ao início da vida de casado.

Mistura para acalmar

Olíbano, sândalo, flor de laranjeira e ylang ylang misturam-se para criar um perfume rico de paz. Essa mistura pode trazer sensações de tranquilidade e reduzir as sensações de fragmentação. Pode ser valioso em ajudar a reconectar alguém a seu forte âmago interior. Faça ou receba uma massagem com essa mistura e ajude-se a recuperar a paz em sua vida.

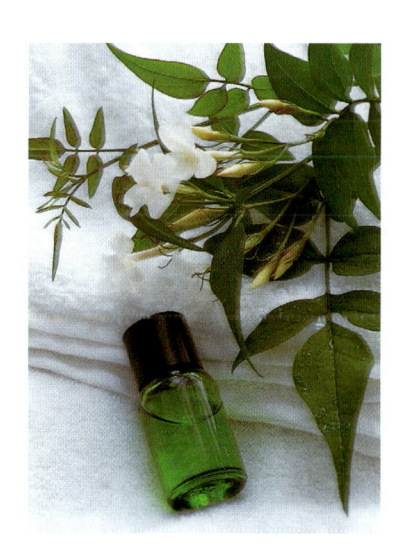

O jasmim, conhecido como rei dos óleos florais, tem um perfume forte que pode produzir sensações de otimismo, euforia e confiança.

Início

Para garantir que sua massagem tenha uma efetividade máxima, é importante que você e o paciente estejam no clima certo. As preliminares incluem deixar o equipamento pronto, preparar a atmosfera e ambos se prepararem para o tratamento.

Criar o clima

Criar uma atmosfera de segurança e confiança é um elemento importante para fazer uma boa massagem corporal. O paciente ficará mais relaxado se estiver claro que você se preparou com cuidado e tudo está sob controle. Deixe a sala aquecida e todos os óleos e equipamentos prontos. Separe um tempo para se recompor, para focar toda a sua atenção na massagem. Dê privacidade para o paciente se despir e orientações claras sobre como se deitar na maca. Use as toalhas corretamente para cobrir o corpo, para mantê-lo aquecido e resguardar a privacidade do paciente. Seguindo essas sugestões, ele se sentirá imediatamente seguro e protegido em suas mãos.

Uma maca com pernas ajustáveis permite que pessoas de várias alturas a usem bem. A altura também pode ser ajustada para se adequar ao tipo de massagem. Como em uma massagem de tecido profundo as manobras têm um grau maior de pressão, é necessária uma altura mais baixa do que no caso de uma massagem de tecidos moles.

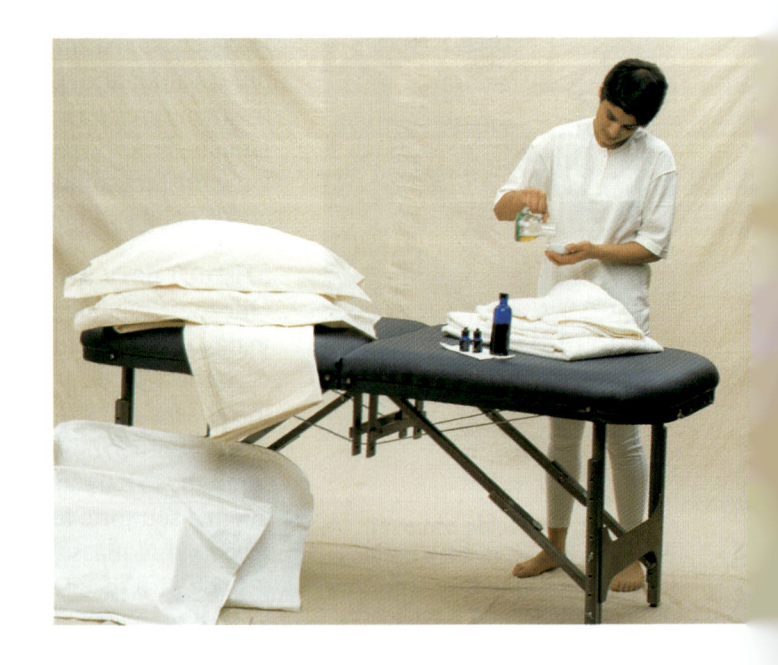

Trabalhando em uma maca

Enquanto alguns preferem ajoelhar e fazer a massagem no chão, trabalhar em uma maca projetada especialmente para isso aumenta sua mobilidade, pois você pode usar os pés e pernas para se movimentar mais livremente ao redor do corpo. Isso coloca menos tensão em sua postura, ajudando-o a esticar a coluna e o pescoço e dando uma largura relaxada aos ombros. Em comum com a posição ajoelhada, seu movimento na maca deve vir da parte inferior do corpo para evitar tensão na coluna.

Estabelecendo contato e aplicação dos óleos

Antes de começar, sugira que o paciente tire uns segundos para se acomodar confortavelmente na maca.

1. Estabeleça contato com o paciente colocando suas mãos suavemente no corpo, uma acima da coluna e a outra na base.

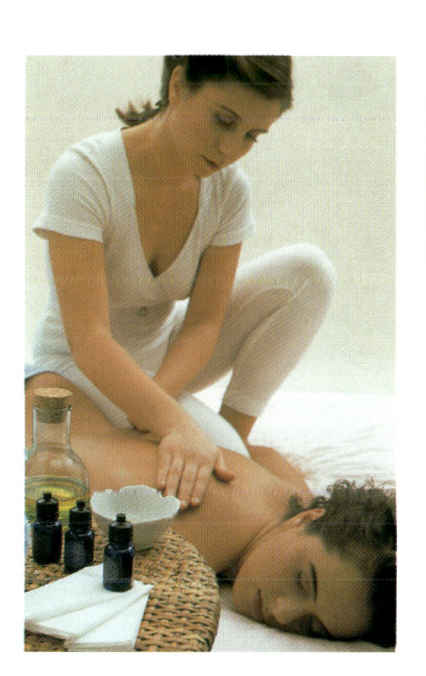

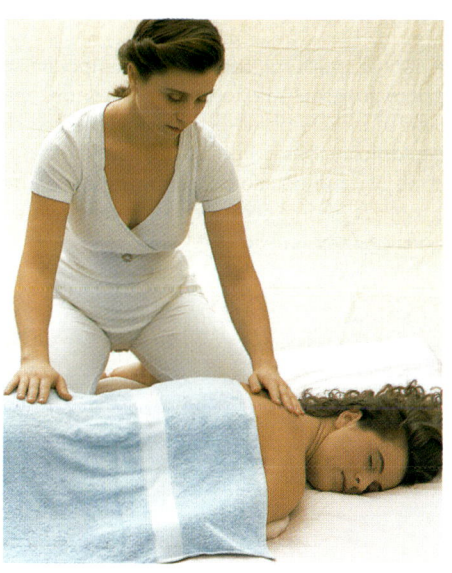

2. Dobre a toalha de cima sobre a parte inferior do corpo. Despeje 2,5 ml (meia colher de chá) da mistura de óleos na palma de uma mão e esfregue as mãos para aquecer o óleo. Aplique mais se precisar. Usando manobras de *effleurage* suaves e contínuas, espalhe o óleo nas costas. Relaxe as mãos para elas ficarem maleáveis e se ajustarem às curvas do corpo.

Ao se preparar para uma massagem, é bom aquecer a sala e deixar todos os equipamentos necessários à mão. O paciente se incomoda se você tiver de parar no meio do caminho para reabastecer sua mistura de óleos de massagem, ajustar o calor ou pegar uma almofada ou toalha quente.

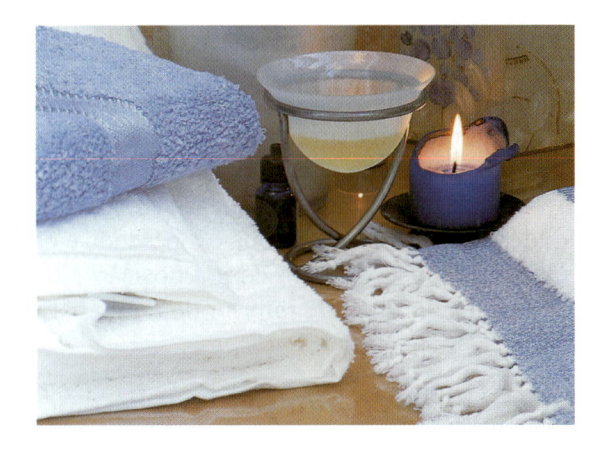

Uso de travesseiros e toalhas para atenuar a tensão corporal

A tensão postural continua no corpo mesmo quando uma pessoa está deitada e aparenta estar relaxada. Na verdade, um período prolongado de descanso em uma superfície plana pode até exacerbar a pressão física, principalmente nas grandes articulações do corpo. Quanto mais você massagear, mais conseguirá detectar onde alguém acumula tensão. Depois de descobrir onde é o problema, travesseiros e toalhas podem ser usados com eficácia para apoiar áreas fundamentais do corpo para atenuar tensão.

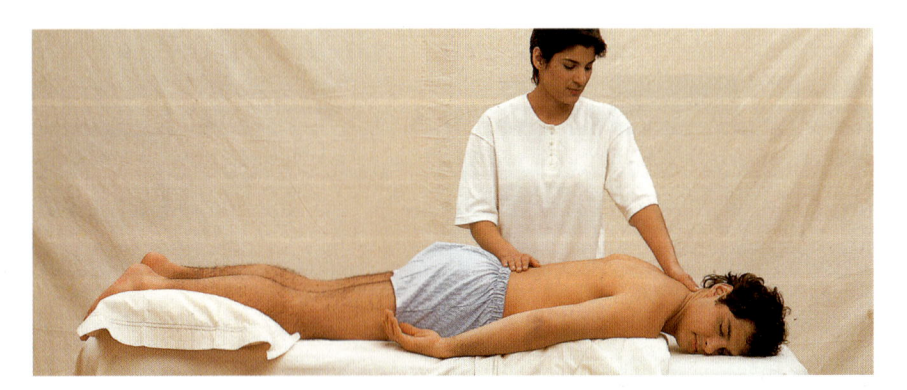

Em uma posição pronada, coloque um travesseiro logo abaixo dos joelhos para relaxar a pelve e a lombar. Um travesseiro embaixo do peito deixa os ombros caírem para a frente abrindo a parte superior das costas, criando espaço entre as escápulas. Esse aumento no apoio também ajuda a alongar e relaxar o pescoço.

Massagem corporal

A massagem corporal costuma começar com a parte posterior do corpo, com foco especial nas principais áreas de tensão. Quando o paciente se virar, a massagem passa para toda a frente do corpo.

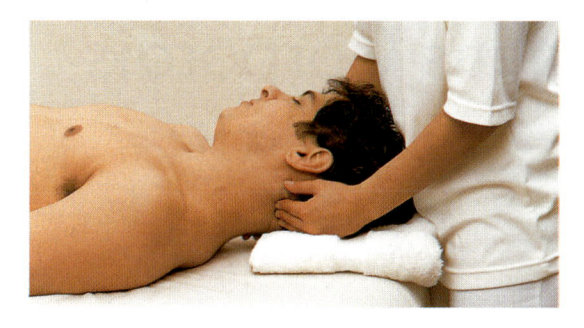

A compressão nos músculos na base do crânio encurtará os músculos do pescoço, fazendo a cabeça se contrair para trás. Coloque uma toalha fina dobrada embaixo do crânio para levantar a cabeça e aliviar essa condição.

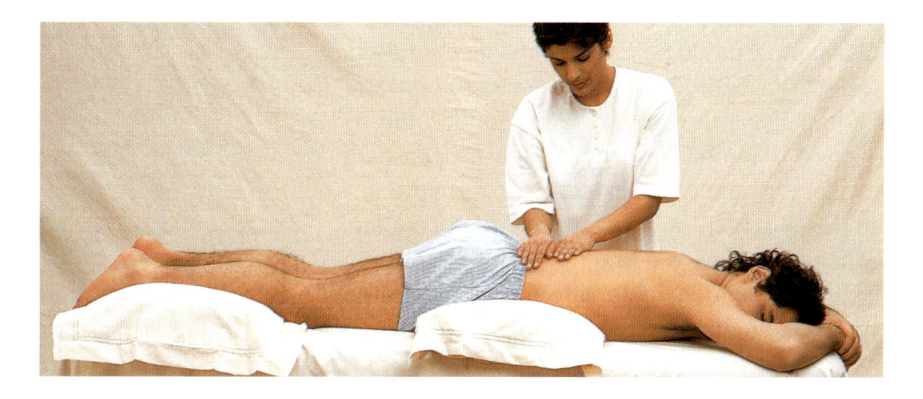

A dor na lombar pode ser causada por uma curva na base da coluna ou um padrão de tensão crônico na região pélvica. Um travesseiro embaixo do abdômen pode corrigir esse desequilíbrio durante uma massagem, ajudando a região lombar a relaxar com seu toque.

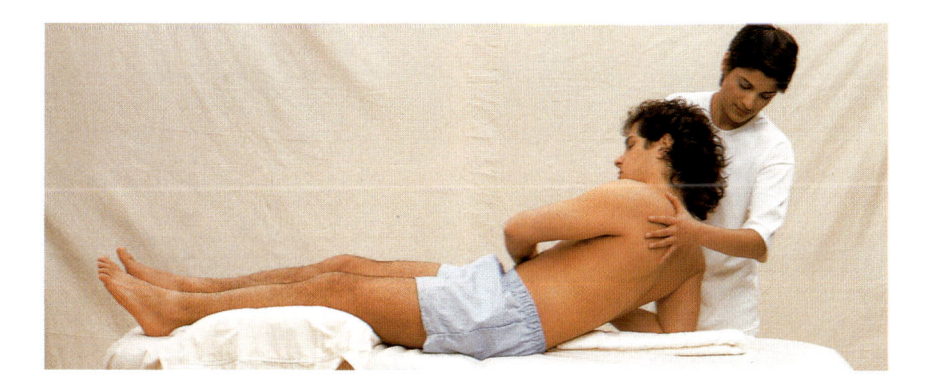

A tensão no peito e nas costelas pode provocar uma contratura nos músculos, puxando os ombros para a frente, de modo que eles não ficam apoiados na maca. Atenue essa postura colocando uma toalha, dobrada em uma faixa fina, embaixo e ao lado da coluna. Isso ajuda o peito a se abrir e os ombros descerem. Auxilie a posicionar o paciente para a toalha permanecer no lugar certo.

As Massagens Corporais

A massagem básica pode ser aplicada para acalmar e relaxar todo o corpo. Este capítulo o leva passo a passo pela sequência de manobras necessárias para fazer uma massagem corporal recompensadora e eficaz. Começando com as costas e a lombar, especialmente propensas à tensão, ela segue por estágios claramente definidos e evidentes para a frente do corpo, terminando nas mãos e braços. Inclusas também estão uma sequência de automassagem e uma massagem sensual.

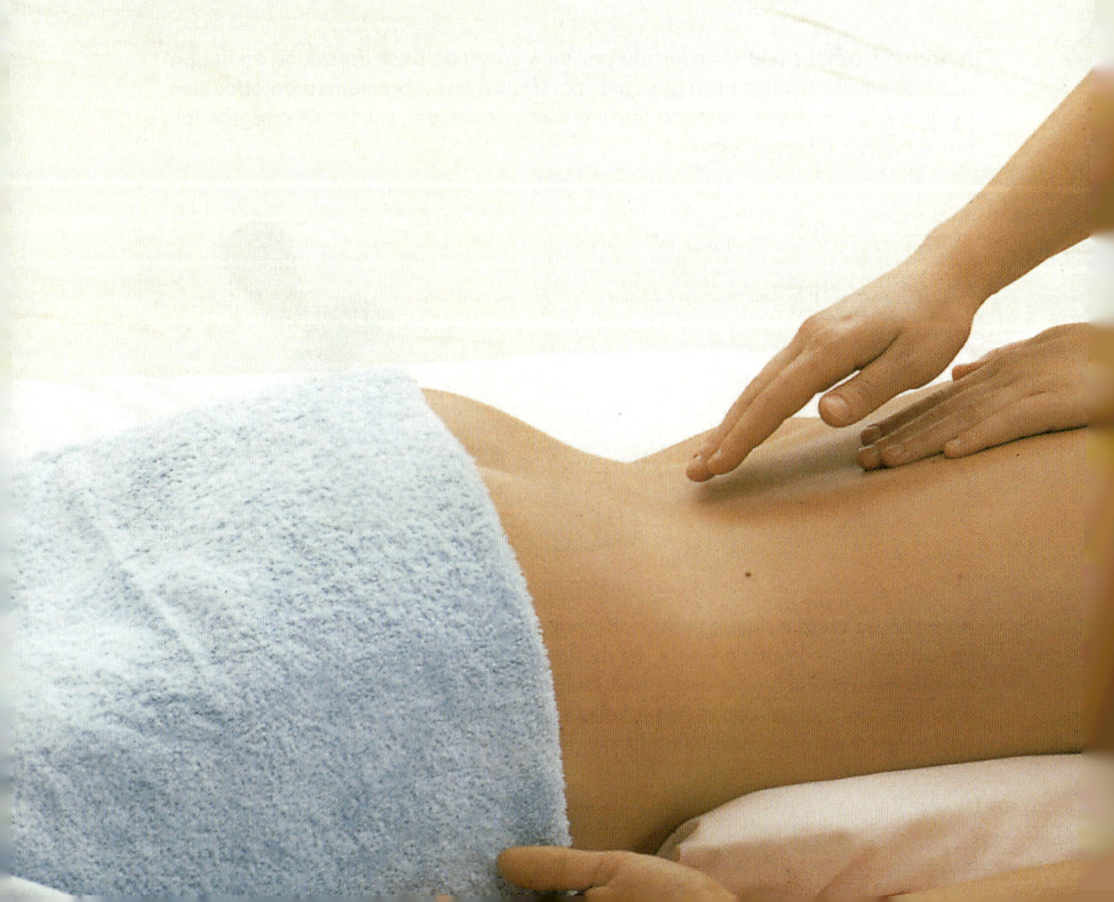

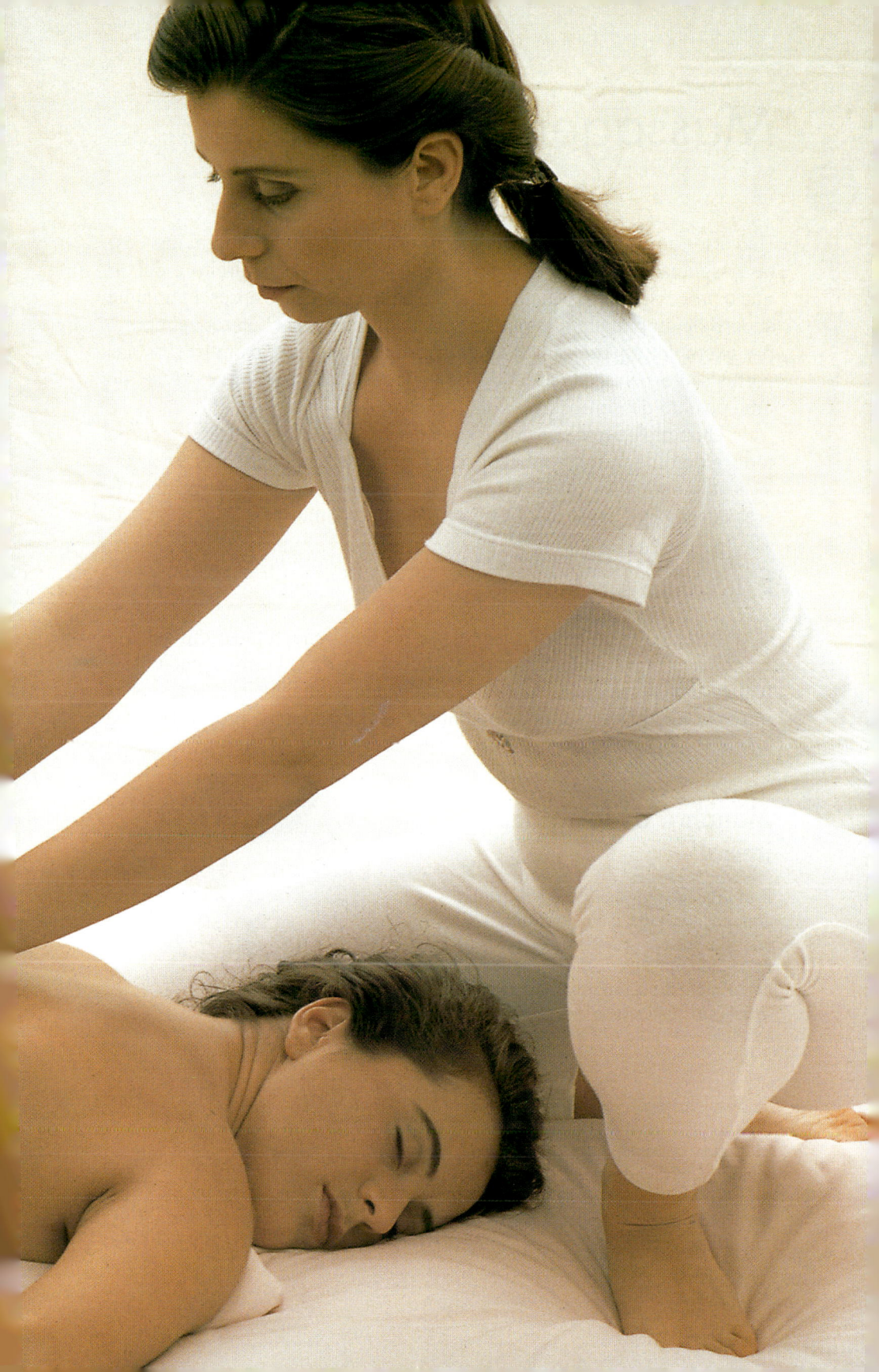

Massagem nas costas

Há vários bons motivos para começar uma massagem corporal nas costas. Algumas pessoas precisam de tempo para relaxar direito e deixar que o processo de massagem funcione bem; e as costas apresentam uma superfície ampla que não parece íntima ou vulnerável ao toque, como, por exemplo, o peito ou a barriga. Ao mesmo tempo, os músculos das costas são especialmente propensos à tensão resultante do estresse, de uma postura desconfortável e de lesões.

Uma massagem completa nas costas pode tirar a tensão do corpo todo. Combine suas manobras para preparar, acalmar, aquecer e relaxar as costas, enquanto trabalha de forma terapêutica em todas as principais áreas de tensão, como a coluna, a lombar e os ombros.

Relaxando a coluna

O primeiro estágio da massagem nas costas concentra-se em relaxar a coluna e os músculos de apoio. Inicie atrás da cabeça do paciente e realize uma série de manobras de *effleurage* calmantes sobre as costas inteiras, seguida de algumas manobras de pressão mais profundas para soltar a tensão do lado da coluna.

Manobra de integração inicial

Esse primeiro movimento de *effleurage* compreende todo o formato das costas, aquecendo músculos e tecidos. Pode ser aplicado até cinco vezes como manobra preparatória em uma sequência contínua de movimentos.

1. Para começar, coloque as mãos abertas em cada lado da coluna, com os dedos apontados na direção da lombar. Coloque seu peso nas mãos e deslize-as com firmeza para baixo para alongar os músculos longos ao lado da coluna.

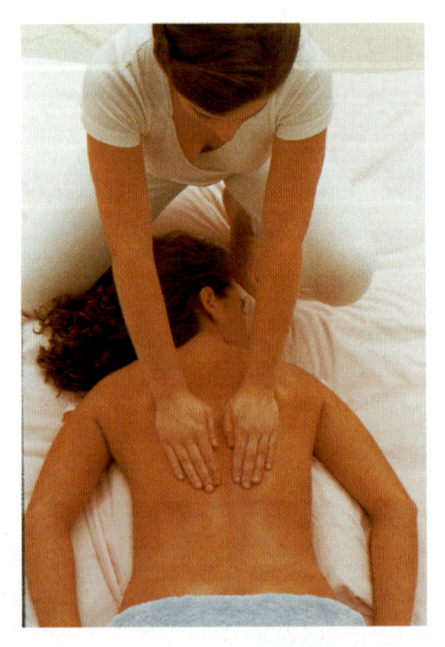

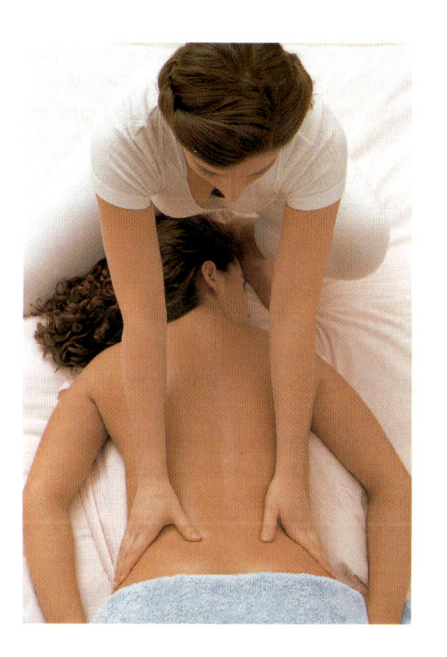

2. Quando suas mãos alcançarem a lombar, vire-as para fora, ao redor dos quadris, para envolver as laterais do corpo. Os dedos devem escorregar de leve para baixo da frente do corpo.

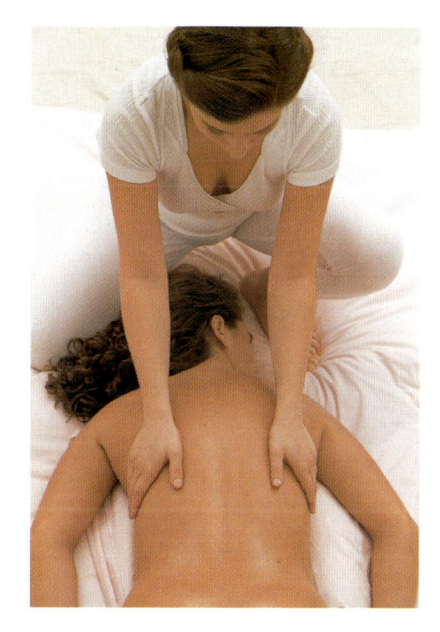

3. Arraste as mãos com suavidade, mas firmemente, para cima, ao longo das laterais da cintura e da caixa torácica até alcançar as escápulas. Vire os pulsos para as mãos deslizarem ao redor das bordas das escápulas.

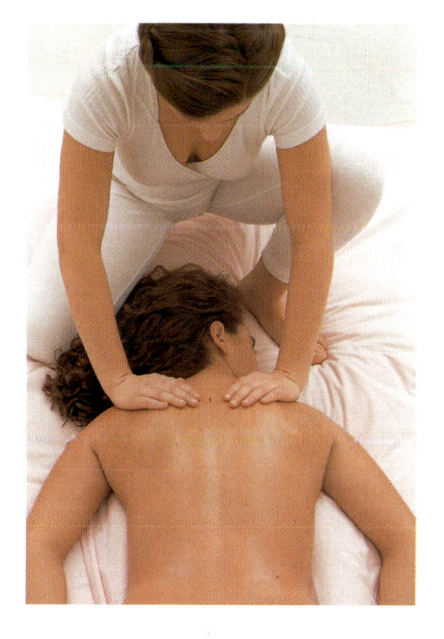

4. Enquanto arrasta as mãos para fora em cima dos ombros, passe a pressão para os tenares das mãos para dar uma boa alongada nos músculos tensos do ombro.

Aviso

Durante uma massagem nas costas, você jamais deve aplicar pressão direto na coluna. O foco deve ficar em soltar a tensão dos músculos ao lado da coluna.

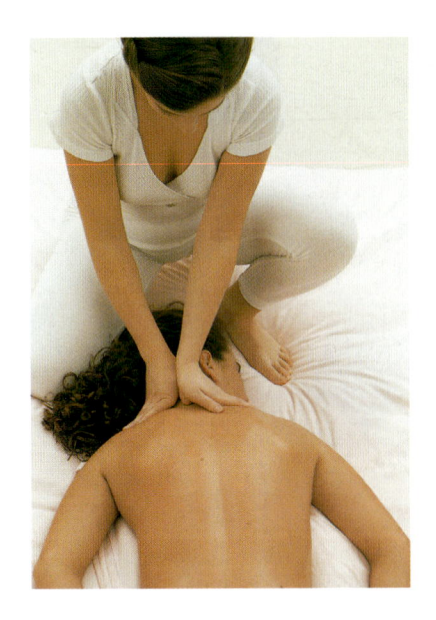

5. Passe as mãos suavemente ao redor das articulações do ombro e gire os pulsos para deslizá-los de leve de volta ao topo dos ombros. Leve a manobra de volta à nuca e para fora pela cabeça e pelos cabelos.

Sacudir o corpo

Uma variação pode ser acrescentada à manobra acima para dar mais vitalidade e movimento ao corpo. Complete as duas sequências de sacudidas com uma varredura ao redor dos ombros, arrastando as mãos para o pescoço e para cima da cabeça.

1. Depois de suas mãos se curvarem ao redor das laterais da lombar, arraste-as para a base da coluna. Deslize a mão esquerda para cima da direita para dar mais apoio. Dobre um pouco a mão direita para criar um efeito de sucção e sacuda suave e ritmicamente a extensão da coluna.

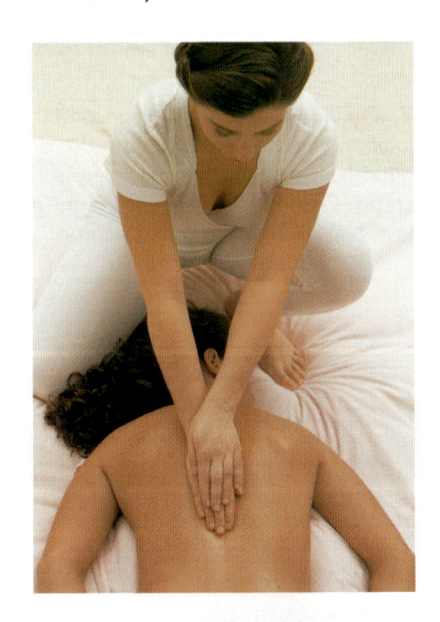

2. Separe as mãos em cima da coluna. Coloque pressão nos tenares de cada uma para criar um movimento que alterne pressão e soltura, trabalhando na direção dos ombros. Essa sacudida é semelhante à forma na qual um gato amassa uma superfície macia com suas patas.

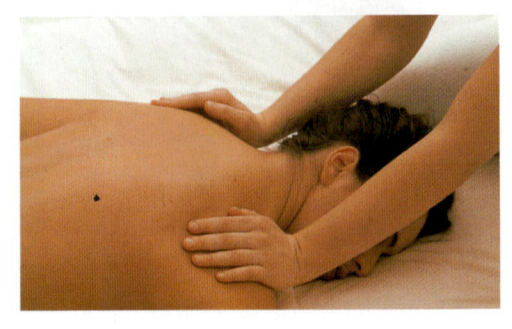

Movimento em leque

Para aumentar o relaxamento geral das costas, realize três sequências de movimentos em leque. Massageie na direção da lombar e depois volte as mãos movendo-as para fora e para cima ao longo das laterais do corpo da mesma maneira que a manobra inicial de *effleurage*.

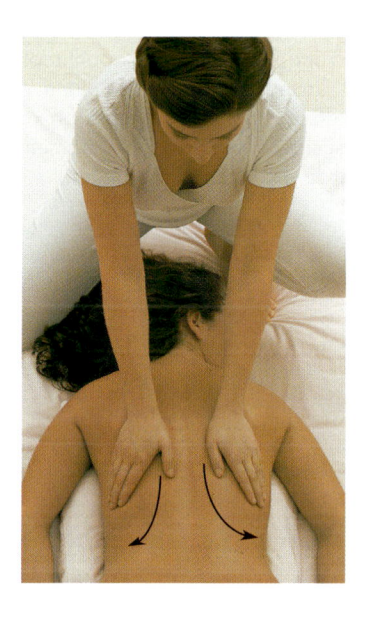

1. Coloque as mãos abertas em cada lado da coluna na parte superior das costas, com os dedos apontados para baixo. Massageie para baixo sob as escápulas antes de deslizar as mãos para as laterais do corpo.

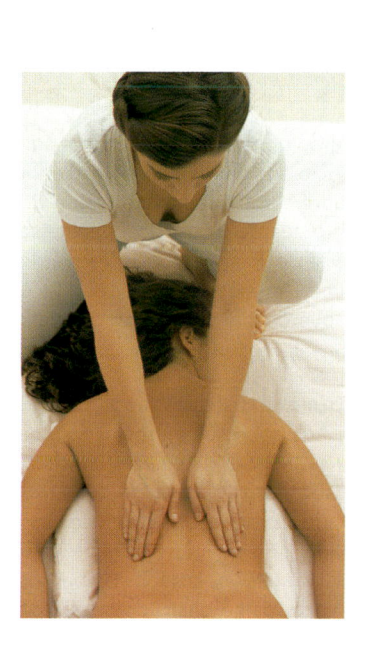

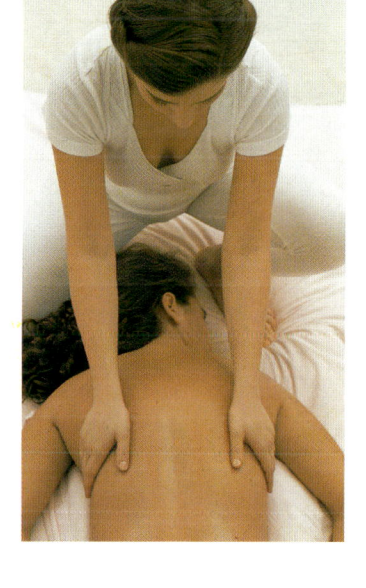

2. Ajuste as mãos às laterais do corpo, deslizando-as para cima da caixa torácica por uma curta distância antes de dobrar os pulsos para arrastá-los bem levemente para o centro das costas.

3. Vire as mãos até elas ficarem de novo abertas em cada lado da coluna, com os dedos apontados para a lombar. Massageie outro palmo para baixo para repetir o movimento em leque.

Manobra de alongamento duplo

Essa manobra foca nos músculos longos, ou músculo eretor da coluna, que dão suporte à coluna e a ajudam a estender e girar o tronco. Seu efeito de alongar e esfregar solta a tensão e leva calor aos músculos, criando maior flexibilidade e movimento nas costas.

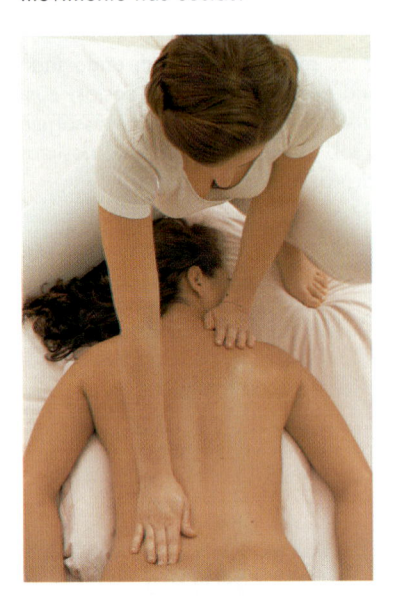

1. Coloque as duas mãos sobre os ombros e perto da coluna, com os dedos apontados para baixo. Usando uma pressão firme e constante, deslize a mão direita para baixo sobre os músculos longos enquanto mantém a mão esquerda em sua posição original.

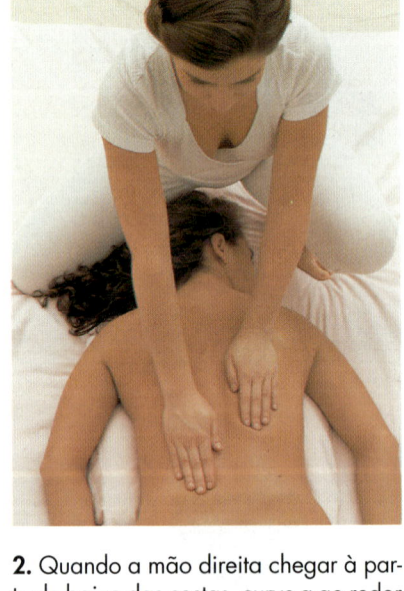

2. Quando a mão direita chegar à parte de baixo das costas, curve-a ao redor do quadril e de volta para a base da coluna, antes de arrastá-la novamente pelo músculo longo do lado esquerdo da coluna. Ao mesmo tempo, deslize a mão esquerda para baixo para repetir o movimento no lado direito da coluna.

3. Continue a mexer as duas mãos para a frente e para trás sobre os músculos longos por até cinco sequências. Aumente a velocidade e a pressão para criar um efeito de fricção, produzindo calor, e de ondulação no tecido à medida que as mãos passam uma pela outra. Complete a manobra com as duas mãos colocadas na altura dos ombros.

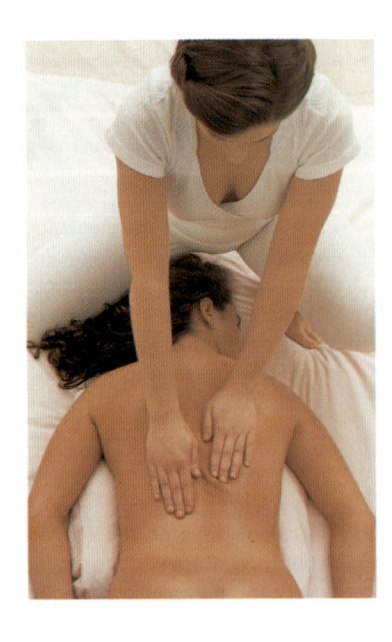

Manobras de pressão ao longo da coluna

Agora é hora de aumentar a pressão de suas manobras ao longo da coluna para atenuar pontos de tensão e trazer alívio. Afunde o peso devagar no tecido muscular sobre os ombros antes de começar a manobra, permanecendo atento à resposta do paciente à pressão. Mantenha as manobras próximas à coluna, mas evite pressionar diretamente o osso. Assim que a manobra atingir a base da coluna, abra as mãos para passá-las ao redor e sobre as laterais do corpo para repetir cada sequência.

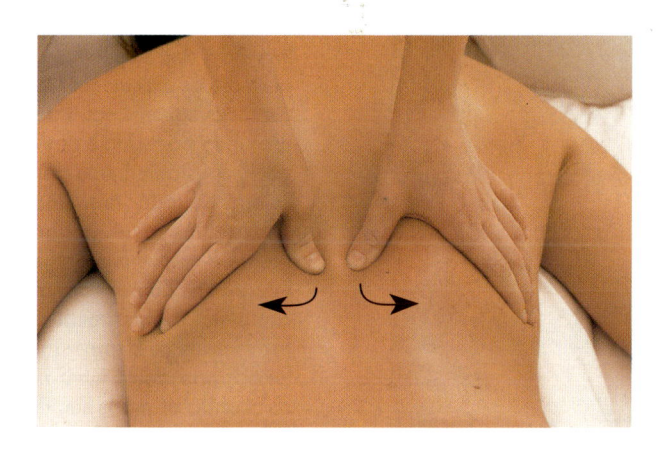

1. Começando na parte superior das costas, coloque as polpas dos polegares dos dois lados da coluna. É importante lembrar não aplicar pressão direto na coluna. Transfira o peso para os polegares enquanto os dedos ficam no corpo. Massageie com pequenos círculos perto da borda do osso.

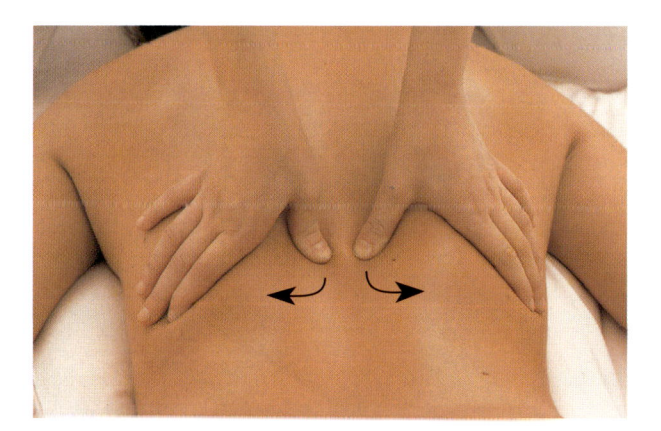

2. Aumente a pressão enquanto os polegares giram se aproximando e se distanciando da coluna na primeira metade do círculo, e solte a pressão para deslizar suavemente para a frente e ao redor. Trabalhe em todo o comprimento da coluna em um movimento espiral. Repita a manobra, aumentando a pressão.

Alongamento com as articulações dos dedos

Para completar esse estágio da massagem nas costas, faça um alongamento revigorante com as articulações dos dedos.

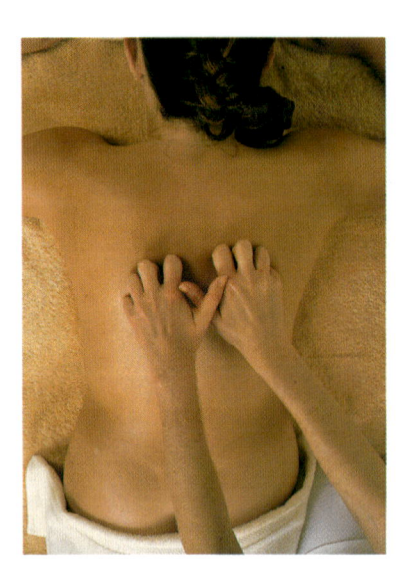

Começando na parte inferior das costas, use as articulações dos dedos soltos, cruzando os polegares um em cima do outro para apoio, para trabalhar bem dos dois lados da coluna. Espere até as articulações se adaptarem confortavelmente em um nível mais profundo do tecido e deslize-as devagar e constantemente para baixo da coluna para dar uma boa alongada. Repita duas vezes, permanecendo atento à respiração do paciente. Para integrar as diferentes manobras e completar a massagem nas costas, faça vários deslizamentos (*effleurage*) longos nas costas inteiras e termine colocando as mãos suavemente na coluna por alguns minutos.

Sobreposição de manobras

Depois do alongamento duplo e das manobras de pressão nos músculos longos, alivie as áreas com movimentos suaves e delicados.

Realize uma série de manobras sobre a coluna, uma mão após a outra em movimentos curtos e sobrepostos com os dedos relaxados e afastados.

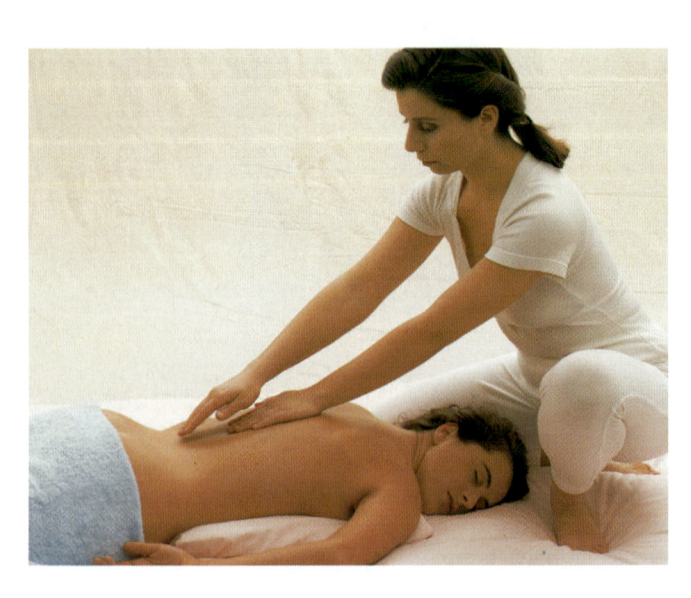

Foco na lombar

Mude de posição de modo a ficar ajoelhado ao lado do quadril e de frente para a cabeça do paciente. Espalhe um pouco mais de óleo na pele, se necessário. Seu foco agora é relaxar a parte inferior das costas, conhecida como lombar. Essa área é propensa a incômodos e dores resultantes da compressão e da tensão causadas pela postura desconfortável, movimentos inadequados ou por ficar muito tempo sentado. Muitas das seguintes manobras também beneficiam aqueles músculos que cruzam as laterais do corpo do abdômen até as costas. Esse músculos, conhecidos como oblíquos, apoiam os órgãos abdominais e flexionam a coluna.

Acalmando com *effleurage*

Comece com uma série relaxante de movimentos de deslizamento sobre todas as costas, trabalhando especificamente nos músculos entre a cintura pélvica e as escápulas. Para não torcer sua postura, você pode estender-se sobre o corpo do paciente enquanto faz essas manobras. Mantenha um pé no colchonete e use os músculos de sua perna para mover-se para a frente e para trás e suportar seu peso. Permaneça a certa distância física do paciente.

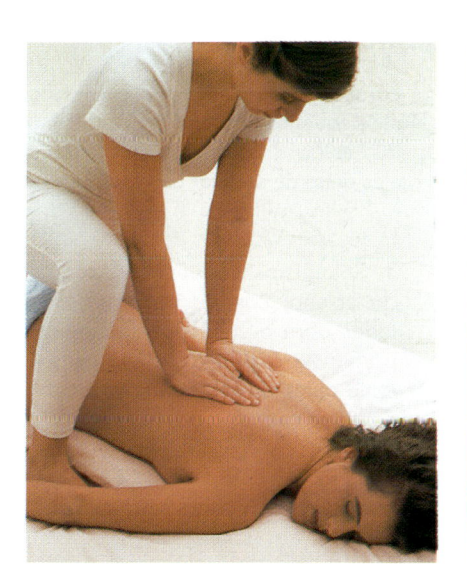

1. Comece uma grande manobra de *effleurage* partindo da lombar. Coloque as duas mãos abertas ao lado da coluna, com os dedos na direção da cabeça. Incline as mãos, massageando as costas na direção da cabeça com uma pressão constante.

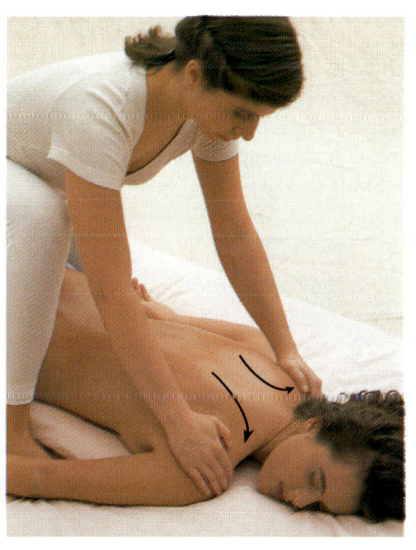

2. Quando suas mãos chegarem ao topo das costas, deslize-as como um leque na direção dos ombros em um fluxo contínuo de movimento.

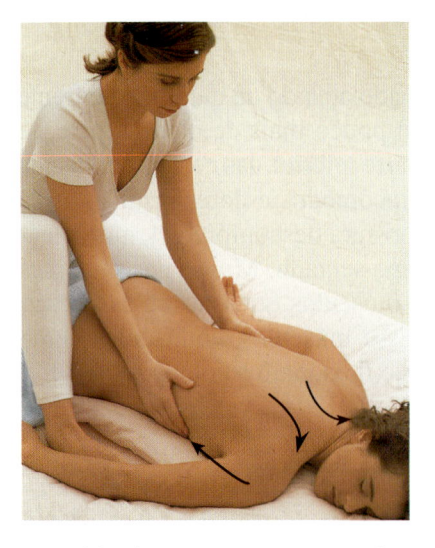

3. Moldando as mãos no corpo, deslize-as pelos ombros, embaixo nas laterais da caixa torácica e cintura até a lombar.

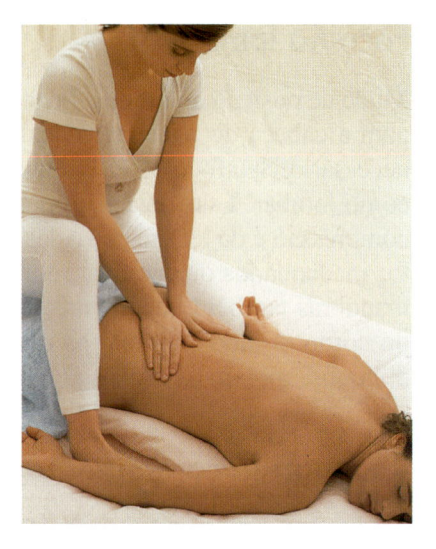

4. Vire os pulsos e massageie com suavidade na direção do centro das costas para repetir a manobra mais duas vezes.

Movimento em leque ascendente

Um movimento em leque firme na direção do coração pode melhorar a circulação sanguínea. Massageie com movimentos em leque pequenos, movendo-se para cima nas costas até as mãos chegarem às escápulas; então, adapte a manobra para incluir toda a superfície da parte superior das costas antes de deslizar de volta para as laterais do corpo.

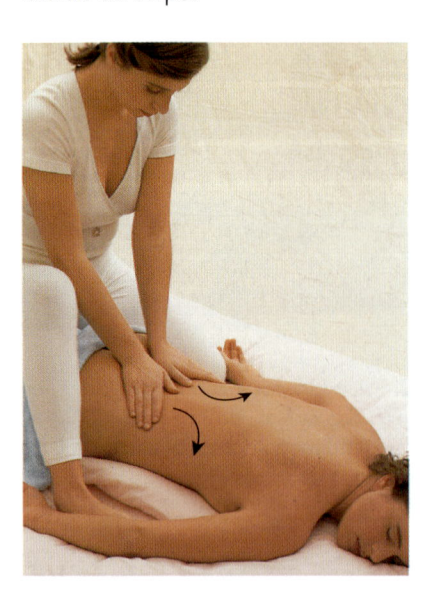

1. Coloque as mãos em cada lado da coluna, com os dedos apontados para a cabeça. Massageie para cima com uma pressão constante antes de fazer o movimento de leque com as mãos para fora.

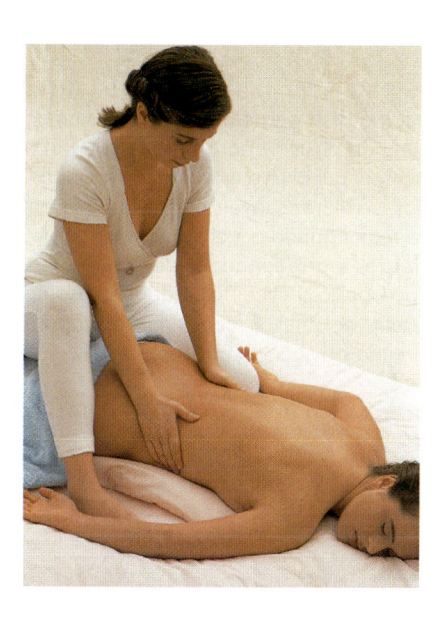

2. Esculpindo as laterais do corpo, arraste com suavidade, mas com firmeza, para baixo. Dobre os pulsos para massagear bem de leve voltando à posição anterior no corpo.

Círculos de pressão na lombar

Os círculos de pressão são manobras excelentes para remover a tensão de uma lombar contraída. Comece a manobra com suavidade e, enquanto aquece o tecido, aumente a pressão nos tenares das mãos. Aumente a velocidade para massagear com vigor na parte estreita das costas. Use uma pressão firme na metade externa superior do círculo, dobrando os pulsos para deslizar as mãos com muita leveza no início da manobra. Complete a sequência com uma manobra de *effleurage* completa e suavizante nas costas.

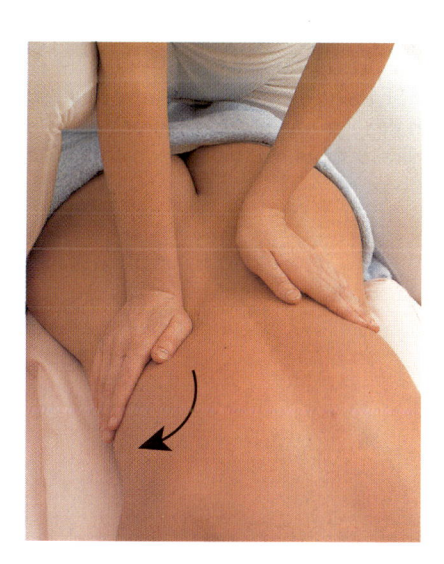

1. Coloque as duas mãos abertas em cada lado da base da coluna, com os dedos um pouco voltados para as laterais do corpo. Massageie para cima com a mão direita a uma curta distância, virando para fora em um movimento circular.

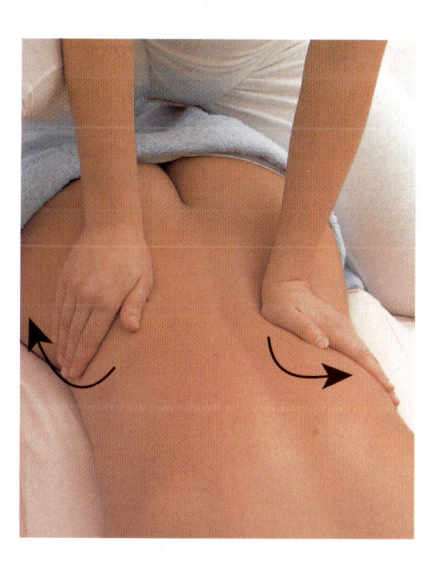

2. Nesse ponto a mão esquerda começa a massagear para cima. Enquanto a direita diminui a pressão e desliza ligeiramente em um movimento circular de volta ao início das manobras, a mão esquerda move-se em leque para cima e para fora.

Manobras circulares suaves

Para efetuar a próxima série de manobras, coloque-se perpendicular às costas do paciente. Logo que terminar a sequência, mude de posição para repeti-la do outro lado do corpo. Passe de uma manobra a outra sem quebrar o movimento das mãos.

É maravilhoso sentir na pele as manobras circulares suaves, com seu movimento sobreposto e constante atenuando a tensão e alongando o tecido mole do corpo. São manobras perfeitas para as dimensões largas e arredondadas das costas. Comece circulando para cima na lateral do corpo oposta a você, fazendo uma espiral do quadril para a borda da escápula. Sem quebrar o fluxo, faça a manobra para fora para cobrir a coluna e massagear na direção do sacro. Repita três vezes.

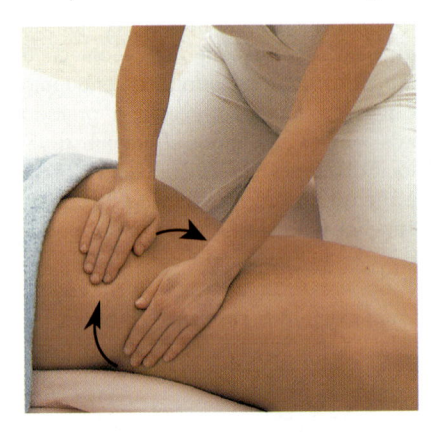

1. Coloque as mãos no lado oposto a você, mantendo-as afastadas a uma distância de cerca de 10 centímetros. Circule as duas em um movimento no sentido horário.

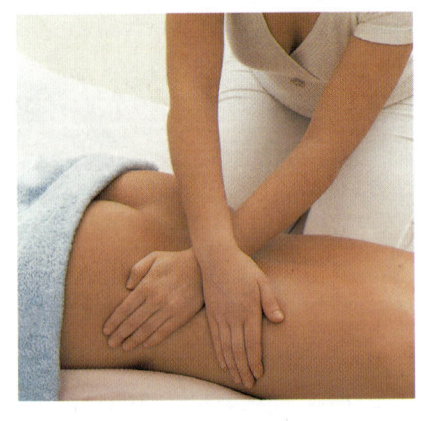

3. Enquanto a mão esquerda continua a circular na lateral do corpo, cruze a direita sobre ela, deslizando-a de volta na pele.

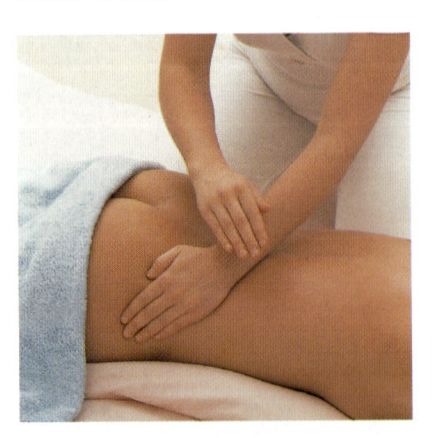

2. Levante a mão direita quando ela completar o primeiro semicírculo para deixar a mão esquerda passar por baixo dela em um movimento ininterrupto.

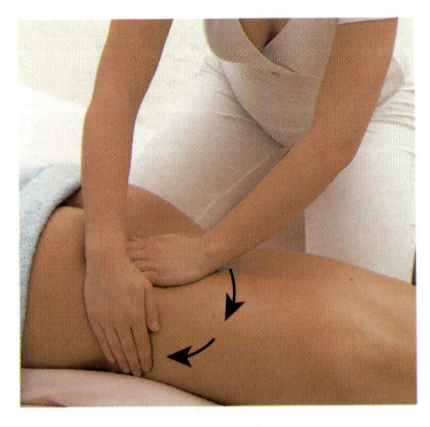

4. Deixe a mão direita formar outra manobra em semicírculo antes de levantá-la enquanto a mão esquerda completa o círculo inteiro, subindo em espiral.

Torcedura das costas

A ação de torcedura na lombar é feita cruzando as mãos de um lado a outro, criando uma fricção quente nas fibras musculares. Trabalhe a manobra por todas as costas, dos quadris às escápulas, e para baixo de novo três vezes, passando sempre com as mãos nos dois lados do corpo. Aumente a velocidade e a pressão da torcedura para um efeito revigorante e depois desacelere para um término suave.

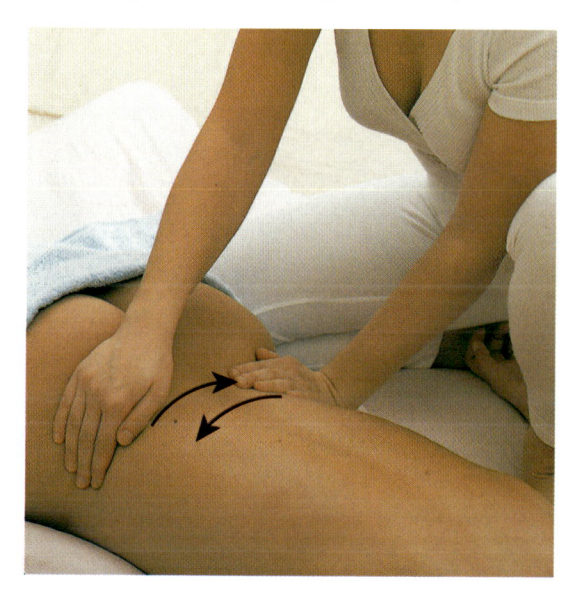

1. Coloque a mão direita sobre o quadril oposto a você, com os dedos entrando um pouco embaixo da barriga, e a mão esquerda cobrindo o quadril mais perto de você. Deslize as mãos, uma em direção à outra, com pressão suficiente para elevar e rolar a carne nas laterais do corpo.

2. Diminua a pressão enquanto massageia as costas, com as mãos passando uma na frente da outra para os lados opostos do corpo. Sem parar, comece imediatamente a deslizá-las de volta. Massageie com as mãos para a frente e para trás de forma contínua enquanto torce a lombar para cima e para baixo.

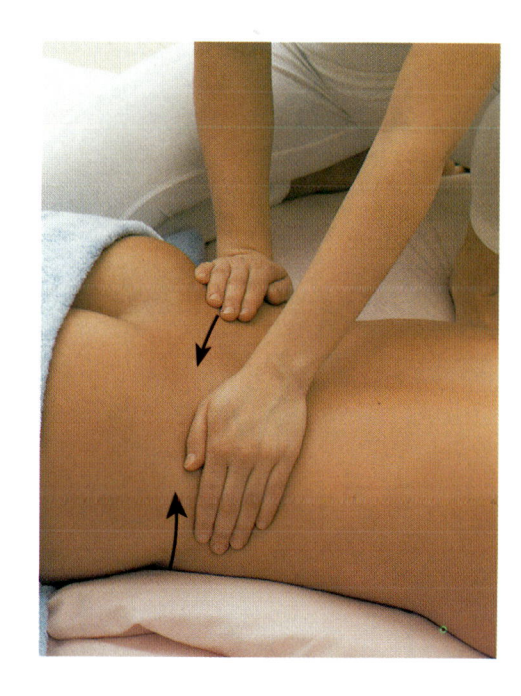

Amassamento

Um amassamento revigorante no bumbum, nos quadris e no flanco do corpo ajudará a soltar peso e tensão das costas, trazendo alívio a toda a área. Pince, esprema e role a carne com a mão direita e depois a role para a mão esquerda. Sem interromper o movimento, repita a ação com a mão esquerda. Mantenha a manobra para a frente e para trás de um modo rítmico e circular. Relaxe seus ombros, pulsos e mãos. Amasse completamente desde o quadril até logo abaixo do braço e desça novamente. Repita mais uma vez.

1. Amasse a parte de cima do bumbum e a lateral do quadril do lado do corpo oposto a você. Trabalhe o amassamento ao longo da cintura e da caixa torácica. A quantidade de carne nessa área varia muito de uma pessoa para outra.

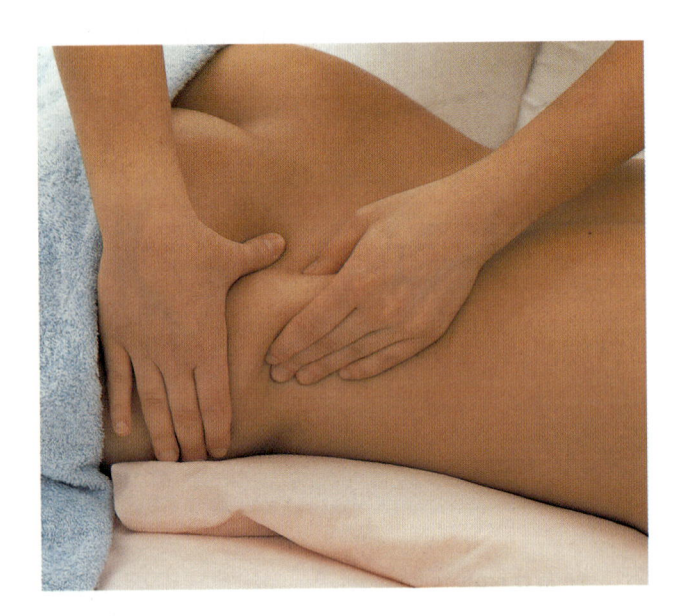

2. Um amassamento completo ao lado da escápula ajudará a parte superior das costas a relaxar e o ombro a cair.

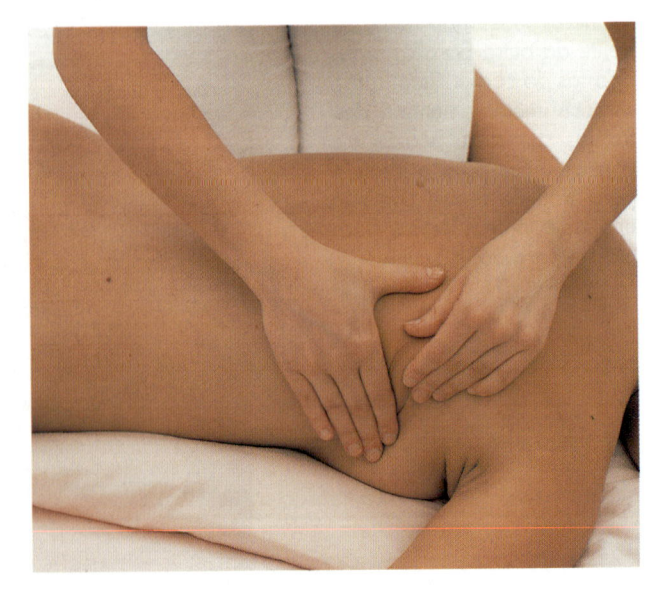

Alongamento de quadril, ombro e coluna

Essa manobra de alongamento traz uma sensação agradável de integração ao corpo enquanto as mãos se movem na diagonal do quadril até o ombro oposto; em leque ao redor e sobre a escápula várias vezes, e depois termina com um alongamento suave no comprimento da coluna.

1. Coloque as mãos juntas, com os dedos apontados para o ombro oposto, sobre o quadril mais próximo de você. Massageie o corpo para fazer um alongamento diagonal amplo.

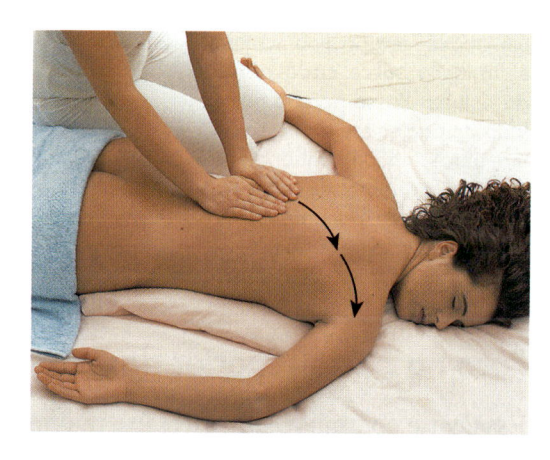

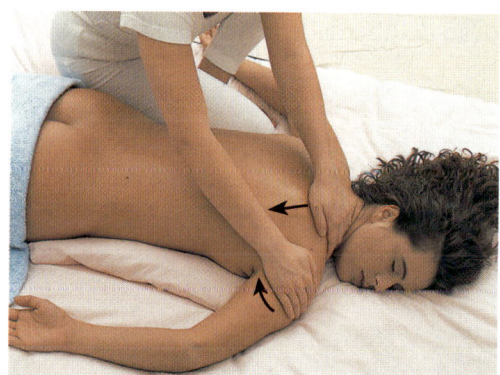

2. Quando os dedos chegarem à ponta da articulação do ombro oposto, envolva a escápula com as mãos. Arraste-as para fora para cercar sua circunferência até os dedos das duas mãos se encontrarem no centro de sua reentrância interna.

3. Arraste suas mãos várias vezes sobre o osso e ao redor dele, mantendo as mãos flexíveis e os pulsos soltos para envolver completamente seu formato triangular plano. Sinta os músculos se aquecerem com seu toque.

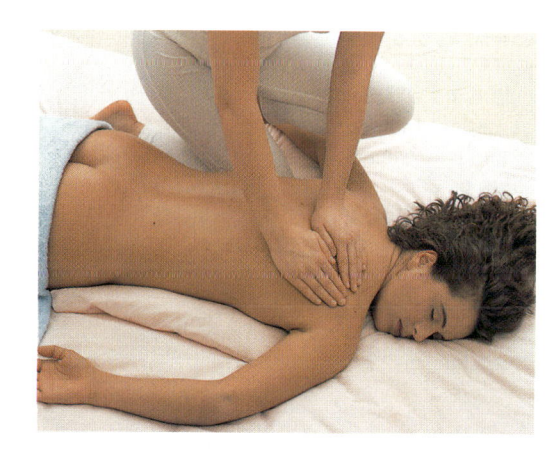

4. Agora puxe as mãos de volta na direção da coluna e arraste-as em direções opostas sobre as vértebras, uma na direção do pescoço e a outra para a lombar. Pare brevemente para colocar as mãos em um toque terapêutico calmo e tranquilo sobre cada ponta da coluna. Passe para o outro lado do paciente e repita essas manobras, acompanhando-as de uma manobra de *effleurage* harmonioso para percorrer toda a superfície das costas.

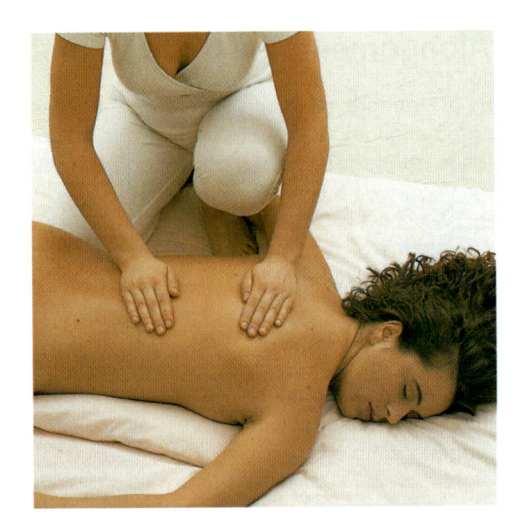

Foco na parte superior das costas

Essa parte contrai-se sob estresse e muitos recebem de bom grado o toque terapêutico nessa região. As seguintes manobras ajudarão a dissipar a tensão, deixando maior sensação de liberdade e vitalidade.

Cruzar e espremer

A manobra cruzada exige um movimento coordenado. Combina *effleurage* com uma ação de pressão e acompanha a linha do músculo trapézio em formato de diamante, que levanta e abaixa a cintura escapular e ajuda a elevar a cabeça.

1. Coloque as mãos sobre a coluna no meio das costas. As duas devem formar um ângulo entre si, com os dedos da mão direita levemente sobre os dedos da esquerda. Massageie com as duas mãos na direção dos ombros opostos em uma ação cruzada.

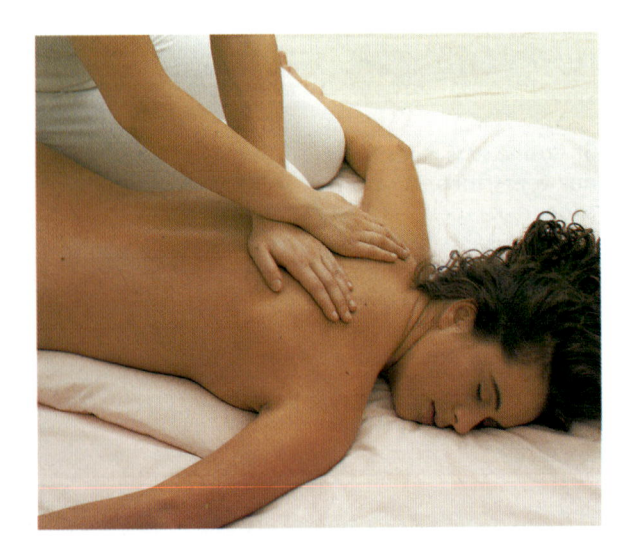

2. Sem interromper o movimento, cubra a frente dos ombros com os dedos e, colocando pressão nos dedos e nos tenares das mãos, pince, role e esprema a carne. Solte a pressão e volte as mãos para o meio, descruzando os braços.

3. Agora deslize as mãos de novo para os ombros até elas formarem um V. Envolva a parte superior do ombro com os dedos, mas dessa vez deslize de volta sem apertar os músculos. Repita pelo menos mais duas vezes.

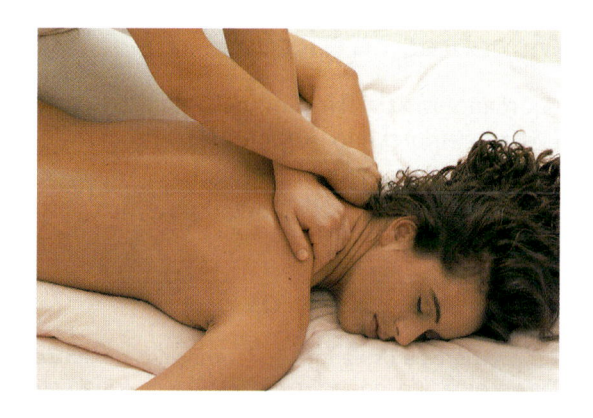

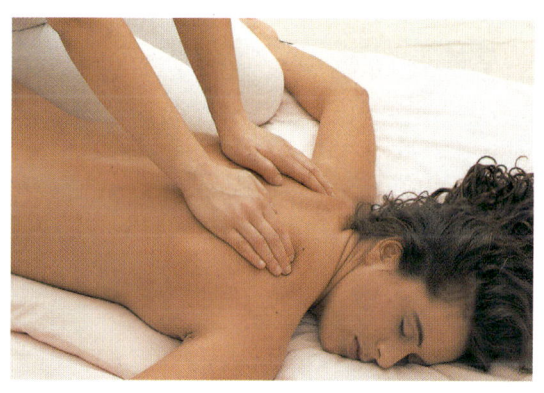

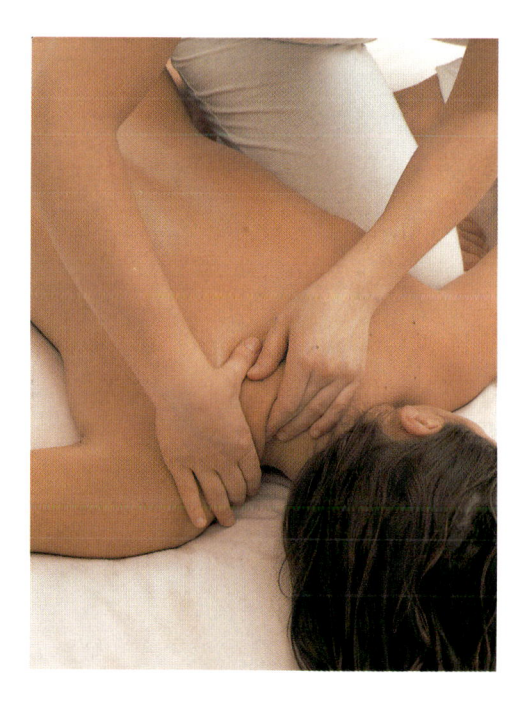

Amassamento dos ombros

Use o amassamento para rolar e espremer os músculos entre os polegares e os dedos para atenuar pontos contraídos na base do pescoço e no ombro.

Trabalhe no ombro oposto a você e peça para o paciente virar a cabeça na sua direção para expor toda a superfície do ombro.

Manobras de fricção

As manobras de fricção agem para soltar tensão da parte superior das costas empurrando o tecido na direção do osso e depois alongando. Aplique essas manobras depois de amassar áreas carnudas, ou depois da *effleurage* em áreas onde o osso fica perto da pele.

Alívio das vértebras

Os polegares e os dedos são ferramentas de massagem perfeitas para penetrar no tecido profundo ao redor das escápulas e da coluna. As seguintes manobras de fricção ajudarão a dar alívio a músculos doloridos e contraídos.

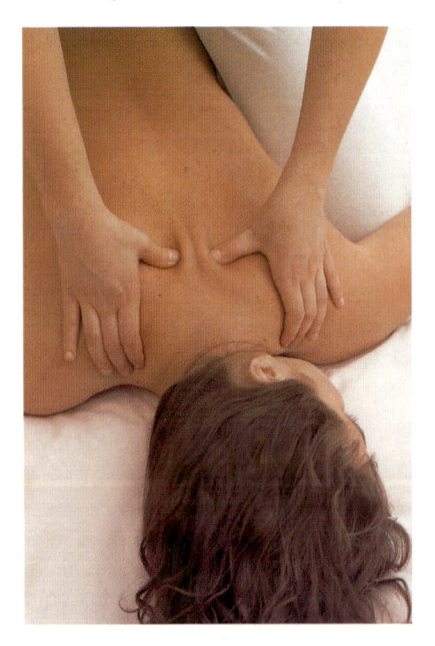

Imobilizações relaxantes

Marque o fim de cada uma das massagens corporais com manobras suaves e um toque relaxante.

Traga uma sensação de plenitude tranquila a essa parte da massagem nas costas fazendo três manobras de integração completas. Depois, coloque as mãos no pescoço e na base da coluna antes de passar para a próxima sequência.

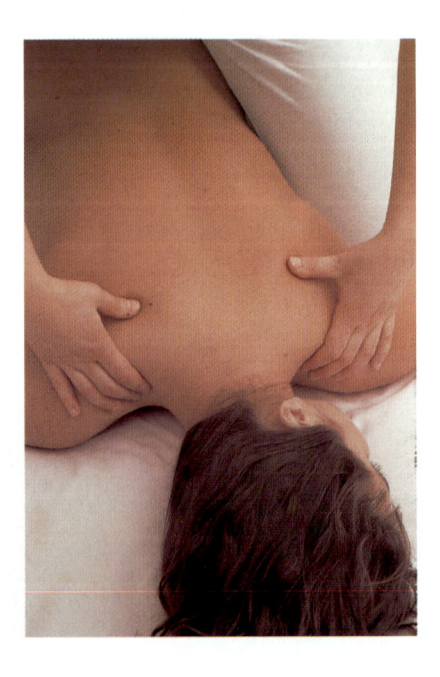

1. Segure suavemente, mas com firmeza, a frente dos ombros com os dedos, colocando as palmas de suas mãos em cada lado da coluna. Aplique a pressão nos polegares e afunde-os no tecido ao lado das vértebras. Comece a deslizar com firmeza de baixo para cima nos ombros.

2. Sem soltar os dedos, circule as mãos um pouco de volta à posição inicial. Repita o deslizamento com o polegar várias vezes.

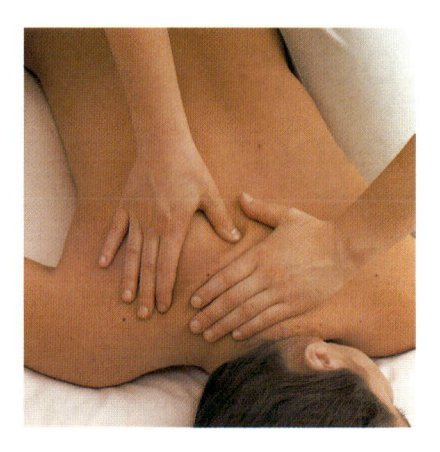

3. Uma manobra de fricção mais profunda pode ser feita com a polpa do polegar para apertar o tecido contra o osso, ajudando a dissipar o acúmulo de toxinas nas fibras musculares. Usando uma mão para empurrar o músculo na direção da manobra, faça uma sequência de deslizamentos curtos com a outra mão, usando a polpa do polegar para alongar e aliviar áreas de tensão. Lembre-se sempre de afundar e soltar a pressão devagar e com suavidade em uma manobra de fricção.

Final calmante

O trabalho no tecido mais profundo com as manobras de amassamento e fricção deve ser acompanhado de uma série de manobras de deslizamento (*effleurage*) suaves e calmantes para trazer uma sensação de relaxamento e integração geral à parte superior das costas.

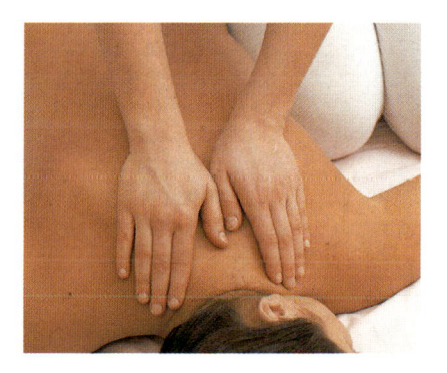

1. Coloque as mãos no meio das costas, esticadas contra cada lado da coluna com os dedos apontados para a cabeça. Deslize as mãos para cima na direção dos ombros.

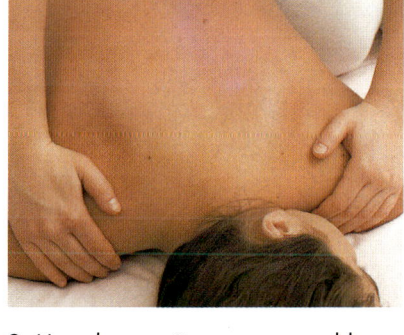

2. Usando as mãos para se moldarem perfeitamente à curva do corpo, espalhe-as para a borda dos ombros e, em um movimento contínuo, deslize-as suavemente ao redor das articulações.

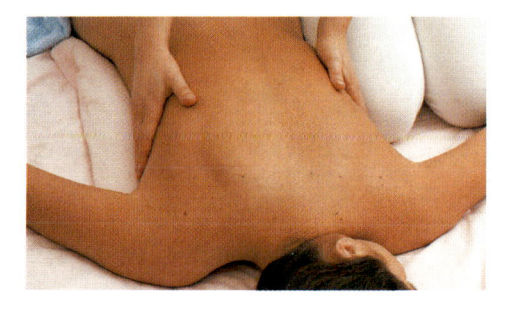

3. Desça as mãos pelas laterais da caixa torácica até voltarem ao meio das costas. Vire-as para que elas deslizem levemente para o centro das costas e repita a *effleurage* mais duas vezes.

Massagem na parte posterior das pernas

A seguinte sequência de manobras foca nos membros inferiores do corpo – pernas e bumbum. Essa é uma área de importância fundamental à postura corporal, peso e locomoção. Combinando as técnicas de *effleurage*, amassamento, fricção, percussão e movimentos passivos, esse programa de massagem o ajudará a aquecer e alongar os músculos, melhorar a circulação de sangue e linfa, atenuar a tensão dos grandes músculos e liberar articulações contraídas. Comece a massagem na perna esquerda antes de repetir tudo no lado direito do corpo.

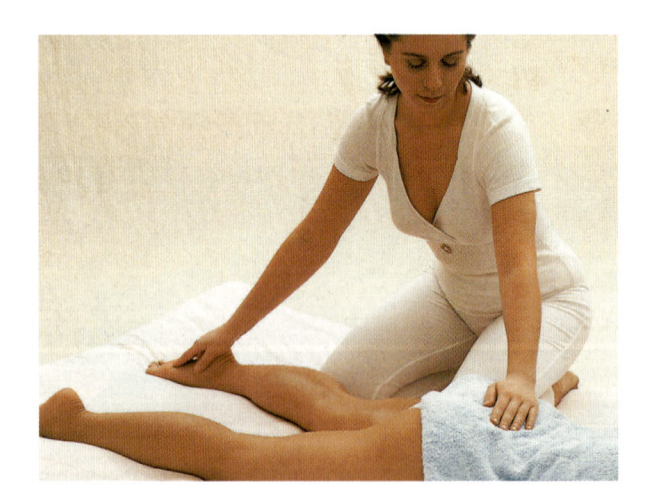

1. Ligando perna e costas: leve a consciência do paciente à perna com um toque terapêutico de ligação no sacro e no pé. A pressão suave de suas mãos começa o processo de relaxamento.

2. Manobra de integração na perna: espalhe o óleo suavemente por toda a perna, do bumbum ao pé, e comece com a manobra de integração inicial. Repita três vezes, aumentando a pressão com cada movimento ascendente. Coloque as duas mãos na perna e adote uma postura que o ajude a massagear e puxar com facilidade. Coloque um pé no colchonete à frente de seu corpo para mover-se para a frente e para trás.

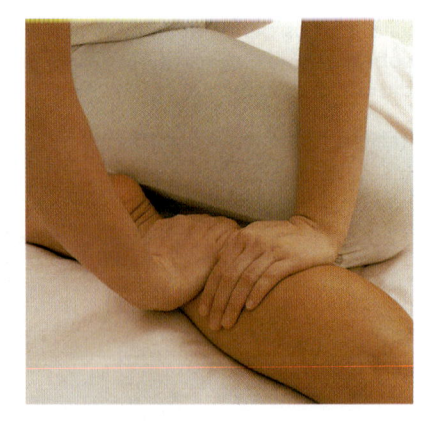

Manobras preliminares

Essas manobras iniciais são importantes porque preparam os tecidos moles da perna e aquecem os músculos para todos os movimentos mais profundos.

1. Deslize pela panturrilha com uma pressão constante. Continue a massagear com as duas mãos na direção das coxas, deslizando na parte de trás do joelho. Então use pressão suficiente para criar uma ondulação nos músculos fortes da coxa.

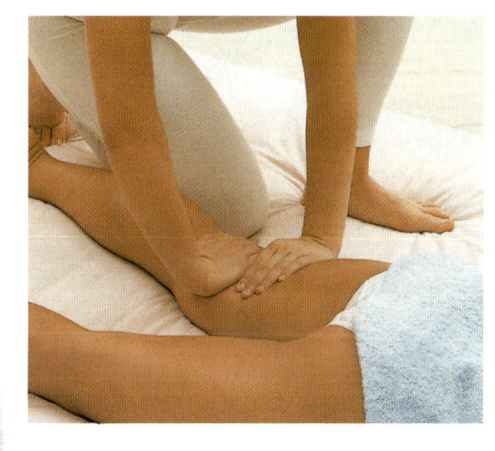

2. Quando as mãos se aproximarem da parte de cima da perna, deslize a mão de baixo para dentro da coxa e deixe-a lá por alguns segundos, enquanto, com a mão de cima, massageia o bumbum com movimentos para fora e ao redor da articulação do quadril.

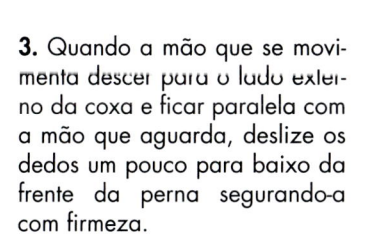

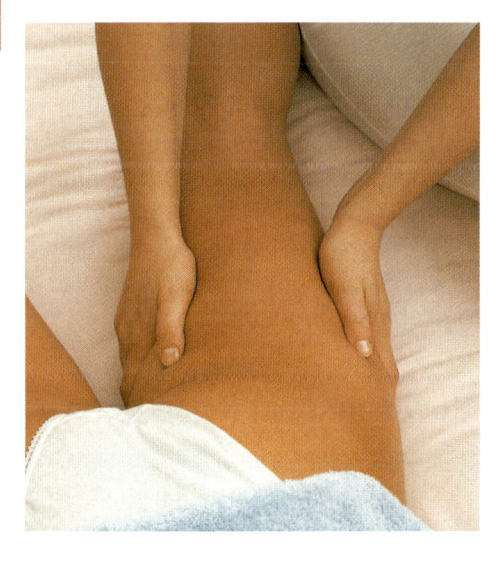

3. Quando a mão que se movimenta descer para o lado externo da coxa e ficar paralela com a mão que aguarda, deslize os dedos um pouco para baixo da frente da perna segurando-a com firmeza.

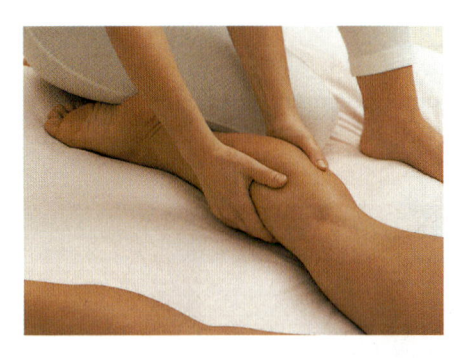

4. Colocando as duas mãos na perna, transfira o peso do corpo para trás, voltando a massagear firme na direção do tornozelo em um movimento ininterrupto. Esse alongamento suave traz uma sensação de crescimento e soltura.

5. Quando as mãos chegarem ao tornozelo, escorregue a mão na parte externa da perna sobre a parte posterior do calcanhar e, levantando um pouco o pé, passe a outra mão sobre o dorso do pé. Massageie os dois lados do pé.

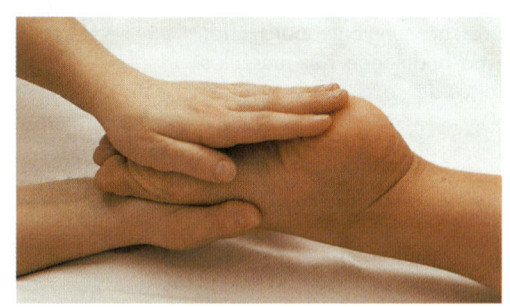

Alongamento suave na perna

Para essa manobra, comece na perna esquerda, envolva a parte posterior do tornozelo com as duas mãos, os dedinhos na frente, com a mão esquerda em cima.

Foco na panturrilha

A função dos músculos da panturrilha é flexionar o joelho e as articulações do tornozelo, enquanto o calcâneo flexiona o pé e alavanca o movimento corporal. Manter essa área flexível é importante para a saúde geral. A inflexibilidade muscular provoca uma circulação sanguínea lenta e má drenagem linfática, resultando em níveis baixos de energia. O propósito dessa sequência de manobras é trazer alívio e relaxamento aos músculos doloridos da panturrilha.

Comece a sequência com manobras de deslizamento (*effleurage*) de integração, que abrangem a parte inferior da perna, do tornozelo até logo abaixo do joelho.

Movimento em leque para o joelho

Realize uma série de movimentos em leque na parte inferior da perna, do tornozelo até logo abaixo do joelho. Depois, deslize as mãos para baixo e para as laterais da perna e repita a sequência.

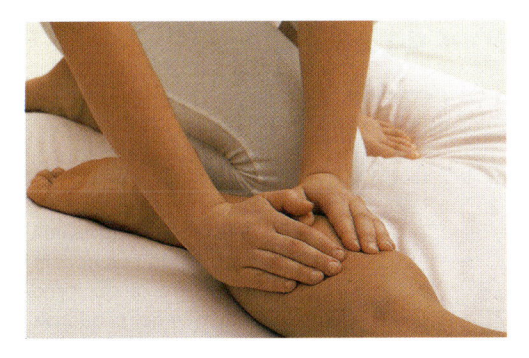

1. Deixando as mãos suaves sobre a perna, coloque-as uma ao lado da outra deixando os dedos virados para dentro, mas apontados para a parte de trás do joelho. Massageie até um palmo acima da panturrilha.

2. Faça um movimento em leque com as duas mãos para fora para envolver as laterais e a frente da perna, antes de deslizar para baixo e de volta à posição original. Massageie mais para cima na panturrilha para repetir o movimento.

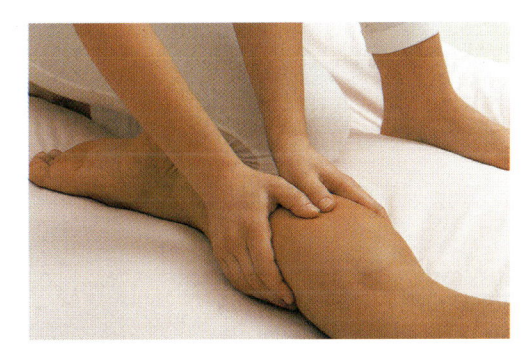

Relaxando o calcâneo

Segure a frente do tornozelo com os dedos, com os tenares das duas mãos colocados confortavelmente em cada lado do calcanhar e os polegares na parte inferior da panturrilha.

Flexione os pulsos para girar as mãos em movimentos circulares firmes, tirando a tensão do calcanhar e do calcâneo.

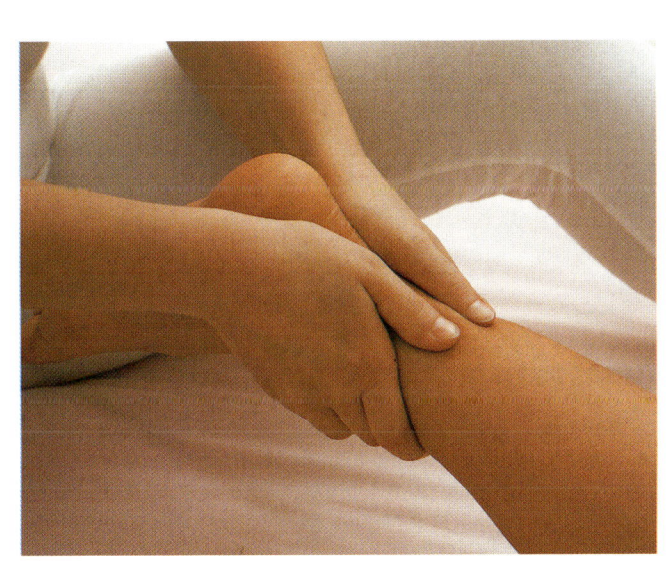

Drenagem da parte inferior da perna

Essa manobra drena sangue e linfa da extremidade do corpo. Cria também um alongamento longo e firme nos músculos da parte inferior da perna.

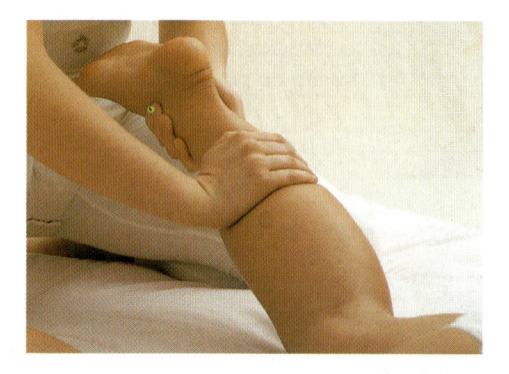

1. Levante o pé e a parte inferior da perna do colchonete, apoiando a frente do tornozelo com a mão esquerda. Coloque a mão direita sobre a parte posterior do tornozelo de modo que a palma e o tenar da mão envolvam a parte interna da perna.

2. Massageie com uma pressão firme e constante de baixo para cima da perna até atrás do joelho. Vire a mão para deslizar pela frente da perna até o tornozelo.

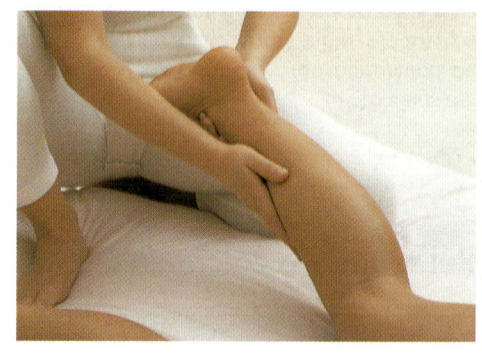

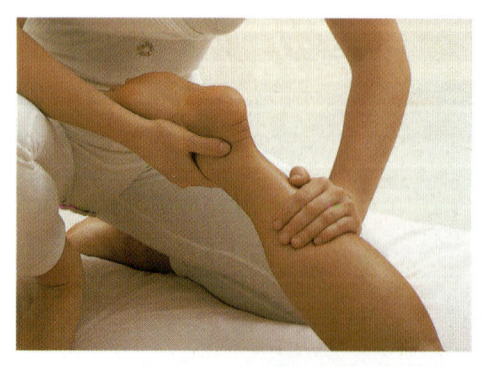

3. Passe a perna para a mão direita e repita o movimento com a mão esquerda para cima na parte externa da perna; volte para o tornozelo. Repita a sequência mais duas vezes.

Amassamento da panturrilha

As manobras de amassamento revitalizarão os músculos fatigados ou doloridos da panturrilha, resultado da má circulação, muito tempo em pé ou excesso de esforço. Posicione-se de frente para a panturrilha e amasse completamente do tornozelo até logo abaixo da parte posterior do joelho e desça novamente. Em seguida, faça manobras de *effleurage*.

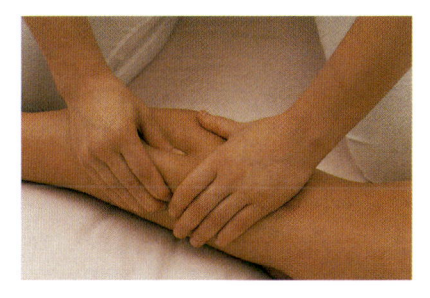

1. Mantendo as duas mãos um pouco afastadas, coloque-as sobre a perna com os polegares abertos. Pince, levante e aperte o músculo, aplicando pressão entre o polegar, o tenar da mão e os dedos, e empurre-o para a mão esquerda.

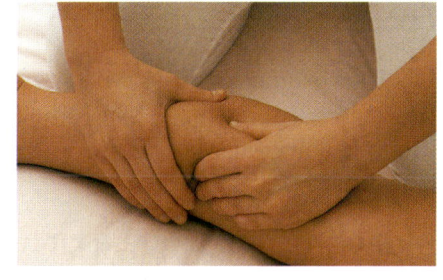

2. Pegue e aperte a carne com a mão esquerda e empurre-a de volta para a mão direita. Mantendo as duas mãos na perna, passe o músculo para a frente e para trás em um movimento rítmico e circular.

Fricção profunda

Essas manobras de fricção profunda usam os polegares para penetrar e alongar um nível mais profundo de tecido muscular, aliviando a tensão. Afunde lentamente no músculo, lembrando sempre de ficar atento à resposta do paciente à pressão. As duas manobras são feitas com os polegares fazendo círculos a partir de suas articulações de base. Quando as mãos ficarem logo abaixo do joelho, deslize-as de volta para as laterais da perna e repita a sequência.

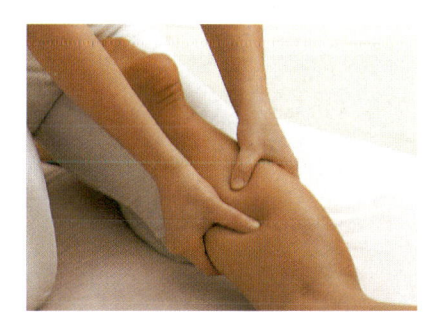

1. Abrace a frente da perna com os dedos e massageie a panturrilha com um polegar após o outro. Usando movimentos de deslizamento curtos, pressione com firmeza no movimento ascendente, vire o polegar para fora e deslize suavemente para realizar o movimento ascendente seguinte. Ao mesmo tempo, role devagar a perna de uma mão para a outra, apertando as laterais dos músculos da panturrilha com os tenares das mãos.

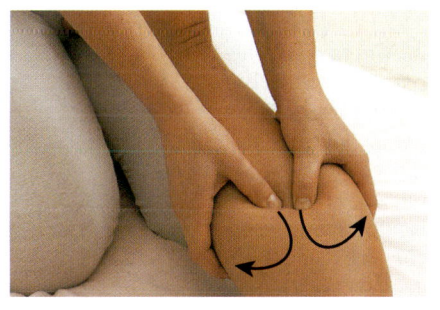

2. Concentre a pressão nas polpas dos polegares e gire-os em pequenos círculos alternados contínuos e para fora. Faça uma manobra suave na última metade do círculo. Mova-se para cima da panturrilha em três linhas separadas partindo da parte anterior do tornozelo até logo abaixo do joelho. Acompanhe com várias manobras de integração para abranger toda a perna do tornozelo até a coxa.

Foco na coxa

Uma massagem completa das coxas traz alívio a essa área ampla de músculo corporal forte, que fornece suporte essencial à postura e mobilidade corporais.

Manobras em leque e círculos suaves

Essas manobras contínuas e relaxantes aquecem e acalmam a perna, partindo de trás do joelho e chegando logo abaixo do bumbum.

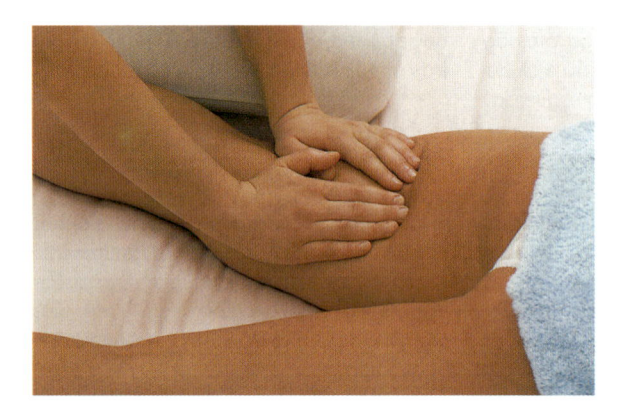

1. Deslize as mãos pelas laterais da perna, girando-as até atrás do joelho. Repita a sequência em leque mais duas vezes.

2. Vire-se de frente para a coxa e cubra a parte de cima da perna com círculos contínuos para relaxar e soltar o tecido. Preste atenção aos músculos internos da coxa, que puxam a perna para o centro do corpo.

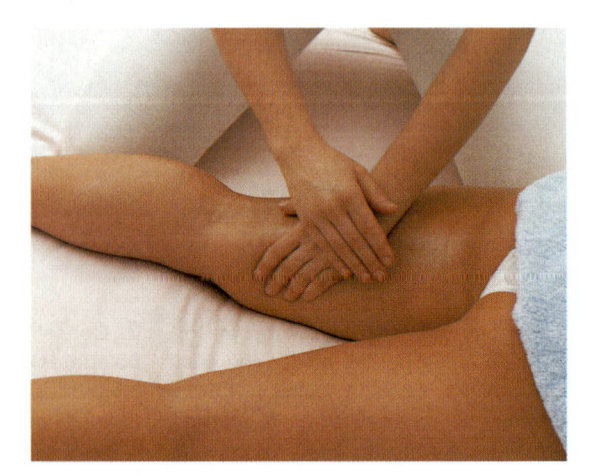

Drenagem e amassamento da coxa

Essas manobras ajudam a quebrar depósitos de gordura em excesso e a intensificar a troca de fluidos no tecido. Com as manobras de *effleurage* suaves, esse procedimento ativa a drenagem linfática e a circulação sanguínea na coxa.

1. Coloque seu peso nos tenares das duas mãos para uma série de círculos firmes e alternados, uma mão depois da outra. Diminua a pressão da manobra à medida que cada mão virar para as laterais da perna, deslizando ao redor dela.

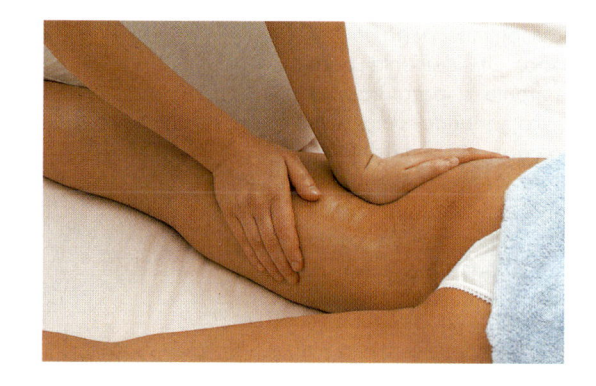

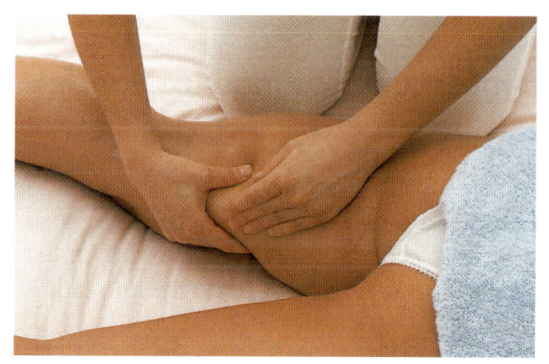

2. Um amassamento vigoroso dos músculos da coxa estimulará a perna. Levante, aperte e role a carne de uma mão para a outra, trabalhando primeiro na parte interna e sobre a massa muscular. Acompanhe com movimentos em leque suaves e outras manobras de *effleurage*.

Torcedura da coxa

Essa ação massageia o feixe de fibras musculares e o tecido conjuntivo que o cerca na coxa.

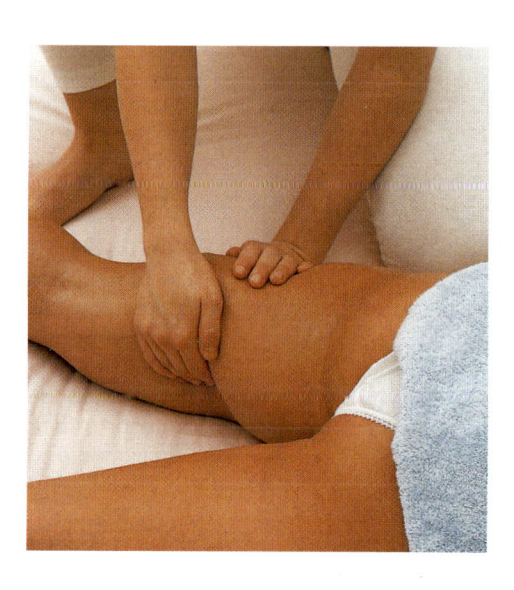

1. Envolva a parte interna da coxa com a mão direita, deixando os dedos escorregarem um pouco para baixo da perna. Coloque a mão esquerda no lado externo da perna, deixando os dedos em cima da coxa. Puxe com firmeza para pinçar a carne antes de cruzar as mãos sobre a coxa para lados opostos.

2. Continue a passar as mãos ritmicamente para a frente e para trás na coxa, criando uma leve torção no movimento para produzir um efeito de torcedura nos músculos. Massageie do joelho até a parte de cima da perna e desça novamente. Repita uma vez.

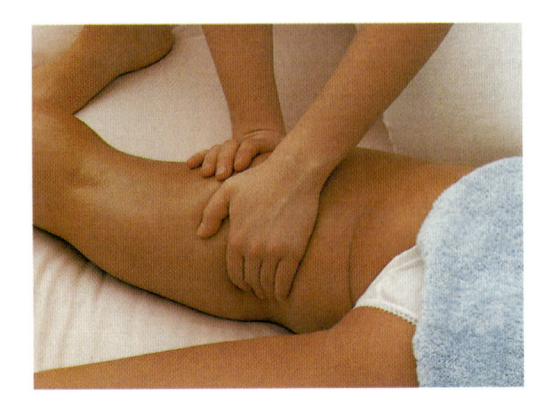

Manobras finais para massagear os músculos posteriores das pernas

Glúteos fortes ajudam a elevar o corpo e a movimentar as coxas. A massagem auxilia a postura relaxada para que o peso corporal seja suportado pelos membros inferiores do corpo, tirando o peso da lombar. Depois de massagear a coxa, concentre-se na nádega do mesmo lado.

Foco no bumbum

Comece com algumas manobras contínuas de integração que abranjam e liguem a coxa e o bumbum e moldem seus contornos. As manobras abaixo estão demonstradas no lado direito do corpo para mais clareza.

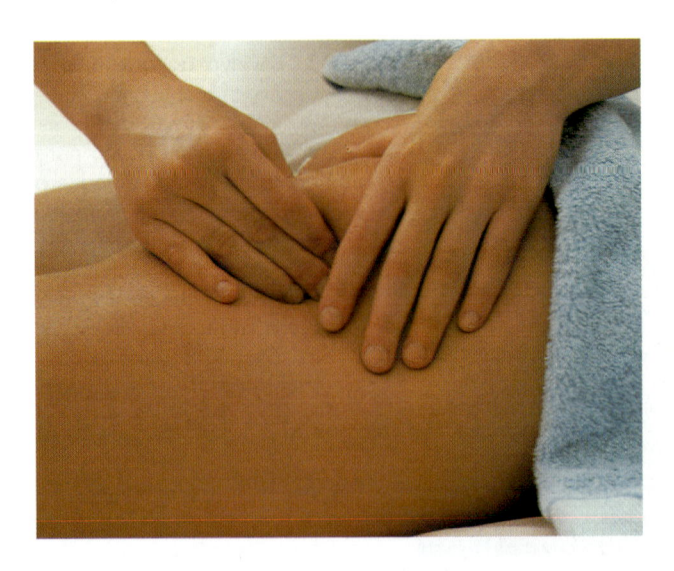

1. Libere a tensão do bumbum amassando toda a área carnuda. Você pode achar mais fácil fazer isso se estiver no lado oposto do corpo, pois alongar os braços intensificará a ação de apertar e rolar da manobra.

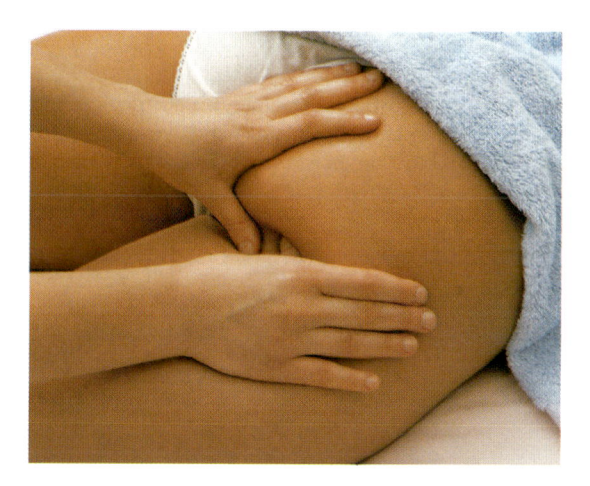

2. Continue a massagem do lado esquerdo do corpo e use os polegares para trabalhar ao redor e embaixo dos ossos na base do assoalho pélvico. Colocando as duas mãos no bumbum para apoio, role um polegar depois do outro em deslizamentos firmes e curtos na junção do bumbum com a coxa.

3. Para apertar mais fundo o músculo, afunde o tenar da mão no bumbum e vire. Incline-se para a frente na primeira metade do movimento circular e solte a pressão na volta. Coloque a outra mão perto da manobra e empurre o músculo na direção da ação. Aplique essas rotações com os tenares em toda a área.

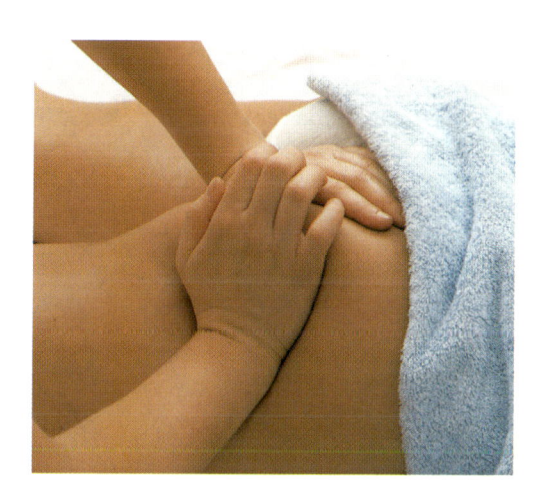

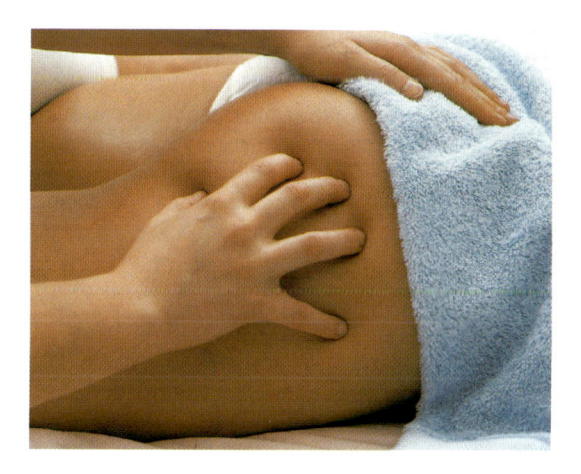

4. Vibrar o bumbum pode aliviar qualquer rigidez e tensão muscular remanescente. Coloque uma mão suavemente sobre o sacro para dar apoio. Afunde os dedos da outra mão nos músculos e vibre ritmicamente.

Estimulação de toda a perna

Depois de aplicar as manobras na perna e no bumbum, volte a uma posição na altura do tornozelo e repita a manobra de integração inicial várias vezes. Agora, comece uma série de manobras de percussão na perna para estimular a pele e tonificar os músculos.

1. Vire-se de frente para a perna e faça uma tapotagem com uma mão depois da outra em sucessão rápida, trabalhando da panturrilha até a coxa. Forme um vácuo nas palmas das mãos dobrando as articulações da base e mantendo os dedos esticados e juntos enquanto puxa o polegar para o lado da palma. À medida que faz a tapotagem na perna, toque a pele de leve no momento do contato. Isso cria uma sucção de ar, levando o fluxo sanguíneo para a superfície da pele e deixando-a com um brilho saudável.

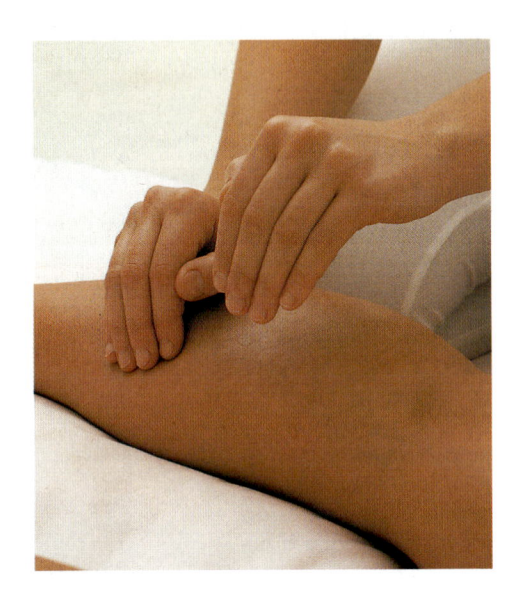

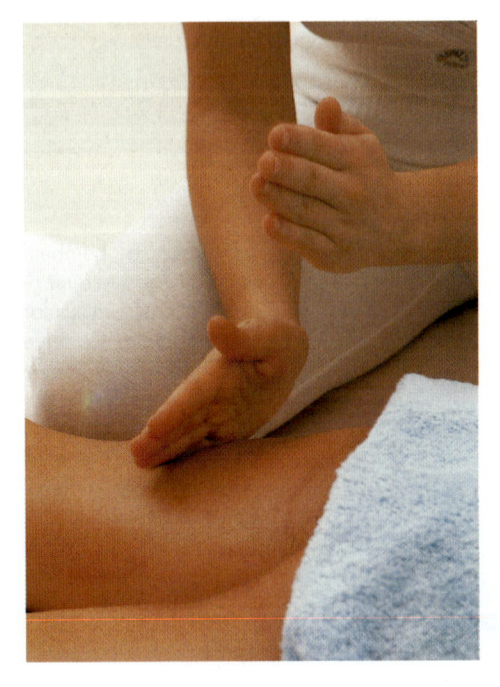

2. Agora use a manobra de cutiladas, subindo pela perna da panturrilha até a coxa, mas tomando o cuidado de não acertar a área delicada atrás do joelho. Mantendo os ombros e os pulsos relaxados, mantenha as mãos esticadas com as palmas viradas. Bata com vigor com as laterais das mãos, uma mão após a outra em uma sucessão rápida e rítmica, de modo que elas saiam da pele assim que a tocarem.

Ativar a pele

Complete as manobras de percussão estimulando a pele com toques suaves como uma pena.

Começando na parte de cima da coxa, use as pontas dos dedos para varrer a perna de cima a baixo em manobras curtas com uma mão por vez. Levante uma mão da perna para cruzar sobre a outra em uma onda de movimentos sobrepostos descendentes.

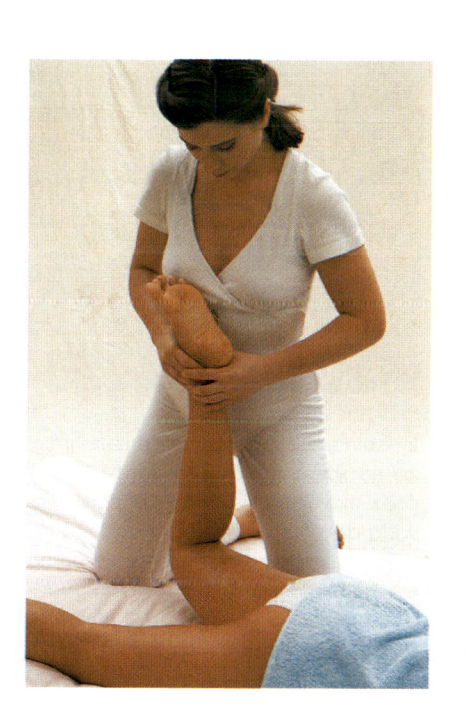

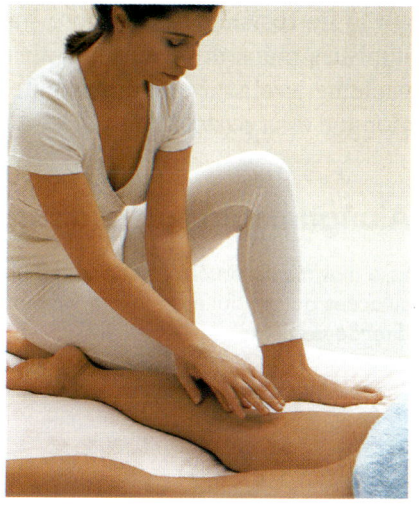

Levantando a perna

Tome cuidado com sua postura ao fazer esse movimento passivo. Mantenha as costas retas e eleve os quadris durante o movimento para cima. Não tente esse movimento se tiver as costas fracas ou se a perna for pesada demais.

Eleve a parte inferior da perna, flexionando o joelho, e segure firme o tornozelo com as duas mãos. Levante a perna devagar para tirar um pouco a coxa do colchonete. Balance um pouco a perna para cima e para baixo antes de abaixar a coxa.

Movimentos passivos na perna

Com os músculos da perna relaxados, você pode introduzir movimentos passivos para alongar levemente e atenuar a tensão das articulações, ligamentos e tendões. O mais importante para lembrar durante esses movimentos passivos é nunca mover uma parte do corpo além de seu ponto de resistência e sempre trabalhar dentro de sua extensão natural. Suas mãos devem transmitir confiança suficiente para estimular o paciente a relaxar completamente e permitir que você levante, mova e alongue essa parte do corpo.

Alongamento suave do quadril e do joelho

Esse movimento passivo ajuda a alongar as ligações musculares ao redor das articulações do quadril e do joelho, empurrando devagar a parte inferior da perna na direção da coxa.

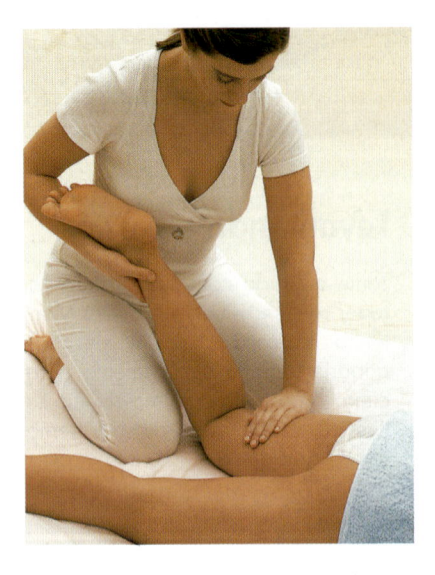

1. Ajoelhe ao lado do pé e deslize a mão direita por baixo do tornozelo para conseguir segurar a perna. Enquanto faz isso, coloque a mão esquerda logo acima da parte posterior do joelho. Comece a dobrar a parte inferior da perna devagar para flexionar o joelho.

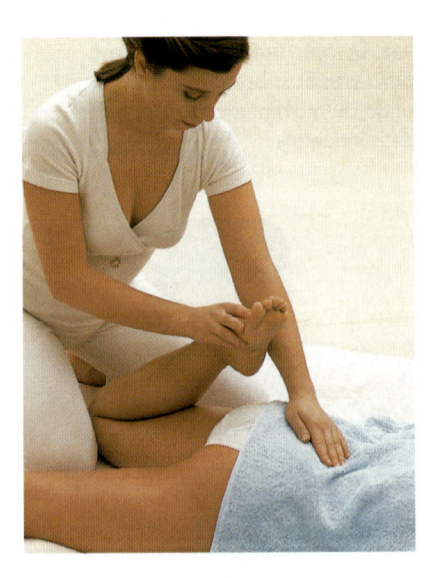

2. Coloque a mão esquerda com firmeza no sacro e incline-se para a frente para mover com cuidado a parte elevada da perna na direção do topo da coxa. Balance a parte inferior da perna em pequenos movimentos, com suavidade contra o ponto de resistência, e a desça de volta ao colchonete, mantendo-a em uma linha reta com a coxa.

Completando o primeiro estágio da massagem corporal

Depois de realizadas todas as sequências de manobras nas duas pernas, coloque as mãos em um toque terapêutico firme, mas suave, atrás das panturrilhas. Esse breve toque trará uma sensação de equilíbrio e indicará ao paciente que esse estágio inicial da massagem está completo.

Massagem na frente do corpo

Quando o paciente se virar e você estiver pronto para aplicar as manobras na frente do corpo, tire alguns minutos para se recompor e relaxar, para poder se concentrar totalmente na massagem. Como você tocará as áreas mais vulneráveis do corpo, como rosto, peito e barriga, precisará levar sensibilidade, confiança e cuidado para suas mãos. Dê ao paciente alguns minutos para se arrumar na nova posição e tranquilize-o com um toque calmo e carinhoso.

Foco na frente da perna

Você começará agora a trabalhar na parte da frente do corpo e continuará a massagem nas pernas. A maioria das manobras é semelhante àquelas usadas na parte posterior das pernas. Manobras específicas são necessárias para a canela e o joelho, pois os ossos ficam mais perto da superfície da pele.

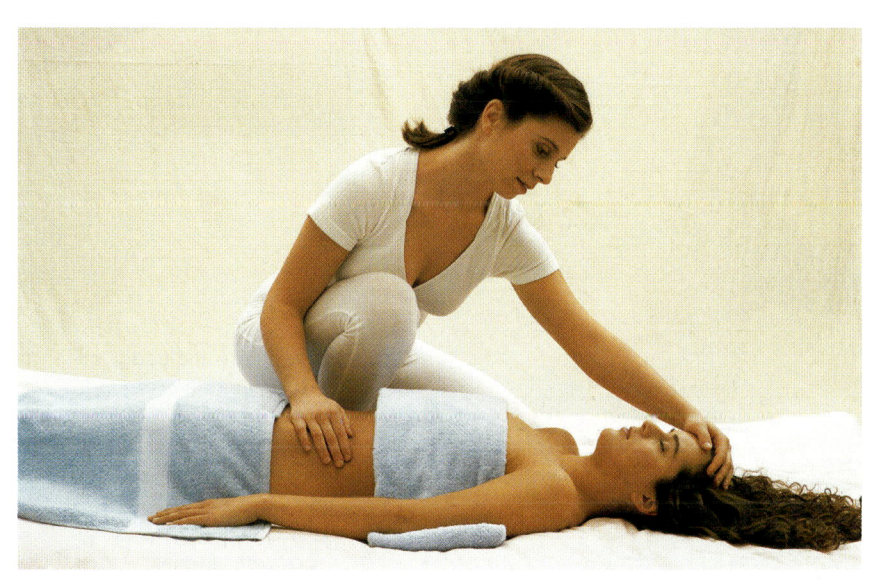

Um toque calmo e carinhoso sinaliza o início do estágio seguinte da massagem corporal.

Equilíbrio e soltura das articulações

Esses primeiros toques e alongamentos preparam a parte anterior das pernas para a massagem.

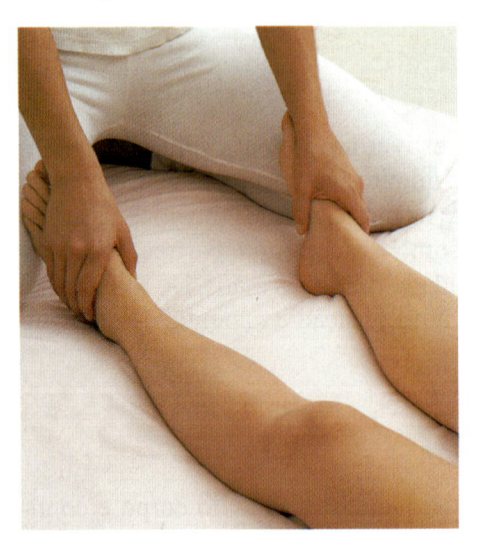

1. Segure os pés por vários segundos para trazer uma sensação de equilíbrio aos dois lados do corpo. Então, comece a massagem na perna esquerda.

2. Crie espaço nas articulações do tornozelo com movimentos passivos. Apoie a panturrilha com uma mão e coloque a outra na sola do pé com o polegar e os dedos apertando de leve o pé.

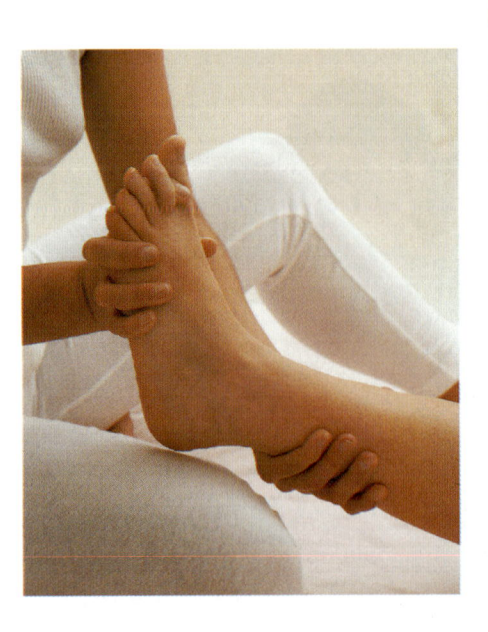

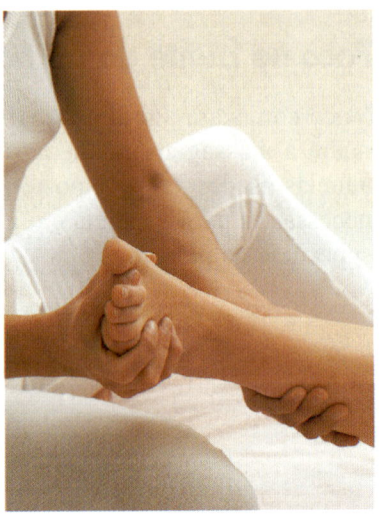

3. Deslize o indicador entre o primeiro e o segundo dedos do pé para manter um aperto seguro. Faça três círculos com o tornozelo para a direita e três para a esquerda para girar as articulações.

Principal manobra de integração

Comece usando o mesmo movimento contínuo de *effleurage* aplicado na parte posterior da perna.

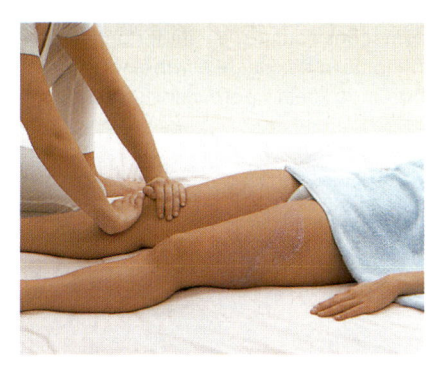

1. Espalhe óleo essencial na frente da perna, massageando todo o comprimento do quadril ao pé. Deslize com delicadeza sobre o joelho antes de subir para a coxa.

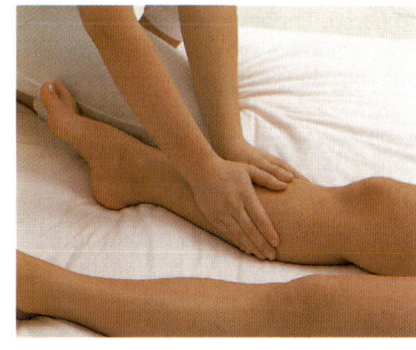

2. Aqueça e alongue os músculos que cobrem a canela com uma série de manobras em leque, subindo do tornozelo até logo abaixo do joelho antes de deslizar de volta para a parte inferior da perna.

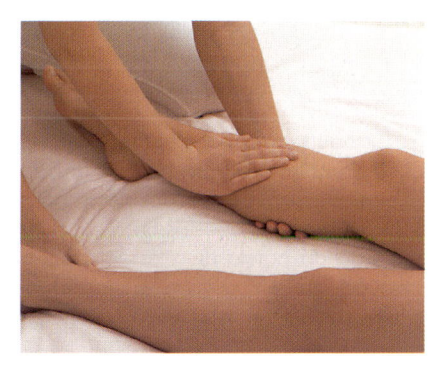

3. Deslize uma mão após a outra sobre a canela em uma série de movimentos em leque alternados, escorregando os dedos sob a perna no movimento de volta para massagear toda a panturrilha.

Um bom alongamento

Essa manobra de fricção alonga e solta o tecido entre os dois ossos longos que formam a canela.

Segure atrás da perna com a mão esquerda e a puxe devagar para criar uma pequena tração. Cubra toda a parte inferior da perna com a mão direita, afunde o polegar sensivelmente entre os dois ossos no ponto onde se juntam na frente do tornozelo. Deslize o polegar devagar e com firmeza por toda a borda do osso grande até a mão chegar ao joelho. Alivie a pressão e alise a patela, voltando pela lateral da perna. Acompanhe esse alongamento profundo com *effleurage*.

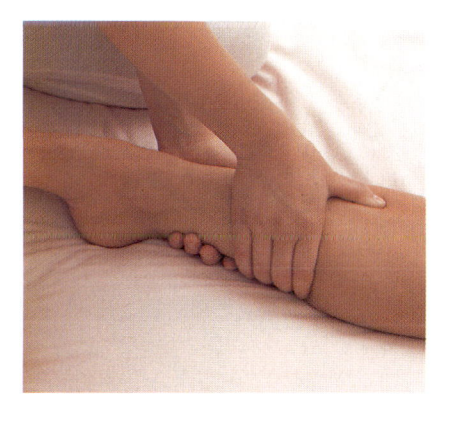

Relaxamento do joelho

O joelho, assim como o tornozelo, desempenha um papel importante no apoio e na mobilidade do peso e da estrutura corporal. A própria patela é unida por tendões e ligamentos, que se ligam aos músculos e ossos longos na coxa e na parte inferior da perna. Torções e lesões no joelho são reclamações comuns, e é importante incluir essa região em sua massagem para ajudar a mantê-la flexível. Ao trabalhar sobre e ao redor da patela, posicione os dedos embaixo do joelho para dar suporte.

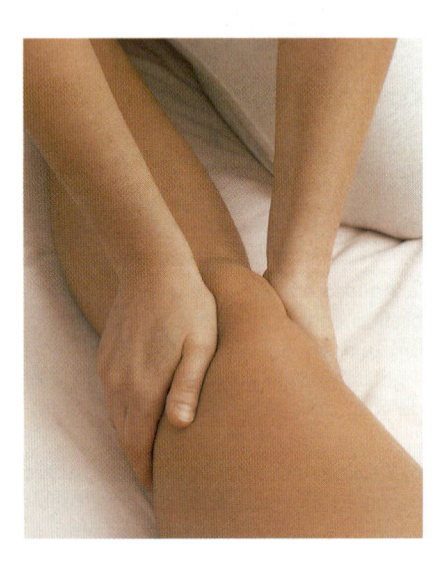

1. Usando os tenares das mãos ao mesmo tempo, gire-as com firmeza ao redor das laterais e sobre a patela.

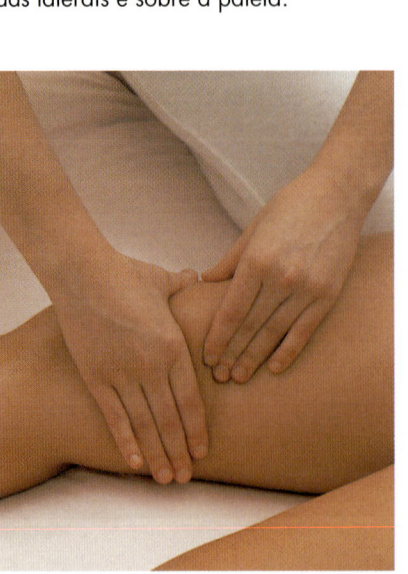

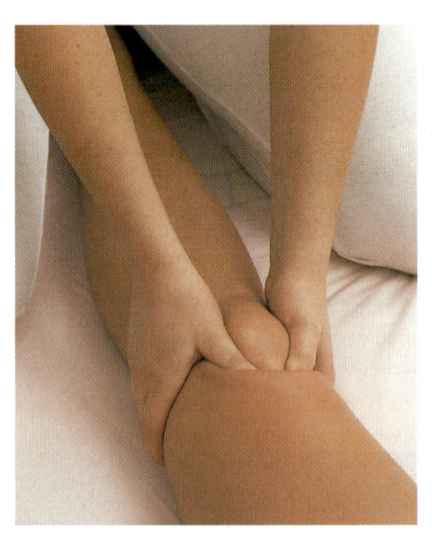

2. Coloque os dois polegares, um em cima do outro, na base do joelho. Deslize-os sobre o osso e arraste-os para fora em direções opostas para envolver a borda da patela até eles voltarem à posição inicial. Repita a manobra várias vezes em um movimento contínuo.

3. Vire de frente para a perna e amasse completamente logo acima do joelho. Isso aumentará a flexibilidade e a circulação para os ligamentos, músculos e tendões que se ligam à articulação.

A frente da coxa

As manobras de movimento em leque, torcedura e amassamento aplicadas na parte posterior da coxa podem ser usadas agora na parte anterior.

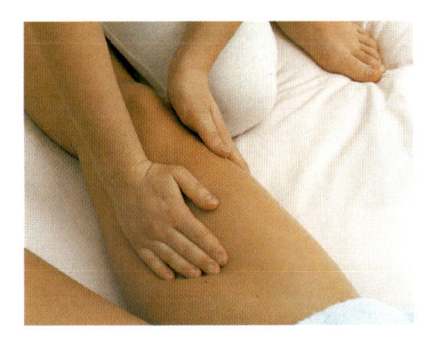

1. Use uma pressão firme para deslizar cada mão de modo alternado nos músculos da coxa.

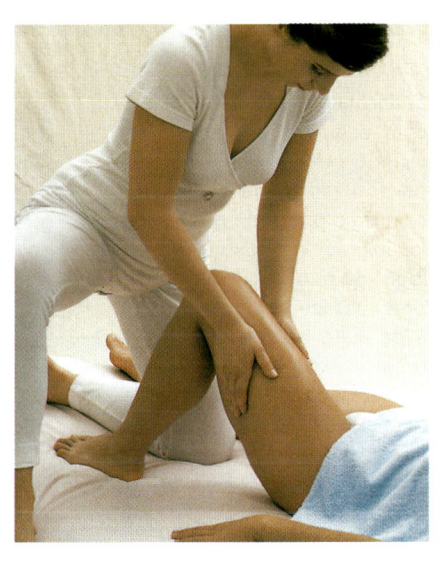

2. Peça para o paciente dobrar o joelho com o pé sustentando o peso da perna. Enquanto a coxa estiver em uma posição elevada, adicione algumas manobras para drenar o fluxo sanguíneo na direção do coração, acompanhadas de alguns alongamentos de tecido profundo nos dois lados da perna. Envolva a perna com as mãos, deixando os polegares no centro da coxa. Deslize os tenares e os polegares das mãos com firmeza para cima a uma curta distância na coxa antes de movê-los para as laterais da perna. Deslize as mãos para baixo e ao redor para sua posição inicial antes de levar a manobra mais para cima na coxa.

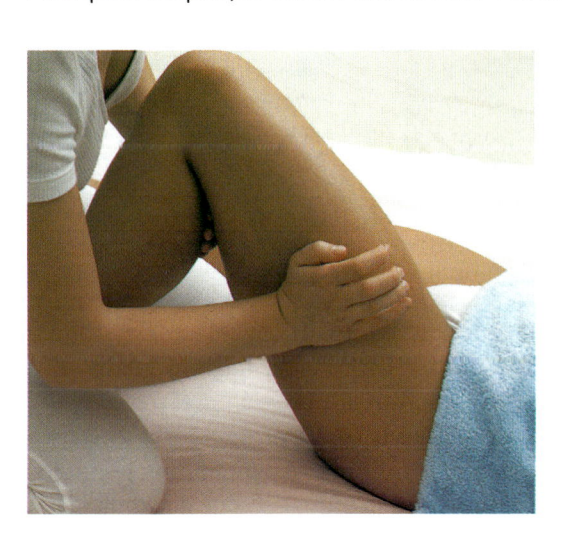

3. Segure a parte inferior da perna com uma mão, usando a pressão da outra mão para fazer um alongamento firme em toda a faixa de tecido conjuntivo do joelho ao quadril.

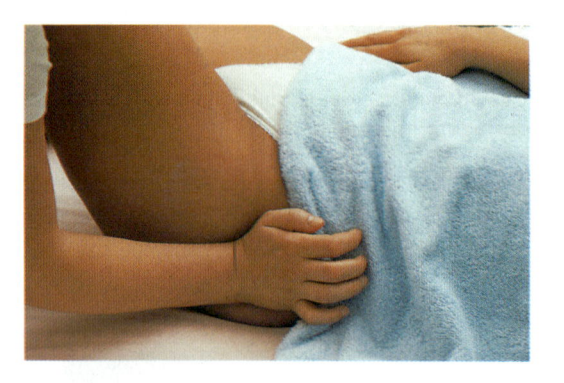

4. Continue a manobra de alongamento deslizando o tenar da mão ao redor do acetábulo antes de descer deslizando pela perna.

5. Incline a perna para fora com o apoio de uma mão, usando o tenar da outra mão para fazer um alongamento extenso e profundo nos músculos internos da coxa, parando logo abaixo da virilha. Depois, deslize a mão ao redor e de volta ao joelho. Abaixe a perna devagar no colchonete e acompanhe com uma sequência de manobras de percussão estimulantes na coxa.

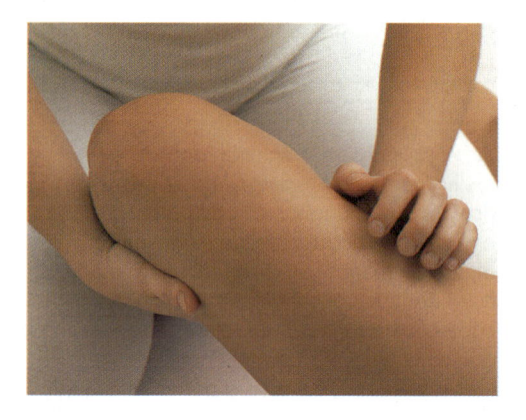

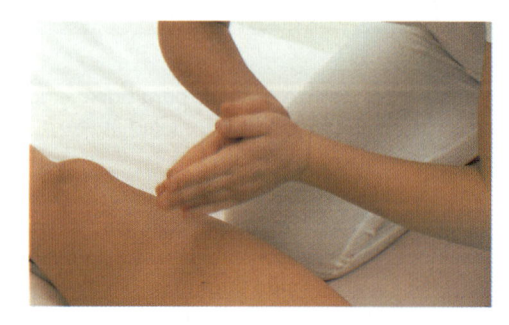

6. Dê cutiladas rápidas para tonificar os músculos. Junte as palmas das duas mãos e bata com as laterais das mãos. Termine a massagem na perna com várias manobras de *effleurage* em toda a perna e repita toda a sequência de manobras na outra perna.

Foco no abdômen

A massagem no abdômen pode aliviar sintomas de estresse, aprofundar a respiração e ajudar a dissipar tensões formadas quando guardamos fortes sentimentos emocionais. O abdômen é uma área extremamente sensível, com muitos órgãos vitais que não são protegidos pela estrutura esquelética. Antes de aplicar as manobras, espere alguns segundos para deixar o abdômen relaxar sob o toque cuidadoso de suas mãos.

Manobra de integração

Esfregue um pouco de óleo essencial nas palmas das mãos para aquecê-las e espalhe o óleo delicadamente no abdômen. Ajoelhe-se à direita do paciente e comece com uma manobra de integração em todo o abdômen, do osso púbico à caixa torácica. Continue a manobra escorregando para baixo da parte posterior da coluna e depois para fora, acima dos quadris. Repita três vezes em um movimento contínuo.

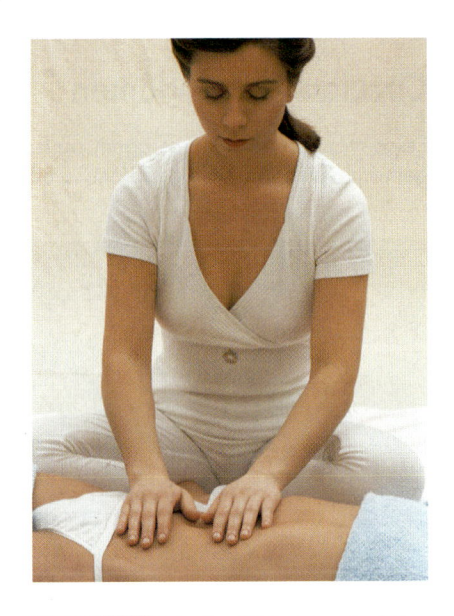

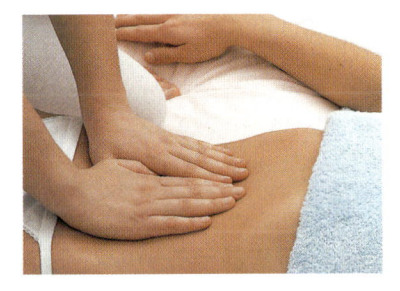

1. Coloque as duas mãos abertas no centro da parte inferior do abdômen com os dedos apontados para a cabeça. Massageie com suavidade até a base do esterno.

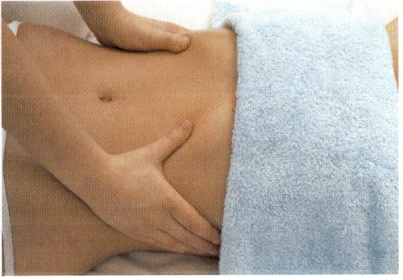

2. Continue a manobra com movimentos em leque com as duas mãos para cada lado da caixa torácica deslizando para a parte posterior do corpo.

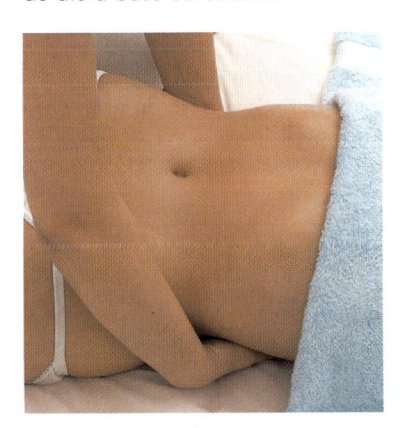

3. Deixe os dedos das duas mãos escorregarem para baixo das costas e se encontrarem na coluna. Levante um pouco o corpo para arquear as costas antes de puxar as mãos para fora na direção dos quadris.

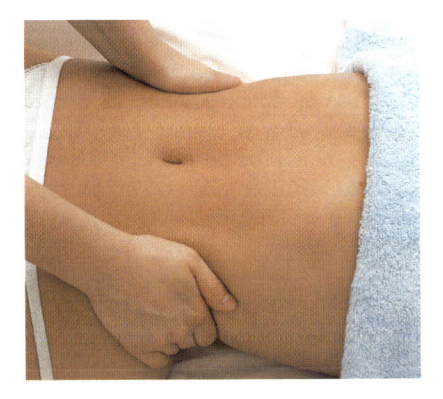

4. Arraste as mãos com firmeza sobre a cintura e deslize-as de volta à posição inicial para repetir a manobra.

Circulando o abdômen

Essas manobras circulares agem para suavizar e relaxar o abdômen. Elas abrangem toda a região e se adaptam com perfeição ao seu formato.

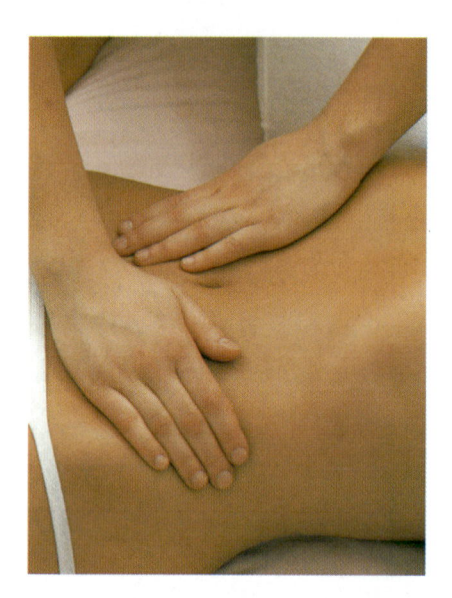

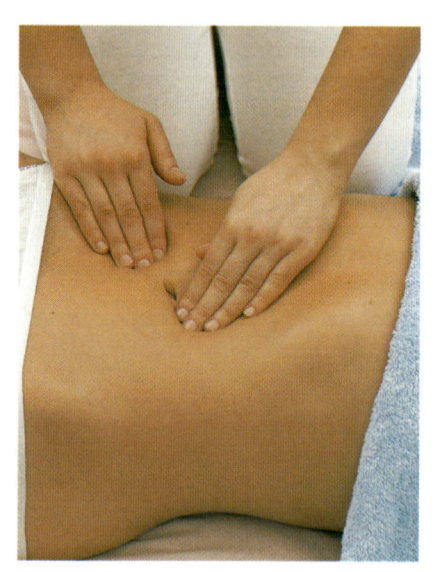

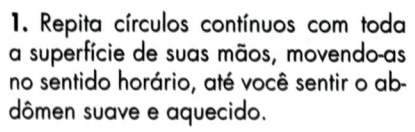

1. Repita círculos contínuos com toda a superfície de suas mãos, movendo-as no sentido horário, até você sentir o abdômen suave e aquecido.

Relaxamento das laterais do abdômen

Os músculos que cruzam da parte posterior do corpo e vão até a frente do abdômen ajudam a sustentar os órgãos vitais e a virar a coluna. Faça as seguintes manobras de ordenha e amassamento nos dois lados do corpo para aumentar a elasticidade.

1. Usando uma mão depois da outra em uma ação de ordenha, puxe com firmeza as laterais do abdômen de debaixo das costas. Deslize levemente até o centro do abdômen antes de tirar a mão para repetir a manobra. Massageie assim do quadril à caixa torácica.

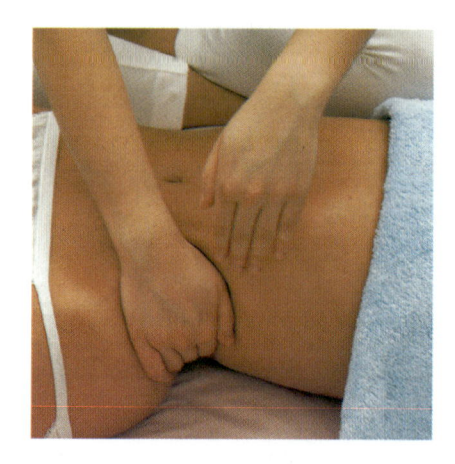

2. À medida que os músculos abdominais relaxam, transfira delicadamente a pressão para a ponta dos dedos enquanto faz as manobras circulares. Diminua o círculo para massagear ao redor do umbigo e depois aumente o movimento para fora até cobrir o abdômen, transferindo o peso de volta para toda a superfície de suas mãos.

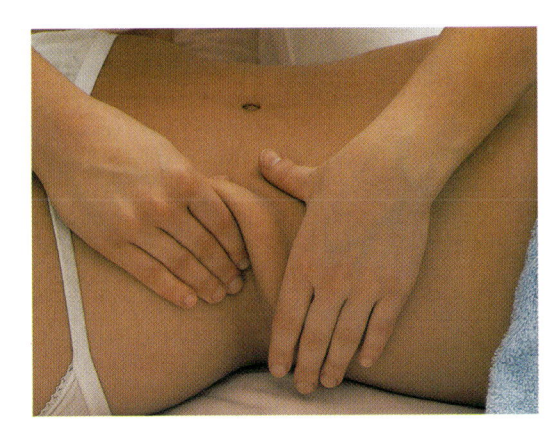

2. Levante, aperte e role a carne de uma mão para a outra em um amassamento nas laterais do abdômen, do quadril à base da caixa torácica.

Manobras mais profundas para o abdômen

Se o paciente estiver respondendo bem a essa massagem e a área estiver relaxada, você pode começar a aplicar manobras mais profundas. Fique bem atento e sensível às respostas do paciente, aplicando e soltando a pressão devagar, garantindo que todas as manobras mais profundas sejam apropriadas.

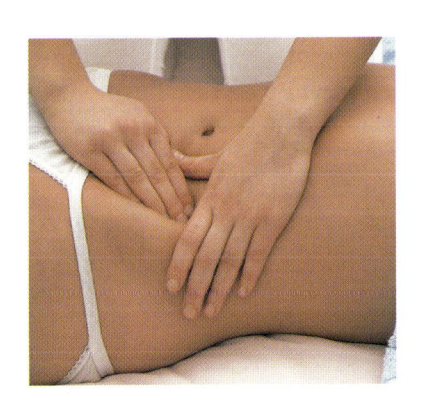

1. Afunde devagar as pontas dos três primeiros dedos de uma mão nos músculos abdominais. Coloque a outra mão perto dos dedos, com o polegar inclinado para prender o músculo e empurrá-lo levemente na direção da manobra. Faça pequenos círculos com as pontas dos dedos, em um ponto por vez, no sentido horário. Preste atenção principalmente às áreas próximas às asas ilíacas.

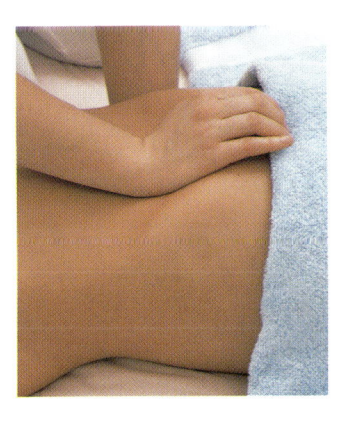

2. A parte superior do abdômen pode ficar tensa em situações de estresse, quando o músculo do diafragma, localizado entre o peito e o abdômen, se contrai e o plexo solar, um centro nervoso, fica hiperativo. Assim que a área estiver relaxada com manobras mais suaves e a respiração se aprofundar, deslize a mão esquerda para baixo do corpo de modo a ficar abaixo da coluna. Isso cria uma sensação de apoio enquanto você usa o tenar da mão direita para massagear suavemente, mas com pressão crescente e em círculos ao redor da base da caixa torácica.

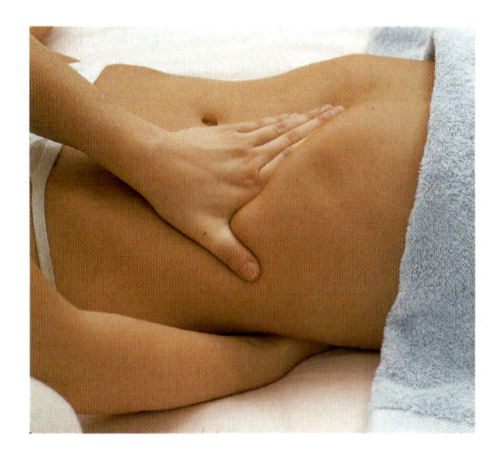

3. Amenize a compressão embaixo da caixa torácica com um deslizamento firme e constante de uma mão, enquanto a outra fica paralela e logo abaixo do corpo para apoio. Mantendo os dedos fechados e o polegar para fora, afunde a lateral do indicador e da mão suavemente sob a borda da costela inferior. Deslize devagar a mão para baixo na lateral do corpo, diminuindo a pressão até o fim da manobra. Repita do outro lado do corpo.

Finalização harmoniosa e toque terapêutico

Para garantir uma finalização harmoniosa às sequências mais profundas de manobras, repita os movimentos circulares suaves e contínuos no abdômen.

Para completar essa parte da massagem, coloque uma mão em cima do abdômen e a outra no peito, sobre o coração. Mantenha essa posição por alguns segundos para trazer uma sensação calmante de equilíbrio e unidade ao corpo.

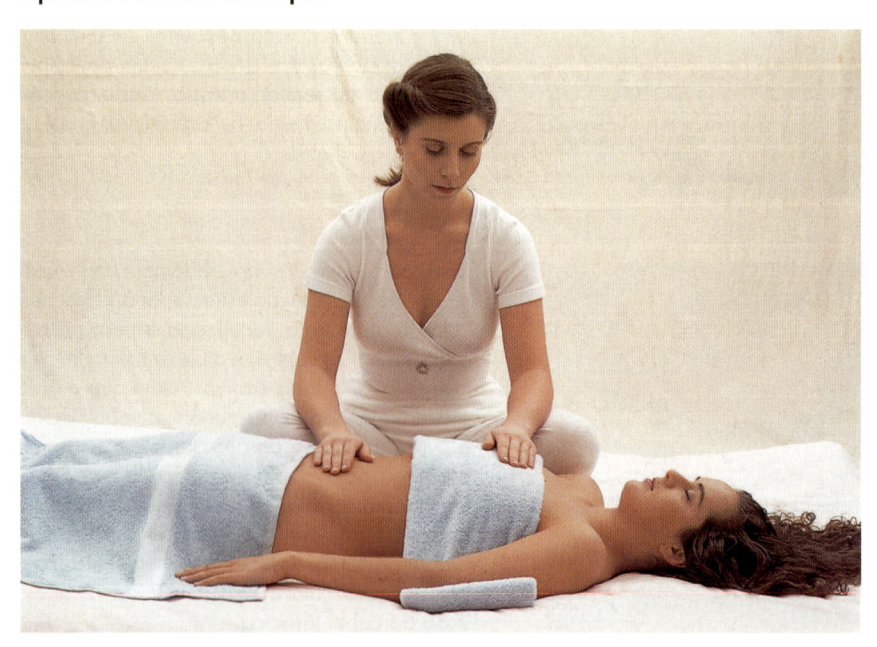

Foco nos braços

A tensão muscular se forma nos braços e nas mãos por vários motivos. A má postura pode provocar uma rigidez da cintura escapular e inibir a flexibilidade dos membros superiores. Movimentos repetitivos no trabalho provocam tensão e desgaste nos músculos, tendões e ligamentos. Em nível emocional, os braços e as mãos representam a habilidade de estender a mão e manter contato com o mundo externo, ou o meio de expressar criatividade. A massagem na mão e no braço é incrivelmente relaxante, trazendo alívio e bem-estar aos membros superiores e renovando a vitalidade. Usando as seguintes manobras, trabalhe primeiro de um lado e depois do outro.

Abertura

Esse primeiro movimento ajuda a abrir o peito e os ombros para liberar a contração na articulação do ombro e criar uma sensação de extensão no braço. O óleo remanescente em suas mãos das manobras anteriores deve bastar para esse alongamento de abertura, mas, se necessário, coloque um pouco mais nas mãos enquanto trabalha.

1. Vire-se de frente para o ombro para levantá-lo e deslize a mão que está mais longe do corpo do paciente para baixo da parte superior das costas, deixando os dedos apontados para a coluna. Coloque a outra mão em cima do peito, com os dedos apontados para o esterno. Ao sentir o ombro relaxando entre as mãos, puxe com firmeza e cuidado para a borda.

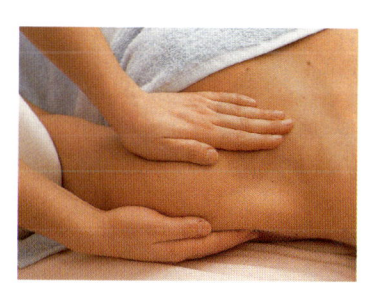

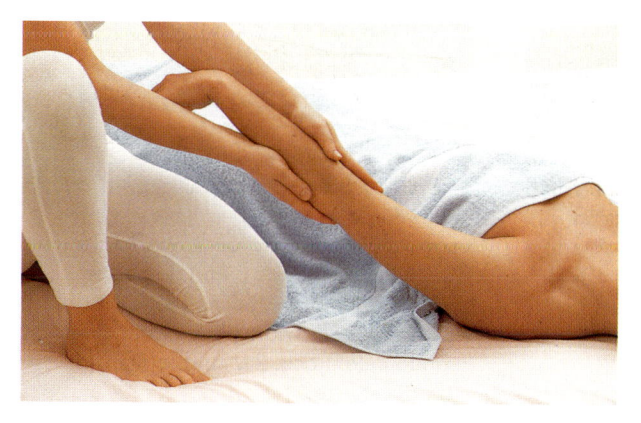

2. Deixando um pé no colchonete, arrume sua posição para conseguir pegar a parte superior do braço entre as duas mãos e depois o puxe cuidadosamente para baixo para fazer um alongamento suave na articulação do ombro.

Manobra de integração

Use as mãos besuntadas de óleo para moldar o formato do braço em manobras sobrepostas.

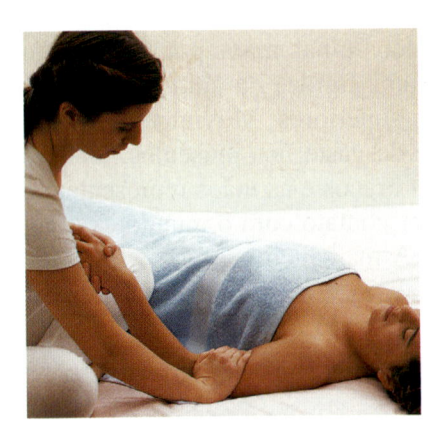

1. Segure a mão do paciente com a mão mais próxima do corpo dele. Coloque a outra mão no pulso para conduzir a manobra com seu mindinho. Deslize a mão para cima do braço, na direção do ombro.

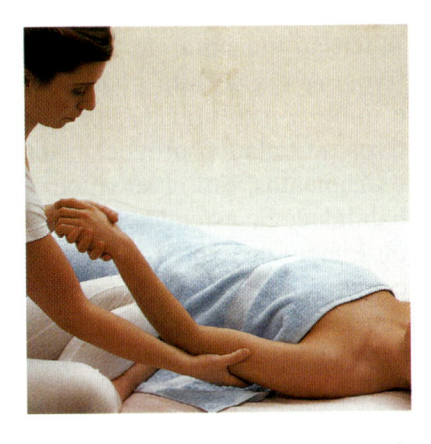

3. Levantando um pouco o braço do colchonete, massageie suavemente a parte posterior do braço até o pulso.

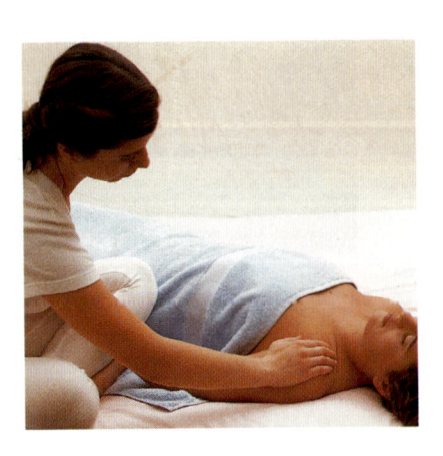

2. Cubra a curva do ombro com a mão e deslize-a ao redor da articulação.

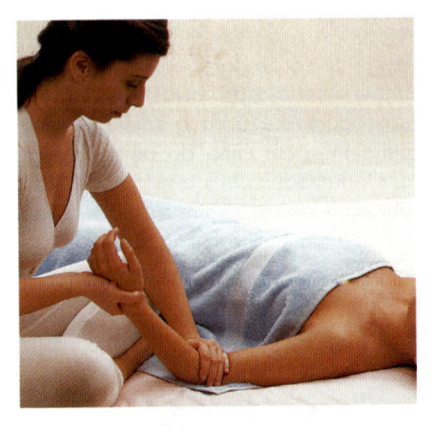

4. Passe o braço do paciente para a outra mão e segure-o pelo pulso. Massageie a parte interna do braço com a mão mais próxima do corpo do paciente, com o mindinho na frente. Gire a mão logo abaixo da axila e desça deslizando pelo braço. Repita a sequência mais duas vezes.

Relaxamento do antebraço

Continue a relaxar o antebraço com uma série de movimentos em leque alternados.

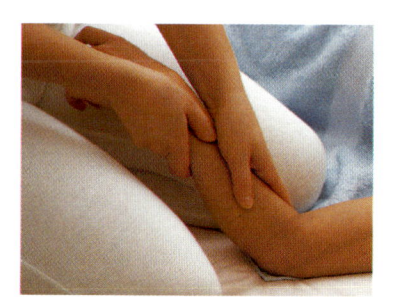

1. Com uma mão após a outra, faça movimentos ascendentes em leque do pulso ao cotovelo. Aperte os músculos suavemente entre o tenar e os dedos à medida que a mão se curva para fora, massageando com firmeza com os dedos na parte inferior do braço enquanto volta deslizando com a mão. Deslize as mãos do cotovelo até o pulso, repetindo a sequência duas vezes.

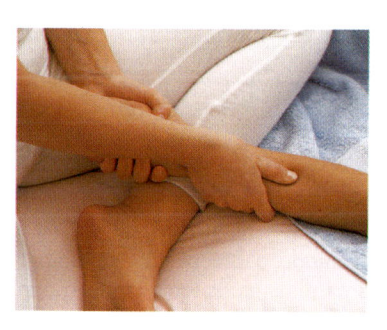

2. Segure o pulso com a mão mais próxima ao corpo e puxe o braço suavemente para criar uma leve tração. Envolva o antebraço externo na outra mão, afundando o polegar devagar no sulco onde os ossos longos do antebraço se unem ao pulso. Massageie todo o braço com firmeza e devagar, entre os ossos, soltando a pressão no cotovelo. Deslize a mão ao redor da articulação e volte para baixo até o pulso.

Drenagem

Essas manobras ativam a circulação na direção do coração e ajudam a drenar o braço.

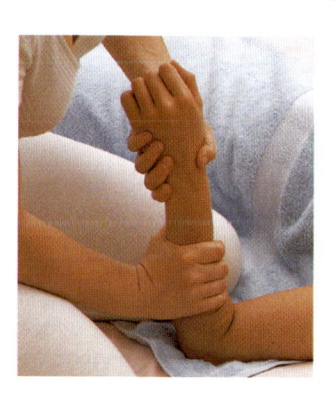

1. Levante o antebraço na vertical, na altura do cotovelo. Pegue a mão do paciente com sua mão esquerda e coloque a outra mão ao redor da parte de cima do pulso, com o mindinho conduzindo a manobra. Deslize com firmeza pelo braço como se fosse drená-lo. Abra a mão para deslizar suavemente ao redor da articulação do cotovelo e de volta para cima no antebraço.

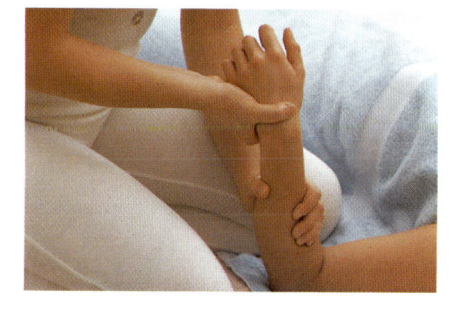

2. Repita a mesma drenagem na parte interna do braço, mudando a posição das mãos.

Soltura do braço

Como a posição e a estrutura estreita do braço podem dificultar mais do que o normal a aplicação das manobras, apoie o membro confortavelmente antes de massagear o braço.

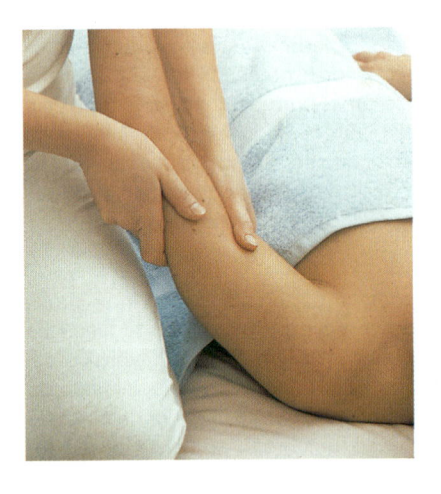

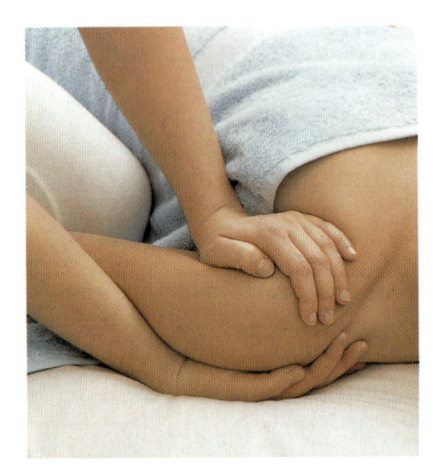

1. Comece com uma série de movimentos em leque alternados, uma mão após a outra, de cima do cotovelo ao ombro. Aperte os músculos suavemente entre os dedos e os tenares das mãos movimentando-as para fora. Quando as mãos chegarem ao topo do braço, vire-as e volte na direção do cotovelo. Repita uma vez. Para manter o braço elevado, segure o antebraço entre seu corpo e seu braço.

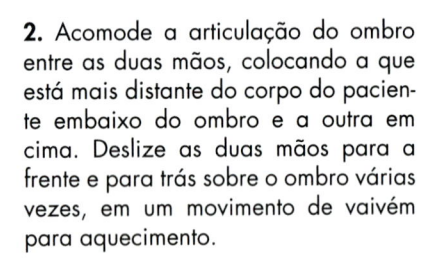

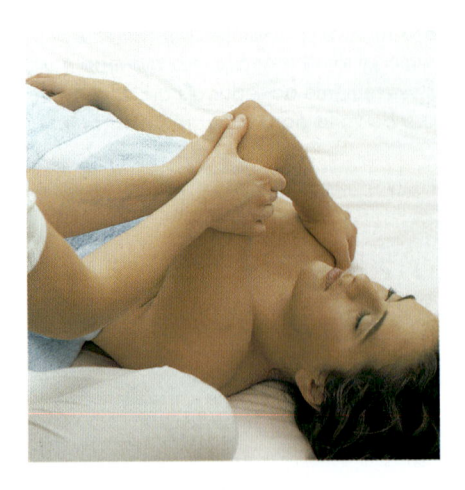

2. Acomode a articulação do ombro entre as duas mãos, colocando a que está mais distante do corpo do paciente embaixo do ombro e a outra em cima. Deslize as duas mãos para a frente e para trás sobre o ombro várias vezes, em um movimento de vaivém para aquecimento.

3. Mantendo o cotovelo flexionado, levante o braço e coloque-o na frente do corpo, pedindo para o paciente pegar no outro ombro para o braço ficar firme e na vertical. A partir dessa posição, é fácil aplicar suas manobras. Segurando a parte interna do braço com seus dedos, trabalhe atrás da articulação do cotovelo com pequenos círculos alternados com os polegares.

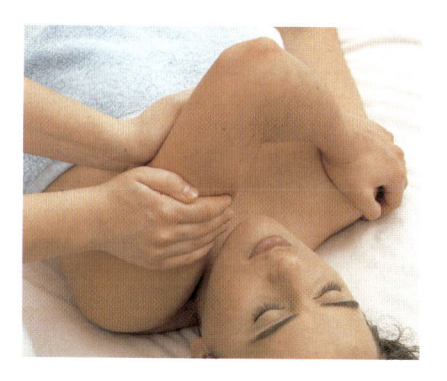

4. Envolva a parte interna do braço com os dedos, aperte e amasse os músculos do braço com movimentos circulares em leque, aplicando pressão com os tenares das mãos enquanto elas se movimentam para fora; depois, deslize-as de volta com mais suavidade.

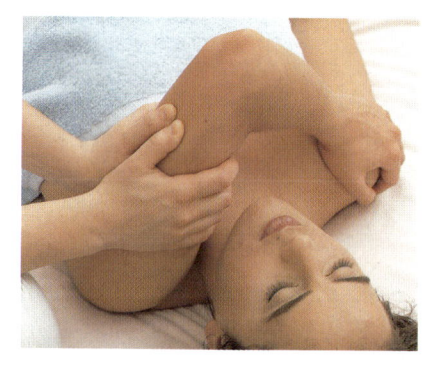

5. Segurando o braço com firmeza com os polegares centralizados e próximos, deslize as duas mãos devagar para baixo em uma drenagem. Complete passando a mão direita com suavidade ao redor da parte posterior do ombro e repita a manobra.

Movimentos passivos no braço

Esses movimentos passivos no braço criam uma sensação de extensão e espaço na parte superior do corpo e na cintura escapular, alongando suavemente as articulações. Realize esses movimentos passivos devagar e com delicadeza, trabalhando com o movimento natural da articulação do ombro. Nunca force o braço ou o ombro além de seu ponto de resistência ou tensão.

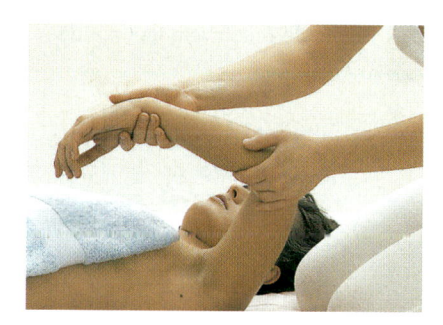

1. Ajoelhe atrás do ombro para tirar o braço de sua posição anterior. Apoie esse movimento envolvendo o pulso com a mão direita e deixando a esquerda embaixo do cotovelo. Comece a girar o braço devagar em um movimento na forma de um arco, compatível com o movimento da articulação do ombro, até ficar esticado atrás da cabeça do paciente.

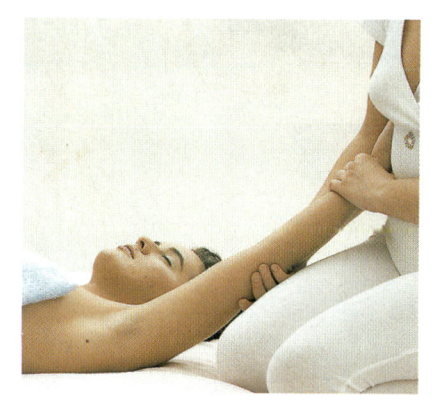

2. Encoste o braço na lateral de seu corpo e mude a posição das mãos para apoiar o cotovelo com a mão direita. Puxe suavemente o braço para criar uma leve tração.

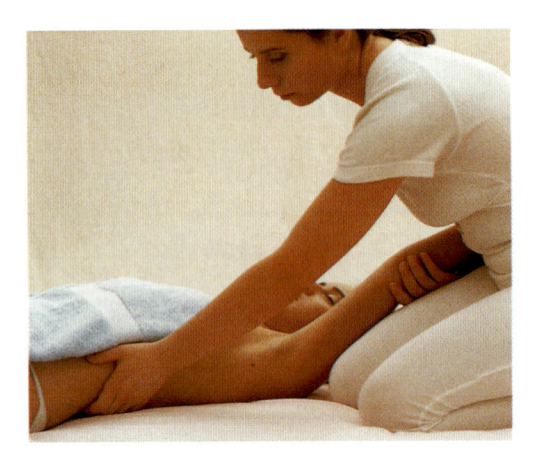

3. Incline-se para colocar sua mão esquerda na cintura do paciente e deslizar com firmeza por toda a lateral do corpo e suavemente sob a articulação do ombro em um alongamento constante, trazendo uma sensação de extensão à parte superior do corpo.

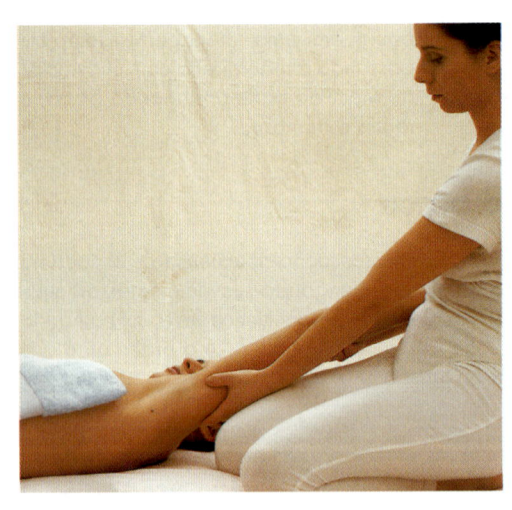

4. Continue deslizando a mão esquerda até a parte posterior do braço, na direção do cotovelo, para aumentar o alongamento na articulação do ombro. Agora, relaxe o ombro e vá devagar para trás do corpo, levando o braço consigo em um movimento leve em forma de arco. Coloque o braço relaxado de volta no colchonete, apoiando-o direito com as mãos e deixando o cotovelo flexionado.

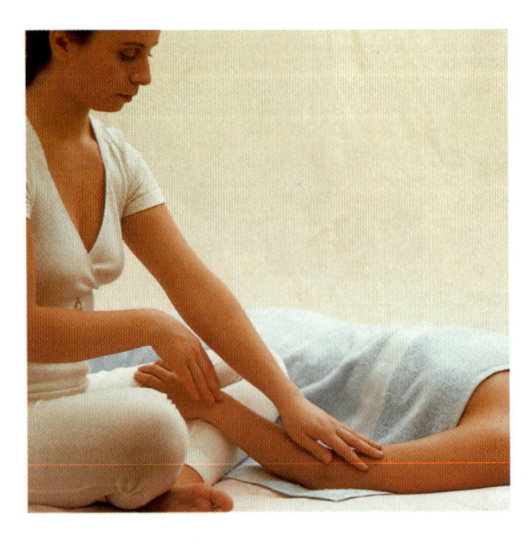

5. Complete o movimento passivo no braço com toques suaves como uma pena, deixando as pontas dos dedos passarem por todo o braço, uma mão depois da outra, em manobras sobrepostas.

Foco nas mãos

Depois de relaxar o braço, volte sua atenção à mão. Suas manobras eliminarão a tensão dos tendões, músculos e ossos para aumentar flexibilidade e agilidade. Elas também estimularão as muitas terminações nervosas sensoriais da mão. Uma massagem na mão alivia o estresse de uma atividade diária: é uma parte essencial de uma massagem corporal completa ou pode ser feita sozinha.

Sequência de massagem na mão

Ajoelhe ou sente-se colocando a mão do paciente confortavelmente em seu colo com o antebraço um pouco elevado. Troque as mãos quando necessário para completar as manobras nos dois lados da mão. Use apenas uma pequena quantidade de óleo para assegurar um deslizamento firme em suas manobras.

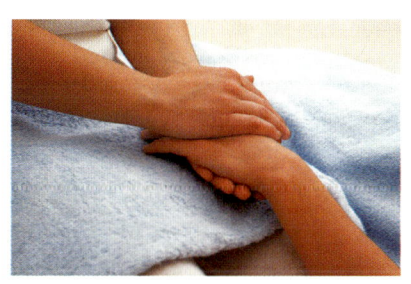

1. Acomode a mão com cuidado por vários segundos para deixar o calor de suas palmas desfazer as tensões. A tranquilidade desse toque calmante aumentará a sensação de ligação profunda entre vocês.

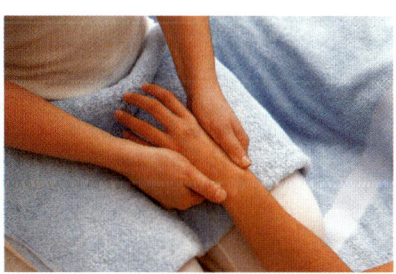

2. Apoie a palma com os dedos e coloque os polegares lado a lado no centro do dorso da mão. Arraste os tenares e os polegares com firmeza para fora, na direção das bordas da mão, em um movimento de alongamento para criar espaço entre ossos e tendões. Repita a manobra em um local mais elevado da mão.

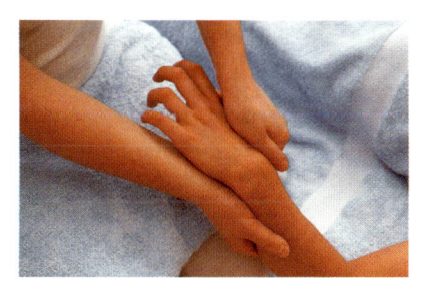

3. Apoie a palma e o pulso do paciente com uma mão e use o tenar da outra para fazer movimentos circulares firmes na lateral do dorso. Aplique pressão no tenar no movimento em leque para fora do círculo, enquanto massageia a palma com firmeza com as pontas dos dedos no deslizamento da volta. Realize a mesma manobra na outra metade da mão.

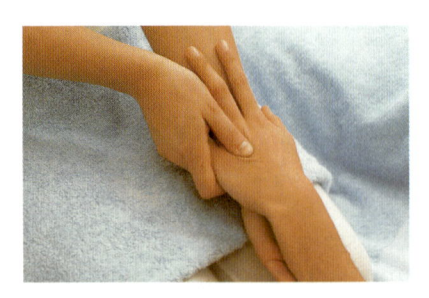

4. Mantenha a mão apoiada e deslize o polegar com firmeza em linha reta entre cada tendão e osso no dorso da mão, diminuindo a pressão à medida que chegar perto do pulso.

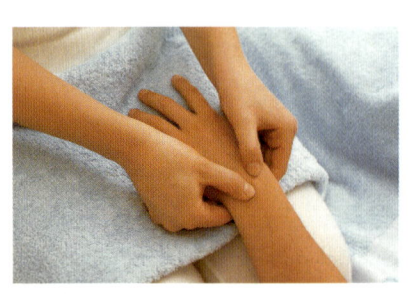

5. Coloque os dedos embaixo do pulso e faça pequenos círculos alternados com o polegar para eliminar a tensão dos ossículos e ligamentos sobre a articulação do pulso.

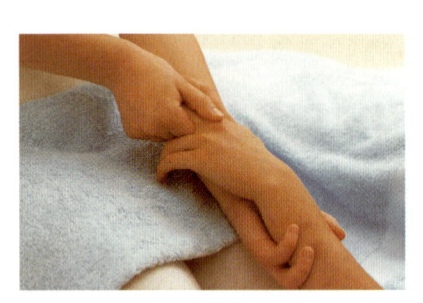

6. Relaxe os dedos e o polegar, começando com o mindinho e trabalhando em toda a mão. Comece massageando a articulação da base dos dedos com movimentos circulares suaves usando o polegar e o indicador.

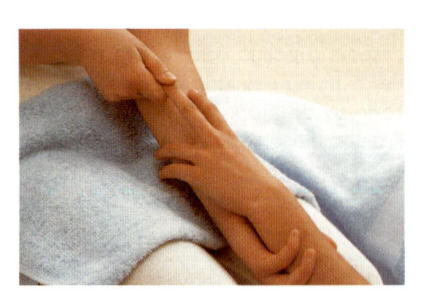

7. Agora puxe firme, mas com suavidade, as partes superior e inferior de cada dedo em direção à ponta, como se soltasse tensão das extremidades do corpo. Use ações suaves, pois as articulações dos dedos são bastante delicadas.

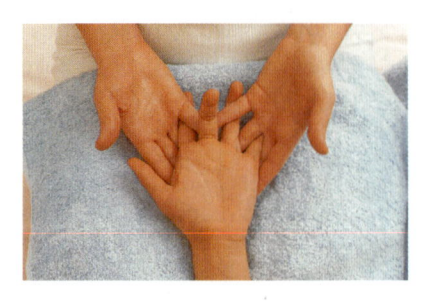

8. Vire a palma da mão para cima. Entrelace seus dedos com os do paciente, como demonstrado, colocando-os contra a parte posterior da mão. Empurre-os devagar para cima, usando pressão suficiente para abrir e estender a palma.

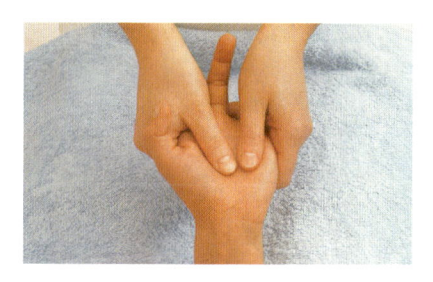

9. Use os dois polegares para fazer deslizamentos curtos alternados na superfície da palma a fim de alongar e soltar a tensão dos músculos. Fique atento às reações do paciente.

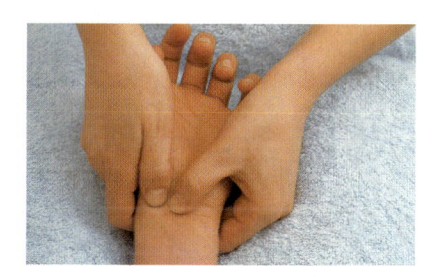

10. Quando a palma estiver relaxada, solte seus dedos e coloque-os atrás do pulso. Massageie a parte interna do pulso com círculos pequenos e alternados com os polegares.

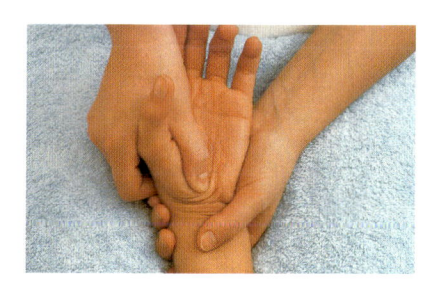

11. Para massagear com mais vigor na palma, apoie o dorso da mão do paciente na sua mão e use o outro polegar para aplicar manobras circulares de pressão mais forte, trabalhando em um ponto por vez. Concentre-se principalmente na área na base do polegar.

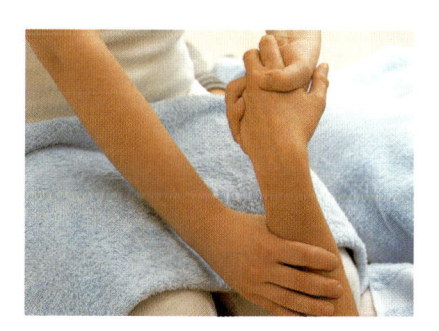

12. Aplique alguns movimentos passivos para soltar as articulações do pulso. Eleve o antebraço dobrando o cotovelo e apoiando-o com uma mão. Aperte firme a mão do paciente com sua outra mão. Gire o pulso várias vezes, primeiro em uma direção e depois na outra.

Como encerrar uma massagem corporal

Para completar a massagem corporal, aplique um toque terapêutico tranquilo e calmante. Traga toda a sua atenção ao toque, dando a vocês tempo de assimilar os efeitos benéficos da sessão e levá-la a um final suave.

Depois de tirar as mãos do corpo do paciente, fique em silêncio por vários minutos. Cubra todo o corpo com um lençol ou coberta e permita alguns minutos de relaxamento completo, enquanto você lava as mãos. Quando estiver pronto, ofereça ajuda para o paciente se levantar do colchão ou sofá e deixe uma toalha quente preparada para colocar sobre os ombros, se necessário. Estimule-o a se alongar e se mover um pouco para os lados para se ajustar à posição vertical.

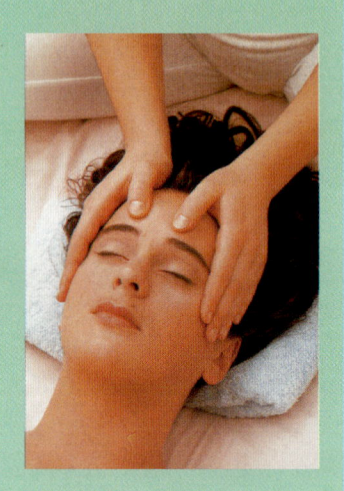

Programa de automassagem

Tonifique seu corpo e aumente sua energia com um programa de automassagem que usa uma variedade de manobras para relaxar músculos tensos e estimular a circulação. A automassagem não é benéfica apenas para seu sistema físico, mas também dá um estímulo psicológico quando você está cansado ou sob estresse. Ela aumenta sua consciência corporal, uma parte essencial ao aprender como ajudar os outros a terem mais consciência de seu corpo com a massagem. Além desses benefícios, ajuda você a praticar as técnicas e ganhar confiança para aplicá-las em um paciente quando fizer uma massagem corporal.

Programa para acordar

É garantido que esse programa de automassagem irá revigorá-lo ao acordar de manhã e precisar de um estímulo energizante, ou sempre que se sentir exausto. Também é um programa excelente para usar antes de fazer uma massagem, para você começar a sessão com corpo e mente renovados. Você e seu paciente sentirão o benefício.

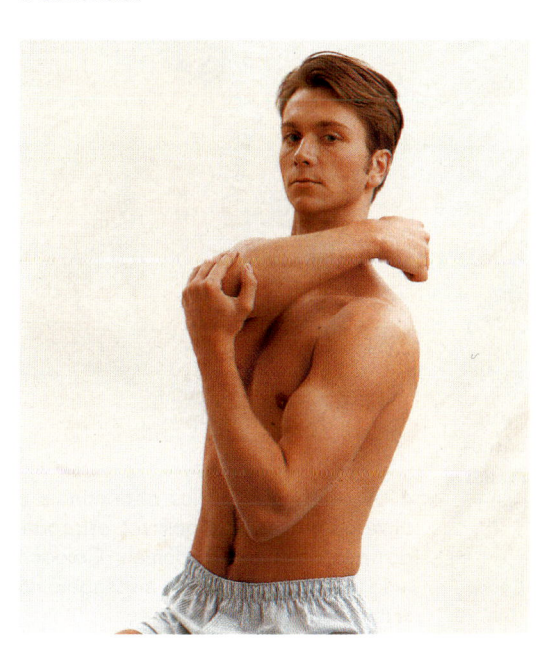

1. Para relaxar pescoço e ombros rígidos, apoie o cotovelo com uma mão e feche a outra. Use a extremidade plana das articulações dos dedos para bater nos músculos no lado oposto do corpo. Bata com suavidade, mas com firmeza, da nuca até a borda do ombro.

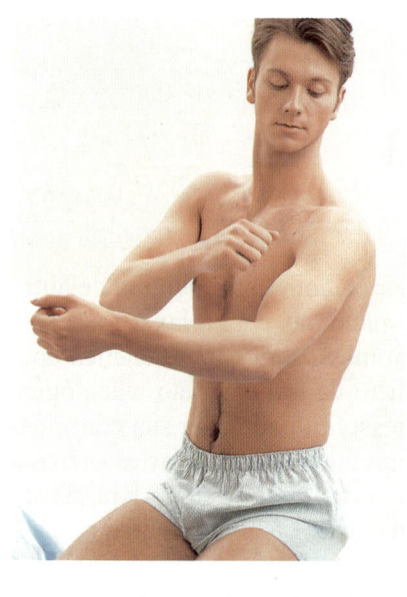

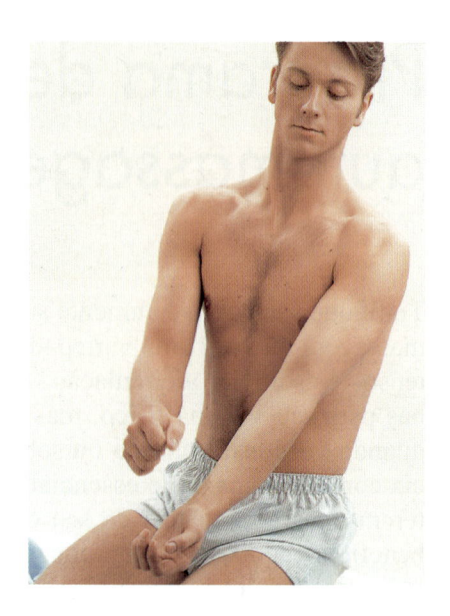

2. Use o punho para bater do ombro até a parte externa do braço e da mão. Sinta como a pele começa a tremer. Vire o braço e, com o outro punho, bata na parte interna da mão e suba pelo braço até o ombro. Sacuda todo o braço para soltar as articulações. Repita os passos 1 e 2 no lado oposto do corpo.

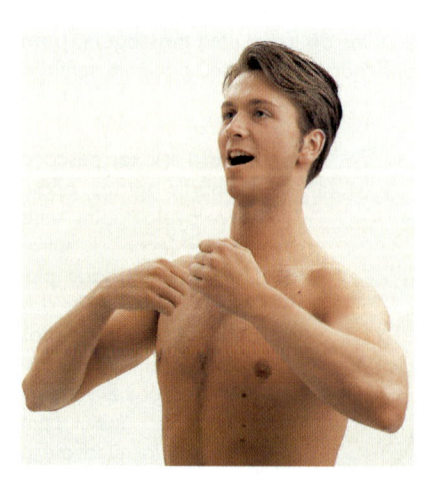

3. Use as duas mãos para bater vigorosamente na caixa torácica e nos músculos peitorais. Abra sua boca e emita um urro para limpar a garganta e o peito.

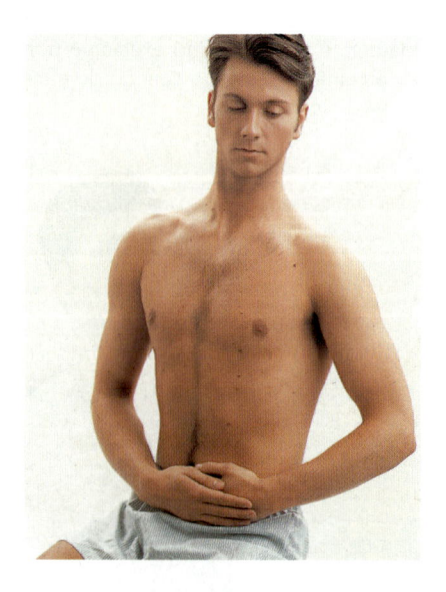

4. Aqueça os músculos abdominais e ative os processos digestivos esfregando rapidamente o abdômen. Coloque uma mão sobre a outra e massageie no sentido horário várias vezes.

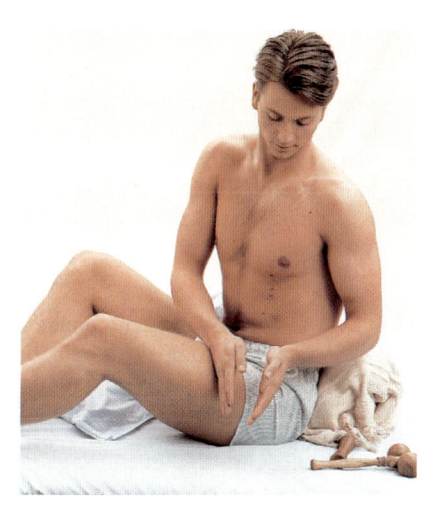

5. Tonifique os músculos e estimule a circulação nas pernas com cutiladas, batendo com as laterais das duas mãos repetidas vezes na pele.

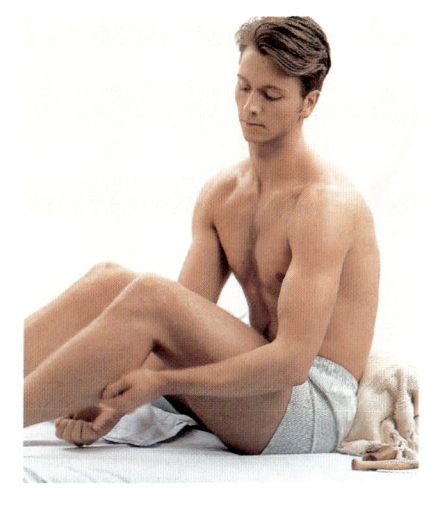

6. Panturrilhas rígidas podem diminuir a circulação sanguínea. Use uma mão após a outra para bater na parte inferior da perna para aliviar a tensão e revitalizar o sistema.

7. Faça movimentos rápidos, mas suaves, de cutilada, no dorso e na sola do pé para aliviar a rigidez nos músculos, articulações e tendões.

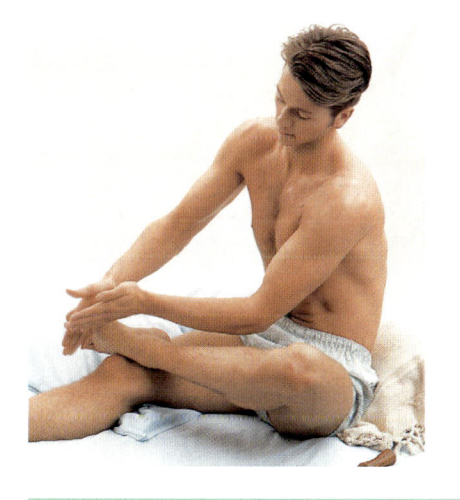

Repita os passos 5 ao 7 no lado oposto do corpo. Quando terminar esse programa, levante e chacoalhe todo o corpo para liberar qualquer tensão remanescente e soltar as articulações. Depois fique completamente parado para apreciar a sensação de vitalidade.

Instrumentos de massagem

Nada é mais gostoso do que o toque das mãos no corpo, mas instrumentos de massagem podem ser usados com sucesso na automassagem para alcançar áreas difíceis. Um rolo com duas bolas, por exemplo, é ideal para trabalhar em pontos doloridos nas costas.

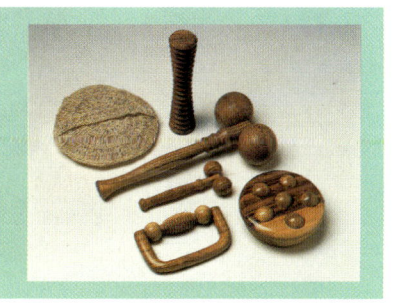

Automassagem para as mãos

Manter as mãos flexíveis e relaxadas é uma parte importante da massagem. Enquanto pratica as manobras, pode ser que você faça certos movimentos com as mãos pela primeira vez, portanto é uma boa ideia exercitar as articulações das mãos com frequência para aumentar a flexibilidade. Use uma mão para apertar a outra suavemente. Repita na outra mão. Esfregue as palmas para aumentar o calor e a vitalidade.

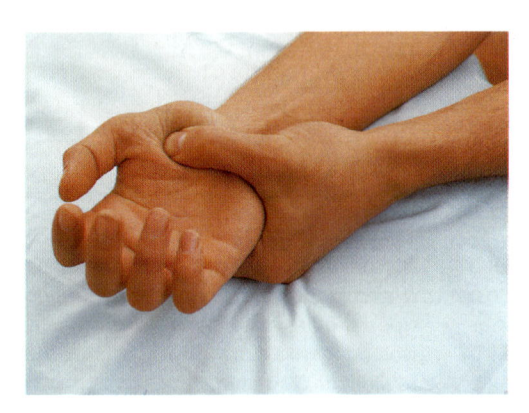

1. Solte a tensão na eminência tenar na base do polegar apertando com o polegar da outra mão e depois a gire em um ponto por vez. Apoie o dorso da mão com os dedos. Trabalhe em toda a palma de modo semelhante.

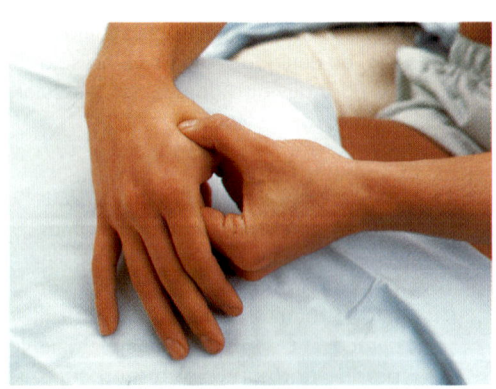

2. Afunde e gire o polegar na junção entre o polegar e o indicador da outra mão. Você encontrará um ponto sensível que pode trazer alívio para dores de dente, cefaleias e problemas digestivos.

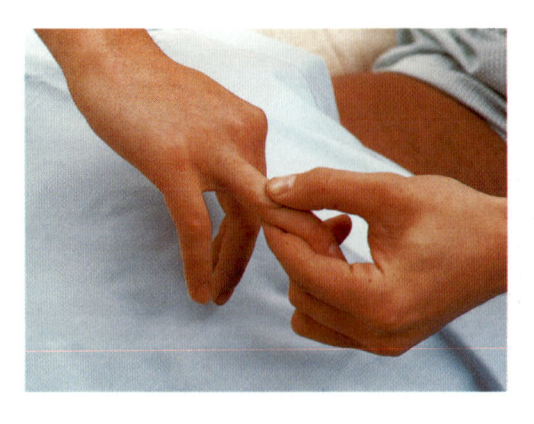

3. Belisque a base de um dedo de uma das mãos com o polegar e o indicador da outra mão e, depois, puxe o polegar e o indicador em deslizamentos curtos e firmes até a ponta do dedo para alongá-lo. Repita esse movimento em todos os dedos. Repita toda a sequência da massagem na outra mão.

Massagem sensual

A massagem pode ser uma parte integrante de um relacionamento, um meio de comunicação, uma forma de mostrar como se importam um com o outro. A pele é tão sensível que é capaz de transmitir e receber mensagens de amor e sentimentos pelas mãos. O toque em um relacionamento amoroso tem muitas dimensões. Pode ser terapêutico, divertido, sensual ou íntimo. É uma linda forma de explorar, revigorar e dar prazer ao corpo um do outro.

Preparação do ambiente

Prepare o ambiente para uma massagem sensual acendendo velas e deixando o quarto quente e confortável. Vaporize uma mistura de óleos essenciais que estiver usando para a massagem para aromatizar o quarto.

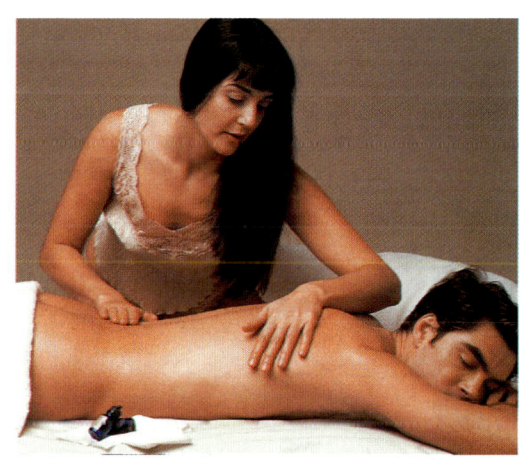

1. Espalhe a mistura de óleos essenciais de sua escolha nas costas de seu parceiro com manobras suaves, lânguidas e sensuais. Demore o tempo que for necessário para permitir que o movimento natural de suas mãos relaxe seu(sua) parceiro(a) física e emocionalmente antes de aplicar suas manobras.

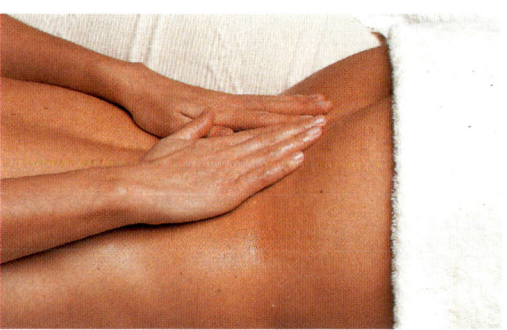

2. Enquanto alivia a tensão das costas dele, deixe suas mãos suaves e flexíveis para elas se moldarem e rodearem os contornos e curvas do corpo.

3. Amassar o bumbum não só traz um alívio profundo à área da lombar, mas também pode ser uma experiência prazerosa e sensual.

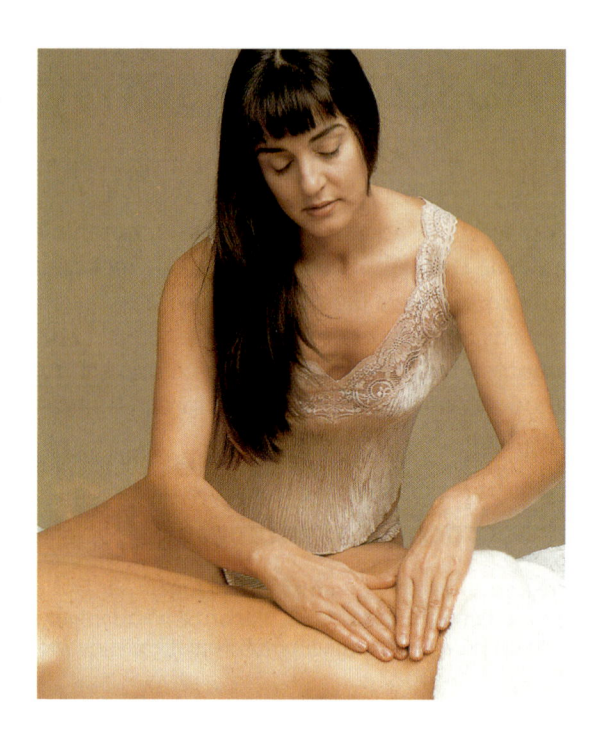

Massagem no peito

Relaxar o peito e a caixa torácica com massagem ajuda seu parceiro a soltar tensões e respirar melhor. Com isso ele ficará mais aberto e conseguirá se conectar a seus sentimentos. Sente-se ou ajoelhe-se atrás de seu parceiro para apoiar a cabeça dele em seu colo. Espalhe óleo em sua caixa torácica, aumentando a quantia usada se ele tiver muitos pelos no peito.

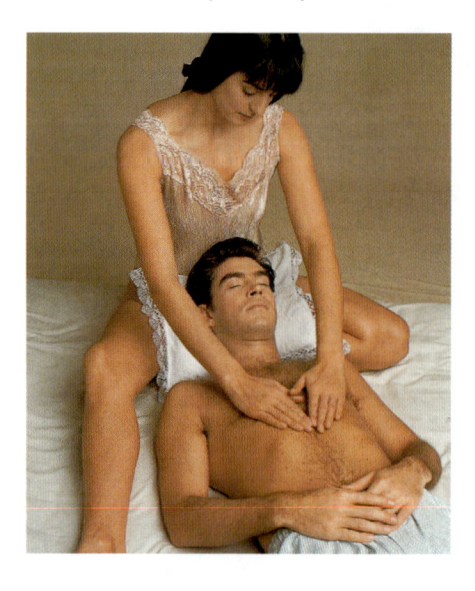

1. Coloque as duas mãos esticadas acima do esterno com os dedos apontando para baixo. Massageie com firmeza, mas suavemente, em um movimento contínuo até a base do peito.

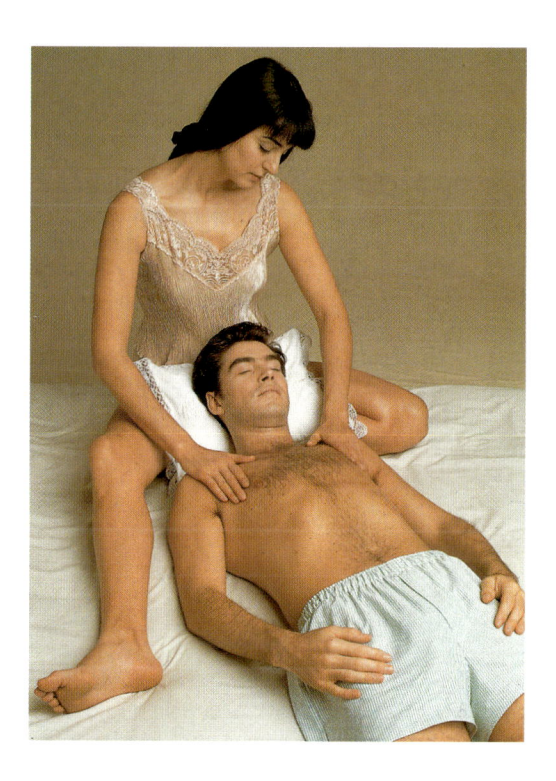

2. Sem interromper o movimento, deslize em leque com as duas mãos sobre as costelas na direção das laterais do corpo, de modo que seus dedos deslizem um pouco para baixo das costas. Encaixando as mãos na caixa torácica, puxe-as para cima na direção das axilas.

3. Flexione os pulsos, deslizando as duas mãos pelo corpo na direção da borda dos ombros, aumentando um pouco a pressão para abrir e alongar o peito. Passe as duas mãos suavemente ao redor dos ombros e deslize-as de volta sobre os músculos peitorais na direção do esterno. Repita essa manobra várias vezes.

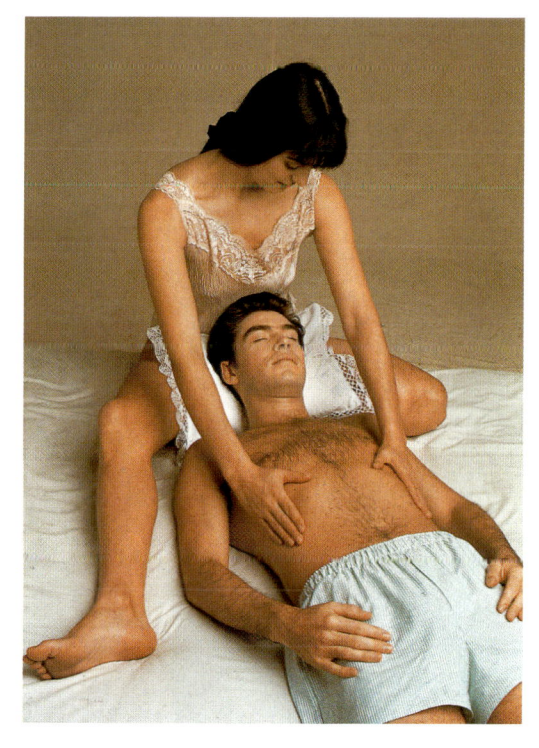

Suavizar e acariciar

Uma carícia suave é muito relaxante, principalmente no rosto e na mandíbula.

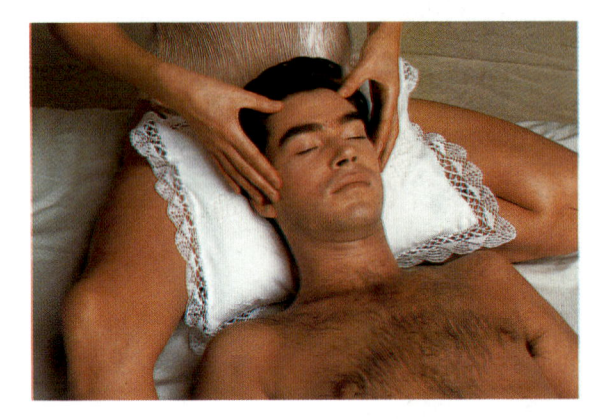

Massageie as laterais do rosto com uma mão depois da outra. Use manobras suaves com o polegar, fazendo círculos nas têmporas no sentido horário para relaxar a testa.

Suave e fluida

Uma massagem sensual pode ser composta inteiramente por manobras de *effleurage* suaves e fluidas, usando a palma das mãos para suavizar a pele e relaxar o sistema nervoso, ao mesmo tempo em que traz alegria palpável aos sentidos. Essa manobra sobreposta, usando as palmas das mãos, cria a sensação de muitas mãos acariciando o corpo. Ela é gostosa principalmente nas pernas e nos braços.

Uma mão segue a outra em toques curtos e suaves pelo braço ou pela perna, com a mão da frente levantando da pele para dar lugar à outra, pronta para repetir a manobra.

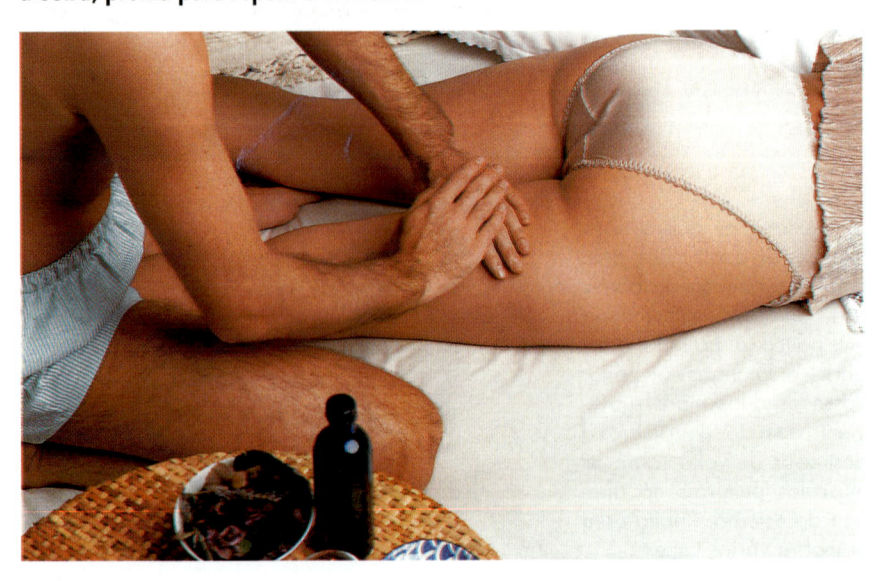

Toques de pluma

Toques delicados como uma pluma são divertidos e deliciosamente estimulantes para as terminações nervosas, ativando a pele com calafrios de prazer. As áreas moles da pele, como a parte interna dos braços, a parte interna das coxas e a nuca, são muito receptivas a essas manobras provocantes.

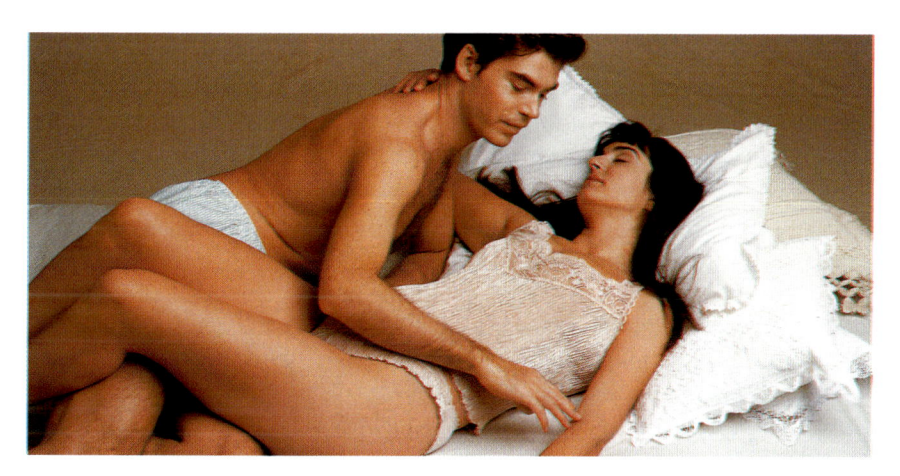

Usando apenas o mínimo de toque, passe as pontas dos dedos lentamente pela pele altamente sensível da parte interna do braço.

Aromas sensuais

Use receitas da aromaterapia para se ajudarem a relaxar depois de um dia estressante ou para restaurar a vitalidade quando estiverem cansados. Ao escolher com cuidado seus óleos, você pode aumentar o clima romântico sensual criado pela massagem. O gosto pessoal é um fator importante na escolha dos óleos para a massagem sensual, porque ela não será uma experiência prazerosa se a pessoa que está fazendo ou recebendo a massagem não gostar da mistura de óleos. Há, porém, alguns óleos que parecem ter um apelo universal: jasmim, rosa, pau-rosa, sândalo e ylang ylang. Esses óleos são a personificação do luxo e alguns deles são realmente os mais caros. Eles têm uma qualidade quente e envolvente, libertando a mente daquilo que é mundano e abrindo-a ao exótico e romântico. Para dar mais tempero ou estímulo à mistura escolhida, adicione pimenta-do-reino ou olíbano.

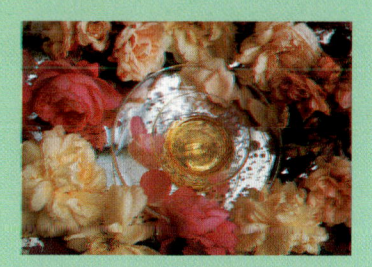

Óleos de massagem perfumados com óleos essenciais exóticos são um deleite sensual.

Tratamentos Corporais Terapêuticos

Uma vez dominada a prática de massagem básica, você pode querer ampliar seu conhecimento e técnica. A beleza dessa arte curativa é o processo de descobrir como o corpo funciona e como responde aos tratamentos. Esta parte mostra como as misturas de óleos podem ser combinadas às manobras para tratar toda uma variedade de problemas. Com sua prática aprimorada, você poderá trazer mais alívio, relaxamento, revitalização e conforto.

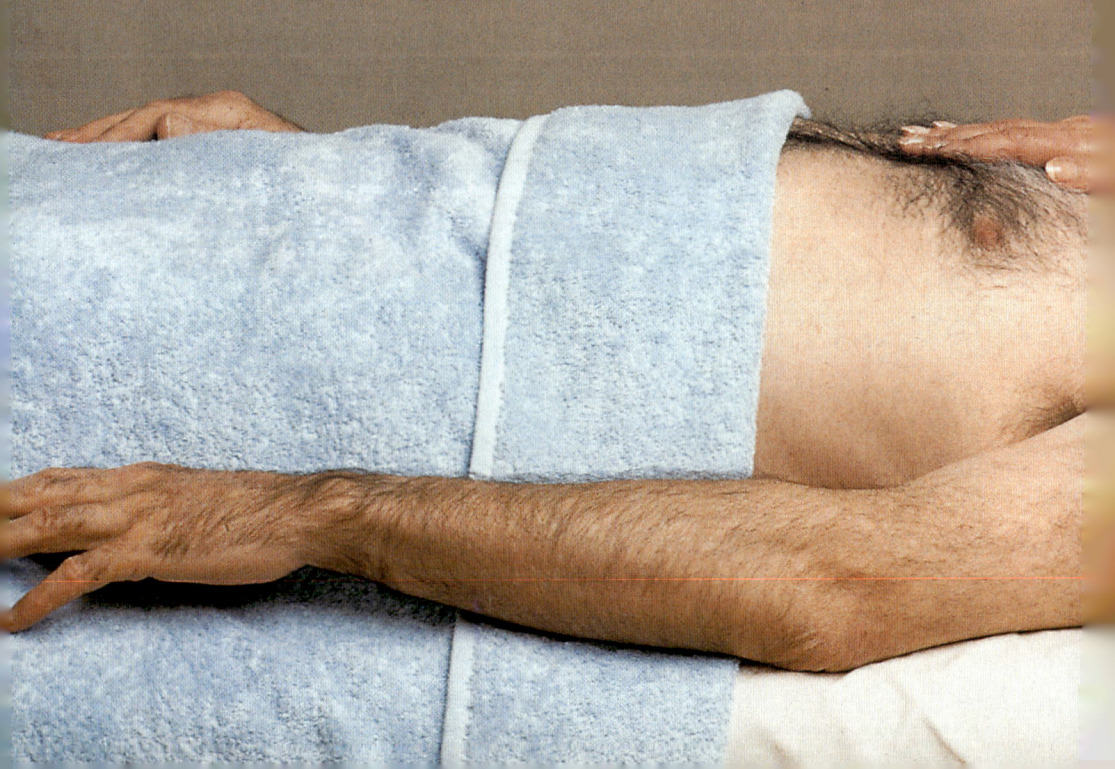

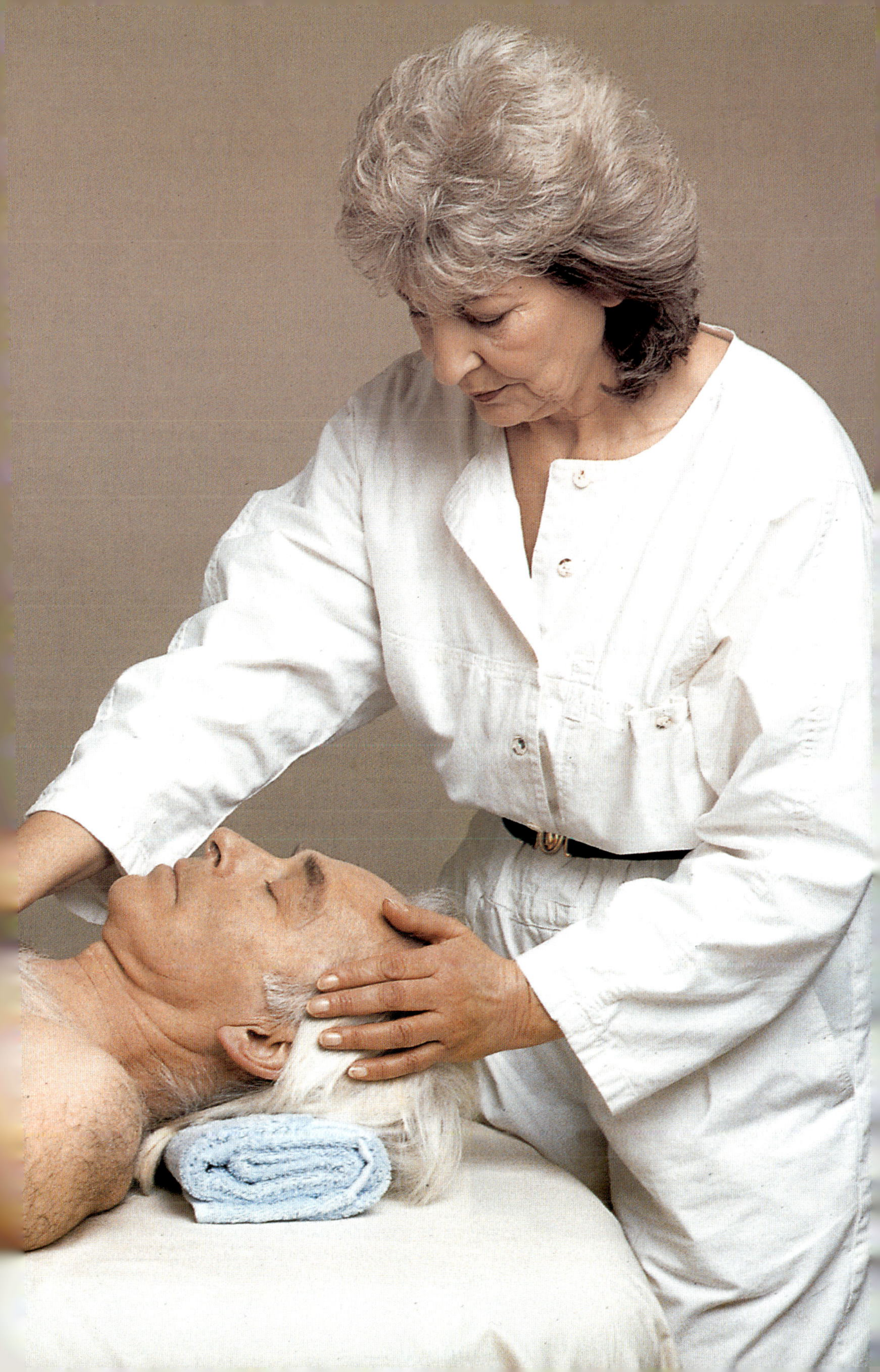

Óleos e manobras para combater a insônia

Manobras calmantes e hipnóticas e óleos essenciais sedativos ajudam a separar as atividades do dia do período vital de sono e descanso à noite, além de ajudar o insone a quebrar o ciclo da falta de sono.

Em casos de insônia ou pesadelos que levam a noites maldormidas, é importante reduzir a ingestão de bebidas estimulantes, como chá e café, e evitar comer tarde. Criar um ritual relaxante para se preparar para dormir também ajuda. Os tratamentos de massagem sugeridos, apresentados aqui e para o tratamento da ansiedade, combinados com uma mistura recomendada de óleos da aromaterapia, se provarão inestimáveis para essa preparação na hora de dormir.

Manobras suaves e calmantes

Essa sequência de manobras deve percorrer o corpo em movimentos fluidos, criando um fluxo de movimento delicado que tira a tensão e a ansiedade do centro do corpo. As manobras de deslizamentos suaves descendentes têm um efeito hipnótico e sedativo, que acalmam as emoções e aquietam uma mente hiperativa, ajudando assim a induzir o relaxamento e o sono.

Ao aplicar as manobras, fique atento à sua respiração, deslizando na inspiração e pausando brevemente na expiração. Essa pequena pausa no movimento criará uma sensação ondulatória em vez de um arrastamento direto. Esfregue um pouco de óleo nas mãos e espalhe pelo corpo, transmitindo uma suavidade permanente, e sempre inicie a sequência em qualquer membro acima da articulação maior, como ombro ou quadril, para tirar a tensão da área contraída.

Termine a manobra saindo da cabeça, das mãos ou dos pés e para longe do corpo físico, como se o esvaziasse do estresse e das preocupações que podem inibir o sono. Cada sequência deve ser realizada até cinco vezes em cada parte do corpo. Comece deslizando as mãos na nuca para ajudar a aliviar a tensão.

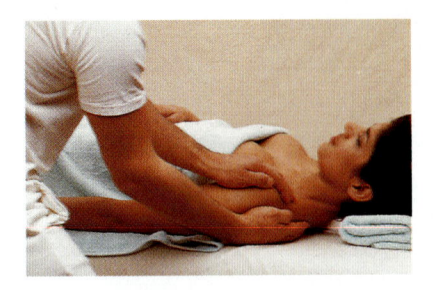

1. Coloque uma mão sobre o peito e a outra nos músculos na parte posterior do ombro, com os dedos apontados para o centro do corpo. Ao inspirar, puxe as mãos com firmeza para fora, na direção da borda do ombro, e para baixo, logo abaixo da articulação. Pare brevemente enquanto expira, deixando as mãos descansarem e tocarem de leve o braço.

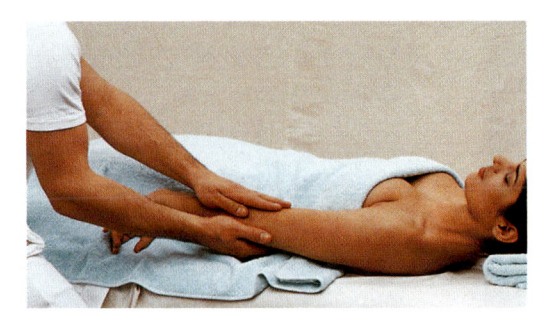

2. Ajuste sua posição para continuar o movimento de tração pelo braço. Ao inspirar, deslize as duas mãos até abaixo do cotovelo. Relaxe enquanto expira e continue a deslizar pelo braço e abaixo do pulso enquanto inspira.

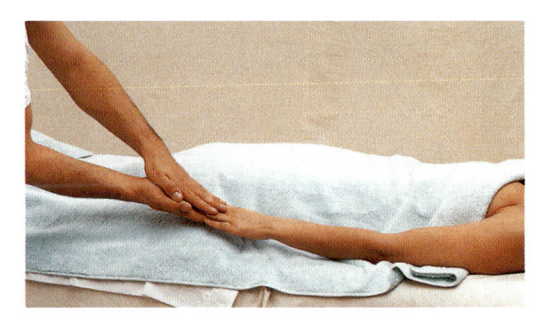

3. Deslize as mãos nos dois lados da mão e dos dedos do paciente, retirando o movimento quando a mão se acomodar de volta na maca. Repita os passos de 1 a 3 no outro lado do corpo.

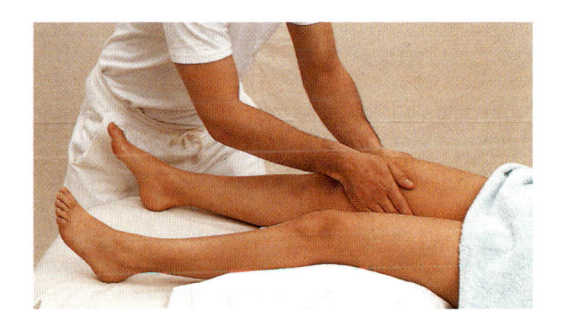

4. Comece a sequência do quadril, perna e pé colocando as duas mãos logo acima da cintura pélvica para acomodar a lateral do corpo. Puxe as duas mãos para baixo no acetábulo enquanto inspira, separando-as quando alcançarem a coxa para segurar cada lado da perna: descanse um pouco enquanto expira. Na próxima inspiração, arraste as mãos pela perna até logo abaixo do joelho.

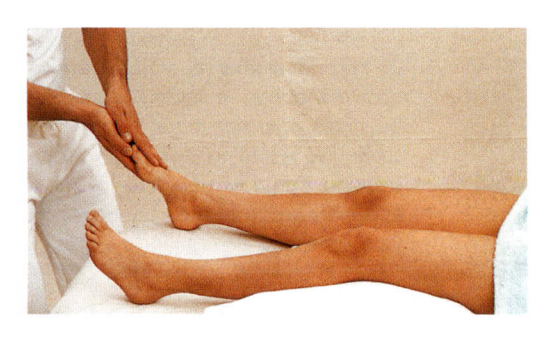

5. Continue esse movimento ondulatório até a parte inferior da perna abaixo do tornozelo. Então, deslize uma mão na sola do pé, com a outra no dorso, puxando de leve, mas com firmeza, até as mãos passarem sobre os dedos. Repita as manobras no outro lado do corpo.

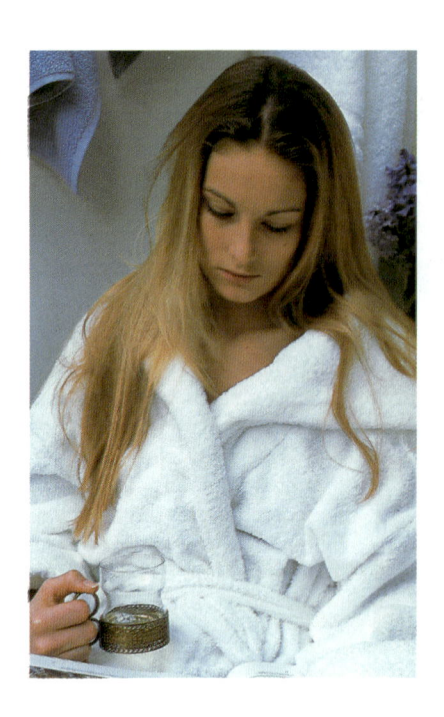

Como soltar a tensão do pescoço

Coloque as duas mãos, com os dedos apontados para baixo, em cada lado da coluna. Peça para o paciente respirar fundo e soltar o pescoço e a cabeça em suas mãos. Puxe as mãos com suavidade, mas com firmeza, com as pontas dos dedos um pouco cravadas no tecido, até a nuca e depois para fora saindo de baixo da cabeça.

A falta de sono é uma resposta muito comum ao estresse. Aprender a relaxar é vital e a massagem pode ajudar muito. Porém, ela precisará fazer parte de uma rotina diária que também inclui uma dieta saudável e exercícios regulares.

Manobras sedativas nas pernas e nos pés

Manobras descendentes suaves e calmantes nas duas pernas intensificarão ainda mais o efeito calmante e sedativo da massagem.

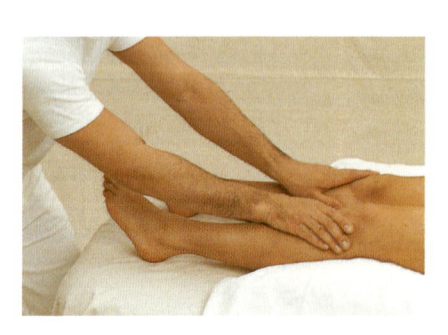

1. Usando a superfície plana das duas mãos, massageie suavemente as pernas, das coxas até as mãos passarem por cima e para fora dos pés. Repita o movimento quantas vezes quiser para permitir que o paciente relaxe.

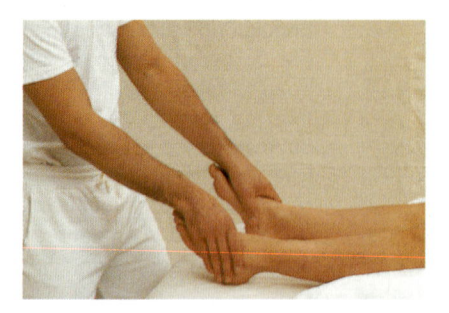

2. Para aumentar o efeito sedativo das manobras, complete essas sequências com um toque terapêutico silencioso e calmo das mãos sobre o dorso dos dois pés. Isso levará a energia para todo o corpo, trazendo uma sensação de equilíbrio e paz.

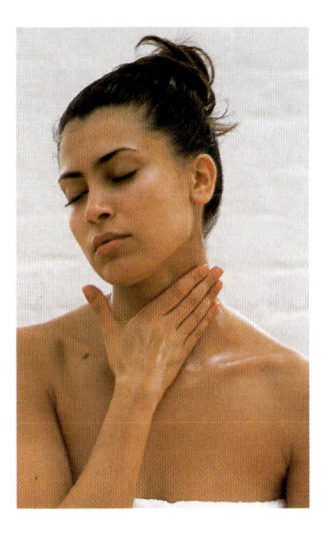

Uma automassagem calmante no pescoço, ombros e braços aliviará a tensão nervosa e terá um efeito sedativo relaxante. Uma mistura de óleo de ylang ylang pode ajudar a combater a insônia provocada por pesadelos.

Óleos essenciais úteis

Nos casos de insônia, todos os óleos relaxantes e sedativos ajudam, incluindo: camomila, sálvia esclareia, lavanda, manjerona, tangerina, flor de laranjeira, laranja, rosa, pau-rosa e sândalo. Use duas-três gotas de óleo essencial misturadas com 15ml (uma colher de sopa) de um óleo veicular adequado.

- Olíbano ou limão misturados com um dos óleos listados acima podem ajudar a acalmar e tranquilizar.
- Ylang ylang pode ajudar muito a relaxar e aliviar a ansiedade em casos de sono agitado depois de um pesadelo.

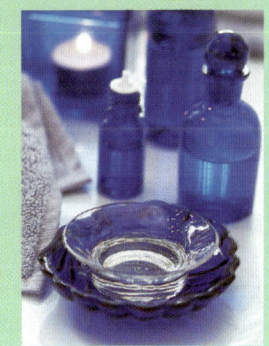

Massagem para problemas digestivos

Quando você somatiza o estresse na área abdominal, a massagem e o toque podem trazer uma sensação de segurança e conforto necessária para relaxar e aliviar problemas digestivos brandos e desconforto abdominal.

A tensão emocional pode nos fazer contrair os músculos abdominais e reduzir nossa respiração para evitar a experiência de sensações dolorosas ou desconfortáveis. Se não conseguirmos assimilar essas emoções ou expressá-las direito, elas podem se manifestar como problemas físicos, principalmente destruindo o sistema digestivo. A massagem ajuda a aprofundar a respiração, permitindo que os músculos relaxem e se expandam, restaurando a harmonia.

Todas as manobras demonstradas no abdômen na parte do livro sobre massagem corporal são adequadas para combater o estresse nessa área. Reflexologia, shiatsu, técnicas de respiração práticas, automassagem e movimentos passivos também podem trazer alívio a problemas digestivos simples.

Ponto de eliminação do shiatsu

Um ponto de shiatsu importante para o alívio da congestão intestinal é aquele encontrado na pele entre o polegar e o indicador. A localização exata é indicada por sua sensibilidade à pressão. Esse ponto é conhecido como intestino grosso 4, ou, em termos chineses, "o Grande Eliminador".

Pressione suavemente esse ponto por até cinco segundos e solte aos poucos.

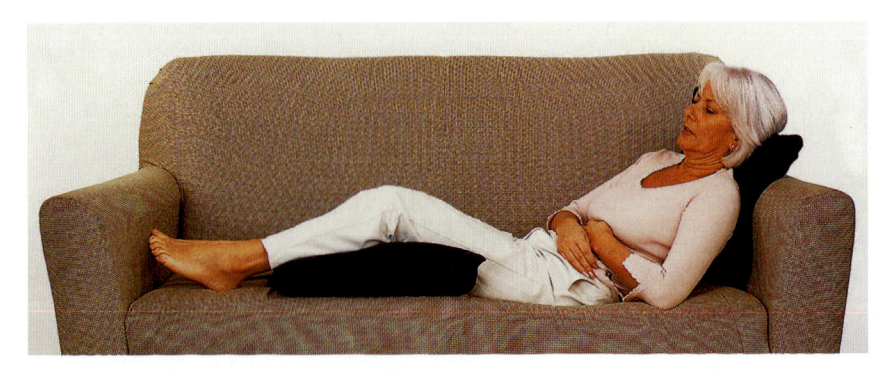

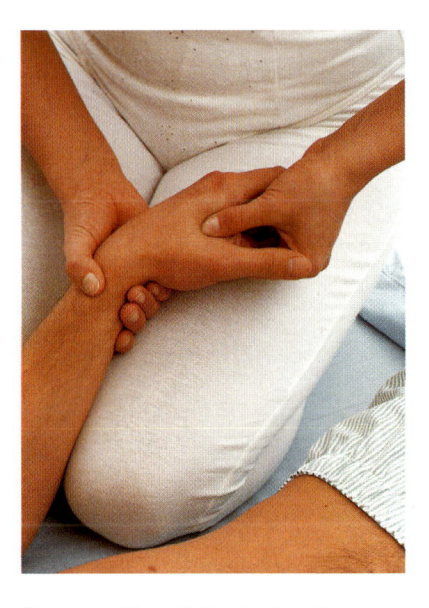

Como a cólica abdominal pode ser um aviso de que há um problema no sistema, consulte sempre um médico se ela for persistente.

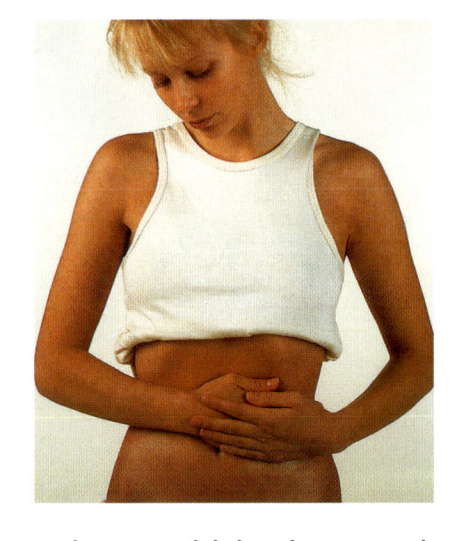

O óleo essencial de hortelã é muito útil contra problemas digestivos. Para uma automassagem, coloque as mãos no abdômen e movimente-as no sentido horário para estimular as ações digestiva e intestinal.

Toque terapêutico e respiração

Toques calmos sobre a área abdominal estimularão uma respiração profunda, possibilitando a liberação de emoções reprimidas e estresse. As seguintes imobilizações ajudarão a promover relaxamento e eliminar tensão, ajudando o trato digestivo a funcionar direito.

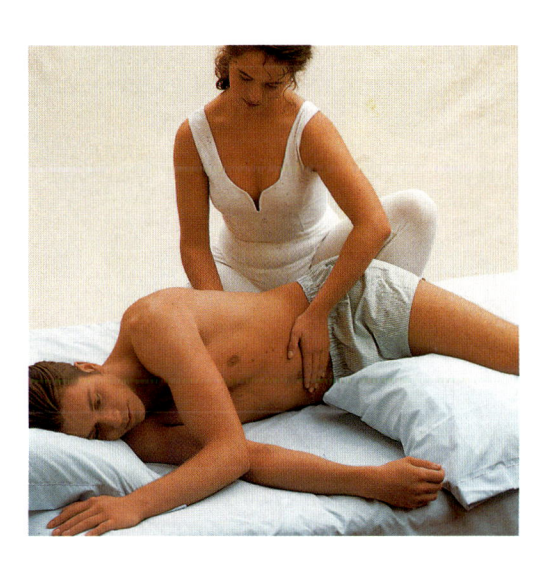

1. Se o paciente estiver sob um estresse extremo e sentir desconforto abdominal, a melhor posição é deitá-lo de lado com os joelhos um pouco dobrados para cima. Travesseiros sob a cabeça e entre os joelhos criarão uma sensação de segurança. Coloque uma mão na lombar e a outra na barriga e estimule uma respiração lenta e profunda do abdômen. Quando os músculos estiverem relaxados, esfregue o abdômen com manobras suaves no sentido horário.

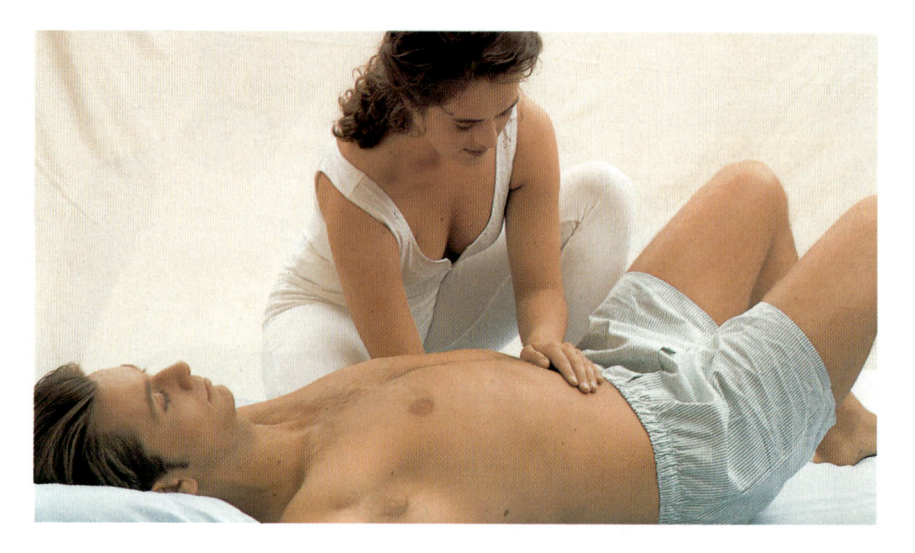

2. Com o paciente deitado de barriga para cima e com as pernas dobradas, coloque uma mão sob a parte estreita das costas e peça para ele soltar o peso da pelve sobre a sua mão. Coloque a outra mão sobre o abdômen para seu calor ajudar a dissolver a contratura muscular. Então peça para o paciente direcionar a respiração para suas mãos e imaginar que cada uma delas ajuda o abdômen a expandir e liberar a tensão. Deixando uma mão sob a pelve, mexa-a para imobilizar partes diferentes do abdômen.

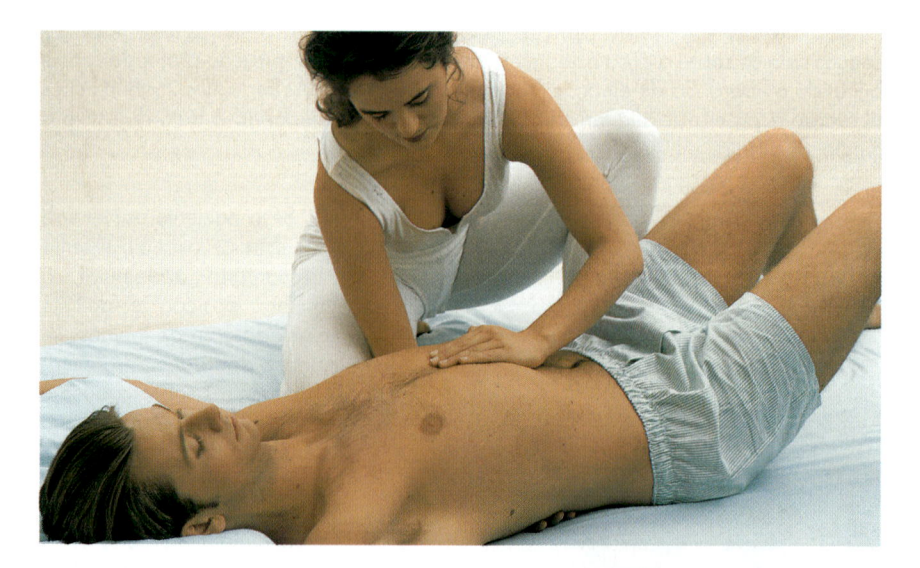

3. Estimule uma respiração profunda, mas suave, no diafragma e no plexo solar, colocando uma mão embaixo do meio das costas e a outra em cima do abdômen. Isso estimulará a liberação de tensão que pode levar a problemas digestivos. Enquanto a área relaxa, massageie com manobras circulares suaves com a palma da mão.

Óleos essenciais úteis

Para queixas digestivas específicas, os seguintes óleos e misturas podem ajudar:

- **constipação e dor:** três gotas de cada um: gengibre, laranja, bergamota e sálvia esclareia.
- **digestão lenta:** hortelã, zimbro, alecrim
- **indigestão:** uma gota de hortelã, três gotas de cada um: gengibre, limão e bergamota.
- **flatulência:** bergamota, erva-doce, gengibre, limão, manjerona, flor de laranjeira, noz-moscada, hortelã, alecrim.
- **cólicas:** bergamota, camomila, sálvia esclareia, gengibre, cipreste, limão, laranja, hortelã, sândalo.
- **constipação:** erva-doce, gengibre, manjerona, flor de laranjeira, laranja, hortelã, rosa.
- **diarreia:** cipreste, camomila, gengibre, limão, laranja, hortelã.

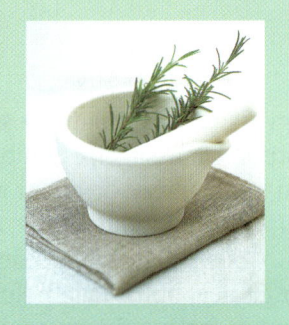

O alecrim tem propriedades analgésicas boas para combater cefaleias, digestão dolorosa e dor muscular.

Alívio de cólicas abdominais

Empurrar os joelhos na direção do abdômen pode ajudar a aliviar a tensão no local. Com os joelhos do paciente dobrados e os pés no colchonete, arrume sua postura para colocar seu peso na frente enquanto realiza esse movimento passivo.

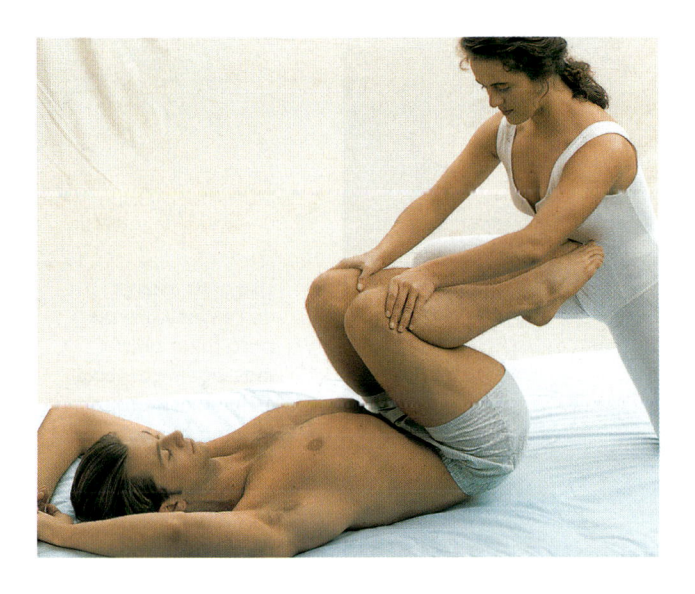

Empurre devagar os joelhos na direção do tronco, tomando o cuidado de não forçá-los além de seu ponto de resistência natural. Ajude a baixar os pés do paciente e repita o movimento mais duas vezes.

Melhora da circulação

Um sistema circulatório saudável é vital ao bem-estar da mente e do corpo. A massagem, combinada com uma dieta saudável e exercícios, é um modo eficaz de ativar a circulação de sangue e de linfa para promover saúde e vitalidade.

O sistema circulatório é dividido em duas partes: a circulação sanguínea, bombeada pelo coração, e a circulação de fluidos linfáticos, movida pela ação muscular. O sistema linfático carrega os produtos residuais para os linfonodos, que agem como filtros para impedir a entrada de substâncias nocivas na corrente sanguínea, e são uma parte importante do sistema de defesa imunológica do corpo.

Causas da má circulação

A má circulação pode ser causada por fatores hereditários, mas também por um estilo de vida sedentário, fumo, má alimentação ou estresse e tensão emocional. A circulação lenta pode causar uma diminuição de nutrientes vitais no corpo, levando à exaustão, doenças e até depressão quando as toxinas se acumulam e o processo de eliminação é impedido.

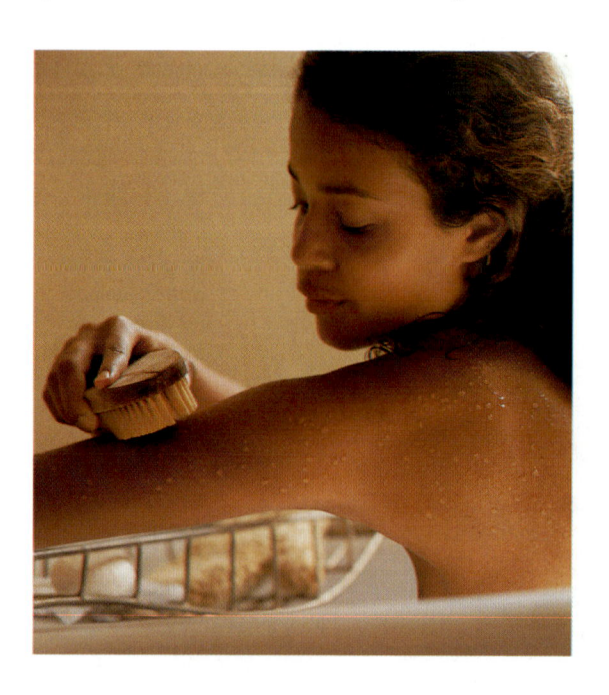

Use uma escova de cerdas naturais para fazer uma massagem corporal estimulante enquanto toma banho. Isso estimula a circulação linfática, ajudando o corpo a se livrar dos produtos residuais.

Ativação e drenagem

Os sinais de uma má circulação podem ser detectados na pele pálida, manchada ou azulada, fria ao toque. As áreas mais comuns da má circulação são as extremidades do corpo. Levante o membro e aplique manobras fluidas para ativar e drenar o suprimento sanguíneo em seu retorno para o coração.

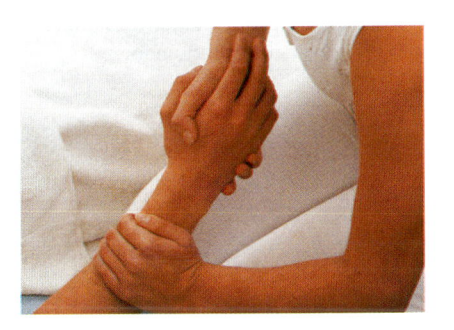

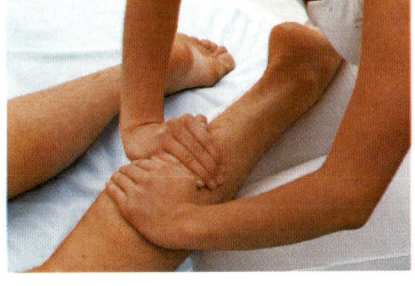

1. Braços, mãos e dedos frios indicam má circulação. Para auxiliar o retorno do sangue ao coração, eleve o antebraço do paciente e pegue a mão com sua mão que estiver mais próxima. Envolva a parte posterior do pulso na outra mão e drene o braço com firmeza na direção do cotovelo com uma manobra longa e constante. Deslize levemente ao redor do cotovelo e de volta para o pulso. Troque de mão para repetir o movimento na parte interna do antebraço.

2. Ajude a aumentar a vitalidade nas pernas e nos pés aplicando primeiro a manobra básica de *effleurage* do tornozelo até atrás do joelho, com a parte inferior da perna elevada. Cubra a parte posterior do tornozelo com as duas mãos, com os mindinhos na frente, e massageie com firmeza a panturrilha. Essa posição também ajuda a drenar a água em excesso dos tornozelos inchados.

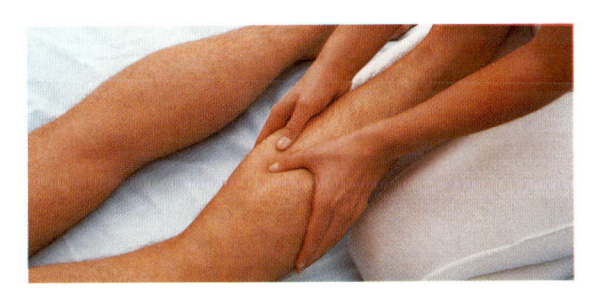

3. Uma drenagem mais profunda pode ser feita com os polegares, em deslizamentos curtos, do tornozelo até logo abaixo da parte posterior do joelho. Repita várias vezes.

Óleos essenciais úteis

Os seguintes óleos auxiliam a circulação: cedro, cipreste, eucalipto, gerânio, limão, tangerina, flor de laranjeira, rosa, alecrim.

Para atacar o problema de maneira mais completa, crie uma mistura que inclua um óleo desintoxicante da lista de óleos recomendada para celulite e um dos óleos estimulantes e tônicos gerais.

Aquecimento

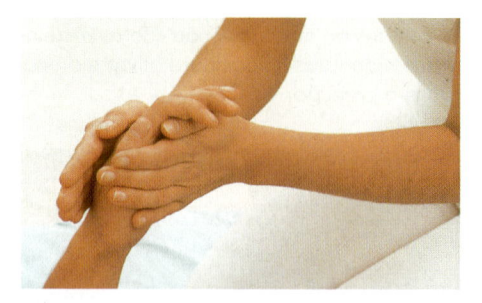

Mãos e pés frios como resultado da má circulação podem ser aquecidos esfregando-os com vigor entre as duas mãos. A fricção produz calor e estimula o suprimento sanguíneo.

Massagem na direção dos linfonodos

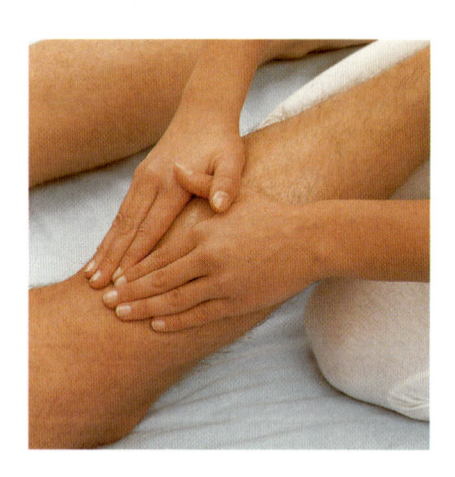

Uma massagem linfática segue um procedimento específico e exige que o terapeuta tenha um conhecimento claro da distribuição dos linfonodos e vasos linfáticos por todo o corpo. Porém, em uma massagem básica, manobras ascendentes e suaves de *effleurage* na direção dos grandes linfonodos superficiais, como aqueles na parte posterior do joelho, podem ajudar o sistema circulatório linfático a eliminar as toxinas do corpo, principalmente depois de amassamento, fricção e manobras nos tecidos profundos.

Benefícios para a pele

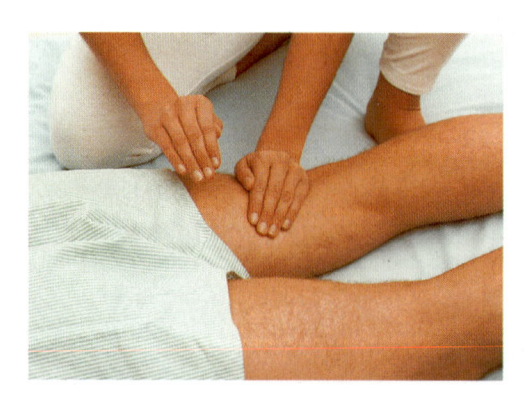

A pele flácida e pálida se beneficia dos efeitos estimulantes de todas as manobras de percussão. Em particular, o efeito de sucção da tapotagem puxa o sangue para a pele, levando oxigênio e nutrientes vitais para suas terminações nervosas periféricas e tecidos adjacentes.

Automassagem para varizes

A volta do sangue desoxigenado da parte inferior do corpo para o coração acontece contra a força da gravidade e, por isso, as veias têm válvulas que abrem e fecham para impedir o refluxo. Quando uma válvula está danificada, as veias se dilatam, provocando as conhecidas varizes. Esse problema pode ser agravado por gravidez, obesidade ou tempo prolongado de pé. Não é aconselhável massagear logo acima ou abaixo de uma variz; devem-se usar as manobras ascendentes e suaves de *effleurage* nas laterais da perna ou longe da veia danificada para que a região não fique sem cuidados durante uma massagem.

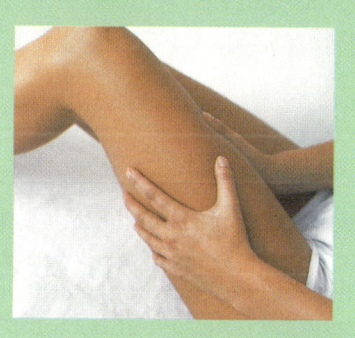

1. Comece espalhando a mistura de óleo essencial por toda a perna. Depois, massageie a parte superior da perna com movimentos ascendentes. Isso ajuda a desobstruir as válvulas para o sangue passar com mais facilidade da parte inferior da perna.

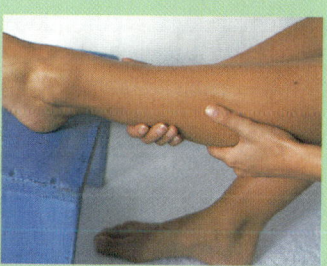

2. Massageie apenas na direção ascendente com as palmas das mãos. Movendo-se para cima na panturrilha, faça manobras longas e firmes.

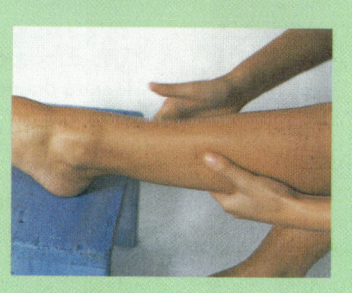

3. Percorra os dedos de uma mão pela panturrilha e repita com a outra mão. Termine repetindo o passo 2 e depois faça a sequência na outra perna.

Convalescença e recuperação

Depois de uma doença ou lesão, o corpo fica em uma condição vulnerável e um período de convalescença é vital para que o sistema imunológico tenha tempo de reconstruir suas defesas. A massagem ajuda a promover essa transição importante.

Toques terapêuticos curativos

Toques suaves com as mãos são ideais para os primeiros estágios frágeis da convalescença. O poder do toque pode ser muito útil porque conforta o corpo, estimulando os nervos que reforçam os órgãos vitais e fazem com que o corpo retorne a um estágio de descanso normal. Enquanto o paciente se recupera, uma massagem corporal completa tonificará os músculos, ativando a circulação e aumentando a vitalidade do corpo como um todo, assim como a sensação de bem-estar.

Toques suaves ajudam a equilibrar o sistema nervoso e aumentar os níveis de energia do corpo. Comece na cabeça, colocando as mãos com suavidade na testa, têmporas e bochechas e trabalhe devagar e metodicamente pelas laterais do corpo até os pés.

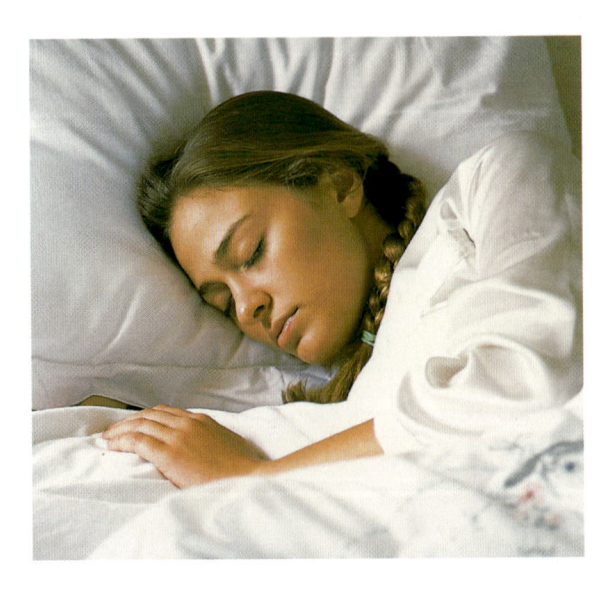

Caso a recuperação de uma doença ou ferimento faça com que o paciente permaneça na cama durante algum tempo, a massagem tem valor inestimável. Inicialmente, ela é útil para confortar e acalmar o corpo e, mais adiante, tratamentos mais estimulantes aumentarão a velocidade do processo de recuperação.

O toque de suas mãos acalma e conforta o corpo. Um toque terapêutico delicado e ativo é ideal nos estágios iniciais da convalescença nos quais a massagem não seria apropriada.

Óleos essenciais úteis

Muitas vezes, o período de convalescença é um momento de mudança física e emocional. O paciente pode sentir explosões de energia seguidas de fadiga quando o ânimo cai. Os óleos úteis para convalescença incluem gengibre e laranja para estimular o apetite, que pode faltar nesse momento. A qualidade estimulante dos óleos de eucalipto e melaleuca pode ajudar a superar a letargia. Laranja e lavanda têm natureza regenerativa e confortante, são mais leves e todos eles podem ser tudo de que o convalescente precisa para superar a última parte de uma doença. Além disso, durante esse período de recuperação, o sistema imunológico precisa de estímulo. Os melhores óleos para isso são bergamota, olíbano, patchouli, limão, pau-rosa e melaleuca. Tangerina é um óleo tônico relaxante e sálvia esclareia também é muito bom. Cipreste e zimbro ajudam a induzir o sono.

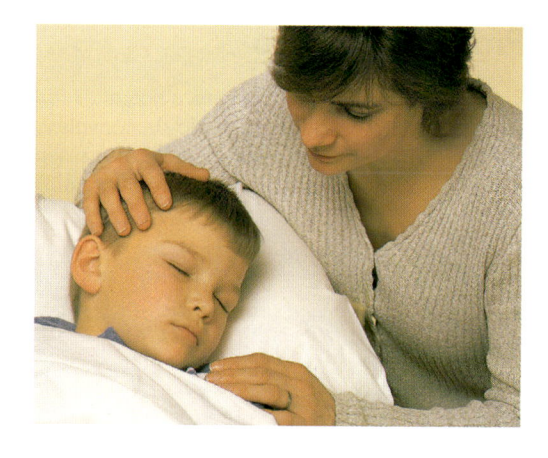

Reduzir a tensão e desanuviar a mente

Os períodos prolongados de inatividade na convalescença podem fazer os músculos do ombro e do pescoço se contraírem. Essa tensão restringe a circulação que, por sua vez, leva a desconfortos e cefaleias.

O amassamento suave dos ombros pode ajudar a reduzir a tensão nos músculos do ombro e do pescoço. Se for apropriado, faça depois uma massagem relaxante no pescoço, na cabeça e no rosto.

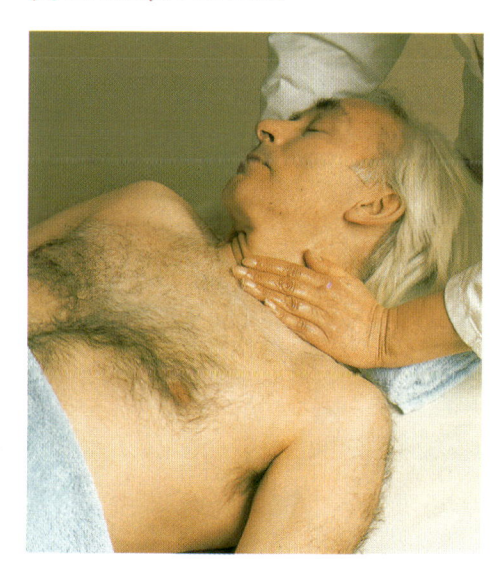

Pronto para ação

Enquanto o paciente se recupera e fica mais forte, aumenta o desejo de retomar as atividades normais. Nesse estágio da convalescença, é bom concentrar sua massagem nos pés e nas pernas para acelerar o sistema circulatório lento, e nos braços e nas mãos para renovar sua força e agilidade.

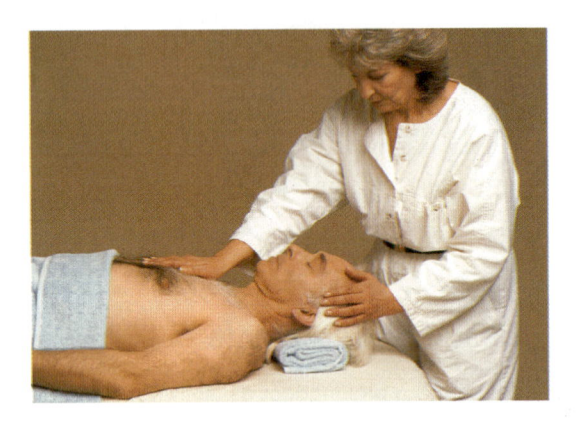

1. Comece a massagem com um toque terapêutico. Apoie a mão esquerda na têmpora do paciente e a direita na área do coração. Isso ajuda a estimular uma sensação de integração entre mente e corpo.

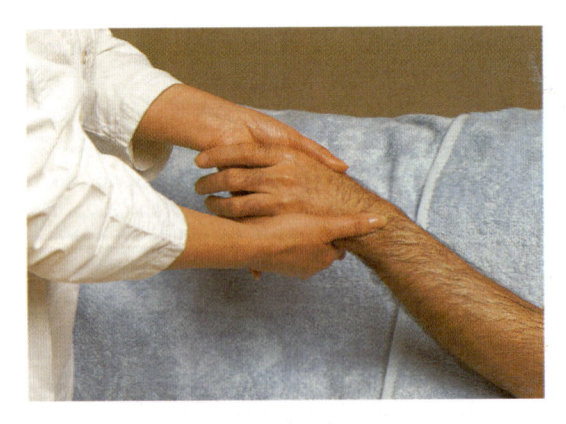

2. Massageie as mãos e dedos para liberar a tensão e aumentar a flexibilidade.

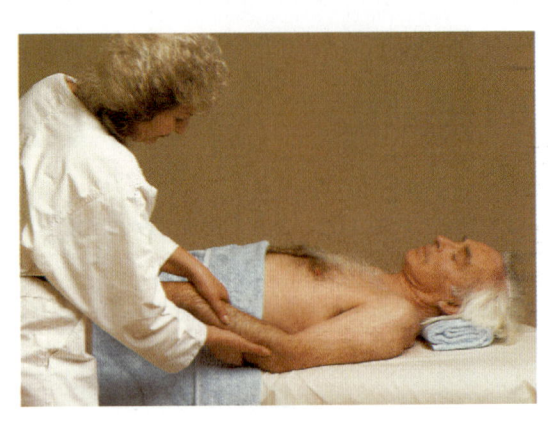

3. Agora, massageie os antebraços, usando manobras de drenagem para ajudar a circulação a voltar ao coração. Para soltar e aquecer os músculos, use uma mão após a outra em um movimento em leque, trabalhando do pulso para o cotovelo.

Massagem anticelulite

A celulite é detectável pelo aspecto esburacado de "casca de laranja" na pele de áreas carnudas do corpo. É causada pelo acúmulo de depósitos tóxicos nos tecidos adiposos. Só a massagem não consegue eliminar esses depósitos dos tecidos, mas ela ajuda muito no processo.

A celulite, que se concentra principalmente nos quadris, bumbum e braços, não está estritamente relacionada ao peso corporal, afetando pessoas de todos os tamanhos, principalmente mulheres. Ela tem origem na circulação lenta e na má eliminação de toxinas do corpo e, para melhorar a condição, é necessário usar uma combinação de abordagens. Isso inclui uma mudança de dieta para cortar a ingestão de toxinas, como carboidratos refinados, cafeína e álcool. Isso deve ser combinado com um aumento no consumo diário de verduras frescas e água. A prática de exercícios regulares também é importante, pois ajuda o sistema linfático a livrar o corpo de produtos residuais.

O seguinte programa de massagem, combinado com os óleos essenciais adequados, deve fazer parte de uma rotina diária por seis a oito semanas se quiser conseguir uma pele macia e saudável. Os instrumentos de massagem mecânica também ajudam nesse propósito.

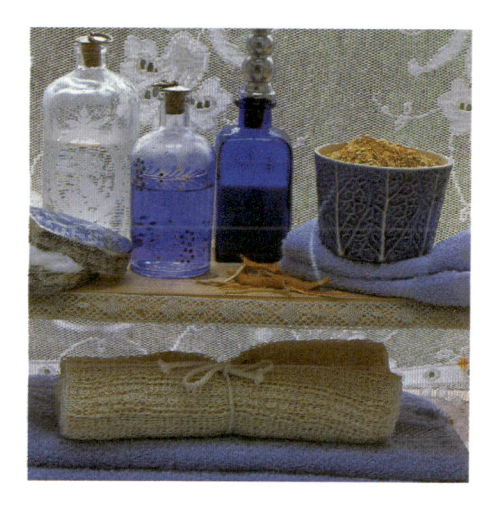

Fazer uma esfoliação do local com um tecido rústico, ou uma bucha vegetal, antes de aplicar os óleos essenciais pode ajudar a eliminar a celulite.

Autoajuda

Você pode fazer um programa rápido de automassagem para estimular a circulação e o processo de eliminação das áreas com celulite várias vezes por dia, ao trocar de roupa ou depois de tomar um banho. Pressione e amasse as coxas e o bumbum e acompanhe com movimentos de percussão.

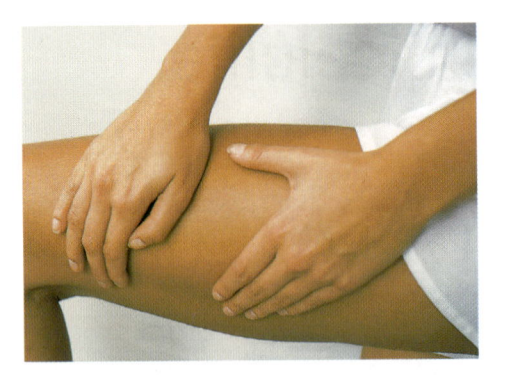

1. Depois de espalhar com firmeza sua mistura de óleos ou loção, faça movimentos alternados ascendentes com as mãos na parte externa da perna. Se preferir, use uma esponja ou uma escova.

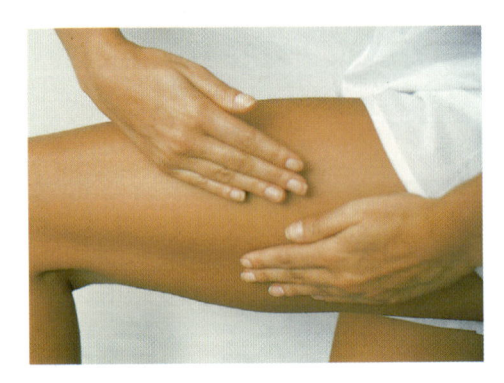

2. Faça cutiladas, tapotagem e bata levemente nas coxas para tonificar a área e revitalizar a circulação sanguínea. Isso estimula a circulação e acelera a penetração dos óleos essenciais.

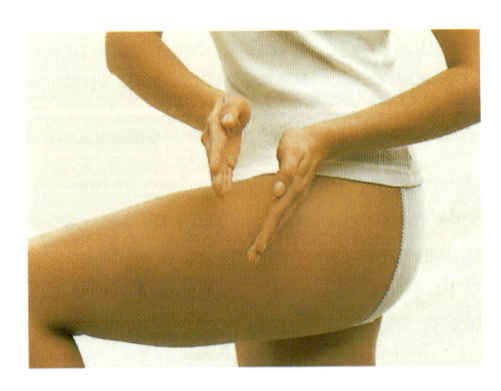

3. Continue trabalhando na área com celulite dando batidas alternadas com os tenares das mãos. Mantendo a firmeza das manobras, repita o passo 1. Depois repita na outra perna.

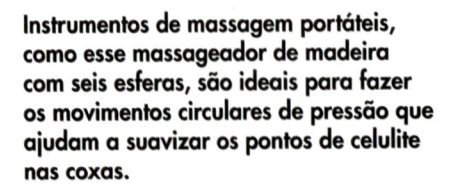

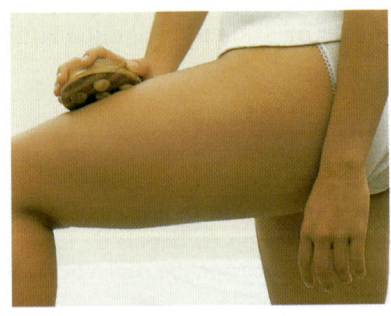

Instrumentos de massagem portáteis, como esse massageador de madeira com seis esferas, são ideais para fazer os movimentos circulares de pressão que ajudam a suavizar os pontos de celulite nas coxas.

Massagem para redução da celulite

Se a paciente estiver preocupada com a celulite, concentre sua atenção nas áreas problemáticas de coxas e bumbum durante a massagem. Usando a sequência correta de manobras básicas, você pode suavizar, tonificar e estimular toda a área, aumentando o suprimento sanguíneo para os tecidos e ajudando a aumentar a drenagem linfática de produtos residuais.

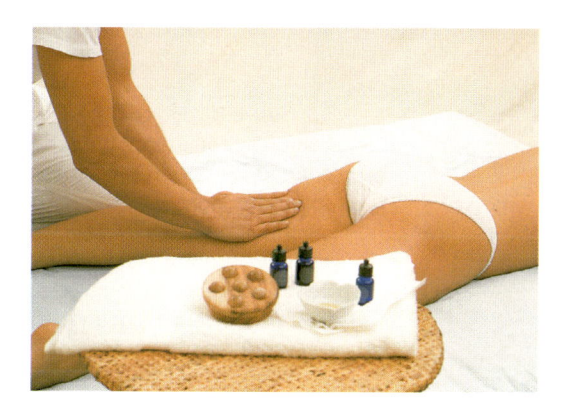

1. Suavize, aqueça e relaxe os músculos da coxa com manobras de *effleurage* ascendentes, como movimentos de integração e em leque. Repita várias vezes, sempre direcionando para a parte posterior do joelho, deslizando as mãos ao redor e nas laterais da perna.

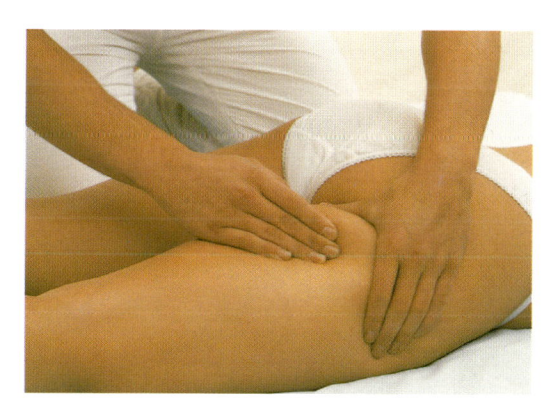

2. As ações de levantar, pressionar e torcer das manobras de amassamento estimulam os músculos das coxas e do bumbum e ajudam a troca de fluidos do tecido. Amasse bem toda a área. Complete com manobras de *effleurage* para ativar a circulação.

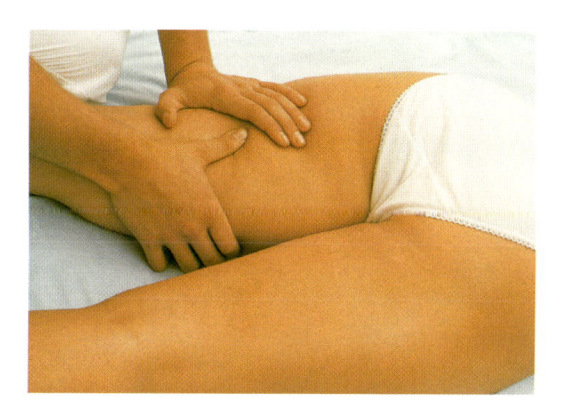

3. As manobras de fricção profunda ajudam a quebrar os depósitos tóxicos. Afunde e gire o polegar em uma área por vez, usando a outra mão para empurrar o tecido na direção da manobra. Complete com movimentos em leque para auxiliar o processo de eliminação.

4. Batidas, cutiladas e tapotagem são adequadas às condições da celulite. Bata firme nas coxas e no bumbum, uma mão depois da outra em sucessão rápida, tirando a mão da pele no momento do contato.

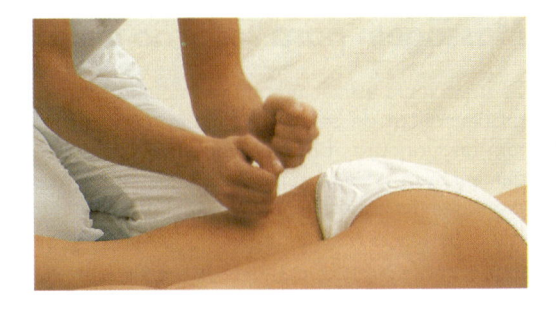

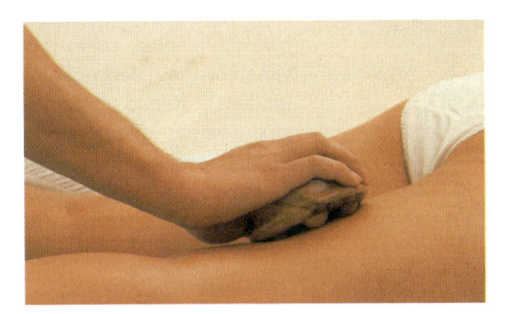

5. Suavize as coxas e o bumbum com manobras de *effleurage*. Se tiver um massageador manual, use-o para contribuir com os benefícios da massagem anticelulite fazendo movimentos circulares. Isso é bem eficaz quando a pele está untada.

Óleos essenciais úteis

Para estimular e desintoxicar: zimbro, eucalipto, erva-doce.

Para estimular a circulação e prevenir a retenção de líquido: gerânio, limão, cipreste, sândalo.

Uma mistura útil de óleos essenciais para tratar celulite pode ser: três gotas de limão, duas gotas de gerânio, duas gotas de erva-doce e uma gota de cedro.

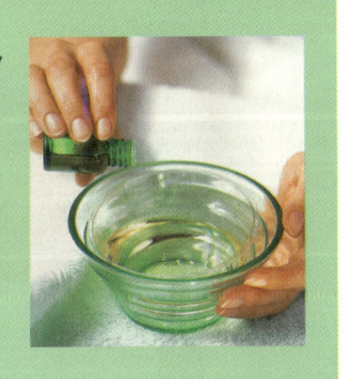

Massagem durante a gravidez

A gravidez é um período de grandes mudanças físicas e emocionais para uma mulher, e é importante que, mesmo ocupada, ela encontre tempo para cuidar de si e de seu corpo. A massagem é uma terapia calmante e benéfica durante esse período pré-natal, mas em razão das complicações e problemas que podem ocorrer, é importante verificar primeiro se é indicada com o médico da família ou um obstetra.

A massagem no abdômen deve ser evitada nos três primeiros meses de gravidez e em casos de toxemia gravídica, hipertensão, retenção hídrica grave e inchaço nas mãos, nos pés e no rosto. Porém, no caso de uma gravidez tranquila, a massagem com os óleos essenciais adequados pode ajudar a reduzir a náusea, diminuir estrias, combater a retenção hídrica e aliviar o estresse e a tensão nos músculos e nas articulações resultantes de carregar o peso a mais.

Como ficar confortável

Por causa da dilatação do abdômen na gravidez, fica mais difícil se deitar confortavelmente. Use travesseiros para apoiar o corpo para que seja mais confortável deitar de lado durante a massagem.

Relaxamento dos ombros

Soltar as articulações do ombro tira a tensão da parte superior das costas e do peito, corrigindo toda a postura para carregar o peso adicional da gravidez.

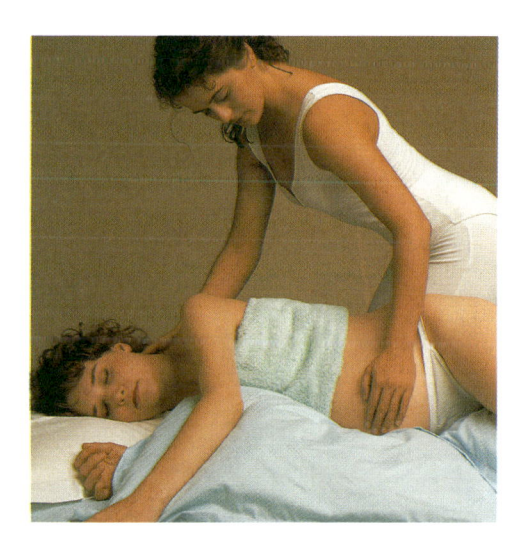

Coloque um travesseiro sob a cabeça, um ao longo do corpo para se apoiar, e outro entre os joelhos. Nessa posição, você consegue fazer um toque terapêutico suave e relaxante, colocando uma mão no abdômen e a outra na nuca, segurando por vários minutos.

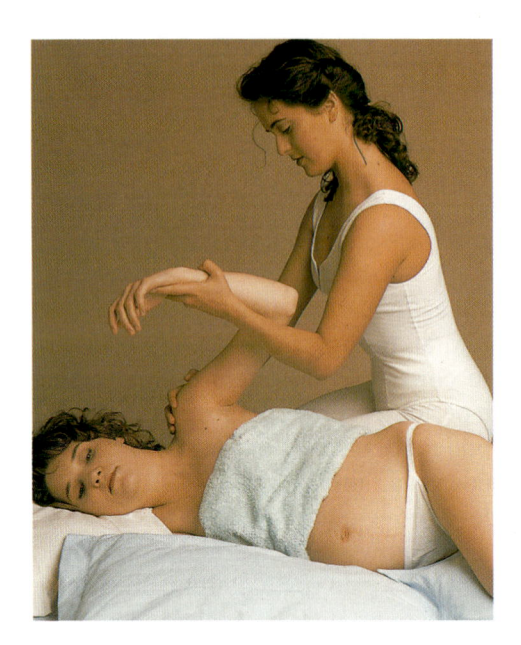

Estimule a paciente a soltar todo o peso do braço e deixar que você controle esse movimento passivo. Coloque a mão direita na parte posterior do ombro para apoiá-lo e, mantendo o cotovelo flexionado, comece a levantar o braço segurando a parte inferior do pulso e do antebraço com a mão esquerda. Usando seu antebraço como apoio, faça círculos com os braços para a frente e para trás sobre a cabeça. Faça isso três vezes com o movimento saindo da articulação do ombro. Quando estiver pronto para massagear o outro lado, arrume os travesseiros e repita esse movimento de soltura da articulação no ombro direito.

Óleos essenciais úteis

A maioria dos óleos essenciais pode ser usada durante a gravidez com bom senso e seguindo as orientações sugeridas abaixo. Devem ser evitados os óleos de erva-doce, hortelã e alecrim. Vários outros óleos estimulam o sangramento, mas não foram encontradas evidências para sugerir que prejudiquem o feto. Porém, eles devem ser evitados durante os três primeiros meses de gravidez e usados com moderação depois disso, se não houver alternativa. Os óleos, que devem ser usados com cuidado e atenção, são os seguintes: camomila, sálvia esclareia, cipreste, jasmim, zimbro, lavanda, manjerona, noz-moscada, hortelã, rosa e alecrim.

Durante os estágios da gravidez, algumas mulheres podem ter vários sintomas desagradáveis, que podem ser aliviados com os seguintes óleos:

- para náusea: gengibre, limão, noz-moscada, pau-rosa, sândalo.
- para diminuir as estrias: tangerina com flor de laranjeira, ou gerânio com olíbano em um óleo veicular vegetal enriquecido com cenoura e óleo de gérmen de trigo.
- para combater a retenção hídrica: escolha entre gerânio, limão, tangerina, flor de laranjeira e laranja.

Nas últimas semanas de gravidez, o óleo de gerânio pode ser usado para tonificar todo o sistema reprodutor e auxiliar o corpo na preparação para o parto. Durante o parto, vários óleos podem ser utilizados para massagear a lombar, entre eles: gerânio, limão e flor de laranjeira.

Alívio da tensão na lombar

A gravidez pode gerar muita tensão na curvatura da coluna lombar e nos músculos adjacentes, levando, às vezes, a uma lombalgia crônica. Com a paciente deitada de lado, concentre suas manobras na lombar e no bumbum, ajudando a soltar a tensão da área.

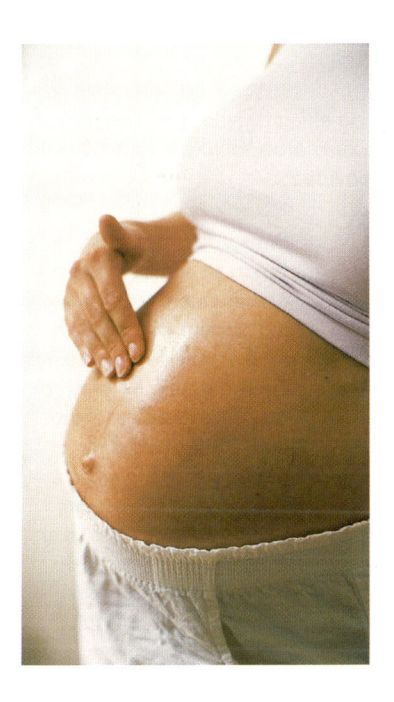

Uma massagem suave no abdômen pela manhã e à noite com uma mistura de óleos adequada pode ajudar a prevenir estrias.

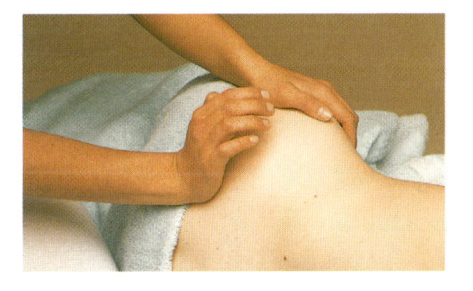

1. Espalhe o óleo na lombar e no bumbum, aquecendo e relaxando os músculos com manobras de *effleurage* suaves. Comece então a trabalhar de forma mais profunda nos glúteos, girando o tenar da sua mão em uma área por vez enquanto apoia o quadril com a outra mao.

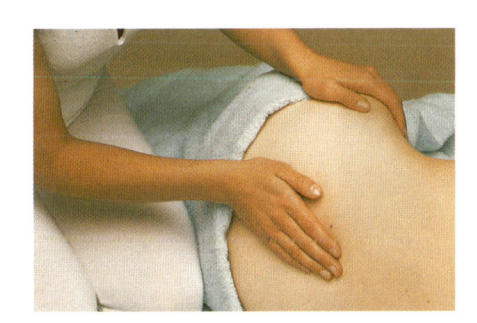

2. É comum ver uma grávida colocar instintivamente a mão na base da coluna para atenuar o desconforto e a dor. Traga alívio aos músculos ao redor e sobre a cintura pélvica e lombar com movimentos circulares fluidos com a superfície de sua mão.

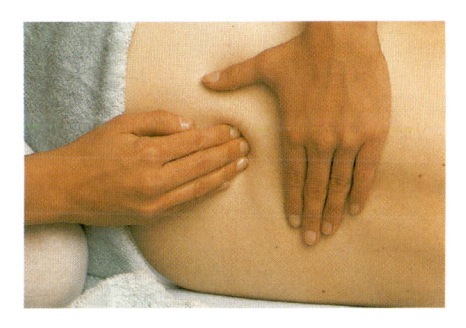

3. Pequenos movimentos circulares de fricção com as pontas dos dedos aprofundarão os efeitos medicinais das manobras na lombar. Alivie a tensão no músculo que cobre o sacro, o osso triangular plano na base da coluna. Empurre o tecido na direção da manobra com a outra mão.

Ajuda para a circulação

Movimentos ascendentes suaves, macios e fluidos de *effleurage* nos pés, tornozelos e nas pernas ajudarão a ativar a circulação e reduzir a probabilidade de tornozelos inchados e varizes, dois problemas comuns na gravidez.

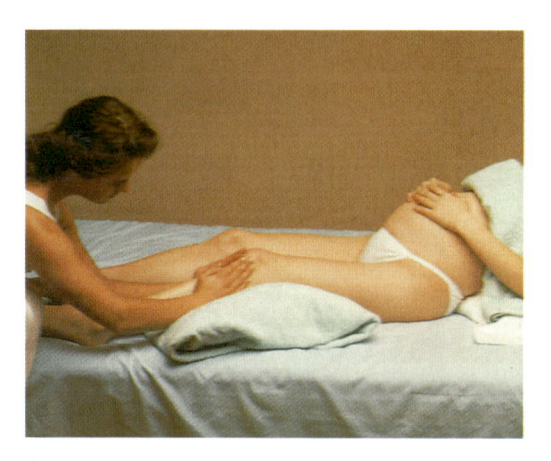

Para que a paciente possa se sentar confortavelmente durante uma massagem na perna, a melhor posição é recostar em um monte de almofadas e travesseiros, com uma toalha enrolada para apoiar o pescoço. Colocar um travesseiro sob os joelhos para tirar a tensão das coxas, do bumbum e da lombar também pode ajudar.

Círculos suaves no abdômen

Após os três primeiros meses de uma gravidez saudável, você pode massagear o abdômen devagar com os mesmos movimentos circulares suaves que aplicaria nele em uma massagem corporal completa.

O calor de seu toque e os movimentos soporíficos serão muito relaxantes para a mãe e o bebê.

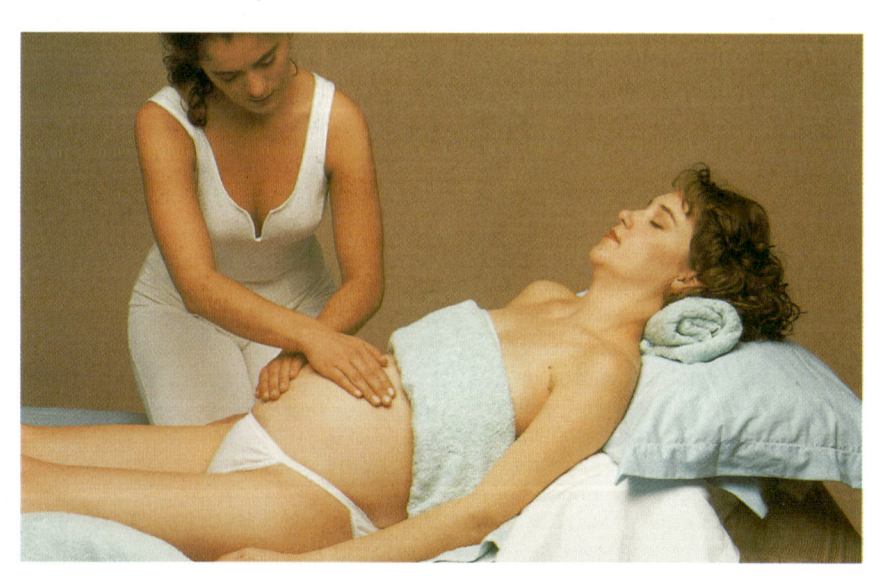

Coluna e ombros

A melhor posição para essa massagem é sentar-se de frente para o encosto de uma cadeira e apoiar-se em um travesseiro. Dessa forma, os ombros cairão à frente, deixando a parte superior das costas mais aberta e disponível ao toque.

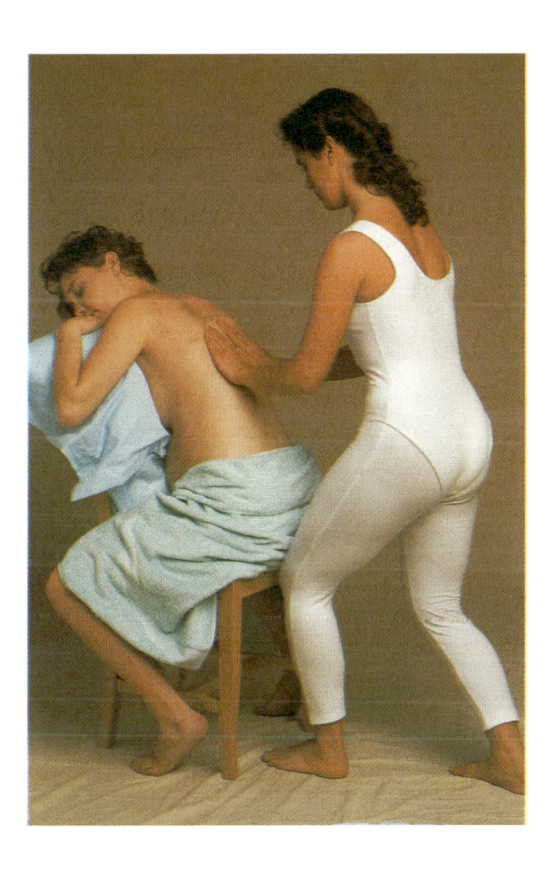

Inicie com várias manobras de *effleurage* para integração. Comece em um ponto no meio das costas e vá subindo em cada lado da coluna antes de abrir para os lados em leque e abarcar todo o formato da parte superior das costas. Quando os músculos estiverem relaxados, continue com o amassamento nos ombros e braços. Acrescente uma fricção leve com os polegares ou dedos em pontos tensos ao lado da coluna e das escápulas. Complete com várias manobras de *effleurage*.

Massagem em bebês e crianças

Nunca é cedo demais para desfrutar de uma massagem. Em muitas partes do mundo é costume mães e babás massagearem bebês e crianças. O toque é uma expressão natural de amor, comunicando calor e segurança. Nos bebês, a massagem ajuda a fortalecer o elo crescente entre mãe e filho. Os bebês também gostam e costumam dormir melhor depois. Em geral, as crianças também são receptivas à massagem. Quando trabalhamos com bebês ou crianças, é importante lembrar que, como seus corpos ainda estão se desenvolvendo, eles devem ser tratados com muita delicadeza.

Massagem para bebês

Ao fazer massagem em um bebê, concentre-se no peito e nas costas, usando manobras leves e suaves. NÃO massageie a cabeça, pois ela é maleável demais. A melhor hora de massagear seu bebê é no fim do dia, antes da mamada e do banho. Embora seja a última coisa que você quer fazer, quando começar descobrirá que vocês dois relaxarão. Se em algum momento você achar que o bebê não está gostando da massagem, pare. A massagem deve continuar apenas se os dois estiverem gostando.

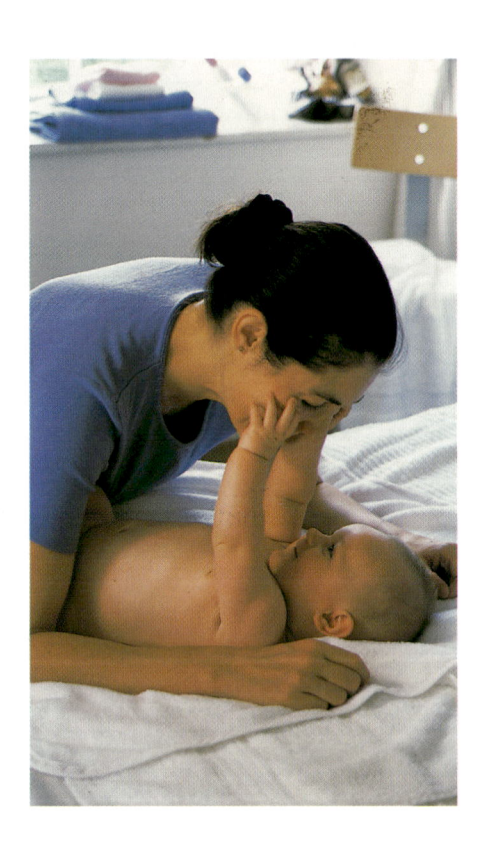

Todos os bebês se desenvolvem ao serem afagados e tocados. O contato com a pele é essencial para a criação de uma criança e é uma parte importante do processo de criação de vínculos.

Preparação para a massagem

Deixe o quarto aquecido, pois os bebês sentem frio e sua temperatura corporal pode cair muito rápido. Coloque um pano ou toalha macia para o bebê deitar e, se estiver usando óleo, aqueça-o antes de aplicar. Na Índia, usa-se muito uma mistura de óleos de coco e de gergelim para massagear os bebês, embora os óleos de amêndoas, damasco ou semente de uva também sejam adequados. O ideal é o óleo ser prensado a frio e orgânico.

Sequência da massagem para bebês

Comece a massagem brincando e interagindo com o bebê. É importante determinar se eles estão com o ânimo certo.

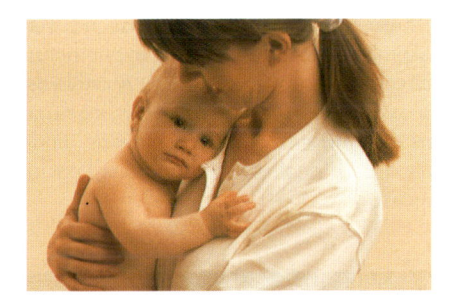

1. Segure o bebê perto de você para que o calor de seu corpo, a batida de seu coração e o ritmo de sua respiração confortem-no e acalmem-no.

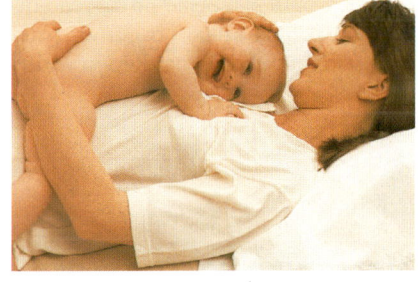

2. Os bebês adoram deitar sobre a maciez de seu corpo. Coloque uma mão tranquilizadora na base da coluna, enquanto massageia a cabeça com delicadeza.

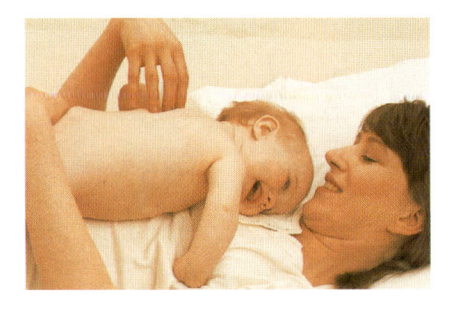

3. Mexer as pontas dos dedos suavemente para cima e para baixo das costas do bebê provocará risadas de prazer, pois os toques parecidos com uma pluma fazem cócegas e estimulam a pele macia.

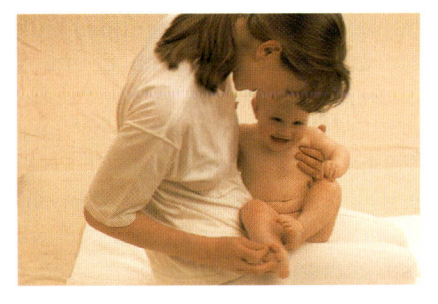

4. Os bebês parecem nunca perder o interesse pelos dedos das mãos e dos pés. Aproveite essa fascinação para manipular e girar uma articulação depois da outra.

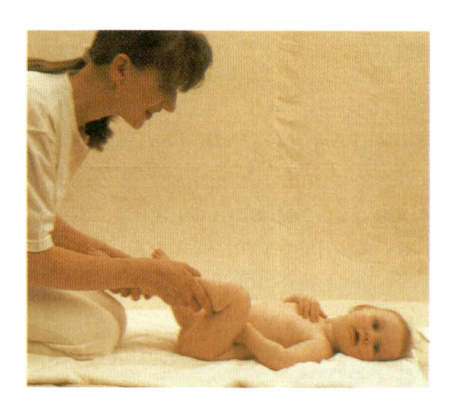

5. Os bebês adoram um jogo de movimentos passivos em que você mexe e flexiona as articulações dos braços e das pernas. Dobre um joelho na direção do corpo e depois estique a perna. Faça o mesmo na outra perna. Repita várias vezes.

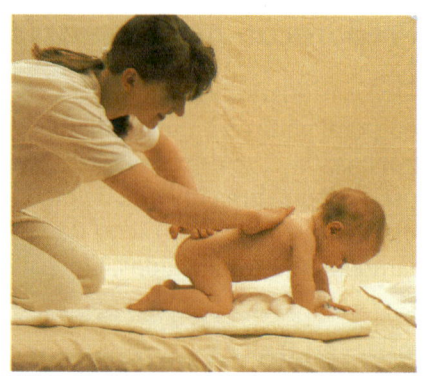

6. Se o bebê ficar quieto por tempo suficiente, você pode espalhar óleo nutritivo na pele enquanto massageia. Despeje um pouco de óleo nas mãos e espalhe-o devagar usando movimentos circulares no peito do bebê. Manobras suaves de *effleurage* nas costas, como o movimento cruzado e os círculos, confortarão e acalmarão para completar a massagem.

Massagem em crianças

Quando seu paciente for uma criança, você provavelmente terá de encontrar uma cadeira mais alta, como um banquinho de cozinha, para ela se sentar. Você também pode usar almofadas para elevar o assento. Impeça que a criança balance as pernas colocando almofadas sob seus pés. Tenha uma abordagem flexível e criativa, aplicando o tratamento adequado quando necessário: por exemplo, você pode oferecer uma massagem nas costas ou nos ombros se a criança se queixar de dor de cabeça. Um tratamento que dure de cinco a dez minutos costuma ser suficiente. Preste atenção a como a criança reage e não tente

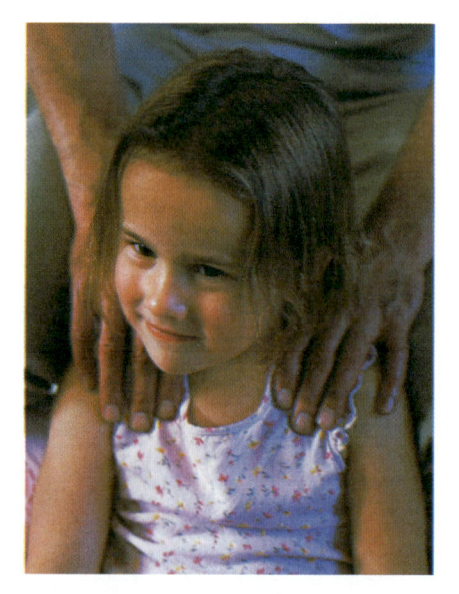

Você pode fazer massagem cefálica em crianças desde aproximadamente os 3 anos de idade. É melhor manter os tratamentos leves, curtos e suaves nessa idade.

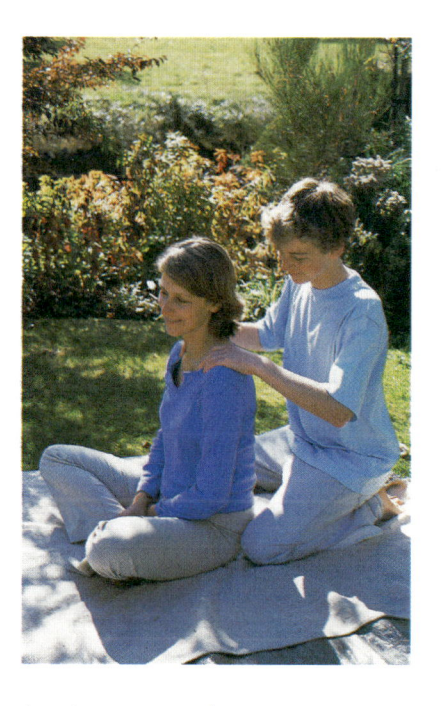

As crianças aprendem por experiência e, ao receber uma massagem, elas logo aprendem como se tornar massagistas hábeis, como acontece em muitas partes do mundo.

convencê-la a continuar se ela ficar agitada ou ansiosa.

Ao massagear adolescentes, lembre-se de que eles nem sempre veem o contato físico com bons olhos e mantenha a massagem tão relaxada e informal quanto puder. Não se prepare demais para a situação; quando aparecer a oportunidade, aproveite para sugerir uma massagem como parte de sua interação habitual.

No fim de uma massagem com um jovem, fique atrás dele e coloque as mãos em seus ombros, com os dedos apontados para a frente. Peça para ele respirar fundo e soltar. Na segunda expiração, aperte seus ombros devagar e depois solte. Isso ajuda a "centrar" sua energia e soltar qualquer tensão remanescente.

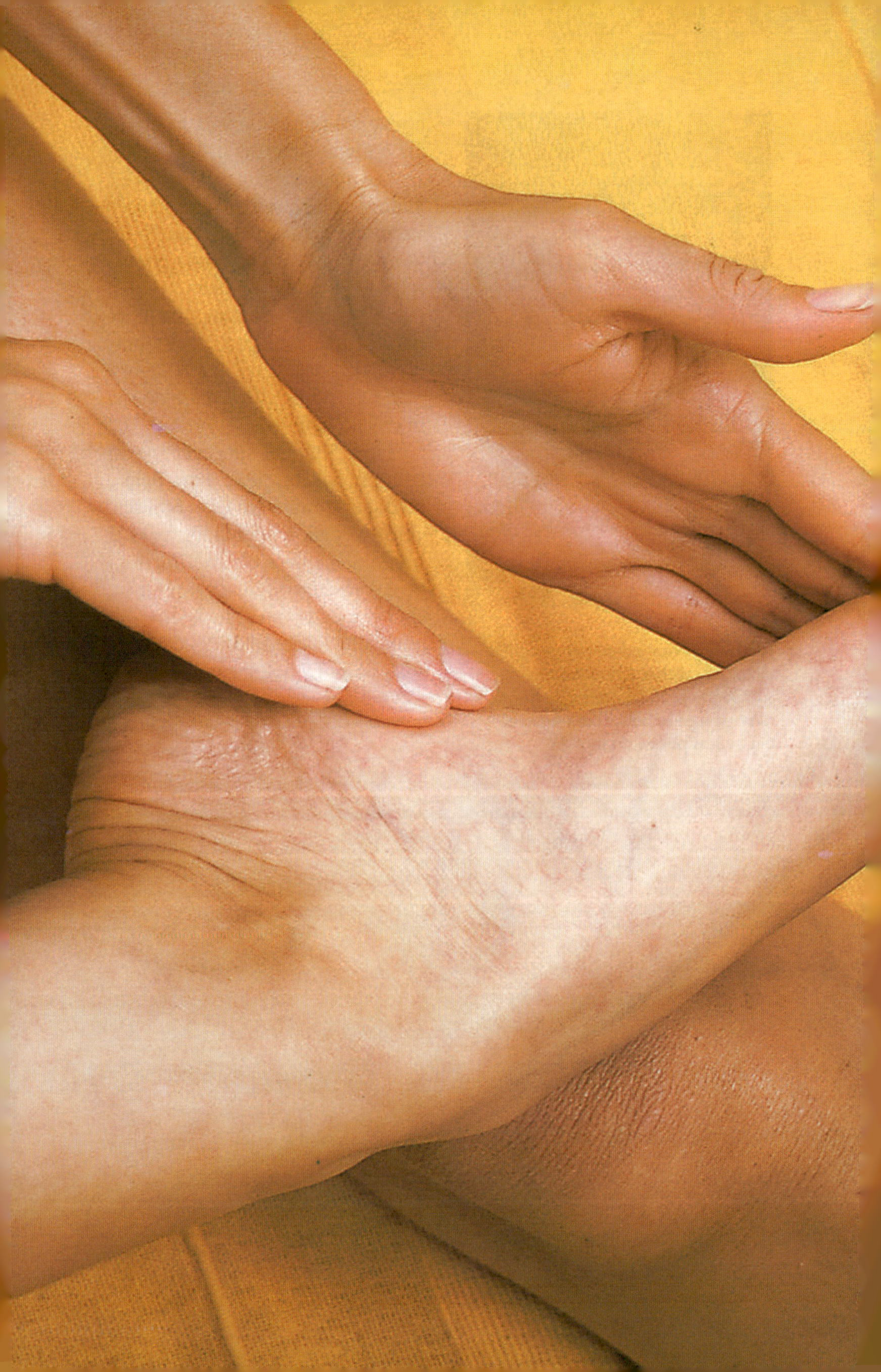

Parte 4

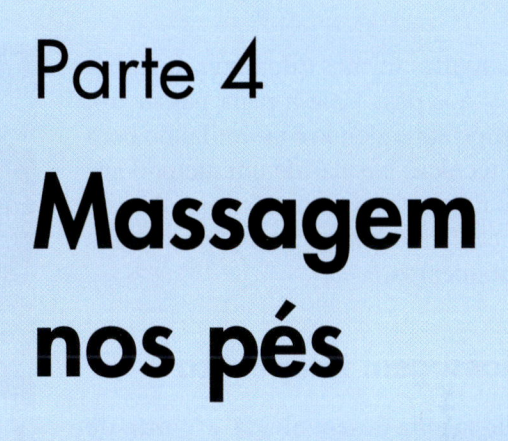

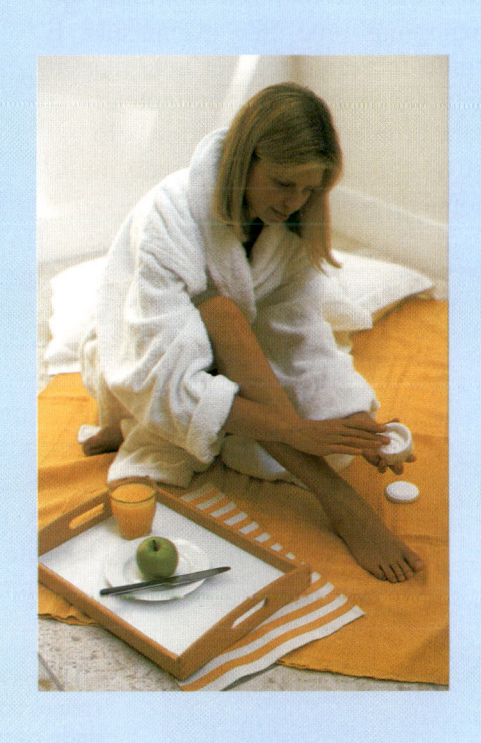

Massagem nos pés

Introdução

Há muitas formas diferentes de trabalhar nos pés. Vale a pena passar um tempo aprendendo e assimilando bem as técnicas básicas de um método antes de passar para o próximo. Assim, você ficará perito na aplicação dos tratamentos.

Massagem terapêutica

Massagem desenvolvida a partir de nosso instinto natural de usar o toque para aliviar a dor. Por exemplo, nós automaticamente esfregamos uma área ou um membro dolorido, ou seguramos uma mão machucada. É muito relaxante receber uma massagem, fazendo dela um antídoto eficaz para problemas provocados pelo estresse. Por isso, ela se tornou muito popular recentemente.

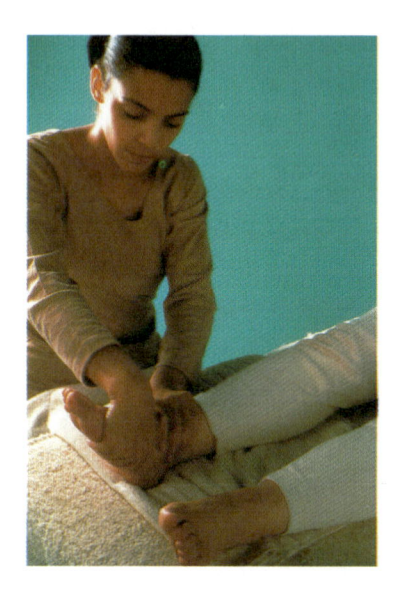

As técnicas de massagem nos pés são muito semelhantes àquelas usadas em outras áreas do corpo, com pequenas adaptações.

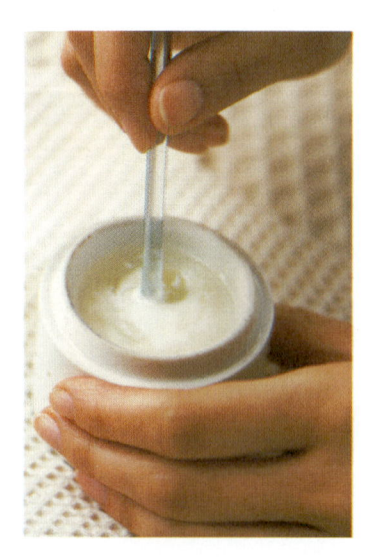

Há mais de 3 mil movimentos de massagem em prática, mas você não precisa conhecer mais do que três ou quatro deles para aplicar um tratamento eficaz nos pés. As técnicas básicas são muito fáceis de aprender e podem ser usadas em casa para promover um bem-estar geral.

A massagem mais praticada no Ocidente é a sueca. Ela foi criada no fim do século XVIII pelo ginasta sueco Per

Os óleos essenciais podem ser adicionados a cremes para os pés, proporcionando um cuidado curativo e nutritivo. O creme de rosas, por exemplo, é um hidratante magnífico.

O Nascimento da Aromaterapia

Os óleos essenciais foram usados originalmente nos cosméticos. No início do século XX, um químico francês chamado Rene Maurice Gattefosse descobriu por acaso que os óleos também tinham propriedades curativas. Enquanto trabalhava em seu laboratório, ele queimou a mão. Para amenizar a dor, mergulhou a mão em uma tigela de óleo de lavanda frio. Ele ficou impressionado com o efeito que teve ao aliviar a dor, reduzir a vermelhidão e acelerar o processo de cura da pele. Ele continuou a investigar as propriedades terapêuticas dos óleos, cunhando o termo "aromaterapia" em 1928.

O uso dos óleos essenciais combinados com a massagem foi desenvolvido por Marguerite Maury, que trabalhava com Gattefosse. Ela espalhou a ideia do uso cotidiano dos óleos essenciais para melhorar a saúde e o bem-estar em todo o mundo.

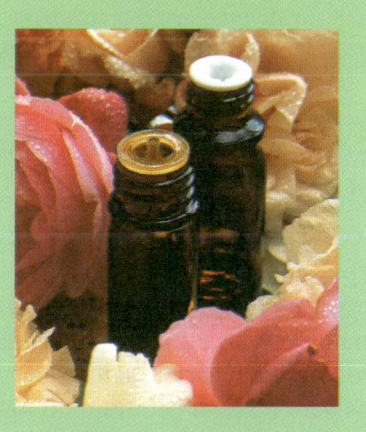

Todos os tipos de plantas produzem óleos essenciais com grande variedade de propriedades curativas. Rosas são boas para problemas na pele.

Henrik Ling. A terapia tem como objetivo trazer resultados terapêuticos pela manipulação dos tecidos moles do corpo: músculos, pele, tendões e ligamentos. Um terapeuta de massagem sueca tratará o corpo todo, mas um tratamento focado nos pés e nas pernas também é bastante eficaz.

Uma variedade de técnicas pode ser usada, incluindo deslizamentos, amassamentos e movimentos rítmicos rápidos. Eles são feitos em uma sequência fluida contínua. O óleo é espalhado na pele antes e durante a massagem para diminuir o esforço.

Aromaterapia

Na aromaterapia, os óleos extraídos das plantas são diluídos em um óleo veicular ou creme, que é espalhado na pele usando as técnicas de massagem sueca. Os óleos têm fragrâncias deliciosas, que intensificam o prazer da massagem. Eles também têm propriedades curativas. Óleos diferentes podem ser usados para induzir sensações de calma, aumentar a energia ou tratar de doenças leves e aliviar a dor.

A massagem nos pés com aromaterapia é uma forma agradável e fácil de usar a terapia para autoajuda. Você também pode adicionar os óleos a banhos e escalda-pés, incorporá-los a cremes hidratantes para pernas e pés ou colocá-los em compressas para ajudar a aliviar dores e desconfortos desagradáveis. Este livro inclui muitas sugestões para o uso de óleos essenciais, bem como receitas para tratamentos terapêuticos ou voluptuosos de aromaterapia em casa.

Reflexologia

A terapia conhecida como reflexologia é uma forma de cura natural focada nos pés. Baseia-se na crença de que há pontos reflexos específicos nos pés correspondentes a todos os órgãos, sistemas e estruturas corporais. Na reflexologia, os pontos são estimulados com uma pressão suave dos dedos. Isso ajuda a promover a autocura e a boa saúde de modo geral.

A reflexologia é uma terapia holística: trabalha na pessoa como um todo – mente, corpo e espírito –, em vez de focar em um problema específico ou em um conjunto de sintomas. Embora os reflexologistas possam detectar problemas específicos, seu objetivo principal é trazer todo o corpo de volta a um estado natural de equilíbrio e bem-estar. Com o tempo, isso pode ajudar a eliminar os problemas causados pela doença específica.

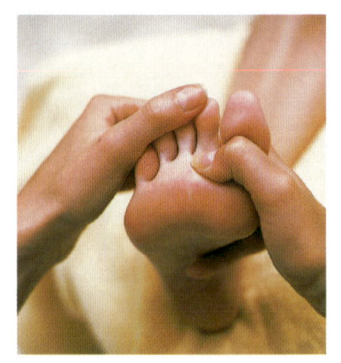

Na reflexologia e na acupressão, pontos específicos nos pés correspondem a outras partes do corpo. Pressionar esses pontos estimula a cura e pode ser usado para tratar qualquer coisa, de uma dor de garganta a problemas digestivos e dores nas costas.

Acupressão

Assim como a reflexologia, a acupressão é usada para estimular os poderes autocurativos do corpo. Ela se assemelha à acupuntura por usar os principais pontos de energia no corpo, incluindo muitos nas pernas e nos pés, para realizar a cura. No entanto, enquanto os acupunturistas usam agulhas especiais para estimular esses pontos, a acupressão envolve o uso de pressão do dedo ou do polegar para trabalhá-los. Às vezes, os calcanhares podem ser usados para realizar estímulo no lugar dos dedos, ou junto com eles.

A acupressão pode ajudar a reduzir a tensão, aumentar a circulação e estimular corpo e mente a relaxarem. Ajuda a fortalecer nossa resistência às doenças, aliviando o estresse e a tensão acumulados. Uma grande vantagem da terapia é poder ser usada como um ajuste rápido, que pode ser feito em qualquer lugar e a qualquer hora.

Drenagem Linfática

Uma das formas mais suaves de massagem, a drenagem linfática trabalha no sistema linfático. Como os vasos linfáticos ficam perto da superfície, não há necessidade de uma pressão forte. O sistema linfático corporal é um sistema circulatório secundário que auxilia o trabalho da circulação sanguínea. O sistema linfático não tem o coração para ajudar a bombear o fluido pelos vasos e, portanto, deve contar com a atividade dos músculos para auxiliar no movimento.

A massagem linfática envolve o uso de movimentos de varredura e pressão por toda a pele. A ação é sempre direcionada para o linfonodo mais próximo: os principais nodos usados para tratar o pé localizam-se na concavidade atrás do joelho. A drenagem linfática é muito benéfica para ajudar a eliminar resíduos e fortalecer o sistema imunológico do corpo.

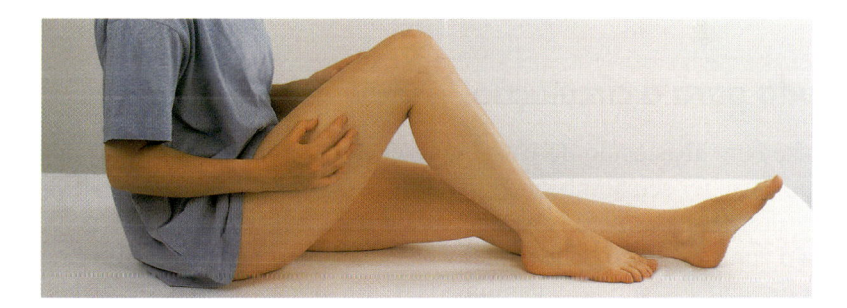

1. Para melhorar a drenagem linfática para pés e pernas, experimente "escovar" a pele diariamente, usando as pontas dos dedos. Comece trabalhando na coxa. Isso limpa os canais linfáticos, que ficam prontos para receber o fluxo linfático da parte inferior das pernas. Escove com vigor toda a coxa do joelho até em cima, três ou quatro vezes.

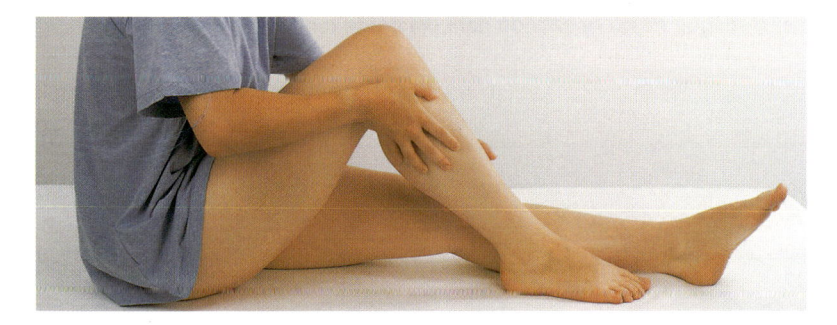

2. Trabalhe na parte inferior da perna de forma semelhante. Escove cada lado da perna do tornozelo ao joelho e depois a panturrilha. Continue escovando o dorso do pé, subindo pela frente da perna até o joelho. Escove cada área mais duas vezes, em um total de três. Repita na outra perna.

Cuidados com os pés

Nossos pés são uma estrutura incrível. São 26 ossos com formato engenhoso unidos por faixas de ligamentos para formar a estrutura básica de cada pé. Essa estrutura é muito forte – o bastante para suportar o peso de todo o corpo –, mas também é muito flexível. O pé é capaz de fazer muitos movimentos complexos. Sua agilidade é possível graças à ação de várias pequenas articulações, bem como os 30 músculos minúsculos do pé e próximos aos músculos das pernas.

Há cerca de 7.200 terminações nervosas em cada pé, tornando-o bem sensível ao toque. O suprimento nervoso vem do nervo ciático, que passa do nervo espinhal pelo bumbum e ramifica-se pelas costas e laterais de cada perna até o pé.

Ajuda para a circulação

O pé é bem abastecido de vasos sanguíneos. Porém, por estar no fim do corpo e não ter seu bombeamento próprio, ele depende da atividade muscular dos pés e das pernas para manter um bom fluxo sanguíneo na volta para o coração. Você pode ajudar a circulação nos pés praticando exercícios regulares, como uma caminhada diária, e mantendo pés e dedos em movimento sempre que ficar sentado ou de pé por longos períodos.

Tire um tempinho de vez em quando para deixar os pés acima do nível do coração. Isso ajuda a relaxar os músculos e pode ser muito calmante. Também drena o sangue, prevenindo varizes e tornozelos inchados. Manter o sangue fresco circulando também ajuda a nutrir a pele.

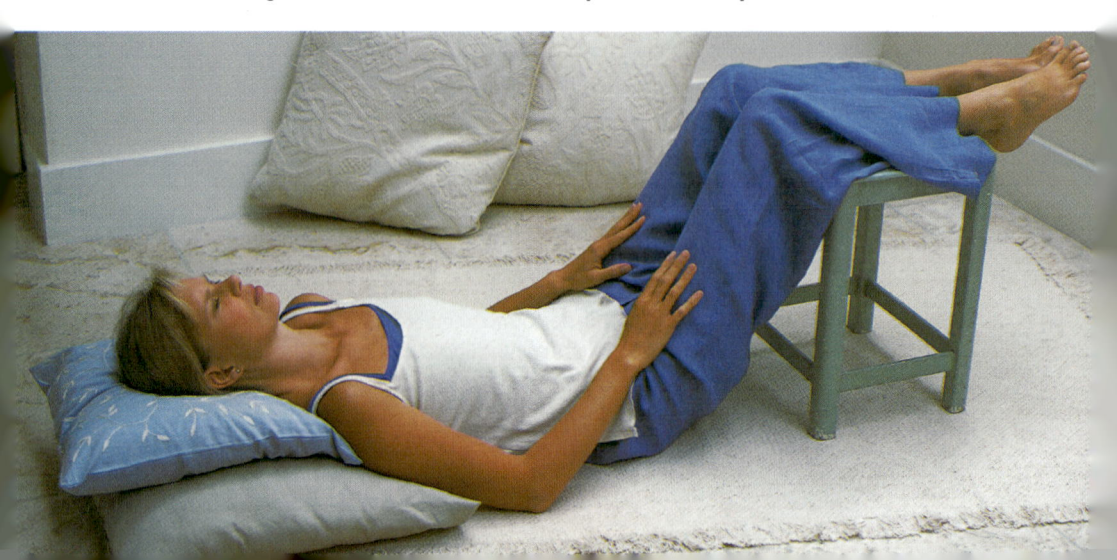

Também ajuda colocar os pés para o alto, acima de seu coração, quanto mais vezes puder ou, pelo menos, uma vez por dia. Isso estimula a drenagem de qualquer sangue acumulado de volta para as pernas. A massagem regular também mantém a circulação de sangue e linfa funcionando bem. Isso ajuda a remover as toxinas dos pés e a levar nutrientes para eles.

É muito importante colocar os pés para cima quando estiver grávida, pois você fica bem suscetível a varizes nessa ocasião.

Mimo e proteção

Nossos pés fazem um trabalho árduo e a maioria das pessoas não se importa com eles. Ter uma sessão regular de cuidados com os pés pode ajudar a mantê-los saudáveis e prevenir o surgimento de problemas. Para um mimo simples, mergulhe os pés por 10 ou 15 minutos em água quente. Remova as células mortas com uma pedra-pomes e corte as unhas. Sempre corte reto em vez de moldar cada unha. Isso ajudará a prevenir as dolorosas unhas encravadas. Hidratar os pés diariamente ajudará a manter a pele macia e flexível.

É uma boa ideia visitar um podólogo para uma pedicure profissional pelo menos duas vezes ao ano. Você também deve agir rápido se notar descamação na pele entre os dedos (pé de atleta) ou uma marca escura na sola

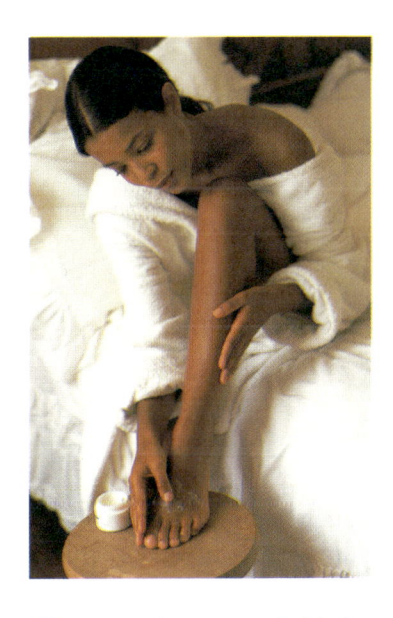

Mime seus pés com regularidade. Eles fazem um trabalho árduo e merecem o máximo de tempo e atenção que você puder dar.

(calo) para impedir a disseminação desses problemas. Busque orientação médica se desenvolver qualquer sintoma incomum nos pés.

O sapato correto

Você deve evitar o uso de sapatos de salto alto, pois eles distorcem o formato natural dos pés. O sapato ideal também não é a rasteirinha, mas o que tem um salto baixo.

Usar sapatos de tamanho errado coloca uma pressão desnecessária nos pés e pode levar a dores, bolhas ou joanete, que são invisíveis e

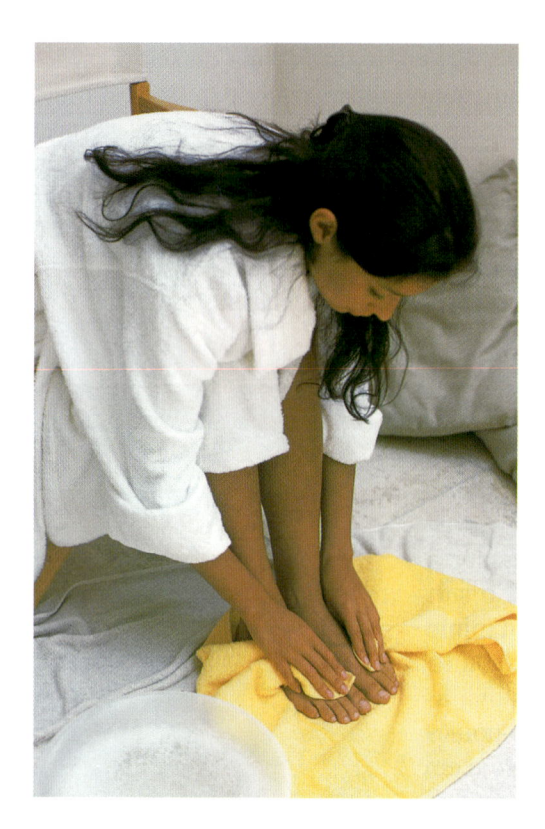

Secar bem os pés é uma parte importante de um bom cuidado e da saúde deles. Deve-se prestar atenção à secagem das áreas entre os dedos, pois deixar a umidade se acumular nessa região pode levar a problemas, como pé de atleta.

podem ser dolorosas. A ideia de que sapatos novos machucam é um mito. Sapatos no tamanho certo devem ser confortáveis desde o primeiro uso; eles não precisam lassear.

Tente sempre comprar sapatos novos à tarde, Nossos pés incham aos poucos com o passar do dia e sempre que ficam aquecidos. Sapatos que você compra de manhã podem ficar mais apertados à tarde e podem restringir o fluxo sanguíneo e linfático para pés e pernas.

É muito comum um pé ser um pouco maior do que o outro. Por isso é importante experimentar o par de sapatos antes de fazer a compra. Compre sempre do tamanho que cabe no seu pé maior e compre palmilhas, se necessário, para criar um ajuste mais confortável para o pé menor.

Alergias relacionadas ao sapato

Muitas substâncias químicas são usadas no adesivo, na tinta, na borracha, no couro ou no metal encontrados nos calçados. Um pequeno número de pessoas sofre com reações alérgicas ao sapato. Seria quase impossível produzir um sapato hipoalergênico, porque diversas pessoas são alérgicas a substâncias diferentes.

Se você tiver vermelhidão, coceira ou dor nos pés, consulte um médico. Ele o indicará para um dermatologista se suspeitar de alergia.

> **Saúde dos pés**
>
> Não massageie o pé de ninguém com pé de atleta (frieira) ou verrugas, pois os dois problemas são contagiosos. Para a automassagem desses problemas, adicione três gotas de óleo essencial de tomilho para 5 ml (uma colher de chá) de óleo veicular. O óleo de vitamina E é terapêutico nesses casos.

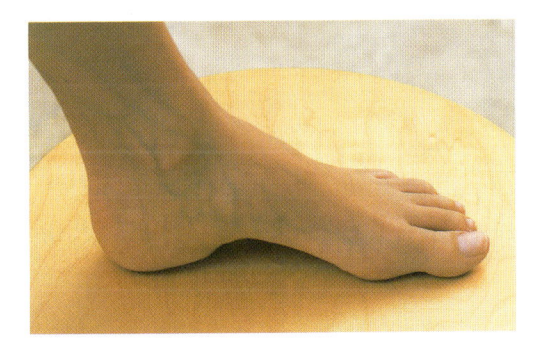

O dermatologista fará um exame na pele para identificar uma ou mais substâncias causadoras de alergia. Você então poderá buscar um calçado sem essa substância química específica. Se os vendedores da loja não puderem ajudar, é possível verificar essa informação com o fabricante.

O pé saudável não mostra sinais de infecção, pele rachada ou unhas encravadas. De maneira ideal, o arco interno fica levemente elevado do chão por ser usado como amortecedor de choques durante caminhadas e corridas.

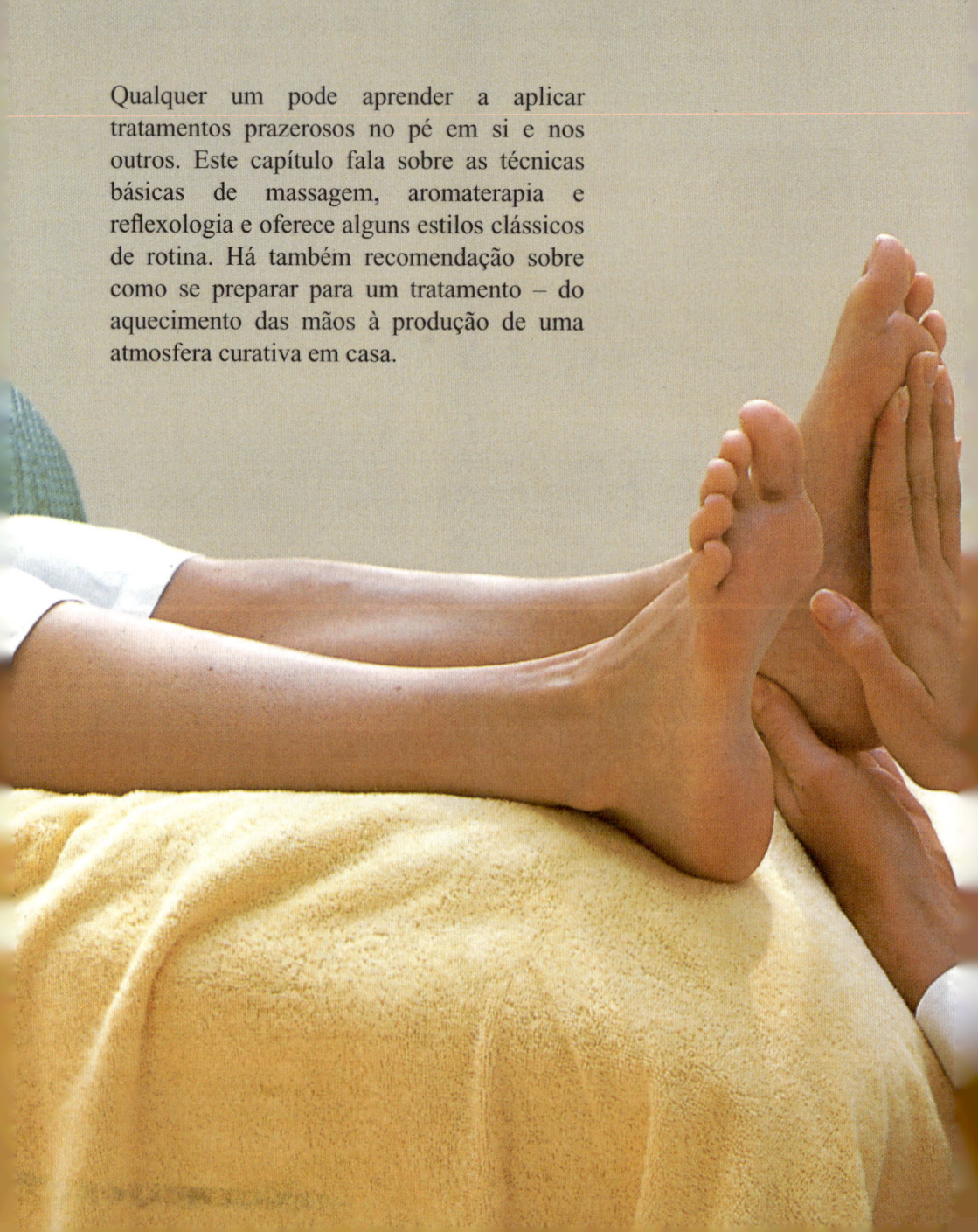

Técnicas de Massagem nos Pés

Qualquer um pode aprender a aplicar tratamentos prazerosos no pé em si e nos outros. Este capítulo fala sobre as técnicas básicas de massagem, aromaterapia e reflexologia e oferece alguns estilos clássicos de rotina. Há também recomendação sobre como se preparar para um tratamento – do aquecimento das mãos à produção de uma atmosfera curativa em casa.

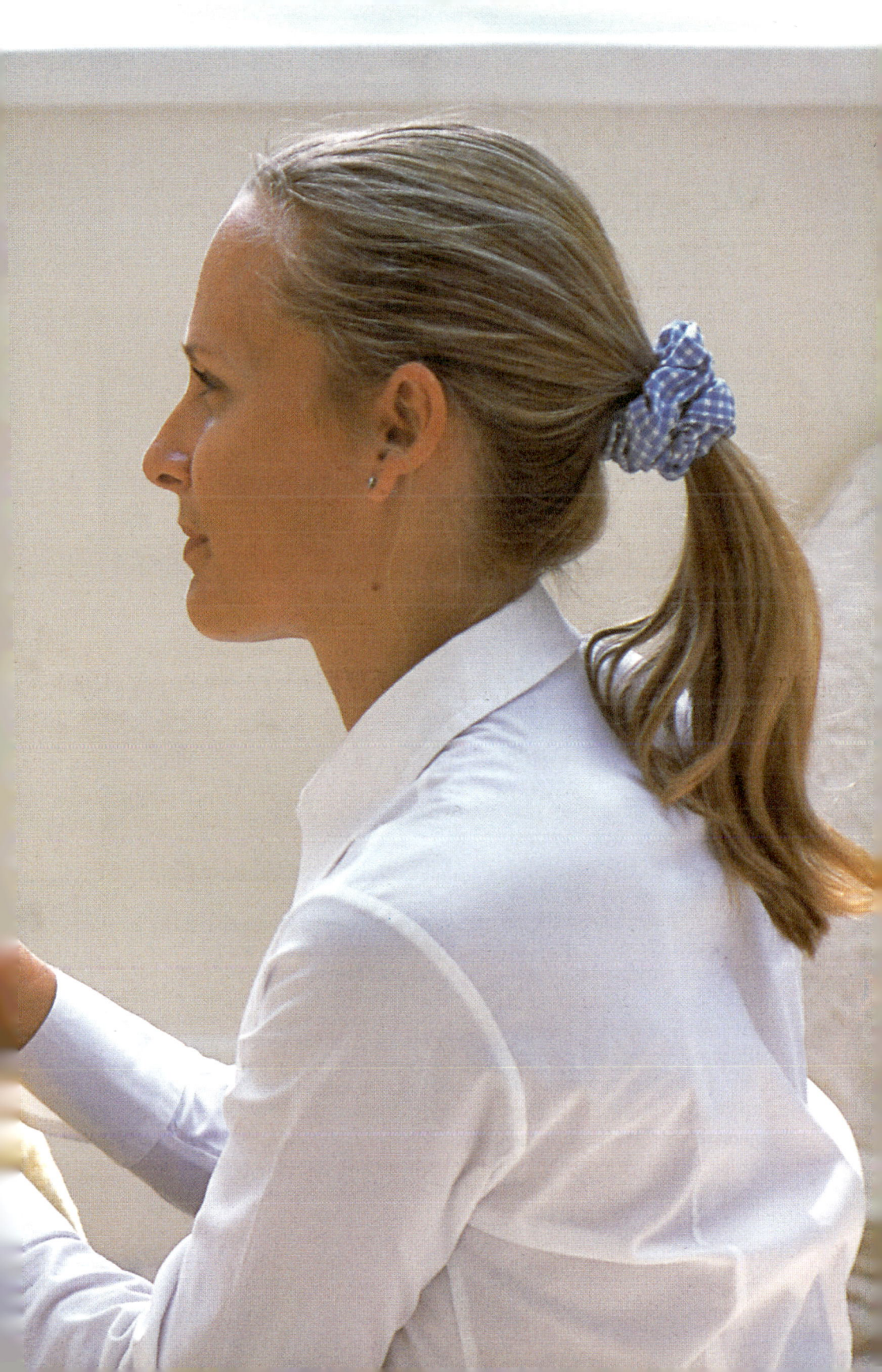

Manobras de Massagem nos Pés

Você pode fazer uma massagem excelente usando apenas algumas ações simples. Cada movimento pode ser realizado duas vezes ou mais e aqueles seus poucos movimentos favoritos devem ser feitos três ou até quatro vezes.

Quando aprender técnicas de massagem novas, é uma boa ideia experimentá-las em si mesmo primeiro. Pratique até se familiarizar com as diferentes ações envolvidas e veja como você sente o movimento quando varia a pressão. Sempre preste muita atenção ao que faz. Você verá que, se desviar sua atenção, seu toque não ficará bom. Use suas mãos devagar e concentre-se nas sensações.

Na maioria das vezes ajuda fazer a massagem sem conversar, exceto quando pede um retorno do paciente ou dá uma resposta a ele. Também é muito mais fácil se concentrar exatamente no que faz se estiver em silêncio, e isso ajudará você e o paciente a relaxarem.

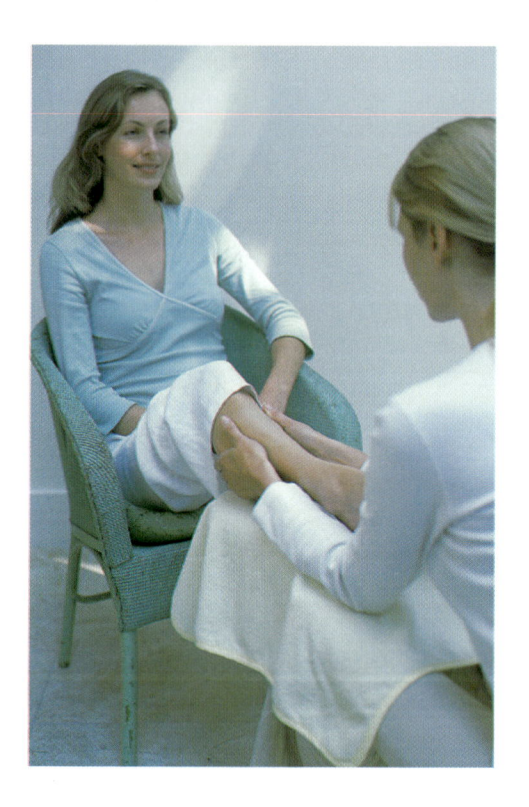

Se estiver massageando alguém, você e o paciente devem estar confortáveis. Você achará mais fácil se concentrar com uma boa postura. Deixe as costas retas e a cabeça equilibrada durante toda a massagem. Imagine sua cabeça ligada ao teto e sendo puxada para cima. Essa postura o ajudará a usar seu peso corporal, dando profundidade aos movimentos.

Recebendo uma resposta

As pessoas gostam de pressões diferentes. Quando trabalha em si, tem uma resposta instantânea se está trabalhando com o nível correto de firmeza. Ao trabalhar nos outros, você precisa monitorar suas reações. Pergunte o que o paciente sente, mas não presuma que está acertando só porque a pessoa não está dizendo o contrário. Fique atento à postura geral da pessoa. Se ela estiver tensa, você pode estar pressionando forte demais.

Sempre mantenha a pressão mais leve no dorso do pé. Como os ossos ficam mais próximos da superfície do que na sola, é mais fácil de machucar e causar dor nessa área.

Acessórios para a massagem

Há muitos acessórios disponíveis atualmente para a massagem em geral, e alguns podem ser adequados ao uso nos pés. Muitos massagistas dizem que é melhor usar as mãos se tratar outra pessoa. Porém, alguns equipamentos podem ajudar com o autotratamento.

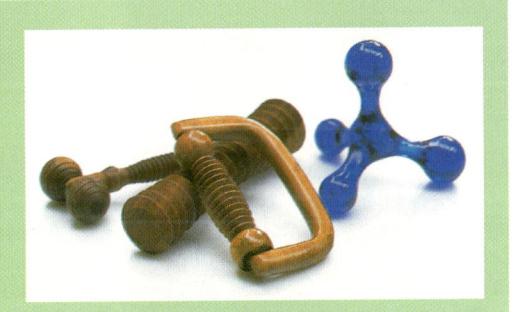

Experimente alguns acessórios de massagem para ver qual é melhor para você.

Manobras básicas

Sempre preste atenção igual aos dois pés durante a massagem. Comece no direito e depois vá para o esquerdo. O lado direito do corpo relaciona-se ao seu eu físico; tratá-lo primeiro começará a relaxar a tensão muscular do corpo e também ativará a circulação e os processos de eliminação. Tratar o pé esquerdo não só trabalhará em um nível físico, como também ajudará a soltar a tensão acumulada no emocionalmente sensível eu interno.

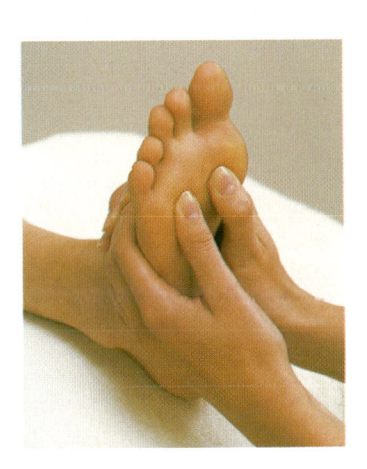

Círculos com o polegar

Coloque os polegares no pé, um deles ligeiramente mais alto que o outro. Então, alterne os polegares para massagear toda a área, fazendo pequenos movimentos rotatórios. Esse movimento é usado em áreas carnudas. É bom para a circulação e para aquecer os músculos das áreas menores.

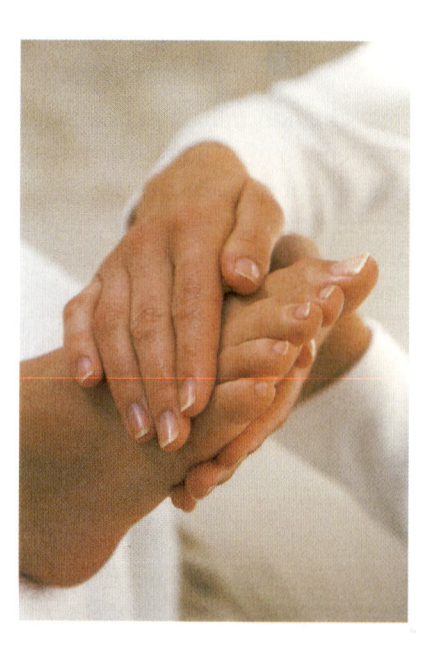

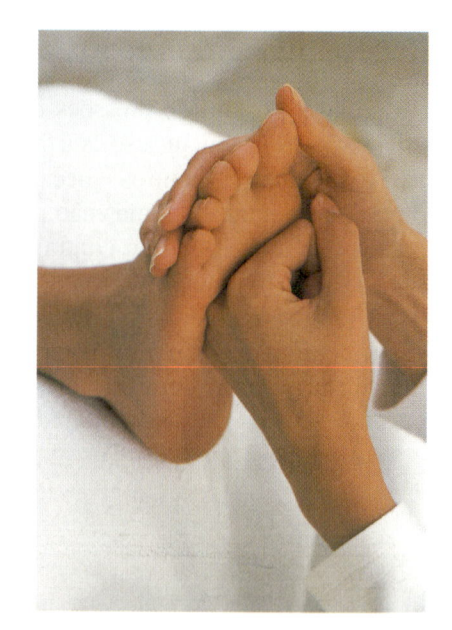

Effleurage (deslizamento)
Coloque as mãos na horizontal no pé na base dos dedos. Coloque uma mão no dorso e a outra na planta, como um sanduíche (toque sanduíche). Deslize as mãos pelo pé, dos dedos ao calcanhar, e volte. Repita esse movimento mais duas vezes ou até a pessoa relaxar. Use uma pressão leve no início, aumentando aos poucos. Essa manobra começa e termina uma rotina e é uma boa técnica de ligação.

Amassamento com os nós dos dedos
Feche a mão. Aperte a sola do pé, usando a parte plana dos dedos do nó à articulação central. Vire o punho enquanto aperta, fazendo um leve movimento giratório. Cubra toda a região, do calcanhar aos dedos. Esse movimento é bom para aquecer os músculos, abrir o pé e soltar a tensão.

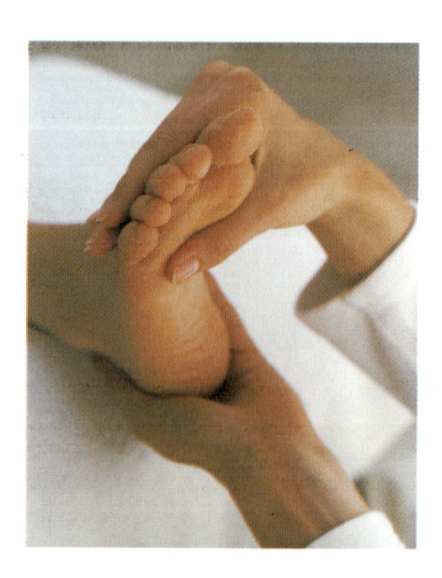

Giros no pé
Envolva o dorso do pé com seus dedos, próximo aos dedos, e use a outra mão para acomodar o calcanhar. Gire lentamente o pé no sentido horário e depois no anti-horário. Repita, girando o pé duas vezes em cada direção. Esse movimento solta a articulação do tornozelo. É importante não forçar o tornozelo além de seus limites. Tome cuidado especial ao tratar um paciente com artrite, diabetes ou problemas nos pés.

Deslizamento transversal
1. Para um deslizamento no dorso do pé: coloque os polegares e os tenares das mãos no dorso do pé, dobrando os dedos para segurar a sola. Puxe os polegares do meio dorso do pé para as bordas, mantendo seus dedos fixos na sola. Depois volte à posição inicial.

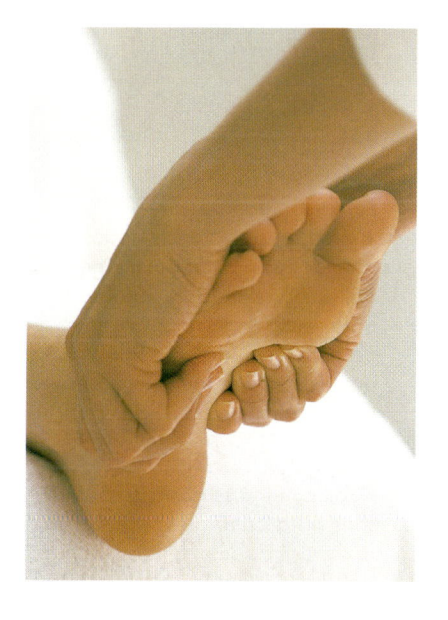

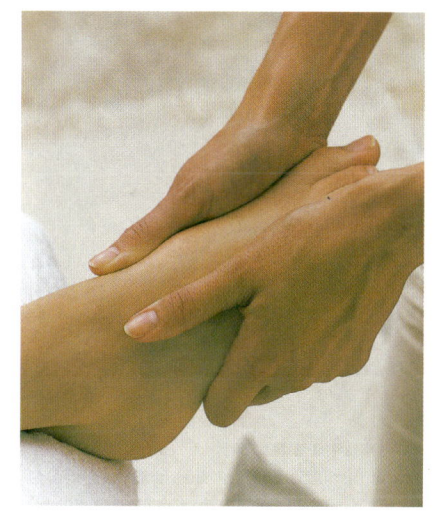

2. Para um deslizamento na sola do pé: deixe as mãos na mesma posição de antes, mas inverta a ação, puxando os dedos para as bordas da sola, deixando os polegares fixos no dorso. Comece perto da ponta e trabalhe até o calcanhar. Essa ação funciona de um modo parecido com o deslizamento com o nó dos dedos. Ela alonga os músculos e leva oxigênio e nutrientes para a área, melhorando o fluxo sanguíneo.

Rotação dos dedos
Coloque seus dedos sobre o dorso do pé e apoie seu hálux na sola. Use o hálux e o indicador da outra mão para segurar a base do hálux. Delicadamente, gire o dedo no sentido horário; depois, no sentido anti-horário. Trabalhe em um dedo de cada vez, terminando no dedinho. Essa ação ajuda a movimentar as juntas e também fornece nutrientes e oxigênio para os dedos. Trabalhe com delicadeza e tome mais cuidado caso se trate de um paciente com artrite.

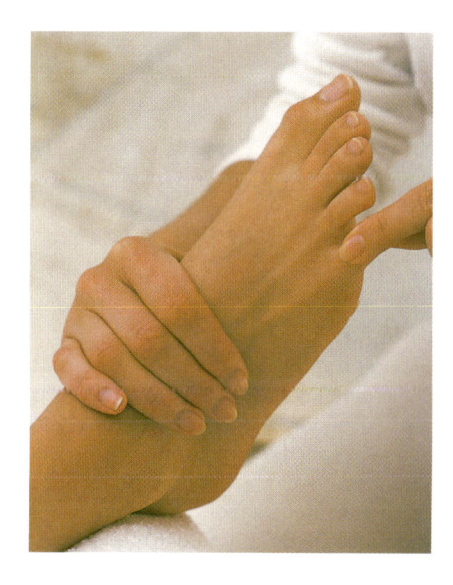

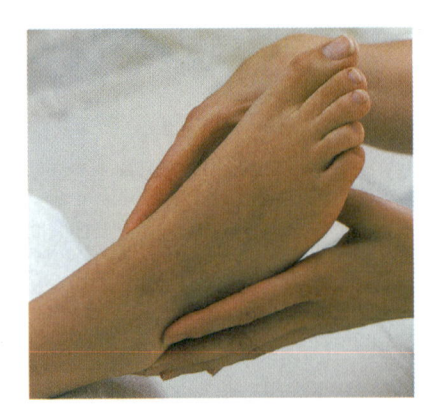

Círculos no tornozelo
Faça círculos nas partes interna e externa do osso do tornozelo ao mesmo tempo, usando as polpas dos dedos. Você pode trabalhar com força se o paciente não tiver problemas nessa área. Trabalhe no sentido horário e depois no anti-horário. Esse movimento ajuda a relaxar os tornozelos e melhorar a mobilidade.

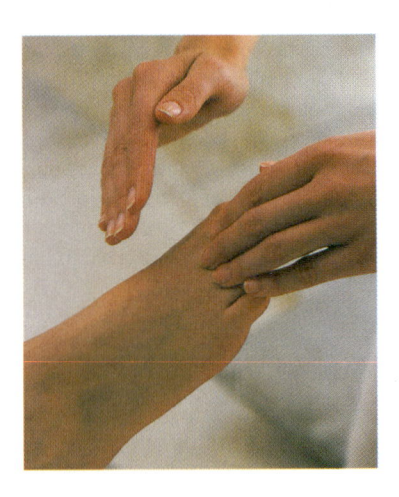

Percussão (tapotagem)
1. Use as pontas dos dedos para tapotar todo o dorso do pé. Trabalhe alternando os dedos. Não bata muito forte: a ação deve ser prazerosa e não um choque para o sistema. Você também pode usar esse movimento na sola do pé.

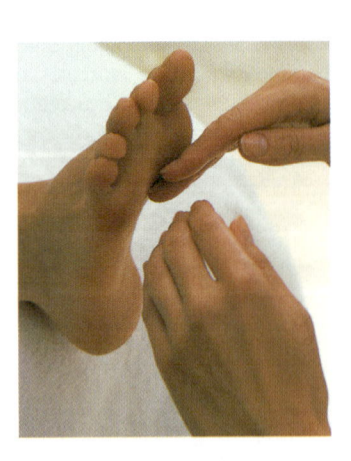

2. Para realizar a percussão na sola: use o dorso das mãos para bater de leve em toda a sola. Essa ação é estimulante: ajuda a acordar o pé e aumentar a circulação. É um bom movimento para fazer se o pé estiver frio. Tome cuidado se a pessoa tiver artrite, diabetes ou problema nos pés.

Torção
Coloque uma mão na lateral externa do pé e a outra na interna, deixando o pé preso entre elas. Usando os tenares das mãos, puxe um lado em sua direção e empurre o outro. Repita, dessa vez invertendo a ação. Faça essa ação mais duas vezes. Esse é um movimento geral que ajuda a estender e relaxar o pé.

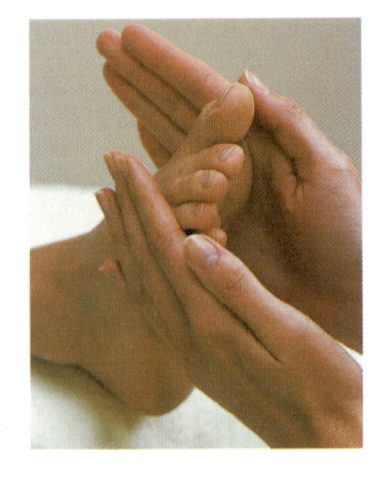

Massagem em bebês

A massagem nos pés é uma maneira fantástica de acalmar e dar prazer para seu bebê. Trabalhe sempre com muita delicadeza, massageando um pé por vez. Assim como nós adultos, faça no pé direito primeiro e depois troque. Experimente a seguinte rotina ou crie sua própria variação.

- Envolva o tornozelo direito do bebê com a mão esquerda, segurando o pé com segurança. Use a ponta dos dedos para massagear a sola, do calcanhar aos dedos. Depois massageie o dorso do pé dos dedos ao tornozelo. Faça quantas manobras forem necessárias para cobrir a área.
- Use dois dedos para massagear a lateral interna do pé, trabalhando do hálux ao calcanhar.
- Use dois dedos para massagear a borda externa do pé da mesma forma.
- Use o polegar direito para massagear a sola, logo abaixo da ponta. Comece no lado do hálux para a borda externa. Faça isso três vezes.
- Para terminar, segure com delicadeza a base do hálux entre o polegar e o indicador. Massageie até a ponta do dedo. Repita no restante dos dedos, terminando com o dedinho. Depois repita toda a rotina no pé esquerdo.

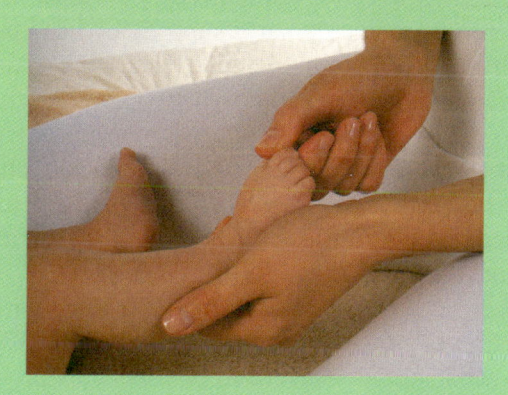

Os bebês adoram ser tocados – na verdade, eles não crescem sem isso.

Uso de óleos

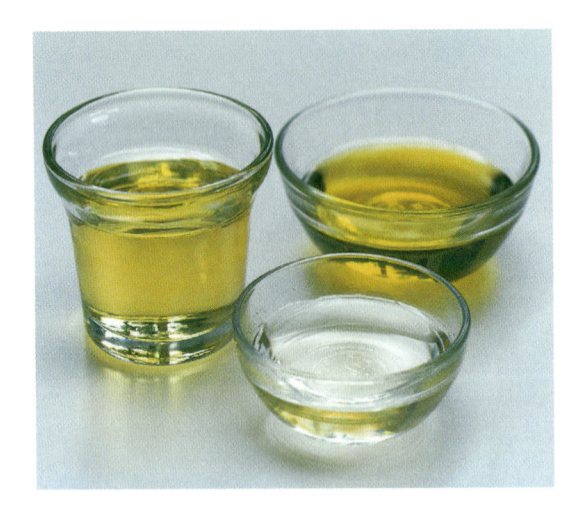

Muitos óleos podem ser usados como veiculares, desde que espalhem melhor. O óleo de amêndoas (à frente) é suave e adequado para a maioria dos tipos de pele, incluindo as muito secas ou desidratadas. O óleo de semente de uva (à esquerda) quase não tem cheiro e é ideal para misturar com outros óleos. O de oliva (atrás à direita) é fácil de encontrar, mas tem um cheiro forte difícil de disfarçar.

Usar óleos e cremes de massagem ajuda a manter a pele macia, flexível e hidratada, além de prevenir o acúmulo de pele dura. Em nível prático, o óleo ou o creme ajuda a deixar a superfície "lisa" para suas mãos deslizarem sobre os pés em vez de se arrastarem e esticarem a pele. Eles também lhe dão a chance de incorporar óleos essenciais ao tratamento, com suas várias qualidades curativas, apenas adicionando algumas gotas no creme ou em um óleo como de amêndoas, semente de uva ou oliva. Esse três óleos são escolhas populares para serem usados sozinhos e são conhecidos como óleos "veiculares" se adicionarmos gotas de extrato essencial vegetal a eles.

Se sua pele estiver seca, desidratada ou madura, é melhor usar um creme de massagem em vez do óleo veicular. Os cremes são mais consistentes, demoram a ser absorvidos e deixam uma película protetora na pele, que ajuda a reter a umidade, prevenindo mais desidratação. É como cobrir o alimento com um filme plástico para impedi-lo de ressecar. Os cremes de base estão disponíveis em muitas drogarias e lojas de produtos naturais, ou você pode fazer um usando uma das receitas deste livro.

Preparação

Comece despejando um pouco de óleo, só uma ou duas gotas, na palma da mão. Se estiver usando creme, só um ou dois pingos pequenos são suficientes. Esfregue as palmas e depois mexa as mãos, uma sobre a outra, como se as lavasse. Isso distribui o óleo por todo o dorso das mãos, dedos e cutículas, com o benefício extra de deixá-las macias e flexíveis. Adicione um pouco mais de algum tipo de veículo para a massagem em uma das palmas e junte-as para cobrir as duas mãos por igual. Você não deve espalhar o veículo por toda a área, apenas o bastante para conseguir deslize e brilho. Agora você está pronto para massagear.

Enquanto trabalha, observe as mudanças na textura da pele (de escorregadia a seca) e em uma redução gradual do brilho. Nesse ponto, adicione mais óleo ou creme da forma descrita acima.

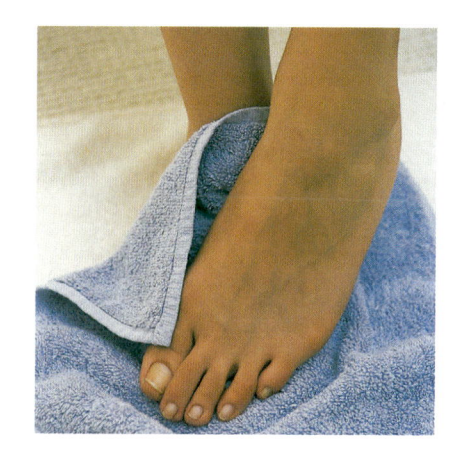

Massageie o óleo na pele até ele ser bem absorvido. Seque rápido os pés ao fim de um tratamento com óleos para tirar todo o resíduo escorregadio. Você pode usar a sola de um pé para esfregar a toalha sobre o dorso do outro para não ter de se curvar.

Se estiver usando uma mistura de óleos, faça o bastante para durar alguns tratamentos e guarde em um recipiente limpo com tampa. Para uma pessoa de tamanho médio, você usará cerca de 10 ml/duas colheres de chá de óleo ou creme para cada massagem envolvendo os pés e um pouco mais quando também massagear a parte inferior das pernas.

Uso de óleos essenciais

Os óleos essenciais são feitos com ingredientes vegetais naturais. Eles são um modo suave e eficaz de melhorar a saúde geral e tratar pequenos problemas de saúde em casa. Porém, é muito importante tratá-los com respeito, como você faria com qualquer substância química ou medicamento. Só utilize um óleo se souber que é seguro e evite usá-lo em mulheres grávidas, crianças, idosos e doentes a menos que tenha verificado sua recomendação. O método mais direto e eficaz é adicionar algumas gotas de óleo essencial em um óleo veicular e depois espalhar suavemente. Respire fundo enquanto massageia para intensificar o efeito terapêutico.

Ninguém sabe exatamente como a terapia funciona, mas acredita-se que os aromas estimulam as terminações nervosas das narinas. As mensagens são então enviadas às áreas cerebrais relacionadas ao humor e às emoções e podem provocar uma reação lá. Acredita-se também que

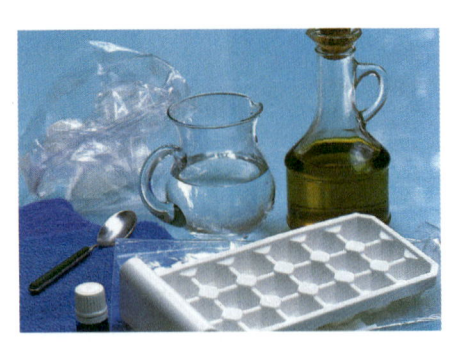

Para uma compressa fria, use água gelada ou congele um óleo essencial e água em uma forma de gelo para fazer gelos aromáticos. Você também pode colocar uma bolsa fechada de gelo picado ou de vegetais congelados sobre a compressa para ajudar a manter a área fria. Nunca aplique gelo diretamente sobre a pele.

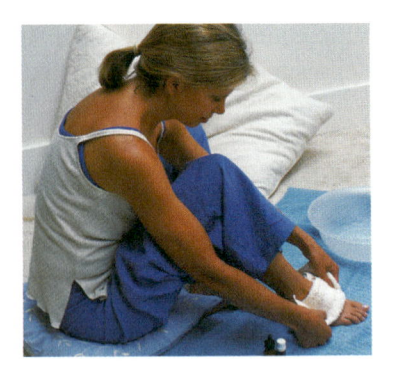

Uma compressa aromática quente alivia bem um tornozelo dolorido. Segure a compressa no lugar com uma bandagem ou um lenço fino limpo e descanse com os pés para cima, acima da altura do coração, por 15 minutos.

aromas agradáveis têm um efeito no hipotálamo, um órgão misterioso bem no fundo do cérebro, que regula nosso sono, temperatura corporal, metabolismo e a libido.

Os óleos usados na massagem com aromaterapia também têm um efeito direto nas terminações nervosas nas áreas da pele onde são aplicados. Lavanda e melaleuca, por exemplo, são famosas plantas curativas há séculos. Esses e outros óleos com ingredientes antifúngicos, antissépticos e anestésicos têm efeito instantâneo de primeiros socorros quando são espalhados na pele.

As rotinas de massagem neste livro recomendam os melhores óleos, ou você pode experimentar seus aromas favoritos. Se preferir não usar óleo na massagem (ou se aplicar um tratamento de reflexologia no qual suas mãos precisam estar secas), você pode usar um vaporizador – embora o efeito não seja tão forte.

Banhos e compressas

Com um banho quente ou escalda-pés você consegue absorver os óleos pela pele enquanto se deita e relaxa. Mergulhe os pés por pelo menos dez minutos, respirando fundo o tempo todo. Como os óleos não se dispersam bem na água, você terá de diluí-los em um óleo de base ou em leite integral. Adicione à banheira cheia (não use água corrente) e misture a água com a mão.

No caso de um escalda-pés, mantenha água fervente à mão para completar a água na bacia quando ela esfriar. O escalda-pés é uma boa forma de amaciar os pés antes de uma sessão de mimos.

No caso de machucados, dor ou artrite, experimente uma compressa de aromaterapia. Use uma compressa de água quente para dores em geral e articulações doloridas ou com artrite, e uma de água fria se a área estiver inflamada, inchada ou ardendo.

Para fazer uma compressa, encha uma bacia com água quente ou muito fria e dilua seus óleos essenciais escolhidos em um óleo veicular. Uma boa mistura são quatro gotas de gerânio, três de bergamota e três de sálvia esclareia em 10 ml (duas colheres de chá) de óleo de semente de uva. Despeje os óleos misturados na água e misture. Molhe uma toalhinha ou pano na água, torça e segure na área afetada. Troque o pano sempre que a temperatura ficar constante.

Mistura de óleos

Os óleos essenciais devem sempre ser diluídos em um óleo ou creme de massagem veicular antes de ser aplicado na pele. Como regra geral, misture uma ou duas gotas de óleo essencial para 5 ml (uma colher de chá) de óleo veicular. Se fizer uma quantidade maior, mantenha essa proporção constante. Use menos óleo essencial (uma gota para 10 ml de veicular) se:

- sua pele for sensível
- você for alérgico
- tomar uma dose alta de remédio
- estiver grávida
- tratar de uma criança.

Se misturar em uma garrafa, sacuda bem para misturar. Se for em um prato ou pote de creme, agite bem com uma colher limpa. Não fique tentado a adicionar mais do que a quantia sugerida de óleo ao seguir uma receita. Quando adicionar óleo em um creme aquoso, coloque primeiro o óleo essencial em uma colherada de óleo veicular ou vodka e depois misture com o creme.

É uma boa ideia testar os óleos essenciais na pele antes de usá-los. Adicione duas gotas de óleo essencial em duas gotas de óleo veicular. Massageie em um pedaço da pele delicada na parte interna do braço e deixe por seis horas. Se não houver nenhuma reação, provavelmente (mas não com certeza) a mistura é segura para usar. Se houver reação, aplique bastante óleo veicular na área para ajudar a neutralizar os efeitos. Não esfregue a área.

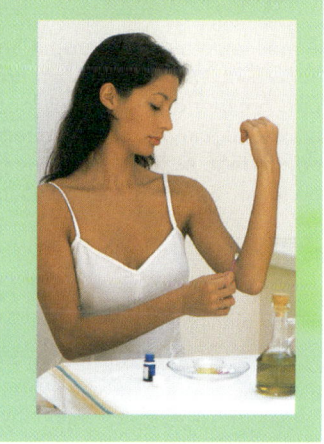

Reflexologia e acupressão

A terapia da reflexologia baseia-se na ideia de que fluxos energéticos terapêuticos circulam pelo corpo. Quando essa energia flui livremente, mantém-se o bem-estar físico e mental. Se a energia estiver bloqueada ou estagnada, sentimo-nos mal ou infelizes.

Os reflexologistas acreditam que uma pressão suave aplicada em pontos nos pés, conhecidos como reflexos, pode ser usada para estimular o fluxo de energia e liberar qualquer bloqueio. Os pés têm um "mapa" de todo o corpo: todo órgão e estrutura corporal corresponde a um ponto preciso no dorso, lateral ou sola do pé. Por exemplo, o cérebro está ligado ao dorso do hálux, enquanto o ponto da bexiga fica na base do calcanhar.

Quando uma área do corpo estiver desequilibrada, o reflexo correspondente ficará sensível ao toque. Às vezes, pequenos grânulos podem ser sentidos ao redor do reflexo. Eles são considerados resíduos acumulados solidificados na forma de cristais de cálcio ou ácido úrico. Um reflexologista trabalhará com delicadeza em um ponto sensível, o que ajuda a romper os depósitos de resíduos e restaurar o fluxo energético pela região. A ação parecida com uma massagem também tem o efeito de estimular a circulação de sangue e linfa para a área e é muito relaxante.

As mãos também têm um mapa do corpo. No entanto, como não respondem tão bem, são usadas apenas para autoajuda.

Mapa dos pés

A reflexologia é uma terapia holística que tem como objetivo restaurar todo o equilíbrio do corpo. Por isso, um tratamento completo inclui sempre o trabalho nos dois pés. A maioria dos reflexos localiza-se na sola dos pés, mas há alguns no dorso ou na lateral. Em geral, o pé direito corresponde ao lado direito do corpo e o esquerdo, ao lado esquerdo. Alguns órgãos localizam-se em apenas um lado do corpo e, portanto, os reflexos correspondentes aparecem em um pé só.

Sola direita

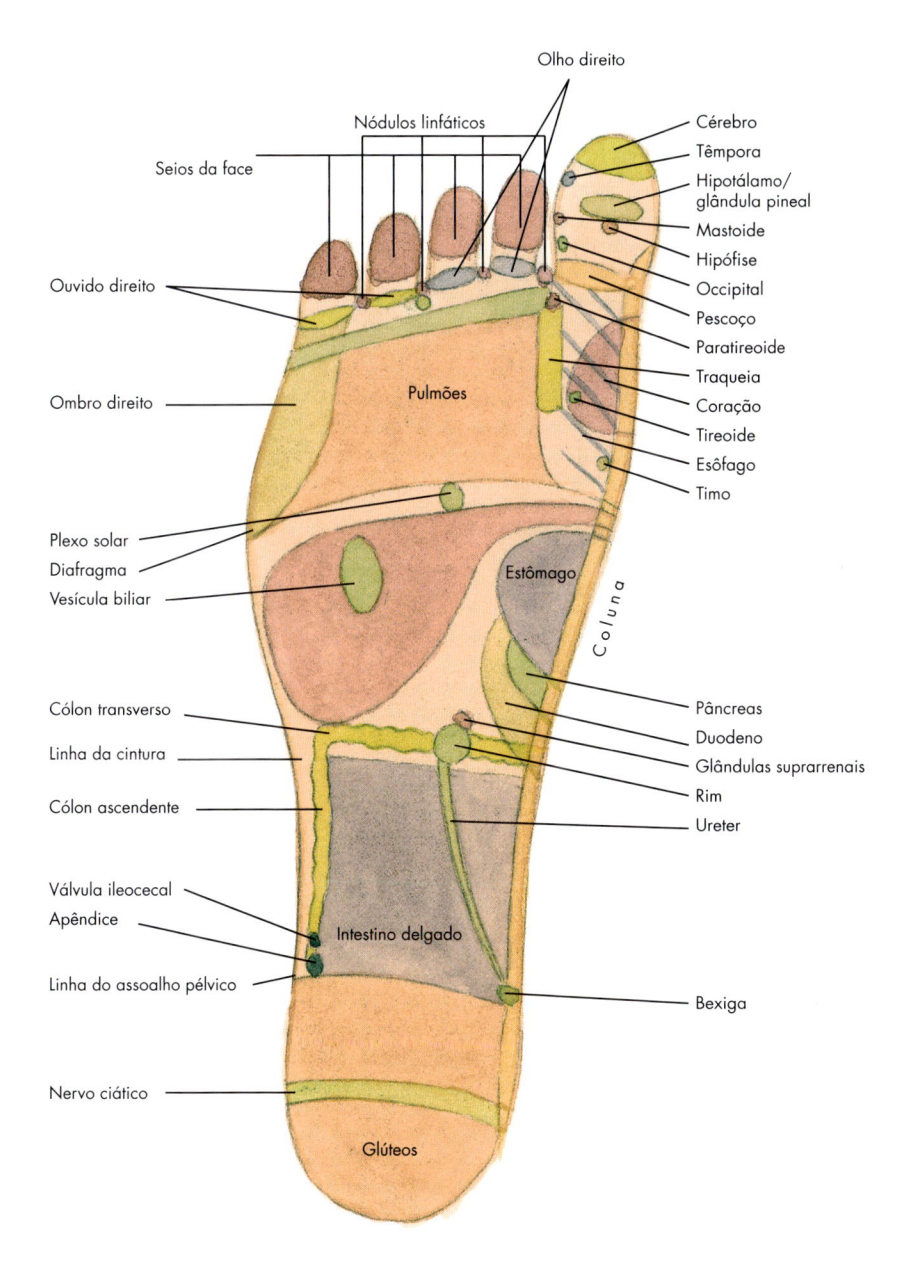

- Seios da face
- Nódulos linfáticos
- Olho direito
- Cérebro
- Têmpora
- Hipotálamo/glândula pineal
- Mastoide
- Ouvido direito
- Hipófise
- Occipital
- Pescoço
- Paratireoide
- Traqueia
- Ombro direito
- Pulmões
- Coração
- Tireoide
- Esôfago
- Timo
- Plexo solar
- Diafragma
- Vesícula biliar
- Estômago
- Coluna
- Cólon transverso
- Pâncreas
- Duodeno
- Linha da cintura
- Glândulas suprarrenais
- Rim
- Cólon ascendente
- Ureter
- Válvula ileocecal
- Apêndice
- Intestino delgado
- Linha do assoalho pélvico
- Bexiga
- Nervo ciático
- Glúteos

Sola esquerda

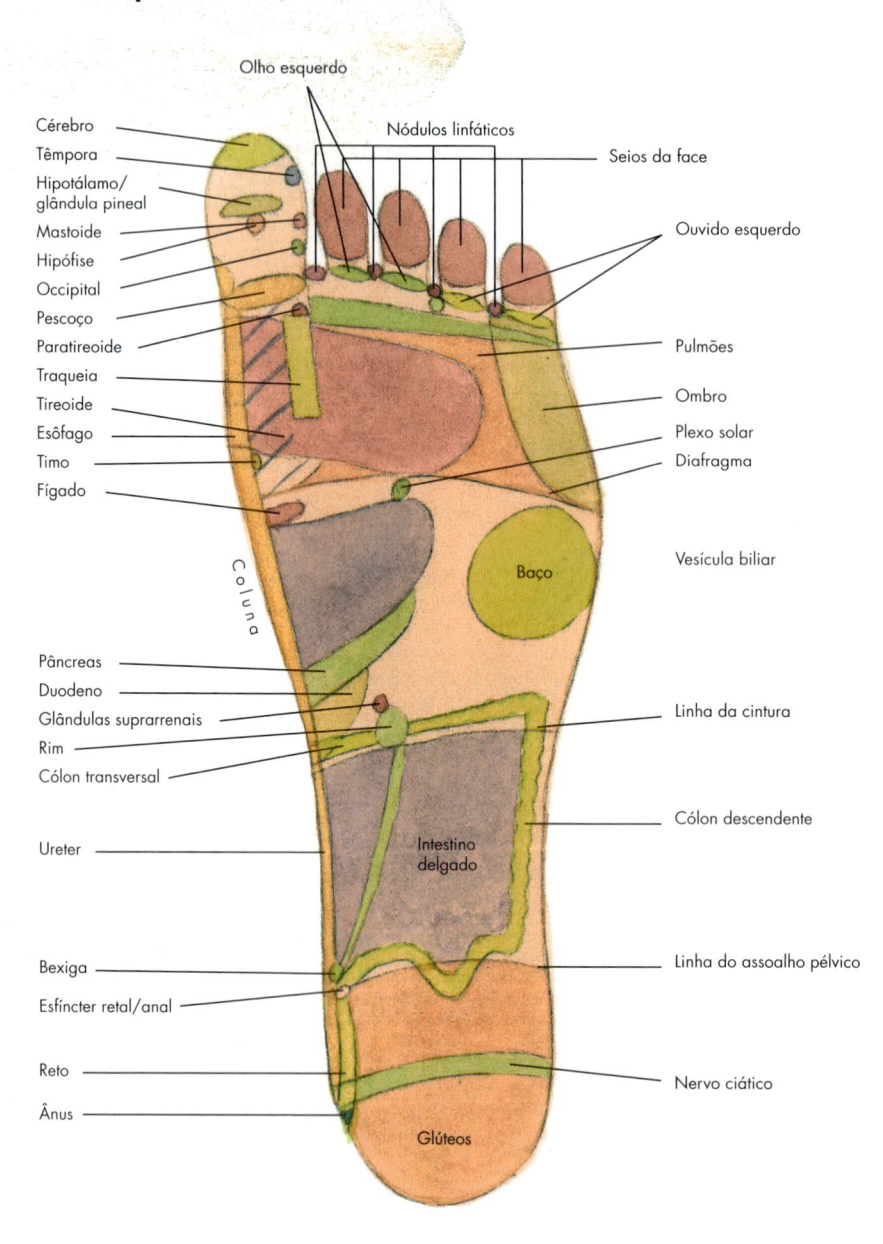

- Cérebro
- Têmpora
- Hipotálamo/glândula pineal
- Mastoide
- Hipófise
- Occipital
- Pescoço
- Paratireoide
- Traqueia
- Tireoide
- Esôfago
- Timo
- Fígado
- Coluna
- Pâncreas
- Duodeno
- Glândulas suprarrenais
- Rim
- Cólon transversal
- Ureter
- Bexiga
- Esfíncter retal/anal
- Reto
- Ânus

- Olho esquerdo
- Nódulos linfáticos
- Seios da face
- Ouvido esquerdo
- Pulmões
- Ombro
- Plexo solar
- Diafragma
- Vesícula biliar
- Baço
- Linha da cintura
- Cólon descendente
- Intestino delgado
- Linha do assoalho pélvico
- Nervo ciático
- Glúteos

Dorso e lateral externa do pé

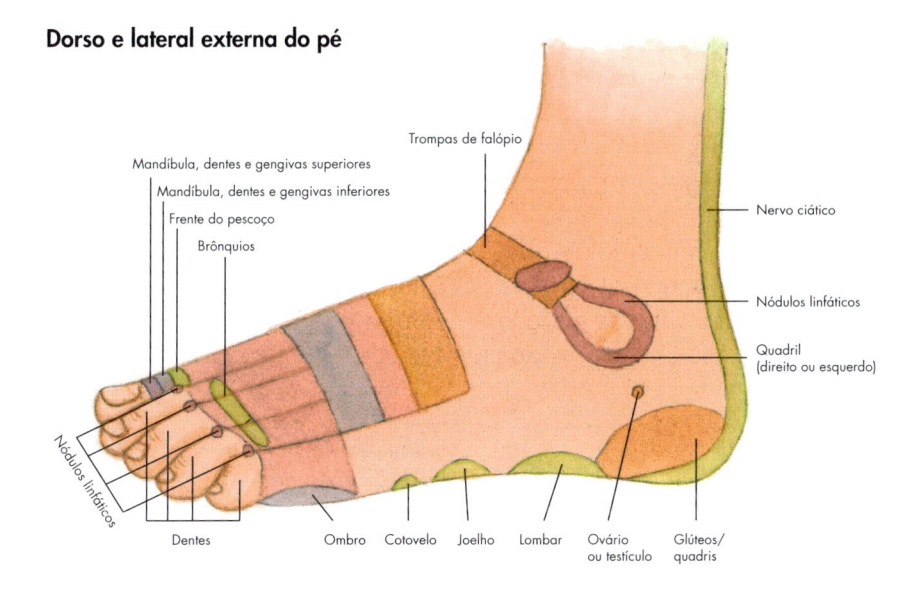

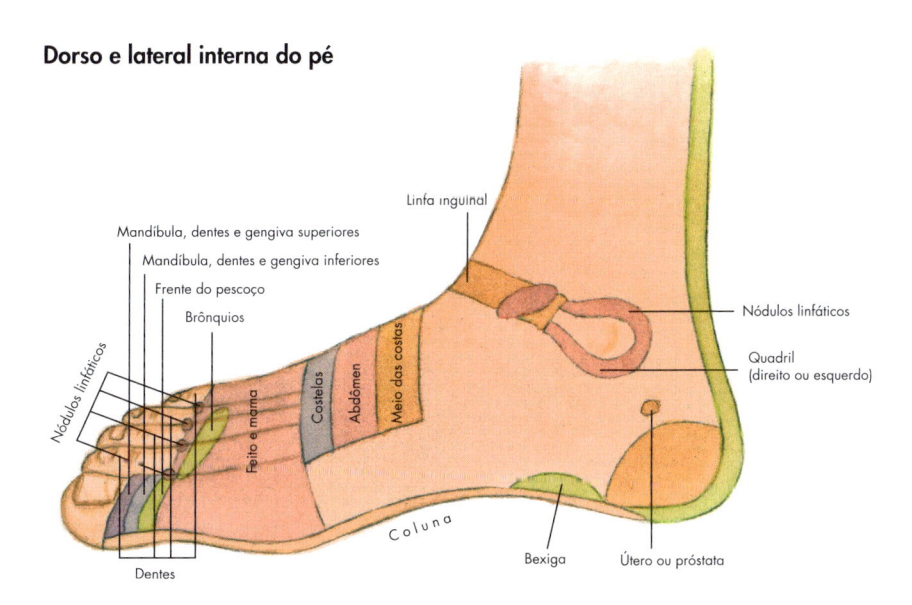

Labels: Trompas de falópio; Mandíbula, dentes e gengivas superiores; Mandíbula, dentes e gengivas inferiores; Frente do pescoço; Brônquios; Nervo ciático; Nódulos linfáticos; Quadril (direito ou esquerdo); Nódulos linfáticos; Dentes; Ombro; Cotovelo; Joelho; Lombar; Ovário ou testículo; Glúteos/quadris

Dorso e lateral interna do pé

Labels: Linfa inguinal; Mandíbula, dentes e gengiva superiores; Mandíbula, dentes e gengiva inferiores; Frente do pescoço; Brônquios; Nódulos linfáticos; Quadril (direito ou esquerdo); Nódulos linfáticos; Peito e mama; Costelas; Abdómen; Meio das costas; Coluna; Dentes; Bexiga; Útero ou próstata

Acupressão

Assim como a reflexologia, a acupressão tem como objetivo restaurar nossa habilidade natural para autocura, estimulando o fluxo energético pelo corpo.

Na acupressão, a energia flui por canais invisíveis, chamados meridianos. Muitos deles recebem o nome de órgãos do corpo, como Fígado, Coração e Rim e são todos importantes. Na Medicina chinesa, nossos órgãos representam aspectos de nosso bem-estar emocional e da saúde física: os rins correspondem à mágoa, enquanto o coração está ligado à alegria.

Como na reflexologia, usa-se uma pressão suave para estimular os pontos de energia, e os pontos de uma área do corpo são usados para promover a cura em outro lugar. Porém, enquanto a reflexologia se concentra nos pés, a acupressão envolve pontos em todo o corpo.

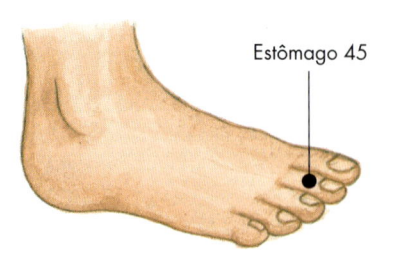

Estômago 45 fica no lado de fora da base da unha do segundo dedo do pé. Aperte se tiver indigestão ou estiver se recuperando por ter dormido tarde.

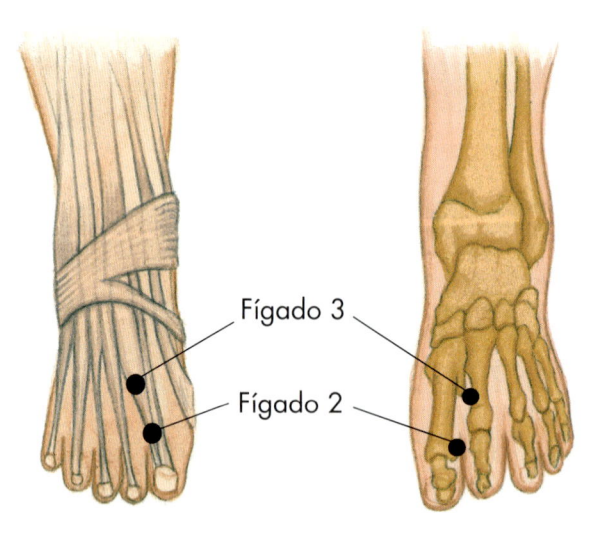

Fígado 3 – conhecido como Grande Circulação – é um ponto útil para pressionar quando se sentir estressado. Fica no sulco entre o hálux e o segundo dedo, no encontro dos ossos.

Fígado 2 fica na pele entre o hálux e o segundo dedo. É outro ponto bom para o alívio do estresse e pode ajudar a atenuar a constipação.

Pontos bons para a autoajuda

Para estimular um ponto de acupressão, coloque a ponta do polegar sobre ele. Pressione suavemente por um ou dois minutos, fazendo um pequeno movimento giratório. Você pode sentir a área sensível ou formigando; diminua a pressão se sentir desconforto. Não use esses pontos se estiver grávida ou com uma doença grave, a menos que seja recomendado por um acupunturista profissional.

Bexiga 62 é conhecido como Sono Calmo. É um ponto muito calmante e ajuda a aliviar a insônia. Fica na primeira depressão logo abaixo do osso externo do tornozelo – a cerca de um terço de distância da face externa do osso à parte inferior do calcanhar.

Vesícula biliar 41, chamada de Controle das Lágrimas, fica no dorso do pé. Está 2,5 centímetros acima da pele entre o quarto e o quinto dedos, no sulco entre os ossos. É bom para enxaquecas e cefaleias que afetam apenas um lado.

Pressione **Estômago 35** se precisar de um aumento rápido de energia. Chama-se ponto das 3 milhas talvez porque era usado pelo exército chinês quando este precisava avançar mais algumas milhas. Você o achará quatro dedos abaixo da patela e a um dedo de distância da borda externa da canela. Para verificar se está no ponto certo, mexa o pé para cima e para baixo. Você deve sentir o músculo flexionar sob a ponta de seu dedo.

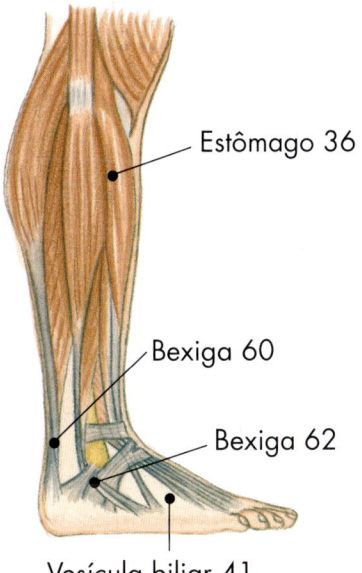

Bexiga 60, também conhecida como Grande e Alto, fica no meio do caminho entre o lado posterior do osso do calcanhar externo e o calcâneo. É um bom ponto para relaxamento geral.

Baço 6 é um bom ponto de primeiro socorros para pressionar no caso de tontura. Também pode ajudar a aliviar cólicas menstruais e auxilia a digestão. O ponto está quatro dedos acima da face interna do osso do calcanhar, perto da parte posterior da canela. O **Baço 4** é encontrado no arco superior do pé, a um polegar de distância da ponta, e é um ponto útil no combate ao resfriado.

Rim 6 também é conhecido como Mar Brilhante. É bom no caso de insônia e também pode aliviar os sintomas da menopausa. O ponto **Rim 3**, ou Grande Riacho, ajuda se você se sentir esgotado e enfraquecido.

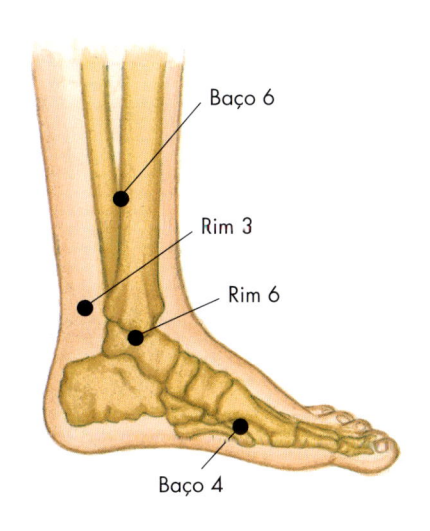

Técnicas de reflexologia

A reflexologia é um método de autocura que pode ser feito facilmente em casa. Os movimentos básicos são simples. Quando estiver familiarizado com eles, você poderá usar a reflexologia tanto para tratar pequenas indisposições quanto para aumentar seu bem-estar geral, bem como o da família e amigos.

Ao praticar a reflexologia, use roupas confortáveis que não restrinjam os movimentos: não use uma camiseta apertada. Mantenha sempre uma boa postura; tente manter as costas retas e os ombros relaxados. Lembre-se de respirar fundo naturalmente – muitos costumam segurar a respiração quando se concentram.

Todo reflexologista precisa de um bom toque. De certa forma, isso vem com a prática. Entretanto, é sempre muito importante verificar as reações do paciente e pedir seu retorno. Pratique com regularidade os exercícios para as mãos apresentados neste livro: isso o ajudará a desenvolver flexibilidade no pulso e dedos.

Tome um copo d'água depois de aplicar o tratamento. Se estiver tratando outra pessoa, ofereça água também.

Estabeleça um vínculo com o paciente antes de começar um tratamento de reflexologia e sempre pergunte como ele se sente. Colocar as mãos nas solas dos pés antes de começar é uma experiência tranquilizadora e ajuda os dois a se concentrarem.

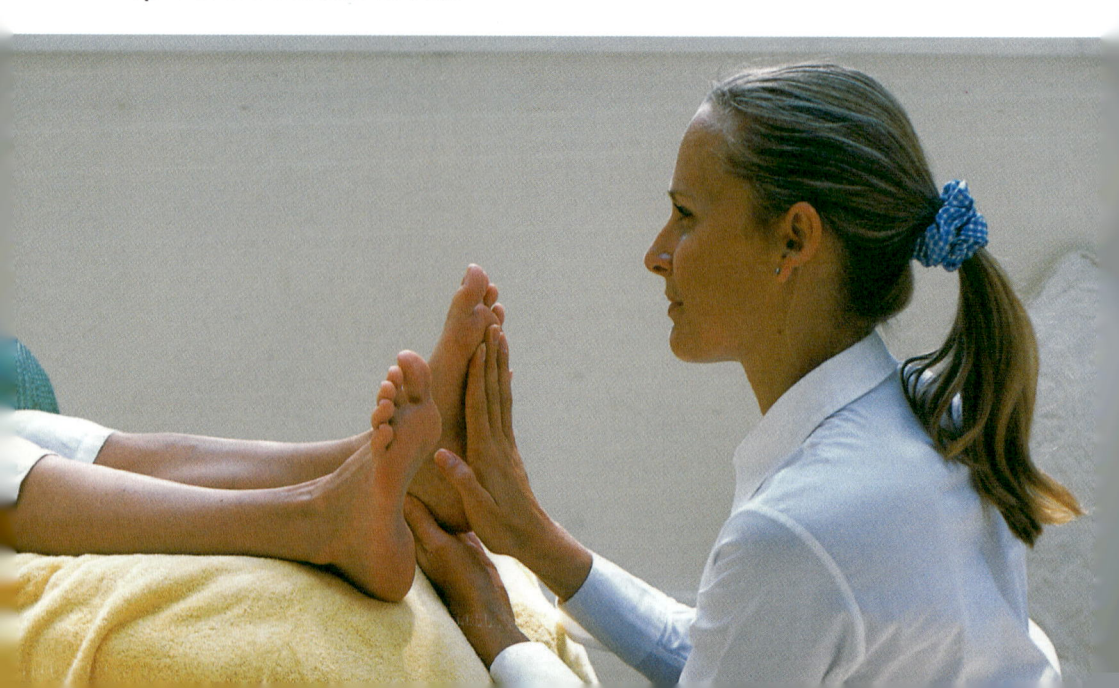

> **Protetor para as mãos**
>
> Essa loção incrível pode ser usada todos os dias para manter as mãos macias.
>
> **Ingredientes**
> - 15 ml/1 colher de sopa de óleo de abacate
> - 15 ml/1 colher de sopa de óleo de amêndoas
> - 15 ml/ 1 colher de sopa de vaselina ou glicerina
> - 1 ml/1/5 de colher de chá de óleo de vitamina E
> - 10 gotas de óleo essencial. Use qualquer um ou uma combinação de rosa, sândalo, gerânio, lavanda, flor de laranjeira.
>
> Misture os ingredientes em uma tigela pequena. Transfira para um frasco de 50 ml com tampa.

Aplicação do tratamento

Sempre comece o tratamento de reflexologia com uma massagem suave nos pés. Isso o ajudará a criar um vínculo com o paciente ou com seu próprio corpo em um autotratamento. A massagem também deixa os dedos soltos e estimula o relaxamento. Os tratamentos simples de automassagem e massagem relaxante dos capítulos anteriores são boas rotinas para fazer nesse momento. Deve-se fazer uma massagem curta depois do tratamento de reflexologia.

Você pode aplicar a rotina completa, descrita nas páginas seguintes, ou focar em uma área específica do corpo ou em um sintoma. Se fizer o tratamento completo, lembre-se de trabalhar com suavidade e não repetir a rotina mais do que uma vez por semana. Se estiver trabalhando em pontos específicos em vez de fazer toda a rotina, então bastam dois ou três tratamentos por semana. Não trate ninguém com uma doença ou problema graves ou uma mulher nos três primeiros meses de gravidez.

Ajuste da pressão

A reflexologia não deve machucar nem fazer cócegas – use uma pressão firme e agradável. A pressão terá de variar dependendo do tamanho do pé, da saúde geral e do grau de tolerância individual. Em geral, a pressão aplicada em áreas ossudas como o dorso do pé deve sempre ser mais leve do que aquela aplicada em áreas carnudas, como o calcanhar ou a base dos dedos. A pressão usada para tratar uma criança ou um idoso deve sempre ser bem mais leve.

Comece com uma pressão leve e aumente aos poucos até um grau tolerável. Não trate em excesso pontos específicos – atenha-se ao número de repetições sugerido.

Técnicas básicas

Como quem aplica um tratamento de reflexologia precisa de uma pele macia, hidrate-se diariamente. Mantenha as unhas sempre limpas e curtas. Isso é ainda mais importante para a reflexologia do que para a massagem, pois você aperta a pele.

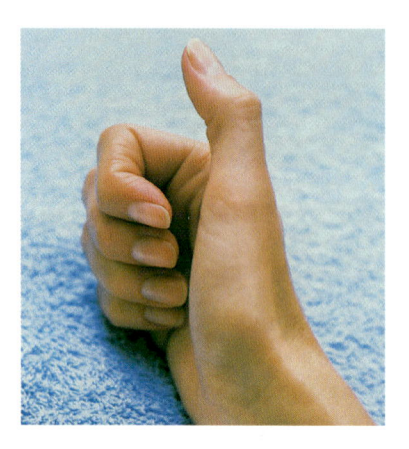

Caminhada ou rastejo com o polegar
Segure o polegar esticado na sua frente, dobre e estique de novo – essa é a técnica básica usada na caminhada com o polegar. Coloque-o na pele e use movimentos alternados dobrando e esticando para "caminhar" pela área. Isso é comparado ao movimento rastejante de uma lagarta.

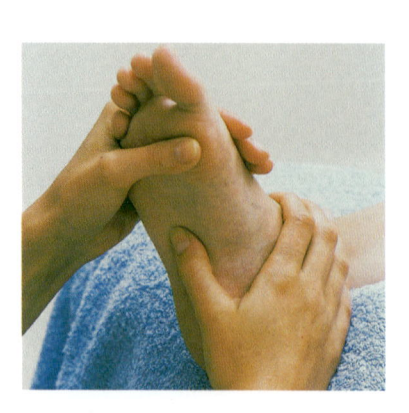

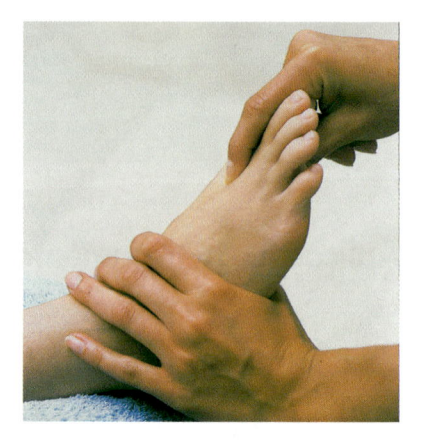

Caminhada ou rastejo com o dedo
Essa técnica é igual à caminhada com o polegar descrita ao lado, mas feita com o indicador (primeiro dedo). A ação é usada no dorso do pé e outras áreas onde há menos carne e é preciso fazer menos pressão. Você pode usar outro dedo se achar mais fácil.

Rotação em um ponto
Esse movimento é usado para reflexos sensíveis. Coloque a ponta do polegar no ponto reflexo e use a outra mão para trazer o pé devagar para o polegar. Gire o pé ao redor do polegar.

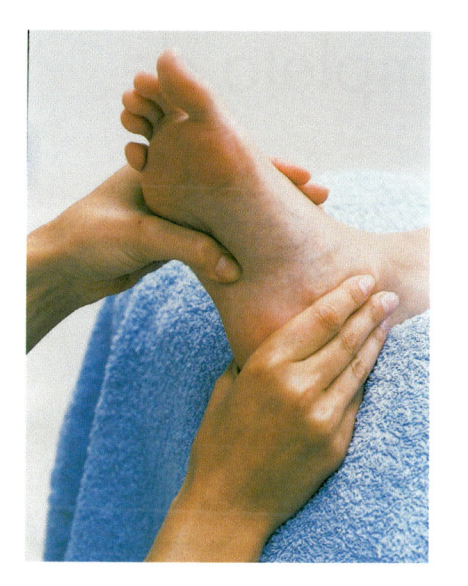

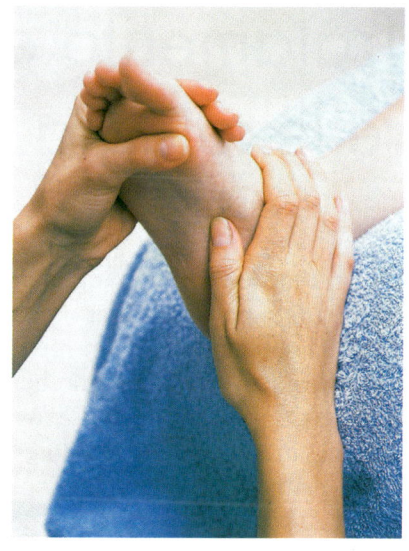

Localização ou gancho
Manobra usada para pequenos reflexos ou aqueles muito difíceis de localizar. Coloque o polegar no ponto e aplique pressão. Agora, mantendo a pressão constante, mexa o dedo para a ponta mais elevada em uma ação de "gancho". Volte o polegar para a posição original.

Segurar e apoiar
Uma mão é usada como apoio enquanto a outra trabalha o reflexo. Sempre apoie o pé. Posicione a mão de trabalho perto daquela que segura. Com esse apoio, você controla o movimento do pé. Isso também dá ao paciente uma sensação de segurança.

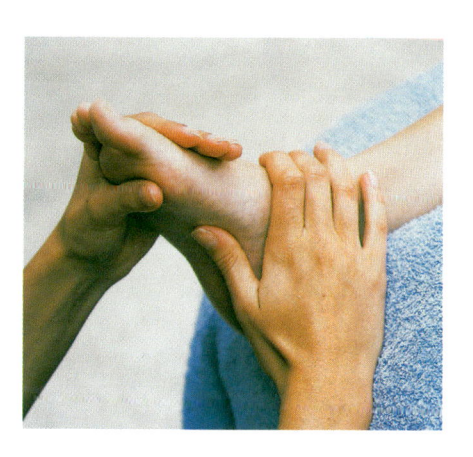

Círculos de pressão em um ponto
Segure o pé confortavelmente com uma mão e coloque a ponta do polegar no reflexo. Pressione a área e faça círculos lentos com o polegar no ponto. Esse movimento é muito usado em áreas muito sensíveis.

Tratamento completo de reflexologia

Uma rotina completa de reflexologia trata o corpo todo e pode ser uma ótima forma para melhorar o bem-estar geral e aumentar a energia. Esses tratamentos funcionam melhor se o paciente estiver com mente e corpo relaxados e respirando bem. Por isso, os primeiros movimentos na rotina trabalham nos reflexos do diafragma e do plexo solar. Esses pontos são poderosos calmantes, que estimulam uma respiração profunda natural. O terceiro movimento da rotina trata cabeça e cérebro. Estimular esse reflexo ajuda a desanuviar a mente e também prepara o cérebro para receber e enviar mensagens para o corpo.

Embora cada ponto reflexo corresponda a um órgão ou parte do corpo específica, a rotina completa também terá efeito em outras áreas.

Por ser uma rotina longa, você e o paciente devem ficar confortáveis. Em particular, é importante que os pés fiquem na altura certa para você não precisar se inclinar para alcançá-los. O paciente pode deitar em uma cama ou sentar em uma cadeira com os pés apoiados em um banquinho, com você sentado ou ajoelhado na frente.

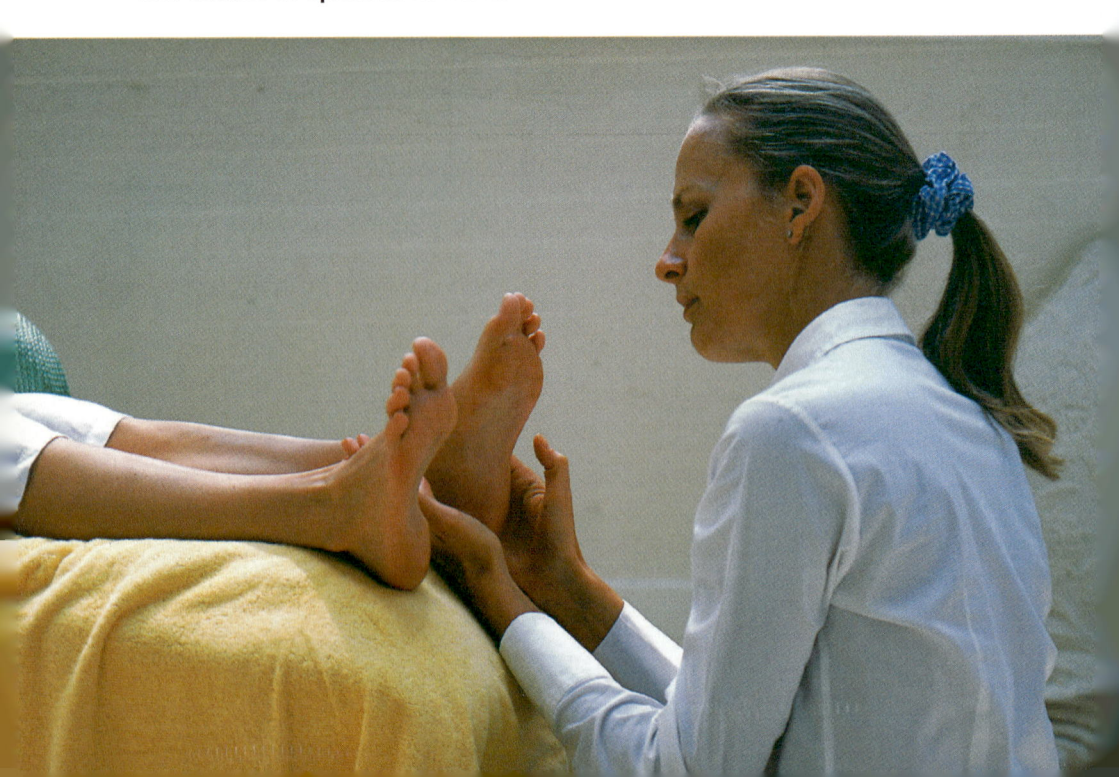

Nas mãos

Assim como os pés, as mãos contêm um "mapa" estilizado do corpo. Os reflexologistas preferem tratar os pés por serem mais sensíveis, mas as mãos podem ser mais fáceis de usar em um autotratamento. As mãos de uma pessoa também podem ser usadas para o tratamento, caso ela seja muito frágil ou tenha problemas nos pés.

O ponto pressionado aqui corresponde ao plexo solar. É um reflexo excelente para estimular se estiver ansioso ou estressado. Respire fundo enquanto trabalha.

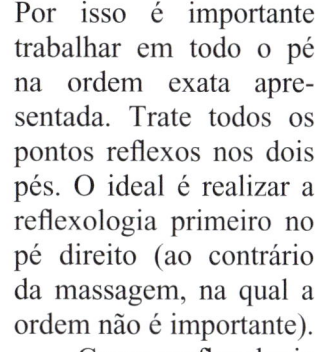

Por isso é importante trabalhar em todo o pé na ordem exata apresentada. Trate todos os pontos reflexos nos dois pés. O ideal é realizar a reflexologia primeiro no pé direito (ao contrário da massagem, na qual a ordem não é importante).

Como a reflexologia pode ser muito potente, não repita um movimento mais do que o número de vezes especificado aqui. O tratamento em si ou em outra pessoa não deve ultrapassar um dia por semana.

Rotina holística de reflexologia

Antes de iniciar o tratamento, faça uma massagem curta nos pés do paciente. Isso ajuda a soltar a tensão e permite que a pessoa se acostume ao seu toque. Você pode usar um óleo ou creme de massagem, mas deve retirá-lo com uma toalha para suas mãos não escorregarem quando trabalhar nos reflexos. No fim do tratamento, massageie os pés novamente. Dessa vez, você pode deixar a pele absorver o óleo ou creme. Aqui o pé direito é tratado primeiro.

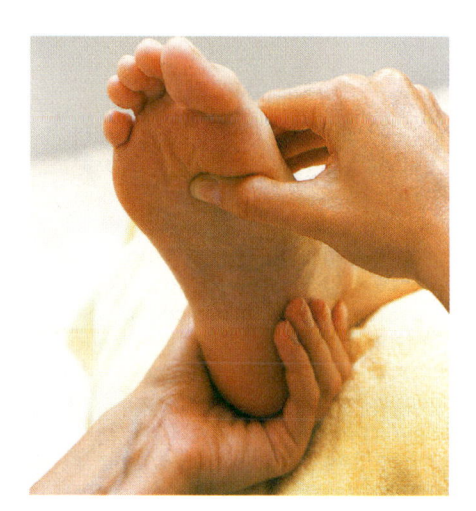

1. Diafragma (sola)
Segure o calcanhar direito na mão esquerda. Coloque o polegar direito na borda do pé próximo ao hálux e abaixo da parte carnuda. Seu polegar deve estar na horizontal, apontado para a borda interna. Agora caminhe, rastejando com o polegar pela sola, permanecendo no mesmo ponto. Repita o movimento mais uma vez.

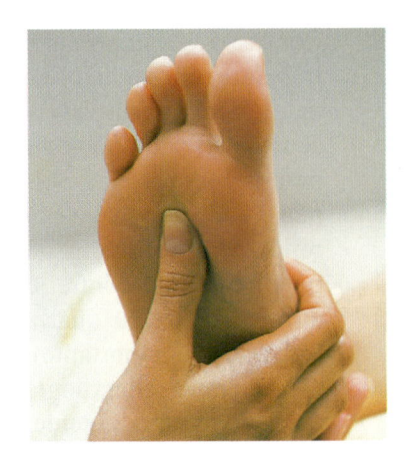

2. Plexo solar (sola)
Repita a ação descrita no passo 1, mas dessa vez pare ao atingir o ponto logo abaixo do segundo e do terceiro dedos. Vire a ponta do polegar para cima e pressione três vezes o reflexo do plexo solar. Continue a rastejar para a borda externa do pé. Faça esse movimento duas vezes.

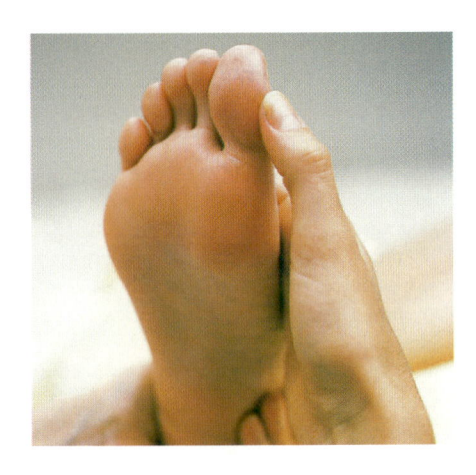

3. Cabeça e cérebro (hálux)
Continue segurando o calcanhar. Use o polegar direito para rastejar na direção da borda externa do hálux, subindo e descendo para a borda interna, como o formato de uma grande ferradura. Então rasteje na face posterior do hálux, da base ao topo. Faça quantos movimentos forem necessários para cobrir toda a superfície.

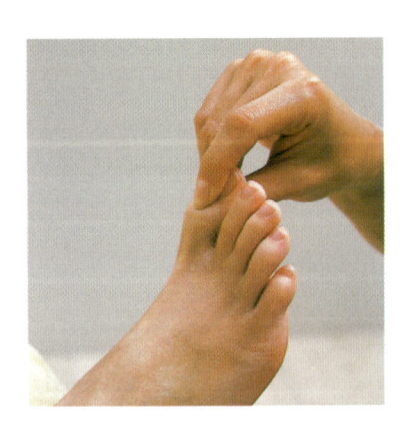

4. Rosto (frente do hálux)
Ainda segurando o calcanhar, use o indicador direito para rastejar pela frente do hálux. Use o polegar para manter o dedo fixo enquanto faz isso. Caminhe do topo do dedo à base e faça quantos movimentos forem necessários para cobrir toda a superfície.

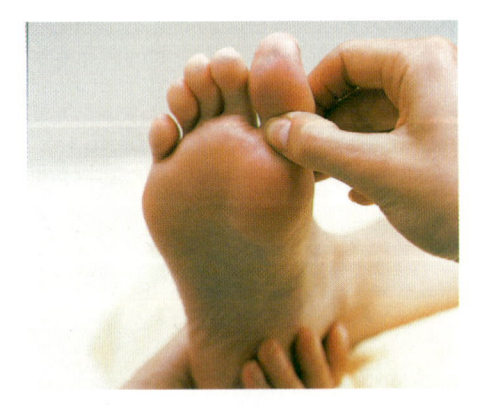

5. Frente do pescoço e nuca (base do hálux)
Coloque o indicador na base do hálux, na borda do pé. Caminhe com o dedo ao redor da frente do hálux até alcançar a articulação entre os dois primeiros dedos. Agora use o polegar para rastejar ao redor da parte posterior do dedo, começando novamente pela borda do pé e parando na articulação entre os dedos.

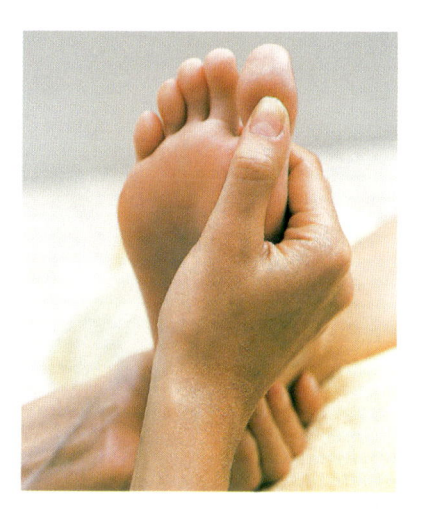

6. Hipófise (face posterior do hálux)
Coloque o polegar direito no centro do ponto mais largo do hálux e pressione bem esse reflexo três vezes.
Não trabalhe esse ponto em uma mulher grávida.

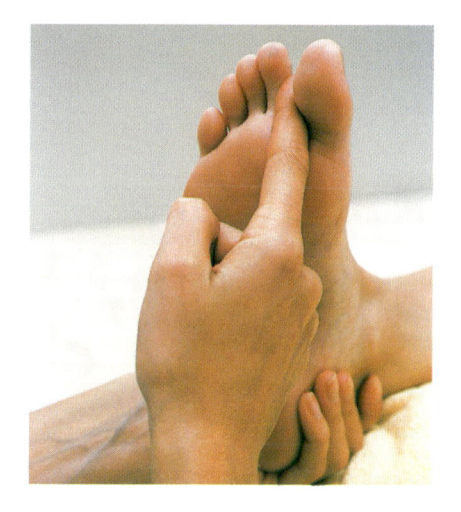

7. Nervos cranianos (quatro dedos pequenos)
Coloque o indicador direito entre os dois primeiros dedos, de frente para o segundo dedo. Caminhe para cima do segundo dedo e para baixo no outro lado, como uma ferradura. Caminhe sobre os outros três dedos da mesma forma. Repita todo o movimento.

Tratamento entre refeições

Não se deve aplicar a reflexologia em alguém que comeu muito de duas a três horas antes. Por outro lado, uma pessoa não deve receber o tratamento de estômago vazio, pois seus níveis de energia se esgotarão e ela não responderá ao tratamento como deveria. Se o paciente estiver há muitas horas em jejum ou sentir fome, ofereça um lanchinho com suco e biscoitos antes de começar a rotina.

Um copo de suco de laranja e alguns biscoitos ajudarão a aumentar a energia da pessoa antes de um tratamento.

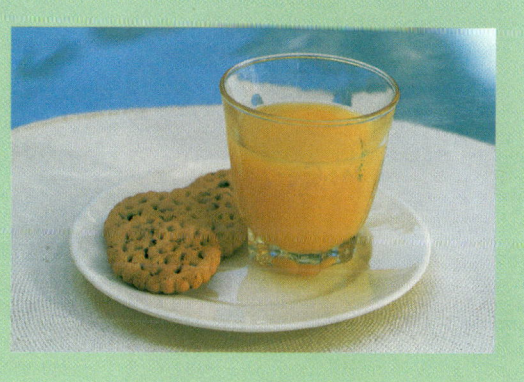

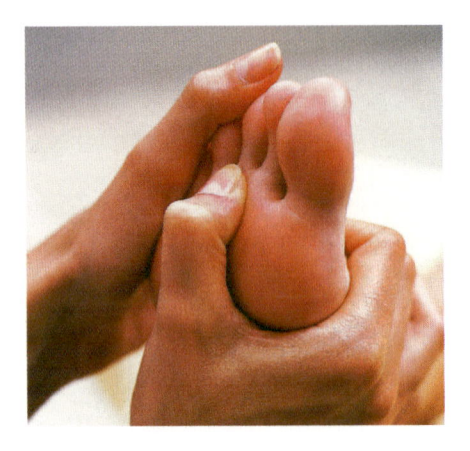

8. Seios da face, dentes e gengivas (frente e trás dos quatro pequenos dedos)
Apoie os dedos com a mão esquerda. Caminhe com o polegar atrás de cada dedo, começando da base e rastejando pelo centro até em cima. Repita o movimento, mas pare quando atingir o bulbo carnudo de cada dedo; pressione e deslize o polegar para a ponta. Agora, use o indicador para caminhar para baixo na frente dos dedos, começando da ponta e apoiando a base do dedo. Faça quantos movimentos forem necessários para cobrir a área.

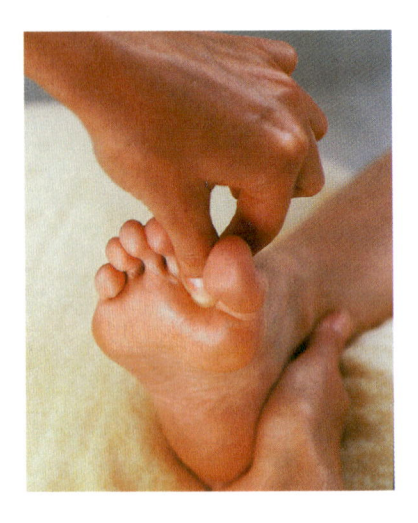

9. Glândulas linfáticas (pele entre os dedos)
Segure o calcanhar. Use o indicador e o polegar para beliscar e soltar a pele entre os dois primeiros dedos. Repita na pele entre os outros dedos, com suavidade. Agora coloque o indicador entre os dois primeiros dedos. Deslize-o pelo sulco na ponta do pé até a metade de seu comprimento. Volte pelo mesmo sulco.

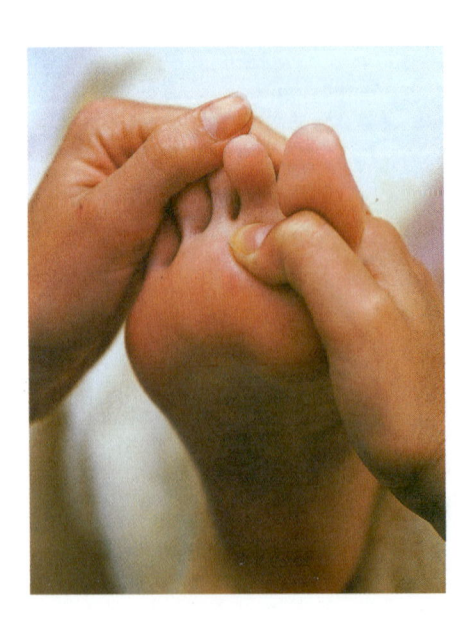

10. Olhos e ouvidos (na sola, embaixo dos dedos)
Use a mão esquerda para dobrar as pontas dos dedos um pouco para trás. Isso expõe a concavidade da sola embaixo dos dedos. Partindo da borda interna do pé, use o polegar direito para rastejar até a borda externa. Exerça uma boa pressão para baixo enquanto caminha. O reflexo do olho localiza-se embaixo do segundo e do terceiro dedos, enquanto o do ouvido fica sob o quarto e o quinto dedos.

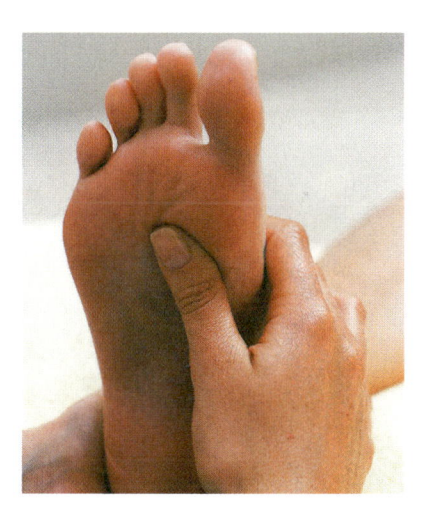

11. Tireoide, paratireoide, timo (sola)
Ainda segurando o calcanhar, use o polegar da mão direita para rastejar pela linha do diafragma, que percorre o pé na base dos dedos: comece na borda interna do pé e caminhe até ficar alinhado com o ponto entre os dois primeiros dedos. Vire o polegar para cima e caminhe até alcançar a base dos dedos.

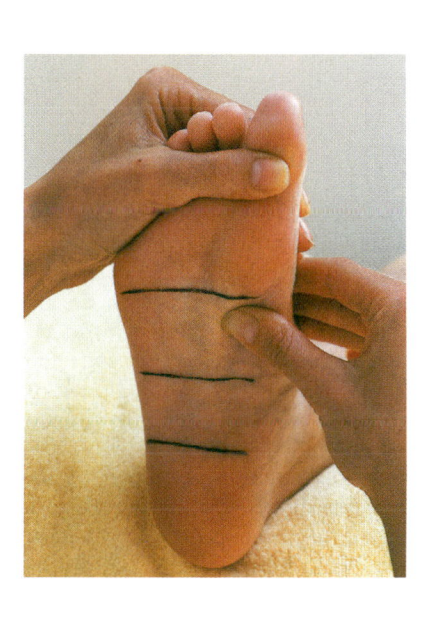

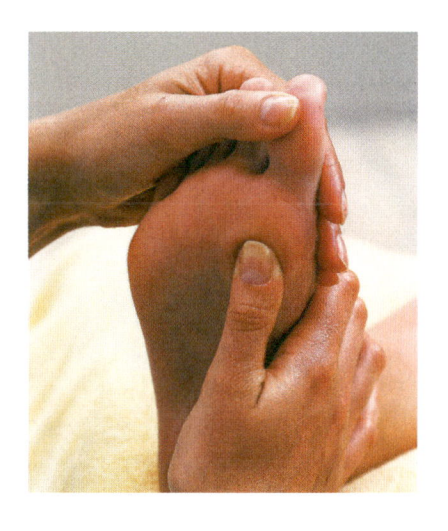

12. Esôfago, peito, pulmões, coração, ombros (sola)
Agora pegue a ponta dos dedos. Coloque o polegar direito na linha do diafragma na borda do pé, apontado para cima na altura do hálux. Com o polegar, faça movimentos para cima da parte carnuda do pé até a base do hálux. Faça quantos movimentos forem necessários para cobrir a área. Agora, trabalhe da mesma forma para cobrir a mesma área do segundo ao quarto dedo. Por fim, cubra a área embaixo do dedinho.

13. Região abdominal superior (sola)
O reflexo do abdômen superior localiza-se entre a linha do diafragma e a da cintura, que fica no arco do pé (marcado ao lado). Use o polegar direito para rastejar na horizontal pelo pé da borda interna para a externa. Repita o movimento quanto for necessário para cobrir toda a área duas vezes. Os reflexos do fígado, da vesícula e do duodeno ficam nessa área do pé direito, e os reflexos do estômago, do pâncreas e do baço ficam no esquerdo.

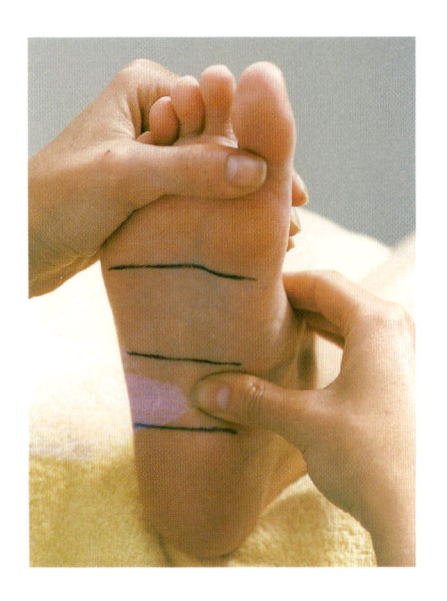

14. Região abdominal inferior (sola)
Aqui você trabalha da mesma forma que no passo 13, mas cobre a área entre o arco (linha da cintura) e a borda do calcanhar (linha do assoalho pélvico). Faça quantos movimentos forem necessários para cobrir a área. Repita duas vezes. O reflexo do intestino delgado fica nessa área.

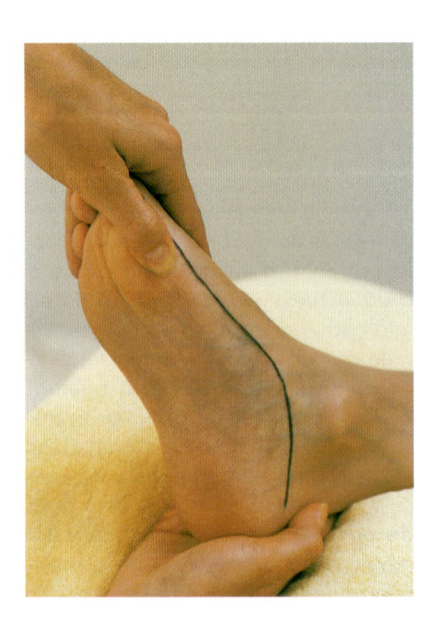

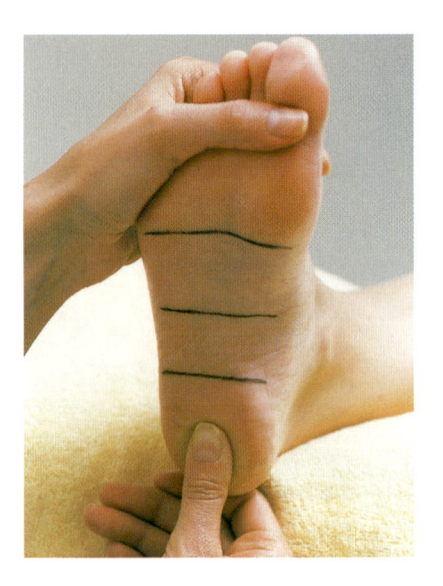

15. Lombar, pelve e ciático (sola)
Continue segurando os dedos do pé. Comece atrás do pé e use o polegar direito para rastejar pelo calcanhar, parando quando alcançar a carne mole. Use os movimentos necessários para cobrir toda a área, sempre trabalhando na mesma direção. Agora, coloque o polegar na borda interna do calcanhar na horizontal, apontado para a borda externa. Cubra toda a área.

16. Coluna (borda interna do pé)
Segure o calcanhar com a mão direita. Caminhe com o polegar esquerdo para baixo na borda interna do pé. Comece da primeira articulação do hálux e vá até o calcanhar, seguindo o osso (indicado ao lado). Troque as mãos e suba, dessa vez pressionando o osso enquanto sobe. Faça o movimento duas vezes nas duas direções. Esse movimento combate muitos problemas na coluna, pois os nervos saem daqui para todas as áreas do corpo.

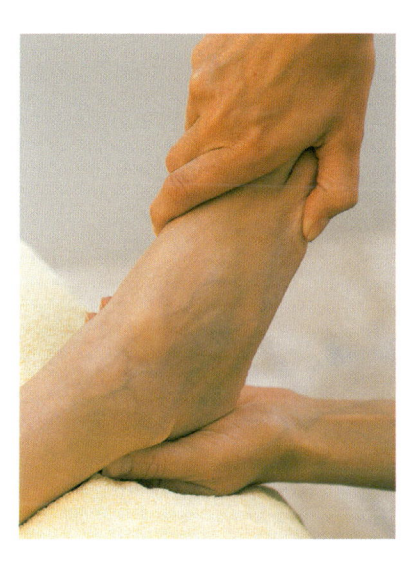

17. Ombro, quadril e joelho (borda externa do pé)
Agora segure firme, mas com suavidade, o calcanhar na mão esquerda. Caminhe com o polegar para baixo na extensão da borda externa do pé, da base do dedinho ao calcanhar. Depois volte ao dedinho pela mesma linha. Faça esse movimento duas vezes nas duas direções. É importante trabalhar em toda essa área, pois você trata três partes muitos diferentes do corpo.

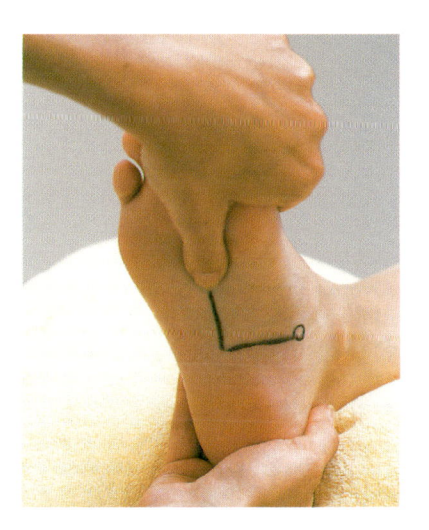

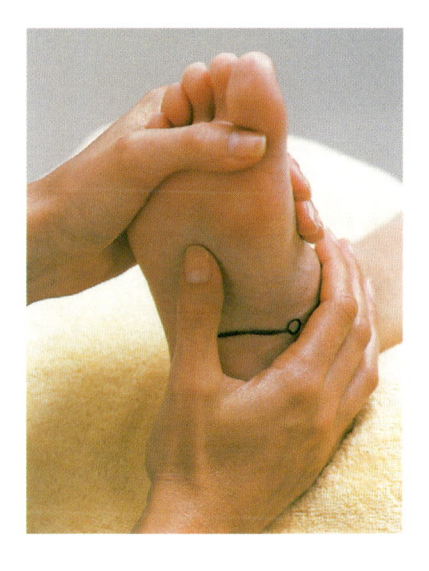

18. Rim (sola)
Apoie o pé segurando a base dos dedos. Coloque o polegar direito na linha da cintura, que cruza o centro do arco, apontado para a articulação entre o segundo e o terceiro dedos. Dê uma rastejada pequena para cima do pé onde fica o reflexo do rim. Pressione duas vezes, girando o polegar (pressão circular). Solte por um segundo e faça mais dois círculos no mesmo ponto.

19. Ureter e bexiga (sola)
Agora use a mão direita para segurar o calcanhar. Vire o polegar esquerdo para o calcanhar e caminhe para baixo pelo reflexo do ureter para a linha onde o calcanhar e a carne mole do pé se encontram (como indicado). Agora, vire o polegar e suba para a borda interna do pé. Você chegará a um monte carnudo e mole, que é o reflexo da bexiga (circulado). Pressione esse ponto três vezes.

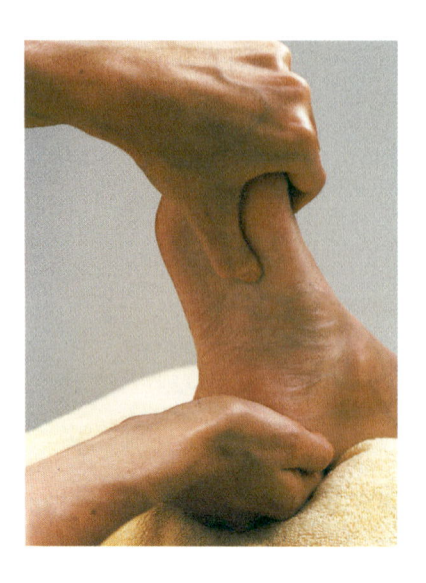

20. Glândulas suprarrenais (sola)
Ainda segurando o calcanhar com a mão direita, coloque o polegar esquerdo novamente no reflexo do rim. Desloque o dedo na horizontal do pé até logo abaixo do segundo dedo. Vire o polegar para baixo, enganche-o na pele e puxe-o na direção dos dedos. Faça três movimentos de gancho distintos nesse ponto.

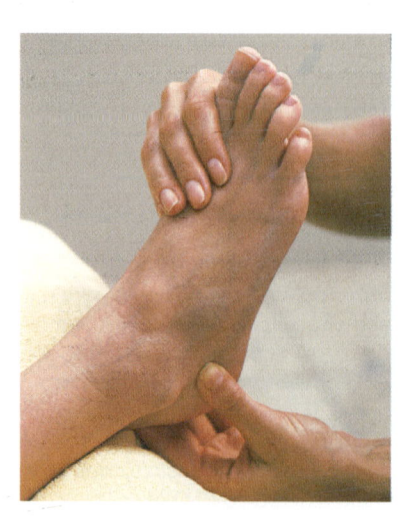

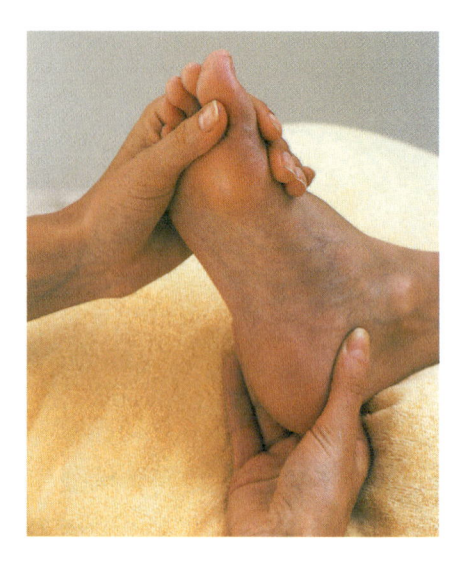

21. Útero (mulheres) ou próstata (homens) (lado interno)
Segure os dedos com uma mão (a que for mais fácil). Com a outra, coloque o polegar no meio de uma linha imaginária entre o osso do calcanhar na parte interna do pé e o canto posterior do calcanhar. Pressione esse ponto três vezes. Enquanto isso, gire o polegar devagar (pressão circular) para cobrir uma área do tamanho de uma moeda grande. Massageie em vez de pressionar a área se estiver tratando uma mulher grávida ou que use DIU.

22. Ovários (mulheres) ou testículos (homens) (borda externa do pé)
Encontre o mesmo ponto central na borda externa do pé. Pressione da mesma maneira. (Você pode achar mais fácil se trocar as mãos.) Massageie essa área em vez de pressionar, caso se trate de uma grávida.

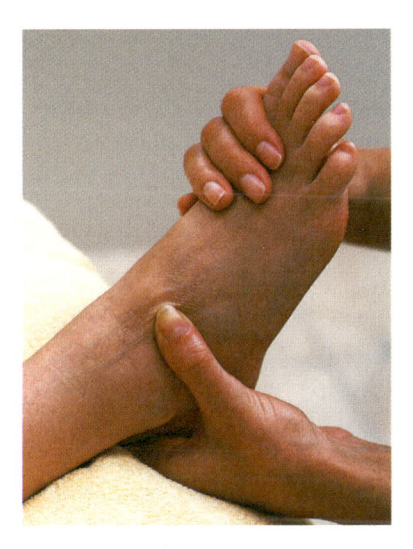

23. Trompas de falópio (mulheres), canais deferentes (homens) (dorso do pé)
Ainda segurando os dedos com uma mão, use o polegar da outra para rastejar na horizontal pelo dorso do pé na dobra entre perna e pé. Trabalhe da área externa para a interna do tornozelo. Repita.

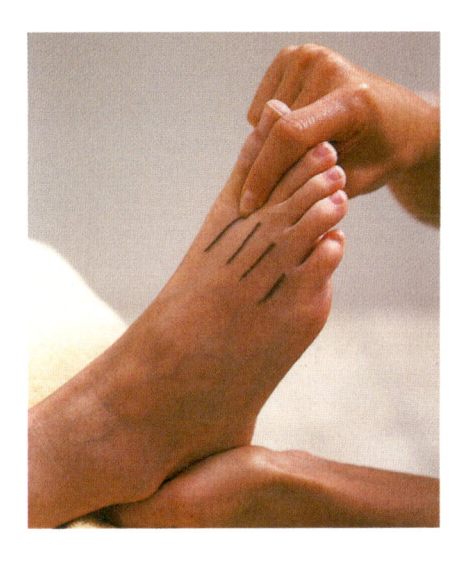

24. Área das mamas (dorso do pé, na base dos dedos)
Segurando o calcanhar com a mão esquerda, use o indicador da mão direita para rastejar para baixo, partindo da base dos dedos a um ponto correspondente à linha do diafragma (base da parte de cima do pé). Agora, rasteje para trás sobre a mesma área. Cubra todo o reflexo das mamas, que começa entre os dois primeiros dedos e termina entre o quarto e o quinto. Repita todos os passos até agora no pé esquerdo e depois junte os dois para terminar.

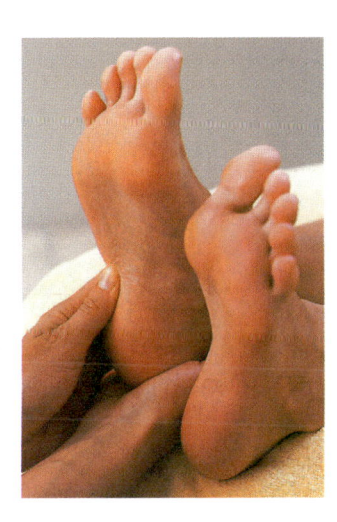

25. Cólon/Intestino grosso (solas dos dois pés)
Comece na borda do calcanhar direito, na altura da articulação entre o quarto e o quinto dedos. Caminhe com o polegar para cima na sola direita até o meio do pé. Agora caminhe na horizontal dos dois pés até ficar na altura do quarto e quinto dedos no pé esquerdo. Rasteje para o calcanhar esquerdo e depois um pouco na horizontal até o polegar ficar na altura do terceiro e quarto dedos. Vire o polegar para o calcanhar e faça três círculos de pressão profunda nesse ponto. Caminhe para a borda interna do pé esquerdo, faça dois círculos e depois desça para cerca de dois terços de distância do calcanhar – para o reflexo do ânus. Faça três círculos profundos. Repita o movimento três vezes.

Tratamento com cuidado

Poder oferecer a amigos e família um tratamento de reflexologia é muito satisfatório. Porém, é importante tratar as pessoas com segurança e responsabilidade. Sempre pergunte se o paciente tem alguma doença. Se tiver, provavelmente é mais sensato oferecer uma massagem suave no lugar da reflexologia. Da mesma forma, se a pessoa tiver sintomas graves ou incomuns, aconselhe-a a procurar ajuda médica antes de fazer a reflexologia. Pessoas com problemas como artrite podem se beneficiar da reflexologia, mas devem buscar orientação médica antes do tratamento, e você deve sempre trabalhar com suavidade.

Se tratar uma mulher, pergunte se há suspeita de gravidez. Não trate uma grávida nos três primeiros meses ou se ela tiver problemas. Alguns pontos não devem ser pressionados durante a gravidez.

A reflexologia pode ajudar a aliviar alguns dos sintomas comuns da gravidez. Entretanto, você não deve tratar se a gravidez for instável.

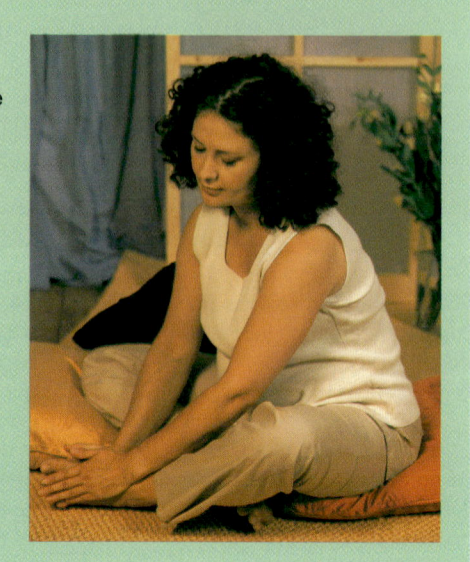

Preparo do ambiente

Tente sempre criar uma atmosfera relaxante na sala de tratamento, sendo ela sua ou de outra pessoa. O ideal é que a área seja aquecida, convidativa e silenciosa. Algumas preparações simples ajudarão a dar a qualquer sala uma atmosfera incentivadora para uma massagem relaxante ou prática de reflexologia.

Antes de qualquer coisa, escolha um lugar privado onde sabe que não será perturbado durante o tratamento ou logo depois. Desligue todos os telefones, incluindo celulares; feche a porta e as janelas, se houver barulho. Ignore a campainha, se ela tocar durante o tratamento ou faça um arranjo prévio com algum membro da família para cuidar de qualquer visita. Não deixe ninguém entrar na sala enquanto aplica o tratamento, pois as interrupções tirarão sua concentração e quebrarão o fluxo relaxante da massagem.

Arrume a bagunça

Arrume e limpe a sala e tire qualquer bagunça. Não tenha distrações quando massagear.

Resolva onde fará a massagem. O chão é uma boa opção por ter bastante espaço para se mexer. Como pode machucar os joelhos, deixe algumas almofadas à mão. O paciente deve se sentar em uma poltrona confortável com as pernas apoiadas em uma mesinha ou banquinho. Você deve alcançar seus pés sem se inclinar ou torcer de qualquer maneira.

Deixe os óleos e equipamentos de massagem à mão. Separe duas ou mais toalhas; pelo menos

Deixe seu espaço para massagem limpo e atraente. Usar toalhas combinando ajuda a criar uma atmosfera exuberante e profissional. Deixe tudo pronto antes de começar para não precisar parar no meio do tratamento.

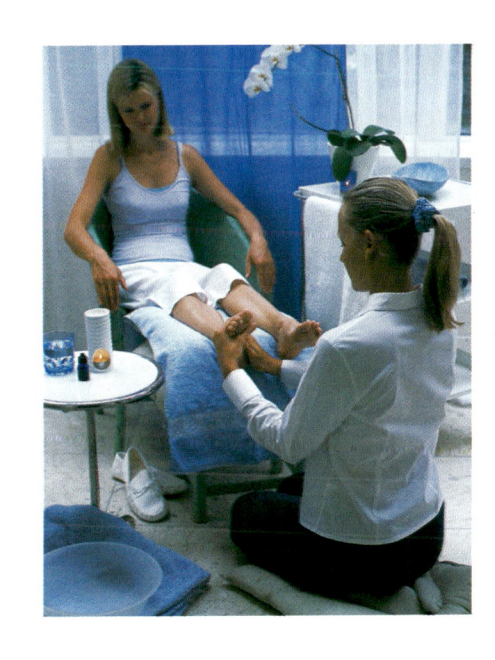

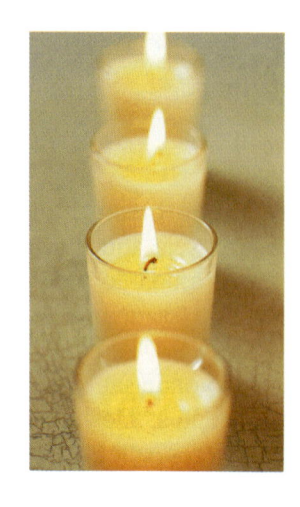

Algumas velas ajudarão a criar uma iluminação relaxante suave na sala. As perfumadas também ajudam a melhorar o humor.

uma para colocar embaixo do pé massageado e outra para manter o outro pé aquecido.

Deixe a sala aquecida, pois sentar ou deitar por qualquer período de tempo pode provocar uma perda de calor corporal. Em dias e noites frias, ofereça ao paciente um cobertor para deixá-lo aquecido e seguro.

Crie um clima

Se possível, use uma luz suave. Apague as luzes fortes posicionadas logo acima da cabeça ou na altura dos olhos (seus ou do paciente). Algumas lâmpadas darão luz suficiente, e você pode acender algumas velas na sala. Uma vela tremeluzente ajuda a criar um clima calmo e aconchegante.

Flores sempre são encantadoras. Se tiver flores secas ou falsas, adicione uma gota de óleo essencial em três ou quatro bolas de algodão e coloque-as no arranjo. Rosa, jasmim, flor de laranjeira, violeta e ylang ylang são bons óleos, pois têm aromas florais, atraentes e levemente inebriantes.

Para introduzir aromas agradáveis na área, você também pode usar velas perfumadas ou vaporizar um óleo essencial. Pode também usar um *spray* aromatizador de ambiente de óleo essencial meia hora antes do tratamento. Mas não use um aroma forte, pois as pessoas podem não gostar.

Muitos gostam de música, mas, como os gostos variam, escolha uma música instrumental suave e relaxante para mente e corpo e deixe o

Sempre deixe os pés do paciente em uma altura fácil de alcançar. Você deve manter as costas retas enquanto trabalha.

> **Spray aromatizador do ambiente**
>
> Experimente este *spray* de aroma doce.
>
> **Ingredientes**
>
> - 5 ml/1 colher de chá de vodka
> - 20 ml/4 colheres de chá de água de rosas
> - 3 gotas de seu óleo favorito
>
> Misture os ingredientes em uma garrafa de 30 ml. Misture bem e borrife no ar. Não borrife em móveis ou tecidos.

volume baixo para não atrapalhar. Sempre pergunte se o paciente prefere o silêncio.

Preparação

Depois de aprontar a sala, prepare-se. Lave as mãos e veja se as unhas estão bem cortadas. Elas não podem arranhar a pele do paciente.

Concentre-se por alguns minutos antes de começar a massagem. Sente-se confortavelmente, com os dois pés encostados no chão. Relaxe os ombros e o rosto e respire fundo devagar por alguns minutos. Postura e respiração são vitais para uma boa massagem. Para aquecer seu corpo, faça algumas sequências de alongamento combinadas com exercícios para respiração. Relaxe e aqueça as mãos com uma automassagem rápida para elas ficarem macias e flexíveis.

Quando tudo estiver pronto e você estiver prestes a começar, tente sentir a energia de cura de suas mãos. Coloque-as em uma posição de oração, mas não deixe que se toquem. Faça isso duas ou três vezes antes de começar. Você pode sentir um leve puxão ou formigamento enquanto faz isso – essa é a energia das suas mãos.

Pós-massagem

Depois da massagem ou do tratamento, deixe o paciente relaxar por alguns minutos. Você pode sair da sala para isso ou apenas sentar em silêncio ao lado dele.

Beba um copo d'água e ofereça um ao paciente. Sugira que ele passe uma ou duas horas em silêncio para apreciar bem os efeitos relaxantes do tratamento nos pés.

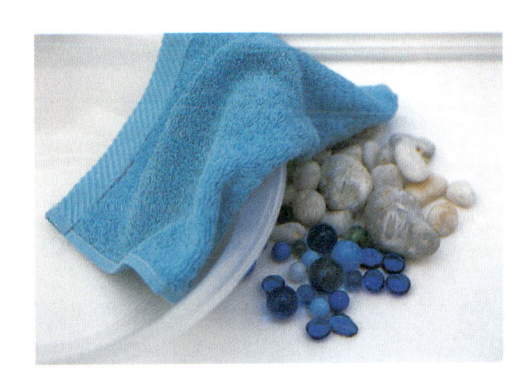

Sugira para o paciente fazer um escalda-pés antes de tratá-lo, principalmente se for o fim do dia. Coloque uma camada de bolas de gude ou pedrinhas na bacia. O paciente pode rolar os pés para a frente e para trás em uma minimassagem relaxante.

Massagens nos Pés

Seus pés podem transportá-lo para os domínios do prazer. Eles são uma das partes mais sensuais e sensíveis de seu corpo e um toque carinhoso aplicado neles pode ser maravilhosamente relaxante, energizante ou estimulante. Aqui estão alguns tratamentos fabulosos para os pés que acalmarão seus espíritos e curarão sua alma.

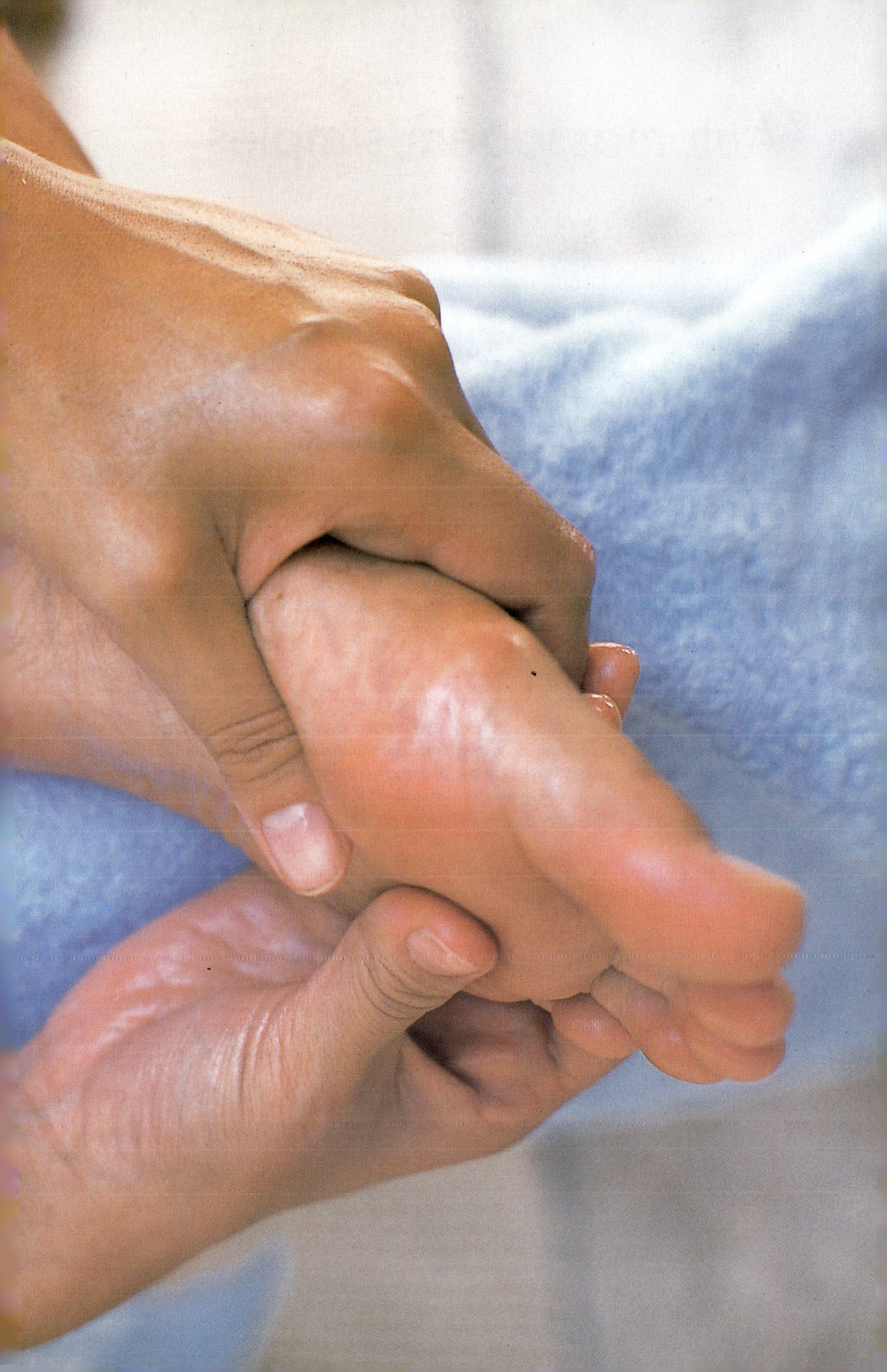

Automassagem simples

Para uma automassagem simples, precisamos apenas entender algumas manobras básicas. Depois disso, é uma questão de praticar até ficar confortável com as diferentes técnicas usadas.

O autotratamento é uma ótima forma de aprender massagem, pois você terá suas respostas físicas para guiá-lo. É importante ficar em uma posição relaxada: você não precisa torcer as costas ou o joelho para alcançar o pé. Se estiver confortável, achará muito mais fácil sentir as diferenças sutis entre as diferentes manobras e os tipos de pressão e suas reações a eles. Você logo saberá quando acertar a técnica e quando seu toque for sensível e agradável o suficiente.

Depois de dominar a rotina básica descrita aqui, você conseguirá adaptar as técnicas para atender às suas necessidades específicas e ânimos diferentes. Também achará muito mais fácil aprender os outros tratamentos deste livro.

Autotratamento fácil

Essa é uma massagem rápida, simples e eficaz, que ajuda a aliviar músculos cansados. Pode ser usada como um tratamento para relaxar e revigorar os pés, um estimulante rápido ou uma forma de aumentar a vitalidade e a energia. Se quiser, você pode usar um óleo ou creme de massagem. É melhor fazer essa massagem básica sentado ao chão, com os pés esticados na sua frente.

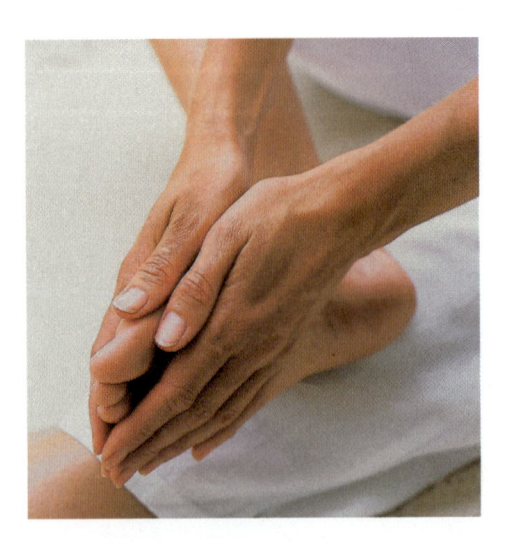

1. Sentado em uma posição confortável, ponha o pé direito sobre o joelho esquerdo. Comece com um deslizamento suave. Segure o pé entre as mãos, como um sanduíche, e deslize as mãos pelo pé, do calcanhar até os dedos.

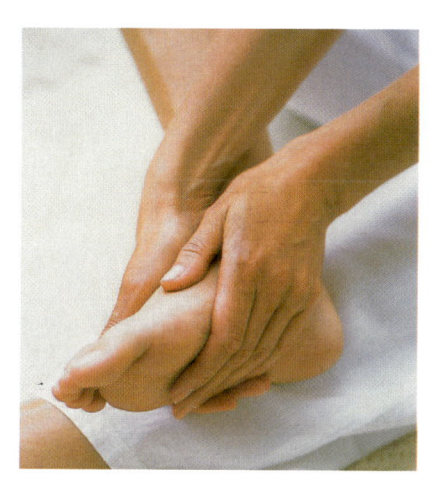

2. Deixando o pé na mesma posição, deslize as mãos na direção oposta, ou seja, dos dedos ao calcanhar. Deixe a pressão firme e constante. Agora repita esses deslizamentos mais duas vezes.

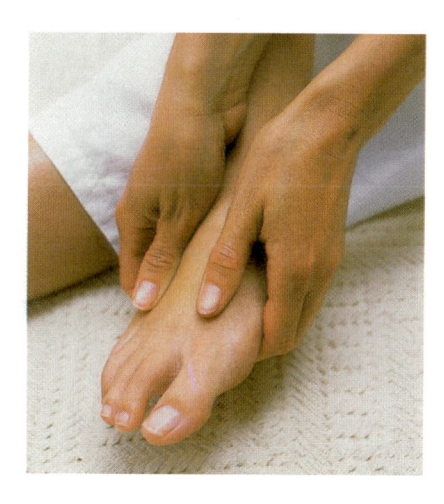

3. Coloque o pé no chão, ao lado do joelho. Segure o pé com os dedos dobrados na sola e os polegares e tenares das mãos no dorso. Faça um deslizamento transversal no dorso do pé com os polegares, aplicando uma pressão firme e mantendo os dedos no lugar.

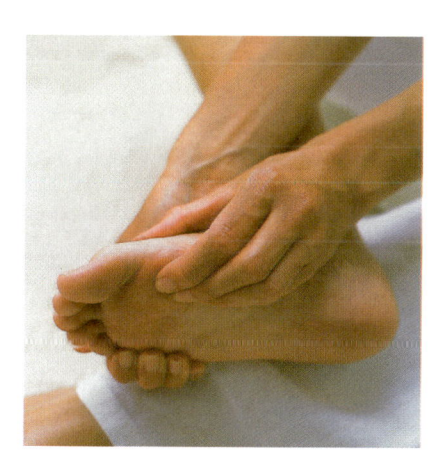

4. Agora levante o pé e ponha-o novamente em cima do joelho. Coloque as mãos na mesma posição do passo 3. Agora puxe os dedos devagar para fora alongando e deslizando na sola do pé. Aplique uma pressão firme.

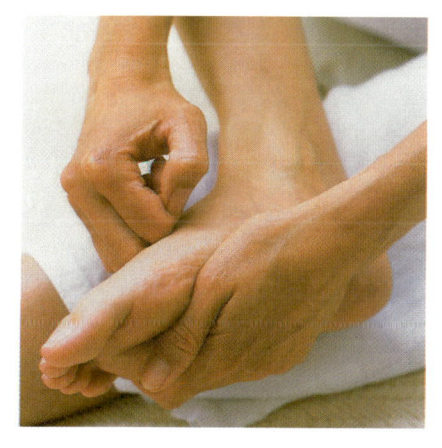

5. Apoie a sola do pé com a mão esquerda. Feche a mão direita. Use os nós dos dedos para aplicar uma pressão suave no dorso do pé com movimentos circulares. Agora, segure o dorso do pé com a mão direita. Use os nós dos dedos da mão esquerda para trabalhar a sola, aplicando uma pressão mais profunda.

Manobras diferentes

Quando fizer uma massagem nos seus pés, aproveite a oportunidade para experimentar. Teste manobras diferentes, graus de pressão e combinações dos dois. As pessoas preferem manobras e níveis de pressão muito diferentes. Seu gosto também pode mudar dependendo do humor e da parte do pé trabalhada. Como regra geral:

Manobras rápidas são estimulantes e energizantes.

Manobras lentas ritmadas têm efeito relaxante e hipnótico.

A pressão profunda pode ser usada para soltar a tensão muscular, aliviar estresse ou aumentar a vitalidade.

A pressão suave é tranquilizante e tem efeito calmante na mente e no corpo.

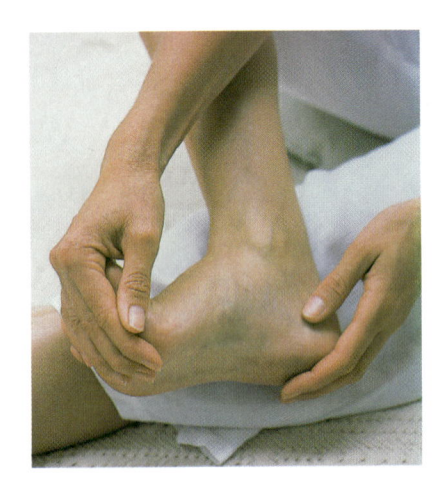

6. Segure o calcanhar com a mão esquerda e a ponta do pé com a direita. Puxe a ponta do pé em sua direção para alongar a sola. Alongue apenas até um ponto confortável.

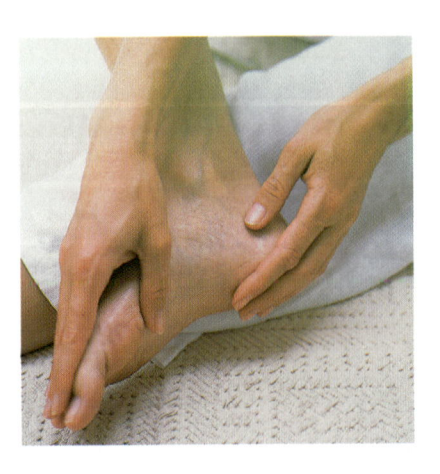

7. Continue a segurar o calcanhar com a mão esquerda. Coloque a mão direita sobre o dorso do pé, com o polegar na sola. Agora, alongue e empurre o pé para baixo até onde se sentir confortável. Repita os passos 6 e 7 mais uma vez.

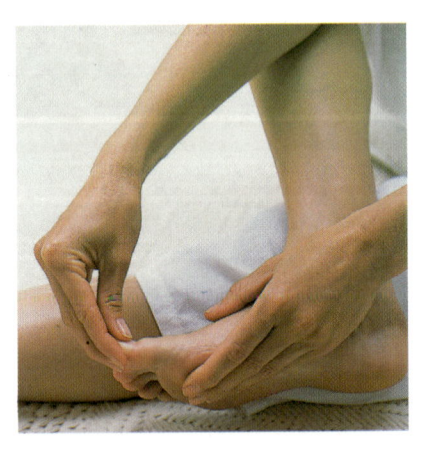

8. Apoie o pé com a mão esquerda perto do arco. Com a mão direita, segure o hálux perto da articulação principal. Gire o dedo primeiro no sentido horário e depois no anti-horário. Repita a ação em cada dedo, terminando no dedinho. Agora repita todos os passos no pé esquerdo.

Relaxante e suavizante

O autotratamento é maravilhosamente relaxante. Porém, nada que fizer em si pode se comparar à sensação de se recostar e deixar outra pessoa fazer o trabalho, como nesta rotina. Há algo muito relaxante em ter os pés massageados. A tensão parece sair de todo o corpo quase como se uma torneira tivesse sido aberta. Talvez porque os pés ficam tão longe da cabeça, também parece fácil liberar a mente de preocupações e ansiedades.

Ensine um amigo

Uma massagem relaxante no pé é um presente maravilhoso. Também vale a pena convencer um amigo a aprender essa rotina curta para que você se beneficie dela. Todos podem fazê-la, mesmo se nunca aprenderam técnicas de massagem antes.

Não é preciso fazer nenhum arranjo especial para essa massagem. Ela pode ser feita em qualquer lugar e funciona bem se a pessoa estiver sentada no sofá assistindo à TV ou se estiver no jardim em uma tarde quente de verão. Você pode usá-la para dar ao amigo um estimulante depois de dormir pouco, e ela também pode ser feita pela manhã, para preparar a pessoa para um dia longo e estressante.

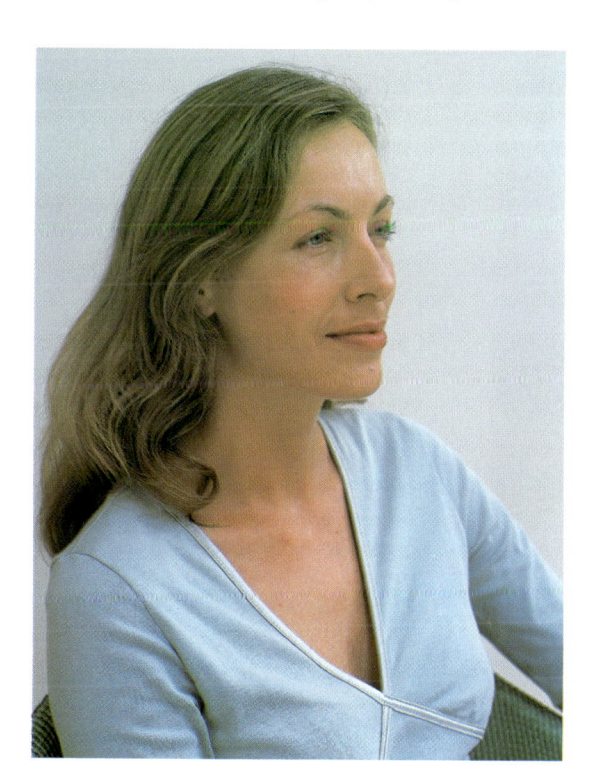

Esse tratamento deve deixá-lo bem relaxado. Fique por um tempo sentado e quieto depois da rotina. Se estiver aplicando em outra pessoa, deixe-a sozinha por cinco ou dez minutos para que ela aprecie todos os efeitos.

Rotina de massagem calmante

Se quiser, você pode incorporar essa massagem a um tratamento mais longo de cuidados com os pés. Você também pode querer usar seus óleos da aromaterapia para intensificar os efeitos. Flor de laranjeira com sândalo ou rosa com bergamota são misturas calmantes excelentes para usar. Relaxe por uns minutos depois também – talvez com uma xícara de chá.

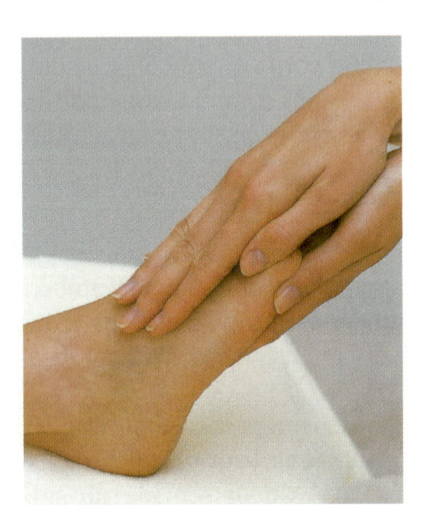

1. Comece pelo pé direito. Segure o pé entre as mãos – com uma mão no sentido do comprimento e a outra por baixo. Deslize as mãos para cima no pé até os dedos e desça novamente. Repita a ação pelo menos três vezes, aumentando a pressão.

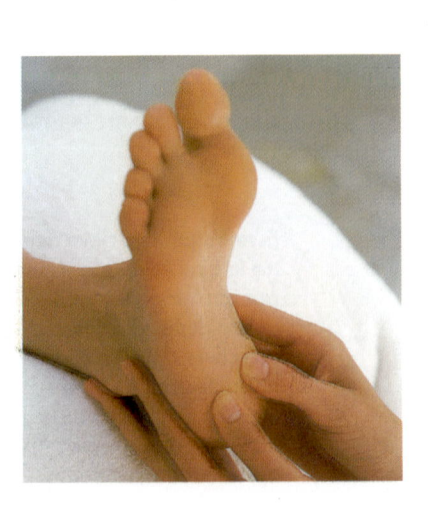

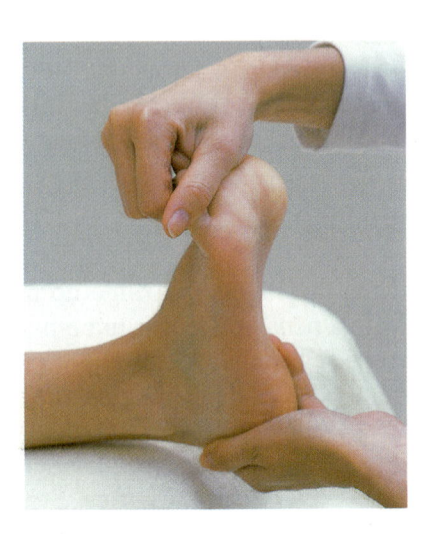

2. Apoie o calcanhar na mão esquerda. Pegue os dedos com a outra mão e empurre devagar a ponta do pé na direção da perna. Isso dá uma boa alongada na sola, ajudando a aliviar a tensão. Não empurre mais do que o confortável.

3. Coloque os dois polegares no calcanhar, com um deles um pouco acima do outro. Agora comece a massagem, fazendo círculos pequenos, alternando os polegares. Trabalhe para cima em todo o pé, até a ponta da sola, e lembre-se de usar uma pressão mais leve no arco.

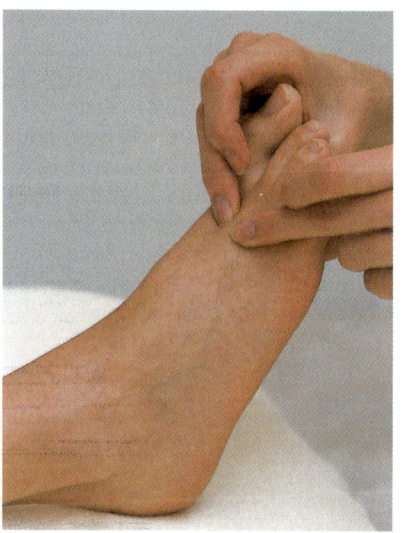

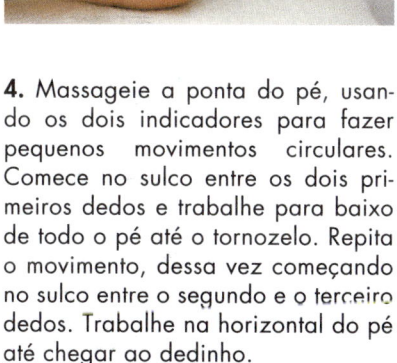

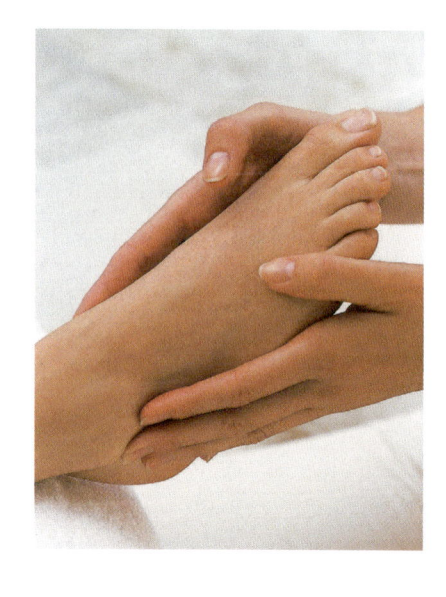

4. Massageie a ponta do pé, usando os dois indicadores para fazer pequenos movimentos circulares. Comece no sulco entre os dois primeiros dedos e trabalhe para baixo de todo o pé até o tornozelo. Repita o movimento, dessa vez começando no sulco entre o segundo e o terceiro dedos. Trabalhe na horizontal do pé até chegar ao dedinho.

5. Coloque as duas mãos em cada lado do pé, com as pontas dos dedos posicionadas perto dos ossos dos tornozelos. Agora, usando uma pressão firme (mas prazerosa), massageie no sentido horário e ao mesmo tempo ao redor dos ossos do tornozelo. Repita o movimento, mas dessa vez no sentido anti-horário.

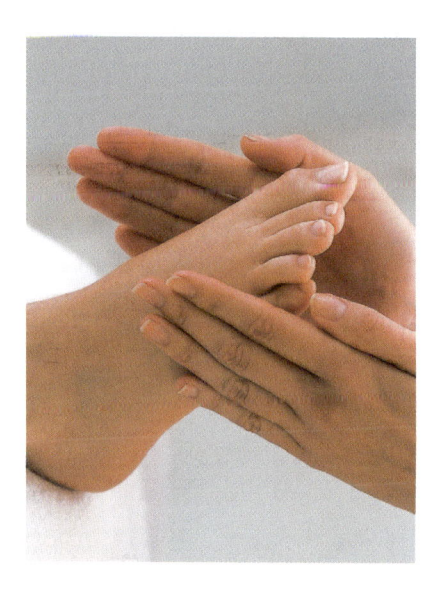

6. Coloque as mãos em cada lado do pé, como um sanduíche. Usando uma ação de torção suave, puxe um lado do pé em sua direção e empurre o outro lado ao mesmo tempo. Repita, mas dessa vez inverta a ação. Faça os movimentos mais duas vezes.

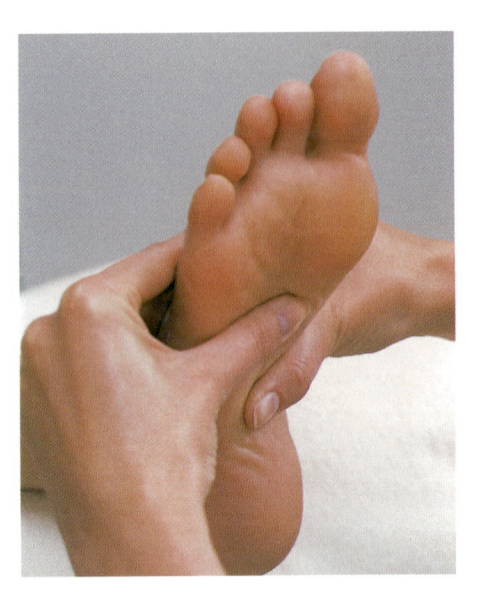

7. Agora coloque os polegares na sola em direções opostas. Envolva a ponta do pé com os dedos para mantê-la firme. Deslize os polegares para cima na sola, fazendo um movimento cruzado – com o polegar esquerdo deslizando acima do direito primeiro e depois o direito acima do esquerdo. Comece nos dedos e vá descendo e depois volte para os dedos.

8. Termine a massagem fazendo manobras leves como uma pena na ponta e na sola do pé, com mãos alternadas. Cubra toda a área duas ou três vezes ou mais, se você sentir que a pessoa se beneficia dessa ação relaxante. Agora repita toda a sequência no pé esquerdo.

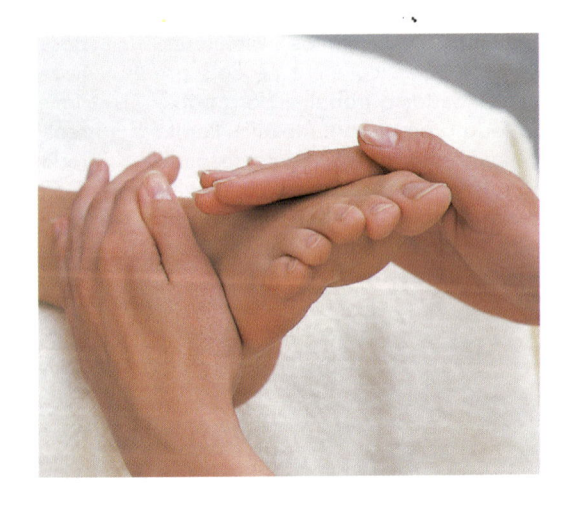

Massagem para começar o dia

Os gregos antigos acreditavam que uma massagem diária era uma das melhores maneiras de manter o corpo saudável. Alguns têm tempo para um tratamento completo, mas uma automassagem rápida nos pés é uma ótima forma de começar o dia. Essa rotina deve ser relaxante, mas revigorante, ou seja, um verdadeiro despertador.

Vale a pena levantar 15 minutos mais cedo para desfrutar de um início de dia relaxante. Uma massagem no pé não demora muito, mas pode fazer toda a diferença em como você se sente.

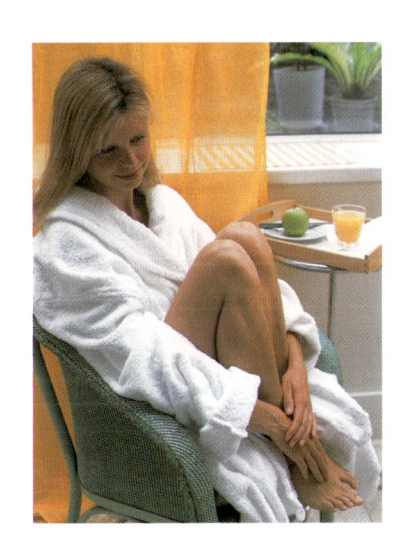

Rotina para despertar

O ideal é que você esteja relaxado antes de começar essa sequência. Mas não se preocupe se acordar se sentindo ansioso; você achará quase impossível permanecer assim durante a massagem. Comece com o pé direito e repita no esquerdo.

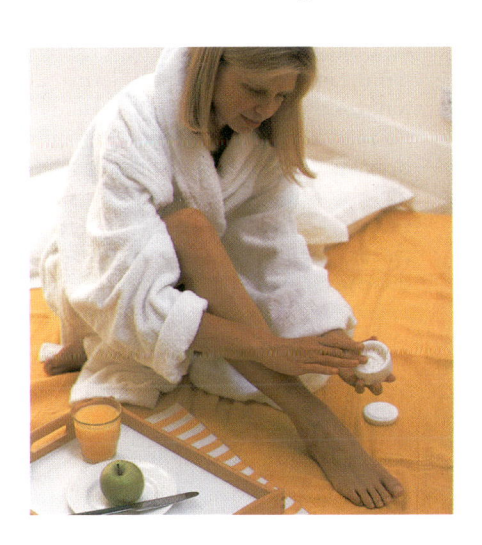

1. Para começar, fique em uma posição confortável em um local tranquilo. Deixe um copo de suco e uma fruta à mão para comer depois da massagem. Escolha seu creme ou mistura de óleos essenciais favoritos para aplicar nos pés – eles devem ser fáceis de espalhar, mas não devem encharcar.

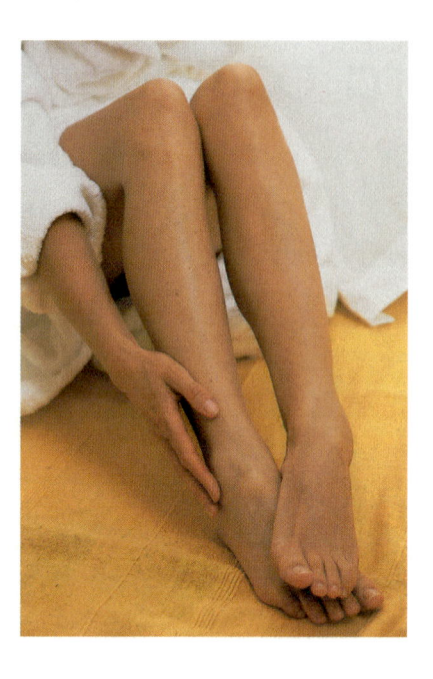

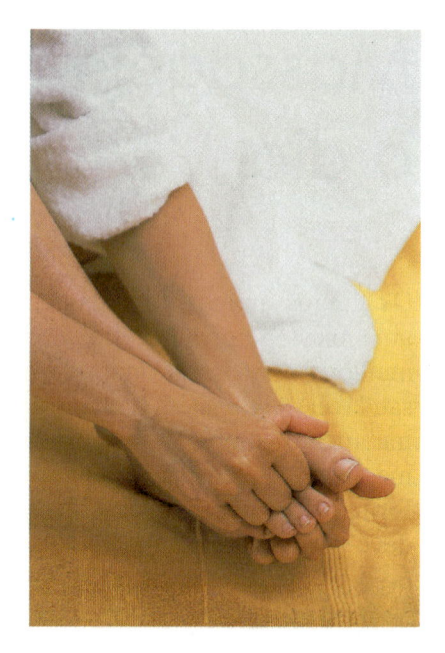

2. Use os dedos para espalhar o creme ou o óleo generosamente no dorso do pé direito. Então coloque o pé esquerdo em cima e use a sola para massagear dos dedos ao tornozelo. Aplique uma pressão mais forte nos dedos do que no dorso, que é mais delicado. Tome cuidado especial ao redor da área do tornozelo.

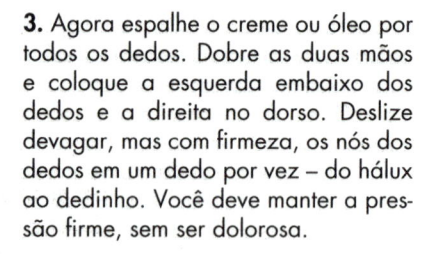

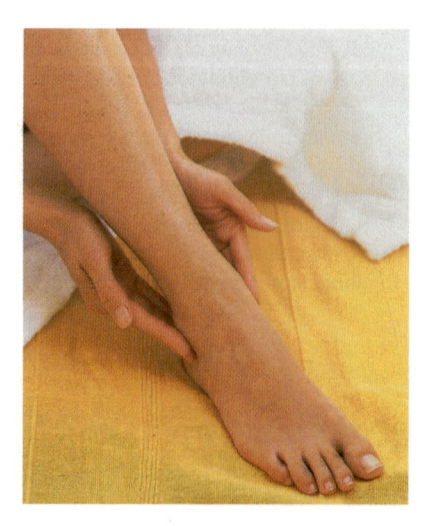

3. Agora espalhe o creme ou óleo por todos os dedos. Dobre as duas mãos e coloque a esquerda embaixo dos dedos e a direita no dorso. Deslize devagar, mas com firmeza, os nós dos dedos em um dedo por vez – do hálux ao dedinho. Você deve manter a pressão firme, sem ser dolorosa.

4. Com bastante creme ou óleo nas mãos, massageie os dois lados do tornozelo ao mesmo tempo. Trabalhe no sentido horário, fazendo três giros distintos. Repita, dessa vez no sentido anti-horário. Se estiver com sono ou se seus tornozelos estiverem rígidos ou tensos, repita o movimento nas duas direções.

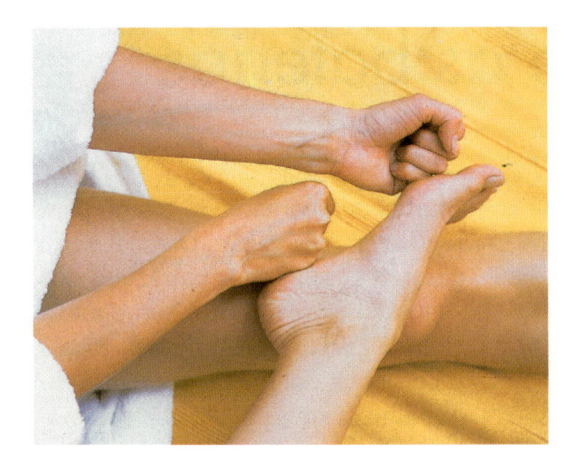

5. Coloque o calcanhar do pé direito sobre o joelho esquerdo e aplique o creme ou óleo na sola. Feche as duas mãos. Use a borda externa dos punhos alternados para bater na sola do pé, começando pelos dedos e indo até a área do calcanhar. Bata mais forte na ponta e no tornozelo do que no arco, que deve ser massageado suavemente.

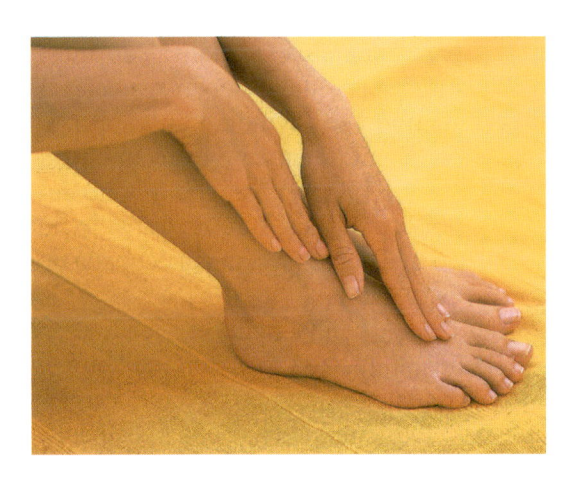

6. Adicione mais óleo ou creme nas mãos e esfregue as palmas para espalhá-lo por igual. Massageie o dorso do pé com as mãos alternadas, dos dedos ao tornozelo. Comece com um toque suave como uma pena para estimular o relaxamento e vá aumentando a pressão para um nível energizante mais forte, mas mantenha a manipulação sempre agradável.

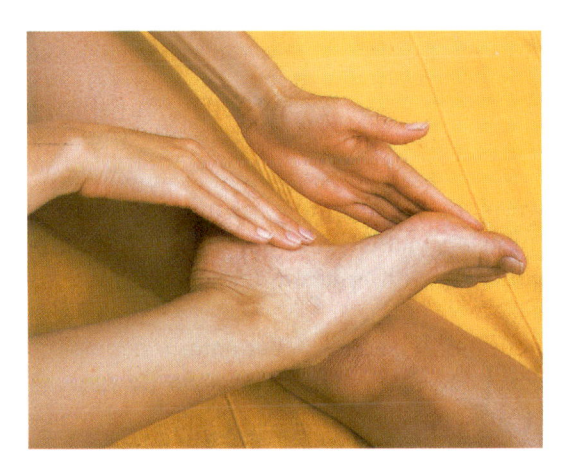

7. Agora coloque o tornozelo direito sobre o joelho esquerdo, expondo a sola. Coloque um pouco mais de óleo ou creme nas mãos e esfregue as palmas para espalhar por igual. Faça movimentos de varredura com as mãos alternadas pelos pés, dos dedos ao tornozelo. Comece novamente com um toque leve para ajudar a relaxar e aumente a pressão aos poucos. Agora repita a sequência no pé esquerdo.

Recarregue as baterias

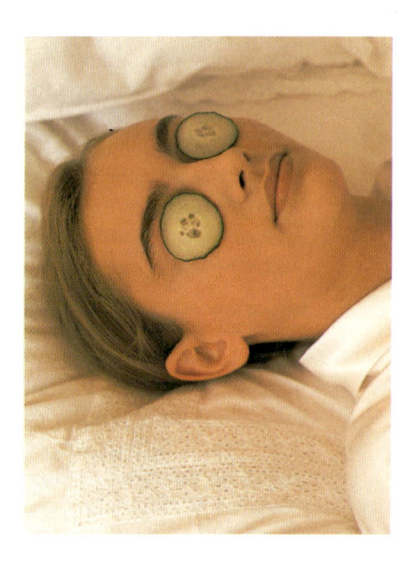

Fatias de pepino ou batatas colocadas sobre os olhos enquanto os pés são massageados intensificarão o efeito revitalizante como um todo.

Muitos de nós não têm tempo para relaxar e recarregar. O ideal seria parar e descansar sempre que nos sentíssemos cansados ou com a energia baixa, mas muitas vezes precisamos continuar por causa do trabalho, da casa ou de compromissos sociais.

Como esse tratamento serve para acalmar e revitalizar ao mesmo tempo, deve deixar o paciente sentindo-se revigorado e energizado. É um tratamento excelente para fazer se alguém vai sair à noite depois de um dia duro de trabalho ou no meio de uma semana ocupada ou estressante.

A rotina pode ser facilmente adaptada para o autotratamento e usada como um estimulante instantâneo onde você estiver. É ótima para dias em que você não pode parar, mas sente que não consegue continuar.

O poder do silêncio

Tente trabalhar em silêncio, exceto quando precisar pedir ou perguntar alguma coisa, pois alguns minutos de calma podem ajudar a aumentar o efeito restaurador dessa massagem. O paciente pode gostar de cobrir seus olhos com fatias de pepino ou batata crua, que terão um efeito fortificante, e fechar os olhos também diminuirá qualquer tentação de conversar.

Ofereça ao paciente um copo d'água para beber antes e depois da massagem, pois a desidratação pode aumentar a sensação de fadiga. Também é bom comer um lanchinho; o ideal seria uma fruta, para aumentar os níveis de energia. Se possível, ele deve dar uma volta ao ar livre depois de fazer a rotina.

Tônico de massagem

Esse creme espesso funciona bem com a rotina revitalizante e é adequado para todos os tipos de pele. Feito na quantidade indicada, vai durar uns 12 tratamentos. Você pode substituir outros óleos essenciais por hortelã e laranja da terra, se quiser. Experimente cipreste e limão para ajudar a desintoxicar, rosa e tangerina para um prazer total ou alecrim e gerânio para um efeito regenerativo.

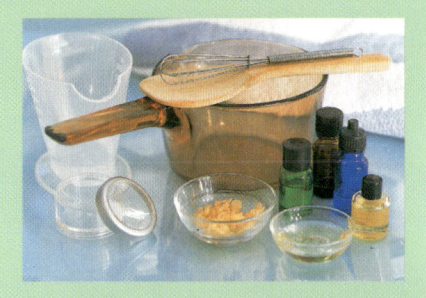

Você pode fazer um creme de massagem incrível usando apenas alguns ingredientes naturais.

Ingredientes

- 20 ml/4 colheres de chá de óleo de amêndoas
- 40 ml/8 colheres de chá de óleo de abacate
- 20 ml/4 colheres de chá de água de rosas
- 5 ml/1 colher de chá de grãos de lecitina
- 10g de cera de abelha
- 8 gotas de cada óleo essencial de laranja da terra e hortelã

Coloque os óleos de amêndoa e abacate e a cera de abelha em um jarro de cerâmica ou de aço. Cozinhe em banho-maria dentro de uma panela com um pouco de água. Use uma temperatura baixa, mexendo de vez em quanto até a cera derreter. Tire o jarro da água. Adicione a lecitina e bata bem a mistura e depois misture a água de rosas. Deixe a mistura esfriar (mas não completamente). Agora misture com os óleos essenciais. Coloque o creme em um recipiente limpo e com tampa.

Rotina revitalizante

Peça ao paciente para sentar-se confortavelmente. Sugira que ele relaxe os ombros e os músculos faciais por alguns minutos e respire fundo algumas vezes antes de começar.

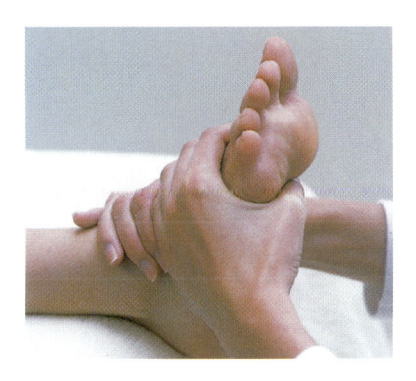

1. Massageie a sola e o dorso do pé direito, usando as mãos alternadas. Repita em todo o pé três vezes ou mais. Agora coloque os polegares na sola e os dedos no dorso do pé, uma mão um pouco acima da outra. Movimente as mãos em direções opostas, em uma torção suave, como se torcesse um pano molhado. Comece perto do tornozelo e trabalhe até os dedos, voltando depois. Repita a ação mais uma vez.

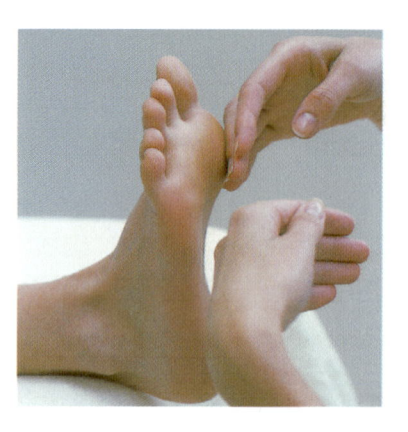

2. Rápido, mas com delicadeza, use as palmas para dar batidinhas no dorso do pé, do tornozelo aos dedos. Depois use o dorso das mãos para dar batidinhas em toda a sola, onde a pressão pode ser mais acentuada. Faça isso algumas vezes. Essa manobra ajuda a aumentar a circulação, remover toxinas e trazer nutrientes e oxigênio para a área.

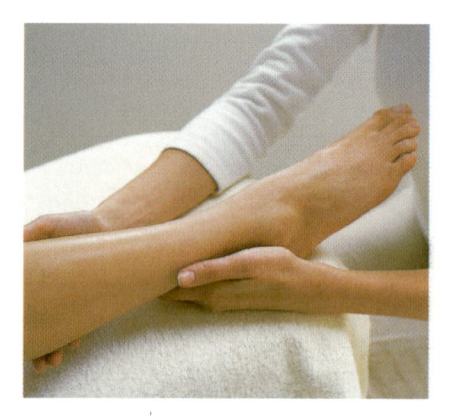

3. Segure o pé atrás do tornozelo para mantê-lo imóvel. Envolva a panturrilha com a outra mão, aperte e solte. Comece logo acima do tornozelo e trabalhe a perna até logo abaixo do joelho, espremendo cada parte do músculo. Agora deslize a mão de volta ao tornozelo e trabalhe a perna da mesma forma mais duas vezes. A tensão costuma se acumular nas panturrilhas, e essa é uma boa maneira de soltá-la.

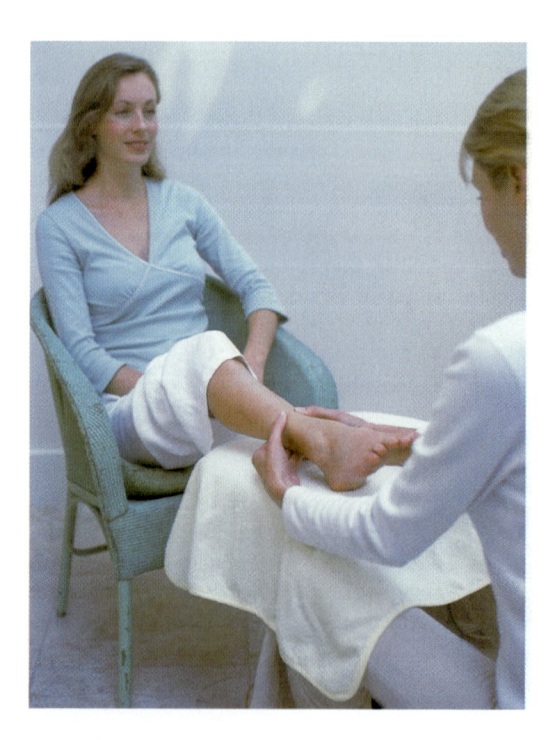

4. Coloque os polegares um em cada lado da canela. Use as pontas para massagear, fazendo círculos pequenos. Trabalhe em toda a perna, do tornozelo ao joelho. Deslize as mãos de volta ao tornozelo, sem aplicar qualquer pressão. Repita.

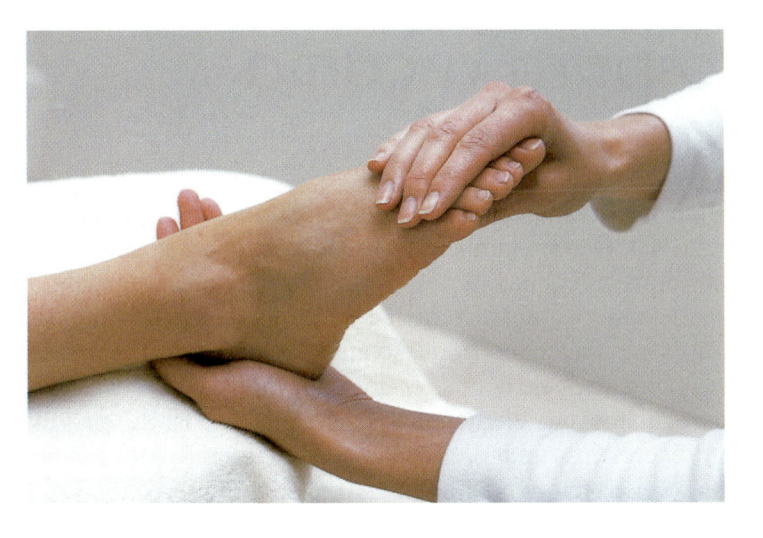

5. Apoie o calcanhar na mão, enquanto deixa a outra contra a base dos dedos. Empurre o pé devagar para a frente três vezes, lembrando-se de que nunca deve empurrá-lo mais do que iria naturalmente. Agora faça um alongamento para a frente (mostrado acima): coloque a mão no dorso do pé perto dos dedos e puxe-os em sua direção. Faça esse alongamento três vezes.

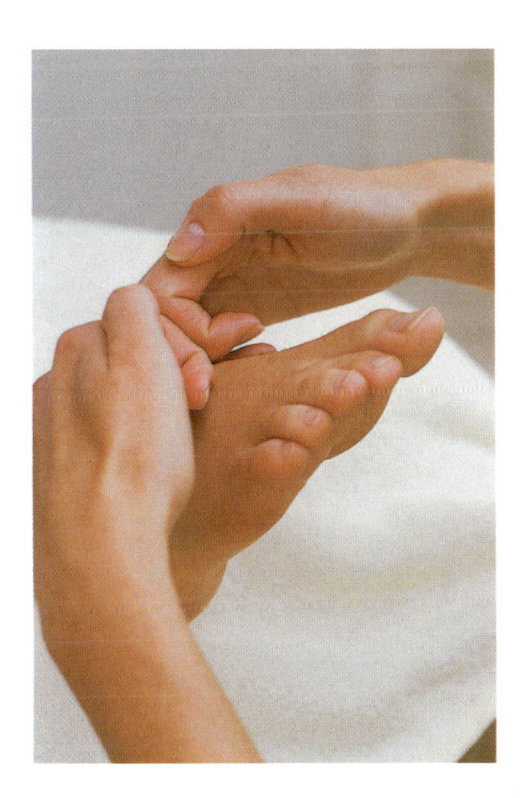

6. Cerre ligeiramente os punhos. Coloque a área plana entre as duas primeiras articulações, inicialmente no dorso do pé, e use para massagear, fazendo pequenos movimentos circulares. Comece perto dos dedos e vá descendo até o tornozelo e depois volte. Repita. Termine a rotina massageando a sola e o dorso do pé, como no passo 1. Repita toda a sequência no pé esquerdo.

Direto para a cama

Quando você dorme bem, acorda sentindo-se revigorado e pronto para as atividades do dia. O sono também é essencial para a boa saúde: enquanto descansamos, as células de nosso corpo se reparam e regeneram, nossos órgãos desintoxicantes fazem seu trabalho sem impedimentos e nossa pressão sanguínea cai. Tudo isso ajuda a combater o estresse e melhora nossa capacidade de combater doenças.

O sono regular é um elemento essencial de um estilo de vida saudável, com exercícios, uma dieta balanceada e o consumo de muita água. Como o exercício ajuda a cansá-lo, ele auxilia o sono, assim como certos alimentos, como carboidratos, que contêm amido.

Criando uma rotina

Seu sono pode ficar melhor se você tiver uma rotina regular antes de dormir. Tomar um banho quente e beber leite quente toda noite ajudam a relaxar. Se você fizer isso toda noite, começará a associá-los com a hora de dormir e isso o deixará no clima certo para o sono.

Uma massagem nos pés é outra ótima maneira de relaxar. É bom, principalmente se estiver com a cabeça cheia, porque redireciona sua atenção da cabeça para os pés – a parte centrada de nosso corpo.

É bom se preparar para dormir antes de fazer esse tratamento. O ideal seria fazê-lo no quarto, sentado em uma cadeira confortável ou deitado na cama, indo direto para a cama depois. Se você sentir sonolência, não ache que precisa terminar a rotina, apenas adormeça.

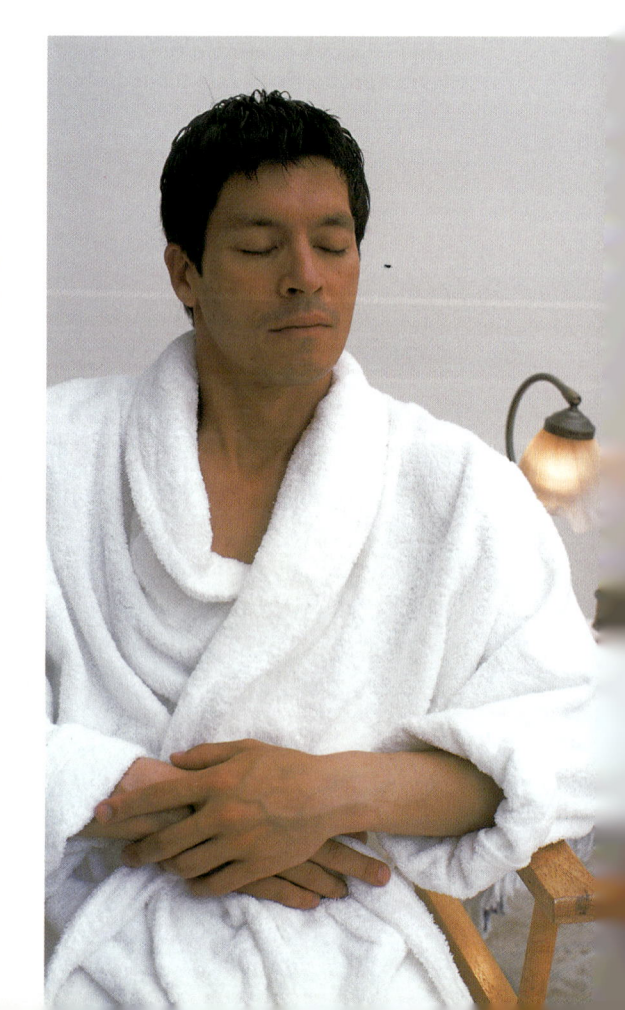

Spray para a hora do sono

Esse *spray* usa óleos de camomila e lavanda, apreciados por suas propriedades relaxantes e sedativas. Flor de laranjeira e manjerona também podem ser usados, se você preferir seus aromas. Você pode adaptar o *spray* para outras ocasiões mudando os óleos: uma combinação de bergamota, sálvia esclareia, gerânio e limão, por exemplo, formam um *spray* purificante ótimo para depois da prática de exercícios e do banho.

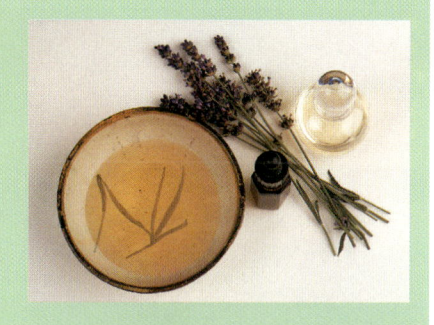

O óleo essencial destilado da lavanda é famoso por ter um efeito calmante e por promover um sono profundo e tranquilo.

Ingredientes

- 25 ml/5 colheres de chá de óleo de semente de uva
- 25 ml/5 colheres de chá de óleo de amêndoas
- 20 ml/4 colheres de chá de óleo de jojoba
- 10 ml/2 colheres de chá de água de rosas
- 10 ml/2 colheres de chá de glicerina
- 20 gotas de cada óleo essencial de lavanda e camomila.

Misture os cinco primeiros ingredientes e acrescente os óleos essenciais, misturando bem. Transfira para um borrifador de 100 ml. Agite antes de usar.

Intensificador do sono

Essa é uma rotina de autotratamento muito simples que você pode fazer antes de dormir. Use os pés para massagear um ao outro para não haver necessidade de se curvar. Um *spray* feito com óleo é usado para você massagear sem puxar a pele. Você pode fazer a rotina sentado na cama, mas coloque uma toalha embaixo para proteger os lençóis.

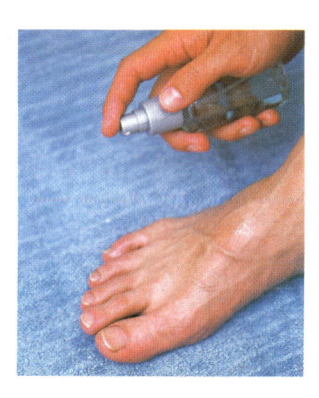

1. Coloque uma toalha grande embaixo dos pés. Borrife um lenço grande e limpo com o *spray* do sono (veja o quadro acima) e borrife o dorso do pé direito. Jogue o lenço no dorso do pé e use a sola do pé esquerdo para espalhar no dorso do direito. Descarte o lenço. Repita no pé esquerdo para perfumar levemente o dorso e a sola dos dois pés.

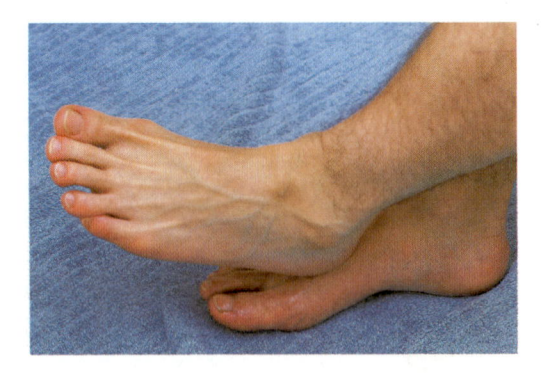

2. Dobre o joelho direito, deixando o pé direito apoiado no chão ou na cama. Use o calcanhar esquerdo para massagear os dedos do pé direito. Trabalhe um dedo por vez.

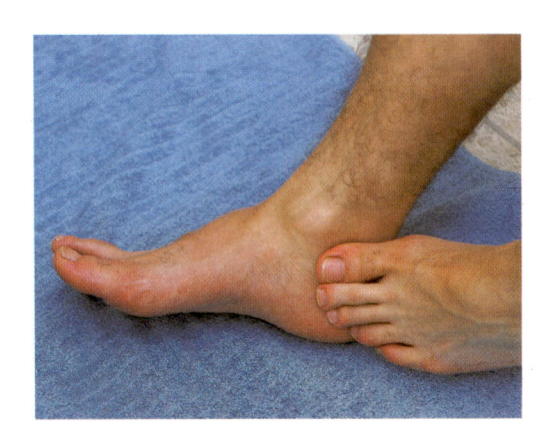

3. Deslize o calcanhar esquerdo pela parte interna do tornozelo direito. Use o tornozelo esquerdo para massagear ao redor e em cima do osso do calcanhar. Depois massageie essa mesma área com os dedos do pé. Tente estabelecer um ritmo suave aos movimentos. A beleza desses tipos de técnicas de automassagem é que elas podem ser feitas em qualquer lugar e a qualquer hora. Você pode fazer esse tipo de movimento facilmente sentado e vendo TV ou em um avião, por exemplo.

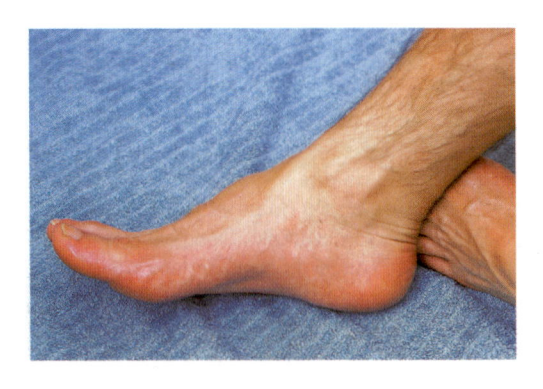

4. Empurre o pé esquerdo ao redor da parte posterior do calcanhar direito, como demonstrado. Agora use os dedos e o dorso do pé esquerdo para massagear ao redor da parte externa do tornozelo direito em uma técnica de automassagem rápida e fácil.

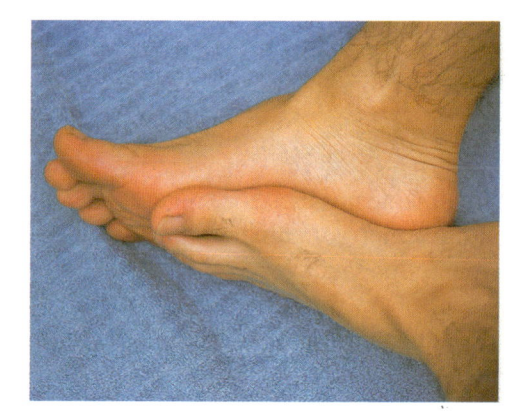

5. Vire o pé direito com a borda externa apoiada na toalha. Use a sola do pé esquerdo para massagear para cima e para baixo a sola do pé direito. Agora repita os passos 2-5 no pé esquerdo. Para terminar, esfregue as solas dos pés em uma toalha para tirar qualquer resíduo de óleo. Se estiver sentado, feche os olhos, recoste-se na cadeira e relaxe por dez minutos. Se estiver na cama, apenas apague a luz e fique em sua posição normal para dormir.

A quantidade de sono de que você precisa depende de sua idade e da constituição individual. Bebês dormem até 16 horas por dia, enquanto idosos podem precisar de apenas seis horas por noite. A maioria dos adultos precisa de sete a dez horas por noite.

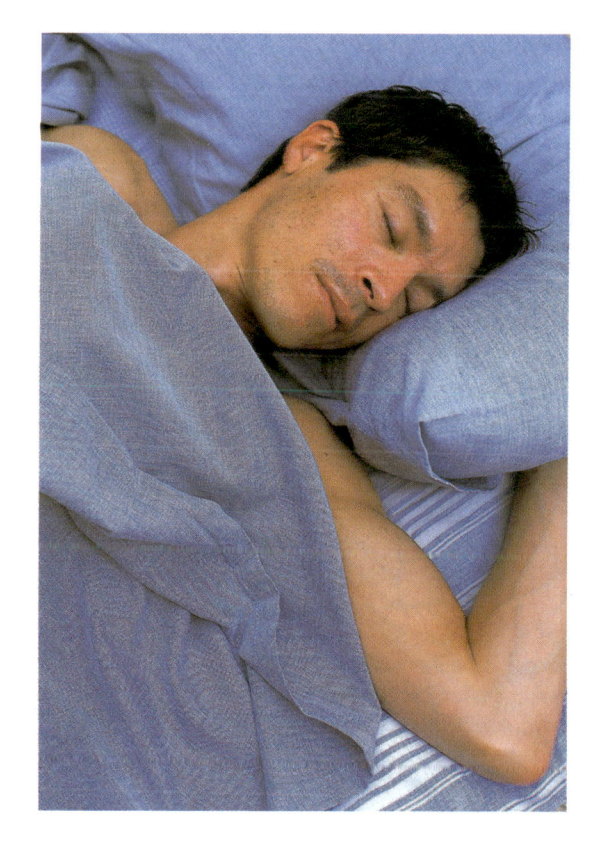

Sessão de mimos nos pés

Muitos se esquecem dos pés, principalmente nos meses de inverno, quando eles não ficam à mostra. Separar um tempo para um tratamento regular o ajudará a cuidar de seus pés e a mantê-los saudáveis o ano todo.

Essa é uma ótima rotina para fazer no fim de semana ou sempre que tiver algum tempo para si. Você precisará de pelo menos uma hora para fazê-la direito ou pode se dar ao luxo de demorar duas horas.

Pense na sessão de mimos como uma hora para relaxar. Trabalhar nos pés é uma ótima forma de esquecer as preocupações diárias e se permitir focar em sentir-se bem. Também é ótimo dividir essa sessão com um amigo – separe uma tarde para vocês curtirem bastante. Vocês podem fazer uma massagem um no outro ao mesmo tempo, usando um dos tratamentos relaxantes deste livro.

Passar por uma sessão de cuidados uma vez por mês melhorará muito a aparência de seus pés, hidratará a pele e ajudará a circulação. Também é um jeito excelente de estimular os pés no início do verão ou antes de sair de férias. Você também pode encurtar a rotina e usá-la como base para uma minissessão. Faça isso toda semana para manter os pés saudáveis entre as sessões de cuidados.

Em vez de encontrar um amigo em um bar ou restaurante, sugira passar uma tarde ou noite desfrutando de uma sessão de cuidados. É uma boa forma de passar uma hora relaxante juntos, e vocês podem fazer uma massagem nos pés um no outro ao mesmo tempo.

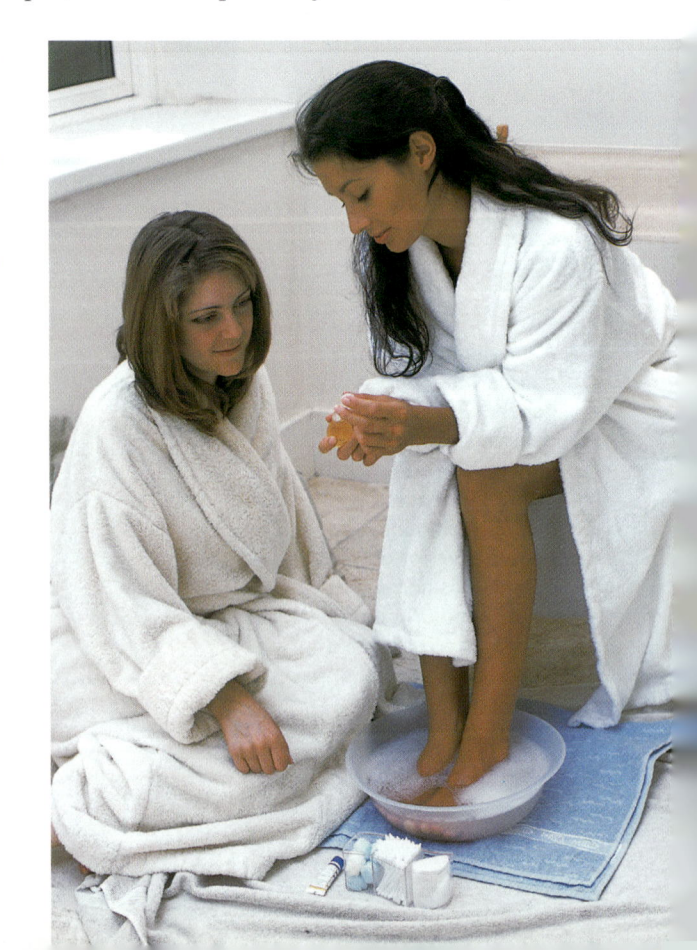

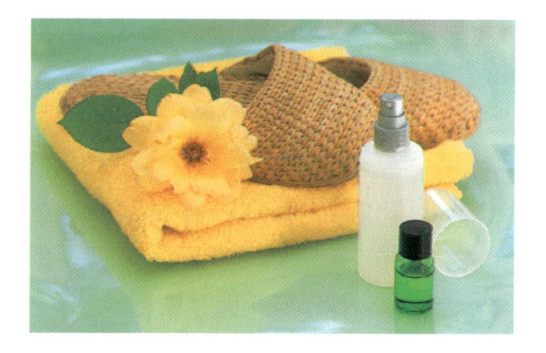

Quando você começar o tratamento nos pés, não vai querer parar, então deixe tudo à mão: loções, óleos, *sprays* e toalhas grossas e fofinhas. Separe um par de chinelos confortáveis para colocar nos pés depois do tratamento.

Rotina de cuidados com os pés

Essa rotina usa a esfoliação luxuosa nos pés descrita na página 376. Se não tiver tempo de fazer, compre uma que inclua óleos essenciais com propriedades suavizantes. Você também precisará de uma espuma para banho ou gel para os pés, uma bacia, uma toalha grande e duas pequenas, dois saquinhos de plástico para colocar nos pés, uma pedra-pomes e outros itens para pedicure.

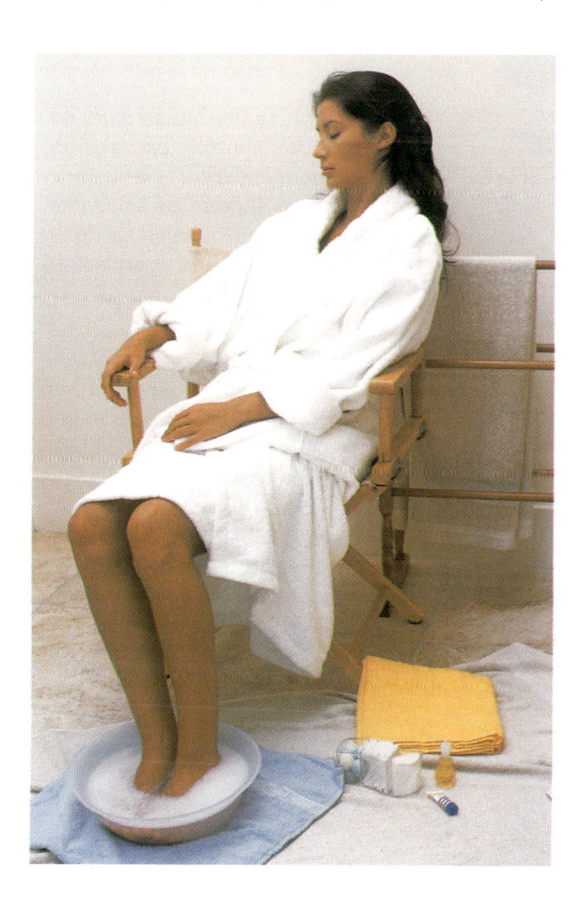

1. Encha uma bacia até a metade com água quente. Coloque-a em cima de uma toalha grande no chão. Adicione um pouco de gel espumante e talvez algumas gotas de óleo essencial diluídas em um óleo veicular ou leite integral. Mexa a água com a mão para criar muitas bolhas e liberar o aroma do óleo essencial. Mergulhe os dois pés na água, recoste-se e relaxe por uns bons cinco minutos. Tire os pés da bacia e esfregue-os na toalha no chão para tirar o excesso de água.

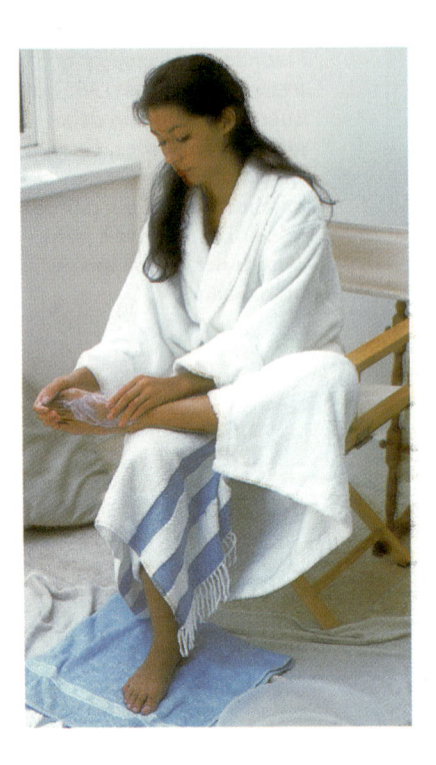

2. Ponha uma toalha em um joelho e coloque o pé da outra perna em cima dele. Massageie o esfoliante por toda a sola e nos dedos: preste muita atenção à pele áspera. Embrulhe o pé em um saco plástico e deixe.

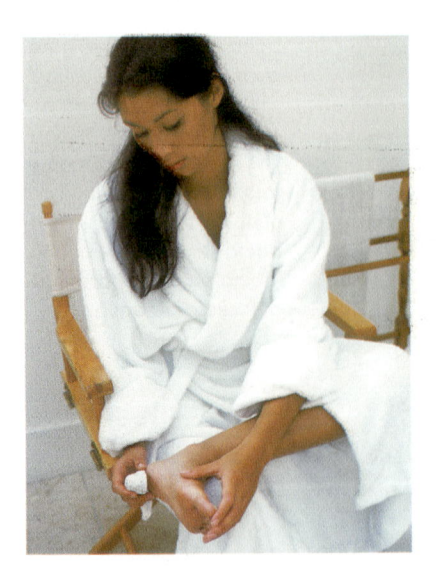

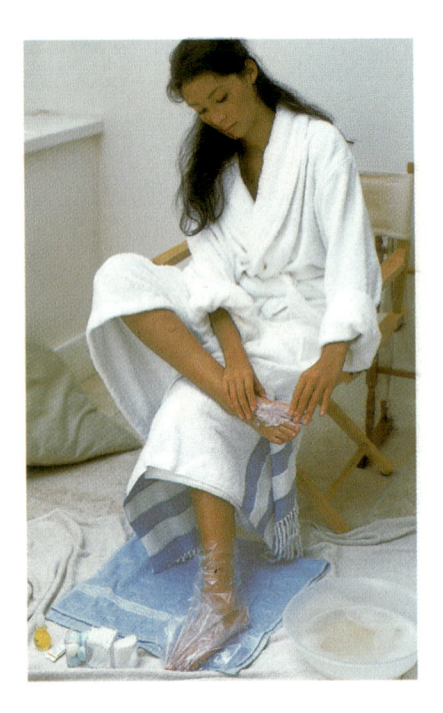

3. Repita o procedimento no outro pé. Relaxe por dez minutos. Em seguida, retire os sacos plásticos, deslizando-os para tirar o excesso de esfoliante. Mergulhe os pés novamente na água. A água estará mais fria e estimulará a circulação.

4. Tire os pés da bacia. Agora trate um por vez, apoiando no joelho oposto. Esfregue a pedra-pomes por toda a sola. Use uma pressão firme no calcanhar e abaixo dos dedos e muito leve no arco. Agora, com delicadeza, esfregue a pedra-pomes em todo o dorso do pé. Isso melhora a textura da pele e leva sangue rico em nutrientes para a superfície, ajudando a melhorar a aparência.

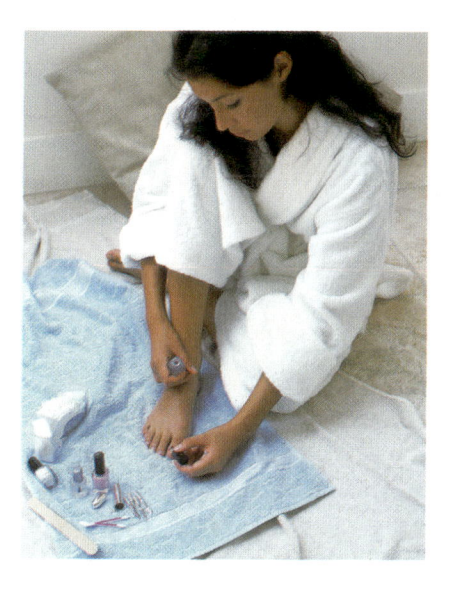

5. Corte as unhas em linha reta e lixe as beiradas. Use um cotonete para aplicar o removedor de cutículas, espere alguns minutos e então empurre a cutícula com um palito. Molhe os pés novamente e limpe com cuidado embaixo da unha. Seque os pés, aplique a base, o esmalte e o óleo secante. Use o algodão para separar os dedos e deixar cada camada secar antes de aplicar a próxima.

Embelezamento dos pés

Uma pedicure deixará seus pés lindos e também ajudará a mantê-los saudáveis. Você precisará de alguns itens especiais para fazer uma pedicure. Uma vez comprados, eles durarão por anos, então o investimento vale a pena. Não use o esmalte se preferir manter as unhas naturais.

Você precisará de:

- Removedor de esmalte – escolha um com condicionador.
- Algodão – para separar os dedos ao passar o esmalte.
- Palito de unhas ou pau de laranjeira (com a ponta coberta de algodão) – para limpar embaixo da unha.
- Espátulas ou cotonetes – para empurrar as cutículas.
- Cortadores de unhas – mais fáceis de usar do que as tesouras.
- Lixa de unhas – como as unhas dos pés são mais duras que as das mãos, você precisará de uma mais forte.
- Removedor de cutículas – para amolecer e soltar a cutícula.
- Base – para criar uma superfície uniforme.
- Esmalte – da cor que preferir.
- Óleo secante – para ajudar a selar o esmalte e impedi-lo de lascar.

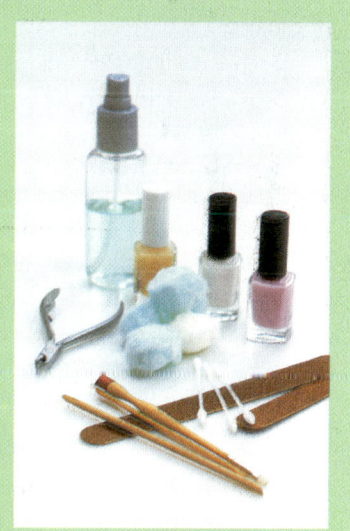

Tratamento esfoliante luxuoso para os pés

Esse esfoliante granulado é excelente para limpar e esfoliar os pés. Os óleos e a glicerina têm um efeito nutritivo e hidratante, enquanto a argila e o sal ajudam na maciez e na limpeza profunda. Os óleos essenciais são adicionados pelo fator aromático e de bem-estar. Escolha aqueles de sua preferência ou use as misturas sugeridas.

Esse esfoliante pode ser usado sempre que achar que seus pés precisam de um estímulo. Deve ser aplicado depois de um banho quente, com os pés úmidos, mas não encharcados. Para melhores resultados, porém, use-o como parte da sessão de mimos completa, como descrito nestas páginas.

Ingredientes

- 5 ml/1 colher de chá de óleo de amêndoas
- 5 ml/1 colher de chá de óleo de jojoba
- 5 ml/1 colher de chá de glicerina
- 5 g/1 colher de chá de argila e outra de sal grosso
- 10 ml/2 colheres de chá de espuma para os pés ou sabonete líquido
- 2 gotas de óleo essencial de tangerina e 1 gota de gerânio – você também pode usar lavanda e limão.

Para fazer a esfoliação, você precisará de um recipiente grande o bastante para conter todos os ingredientes, uma colher de metal e um frasco pequeno limpo. Outros materiais usados na rotina incluem: uma pedra-pomes, dois papéis filme para embrulhar os pés e três toalhas, uma grande para proteger o chão e duas pequenas para pôr debaixo dos pés e esfregá-los.

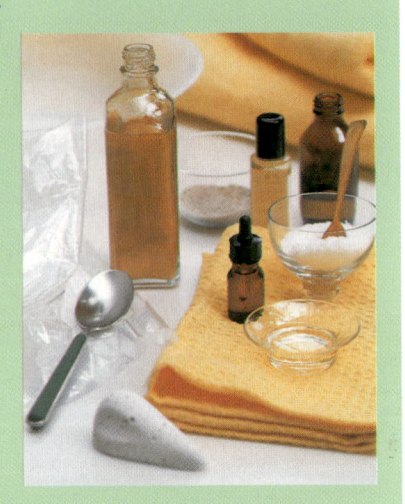

Em um frasco pequeno e limpo, misture a espuma para banho, o óleo essencial e a glicerina. Sacuda e reserve enquanto prepara os outros ingredientes. Coloque a argila e o sal em um pires e misture os dois. Adicione os óleos de amêndoa e jojoba e misture bem. Adicione a mistura de glicerina no recipiente e misture todos os ingredientes com uma colher de metal. Agora você deve ter uma pasta mole, que pode ser facilmente aplicada nos pés.

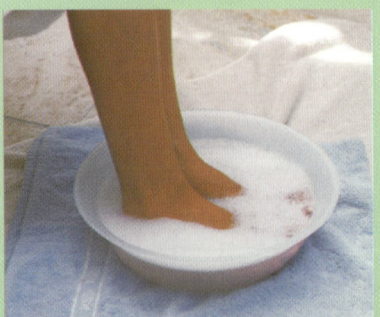

Sempre molhe os pés antes de aplicar o esfoliante. Você pode usar um hidromassageador para os pés, se tiver. Ele fará uma massagem forte ao mesmo tempo em que molha. Porém, esses massageadores não são recomendados no caso de hipertensão.

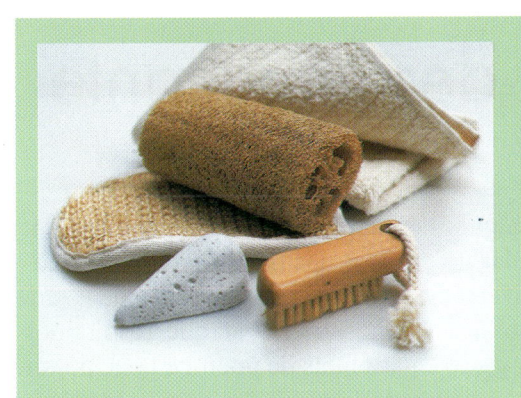

Uma minissessão de cuidados pode ser feita mergulhando os pés em um escalda-pés quente por dez minutos. Use uma esponja ou escova para as unhas para esfregar e limpar bem e depois a pedra-pomes em toda a sola dos pés. Seque-os e faça uma massagem rápida usando uma mistura de óleos essenciais de flor de laranjeira e limão bem diluídos em óleo de amêndoas.

Tratamento desintoxicante

Fast-food, lanches doces ou salgados demais, álcool, café e chá contêm toxinas, que podem se acumular no corpo e nos deixar letárgicos e insalubres. Mesmo se você levar um estilo de vida saudável, ainda estará exposto a substâncias venenosas na atmosfera. O ar que respiramos contém substâncias químicas, gases e partículas de poeira e pode poluir a terra, a água e o alimento.

O corpo é uma máquina muito eficiente e sempre trabalha para eliminar toxinas da circulação. Porém, uma dieta desequilibrada, estresse e dormir tarde colocam o corpo sob pressão e podem afetar o bom funcionamento dos sistemas de eliminação. Exercícios regulares combinados a uma dieta saudável e um regime semanal de massagem desintoxicante ajudarão a melhorar sua circulação, eliminar resíduos dos músculos e manter os órgãos de desintoxicação em bom funcionamento.

Também é importante beber muita água. Nós perdemos fluido diariamente pelos processos naturais de eliminação da urina, das fezes e do suor. Esse fluido precisa ser reposto. Para manter uma boa saúde e um sistema de desintoxicação eficaz, devemos beber pelo menos três copos grandes de água por dia.

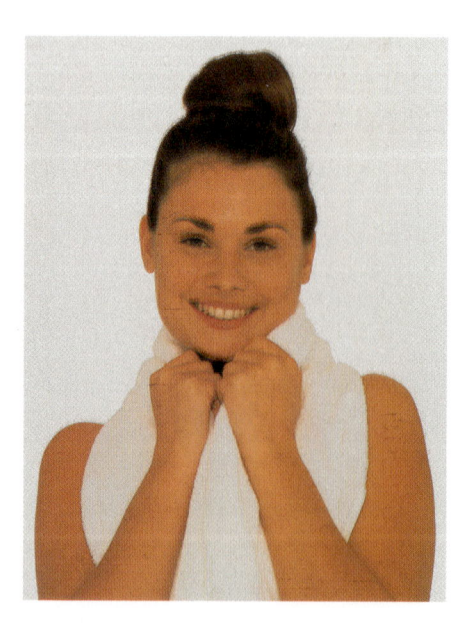

A função dos pés

Os pés são a parte mais distante do corpo – isto é, eles estão mais longe do coração, o principal órgão da circulação. Portanto, toxinas e resíduos

Você pode incluir a rotina desintoxicante dos pés em um programa mais completo de limpeza e relaxamento. Dedique um tempo – talvez um dia inteiro – para aumentar o bem-estar. Faça exercícios estimulantes, como corrida ou caminhada, além de alongamentos suaves. Beba muita água e faça refeições pequenas e saudáveis com grãos integrais, verduras frescas e frutas.

tendem a se acumular nos pés, principalmente ao redor das articulações. Uma massagem regular no pé ajuda a quebrar e eliminar essas toxinas e também a movimentar as articulações. Ao mesmo tempo, melhora a circulação. Isso tem um efeito secundário em todo o corpo, auxiliando nos processos naturais de purificação.

Rotina purificadora

Demora apenas alguns minutos para fazer essa rotina simples, mas ela pode ter um efeito muito benéfico em seu bem-estar geral. Use manobras suaves a princípio para ajudar a relaxar o pé e aumente a pressão aos poucos. Se quiser, use um creme de massagem ou um óleo de sua preferência.

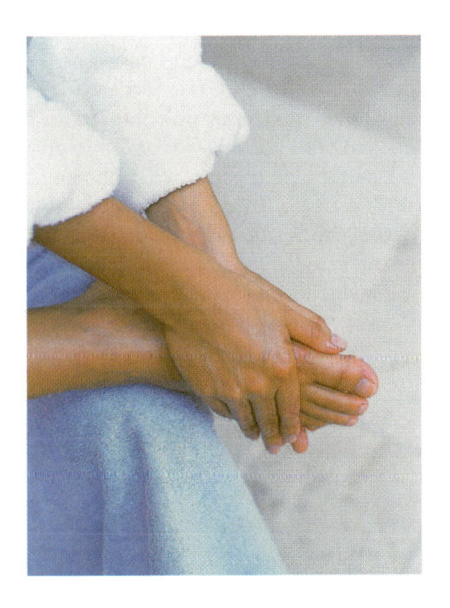

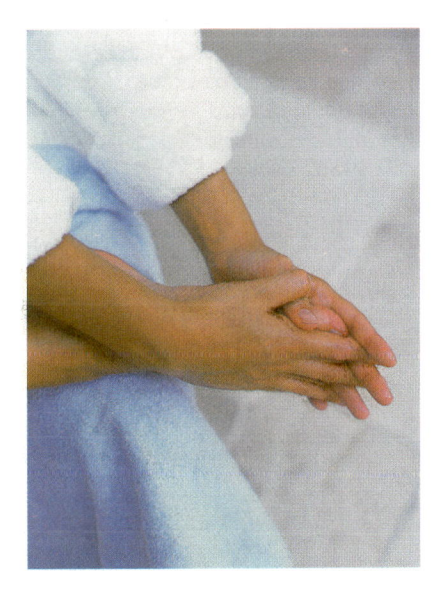

1. Apoie o pé direito sobre o joelho esquerdo. Coloque a mão direita em cima dos dedos e a esquerda embaixo deles, com os dedos das duas mãos apontados para a borda externa. Mantendo o pé entre as duas mãos, deslize-as para baixo do calcanhar e de volta aos dedos. Faça o movimento três vezes em cada direção. Repita no pé esquerdo.

2. Coloque a mão esquerda na sola direita, com os dedos das mãos na direção dos dedos dos pés. Coloque a mão direita no dorso do pé em uma posição semelhante. Cruze os dedos das duas mãos em cima dos dedos dos pés. Agora afaste as mãos devagar, deslizando uma na sola e a outra no dorso. Faça isso três vezes. Repita os movimentos no pé esquerdo.

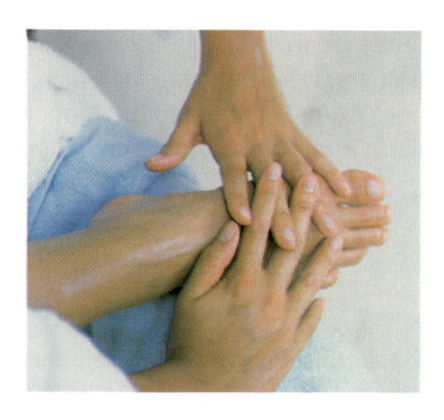

3. Entrelace os dedos sobre o dorso do pé direito. Fique apertando o pé ao mesmo tempo em que afasta os dedos e os arrasta para as bordas. Trabalhe assim dos dedos ao tornozelo e volte. Isso ajuda a eliminar resíduos. Repita no pé esquerdo.

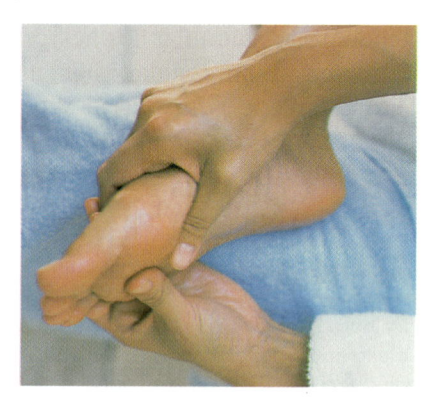

4. Coloque os dois polegares na sola do pé direito, apontados para lados opostos do pé. Comece o mais perto possível dos dedos dos pés. Usando uma pressão forte, deslize os polegares para a frente e para trás na sola, puxando para a borda do pé a cada vez. Trabalhe assim da ponta do pé até o calcanhar e de volta para os dedos. Faça isso três vezes. Esse movimento ajuda a melhorar a circulação e eliminar resíduos. Repita todo o movimento no pé esquerdo.

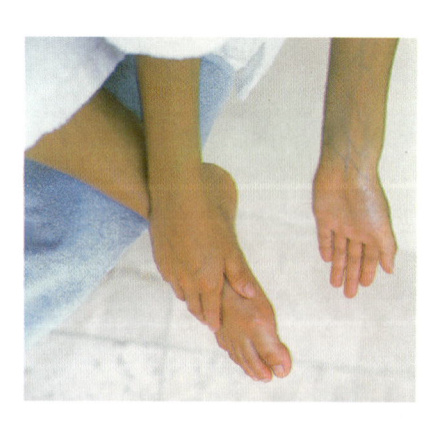

5. Coloque a mão direita no dorso do pé direito, com os dedos apontados para os dedos do pé. Ponha a mão esquerda na mesma posição só que na sola. Alternando as mãos, bata em todo o pé, para cima e para baixo, entre o calcanhar e os dedos, para ativar a circulação. A pressão deve ser mais forte em áreas onde a pele é mais grossa. Faça isso quatro vezes e repita no pé esquerdo.

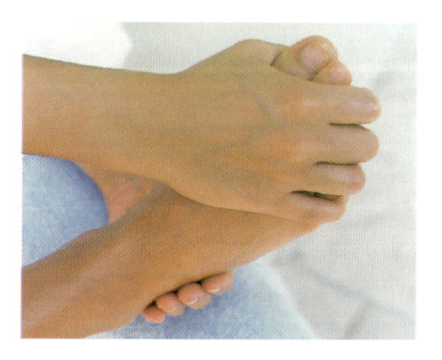

6. Segure os dedos do pé direito na mão direita e envolva o calcanhar com a mão esquerda. Faça círculos com o pé, girando-o três vezes no sentido horário e mais três vezes no sentido anti-horário. Essa ação ajuda a movimentar as articulações. Descanse e repita. Não force o tornozelo além de seu limite. Repita no pé esquerdo.

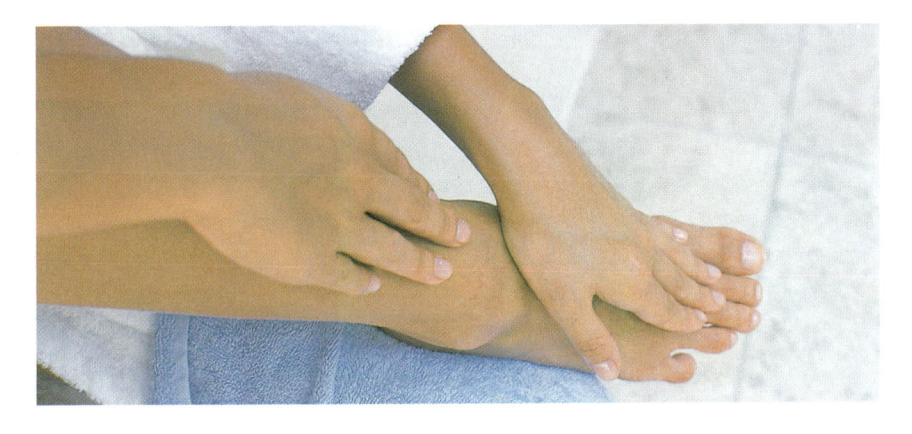

7. Alternando as mãos, faça manobras leves dos dedos para o tornozelo. Faça dez repetições com cada mão, usando toda a palma. Em seguida, massageie cinco vezes com cada mão, com a pressão tão firme quanto suportar. Por último, comece com os dedos da mão entrelaçados com os dedos do pé. Faça cinco manobras de pressão média com cada mão. Repita no pé esquerdo.

O que é desintoxicação?

As toxinas acumulam-se no corpo, deixando-nos cansados e extenuados. A desintoxicação é uma forma de livrar o corpo dessas impurezas, auxiliando os processos naturais de eliminação do corpo. Muitos se beneficiam de uma desintoxicação ocasional. Passar um dia saudável uma vez por mês pode ser uma ótima forma de manter os níveis de energia elevados. Também beneficiará pele, cabelo, unhas e o bem-estar geral.

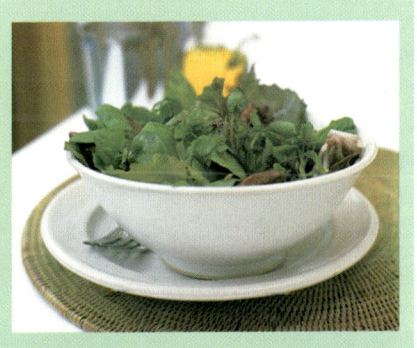

Alimentos frescos e crus têm uma função vital em qualquer programa de limpeza corporal.

Como desintoxicar

Existem diferentes abordagens. A mais extrema é o jejum – abster-se de todos os alimentos e beber apenas água, chá e sucos por um curto período.

Mas, como o jejum costuma desacelerar o sistema digestivo, pode ser contraproducente e não é recomendado para a maioria das pessoas. Seu corpo vai se beneficiar de um programa suave, que não o coloque sob pressão. Uma boa desintoxicação é feita em um ou dois dias. Durante esse período, coma pouco e mais vezes ao dia apenas alimentos saudáveis e ricos em fibras, como frutas, vegetais e grãos crus ou pouco cozidos. Faça várias sessões de exercício leve e descanse bastante. Beba muita água para ajudar a eliminar as toxinas. Você também pode beber sucos frescos e chás. A massagem acelera o processo e traz um elemento prazeroso e relaxante ao dia.

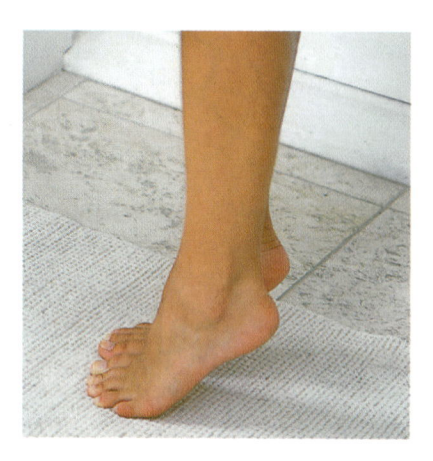

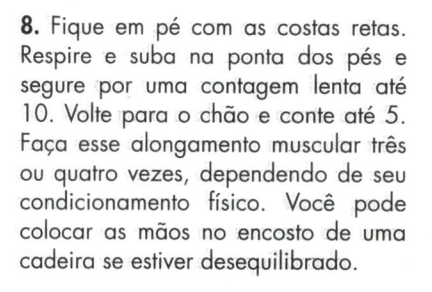

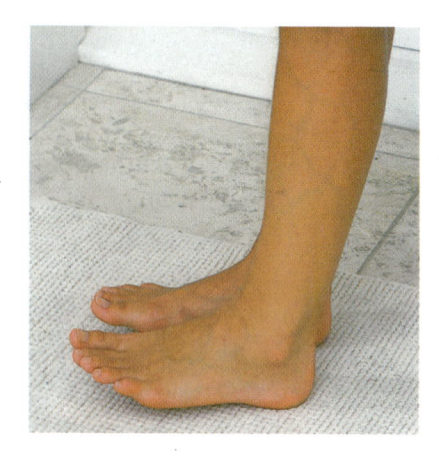

8. Fique em pé com as costas retas. Respire e suba na ponta dos pés e segure por uma contagem lenta até 10. Volte para o chão e conte até 5. Faça esse alongamento muscular três ou quatro vezes, dependendo de seu condicionamento físico. Você pode colocar as mãos no encosto de uma cadeira se estiver desequilibrado.

9. Esse movimento alonga os tendões e os músculos. De pé, pressione os calcanhares com firmeza no chão enquanto eleva o dorso e os dedos do chão. Segure, contando até 5. Faça o movimento três vezes. Use uma cadeira se achar difícil.

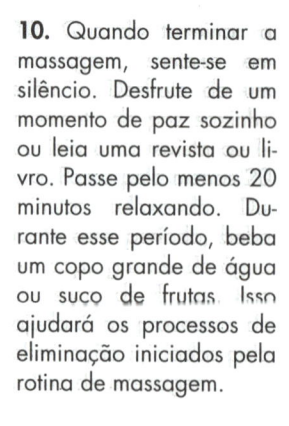

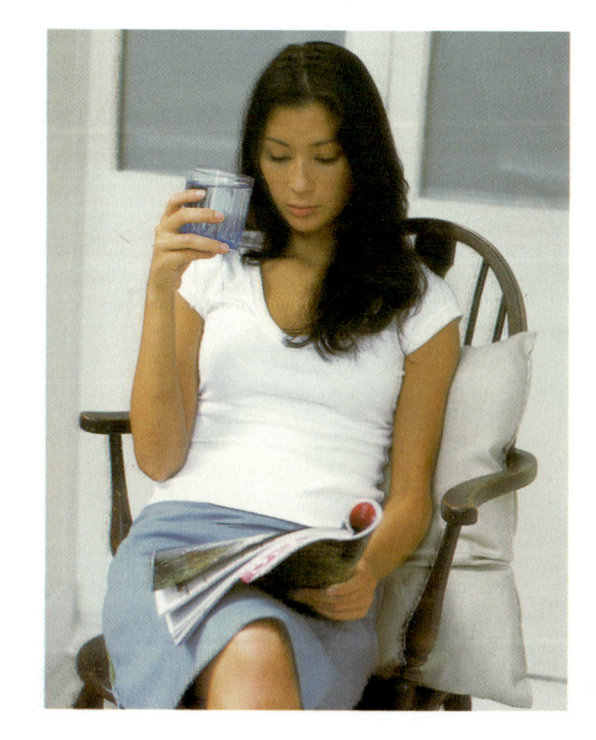

10. Quando terminar a massagem, sente-se em silêncio. Desfrute de um momento de paz sozinho ou leia uma revista ou livro. Passe pelo menos 20 minutos relaxando. Durante esse período, beba um copo grande de água ou suco de frutas. Isso ajudará os processos de eliminação iniciados pela rotina de massagem.

Depois da rotina

Se possível, você deve tentar não fazer muita coisa depois da rotina. Se tiver tempo, é uma boa ideia combinar esse tratamento com outras atividades benéficas à saúde. Por exemplo, você pode fazer exercícios leves, como natação, caminhada, yoga ou Pilates. Pode fazer também uma sauna, pois as impurezas saem do corpo no suor.

Beba muita água. Se quiser, adicione uma fatia de limão para incrementar o sabor. Como o limão tem propriedades purificantes, auxiliará o processo de desintoxicação. Tente não comer nada doce, salgado ou alimentos industrializados, pelo menos no restante do dia. Os melhores alimentos para ajudar o corpo a se livrar dos resíduos são aqueles que contêm muita fibra. Coma frutas e verduras frescas na forma de sucos, sopas e saladas, junto com grãos integrais, como pão, massa ou arroz integrais.

Para conseguir resultados melhores, você deve fazer essa rotina desintoxicante toda semana. Combinada com exercícios regulares, uma dieta saudável e o consumo de muita água, ela ajudará a manter o bom funcionamento do sistema e a prevenir o acúmulo de toxinas no corpo.

Sucos vitaminados

Beber sucos frescos é uma maneira fácil de aumentar a ingestão de nutrientes e elevar os níveis de energia sem colocar a digestão sob pressão. Aqui estão alguns bons sucos para experimentar na desintoxicação ou a qualquer hora.

- Maçã, laranja e cenoura: rico em vitamina C e frutose energizante que dão uma animada.
- Mamão, melão e uva: o mamão acalma o estômago e esse suco também pode ajudar fígado e rins.
- Cenoura, beterraba e salsão: um bom suco para dar o pontapé inicial no sistema pela manhã. Experimente usar 100 g de beterraba para três cenouras e dois talos de salsão.
- Repolho, erva-doce e maçã: um suco purificante com propriedades antibacterianas. Use meio repolho roxo pequeno, meio bulbo de erva-doce, duas maçãs e uma colher cheia de suco de limão.

Frutas e verduras são cheias de vitaminas e nutrientes. Use os mais frescos e compre orgânicos sempre que puder.

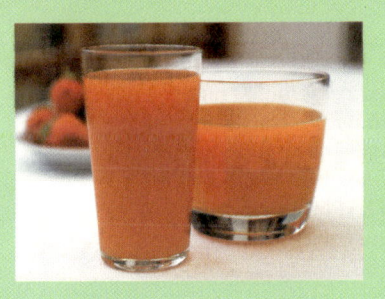

Desestressar e relaxar

O mundo moderno nos apresenta mais oportunidades e escolhas do que já tivemos antes. Com essas novas oportunidades vêm novos desafios, responsabilidades e a necessidade de tomar um número cada vez maior de decisões. Nosso cotidiano agora envolve múltiplas demandas sobre nosso tempo, envolvimento, comprometimento e energia.

Não é surpresa, portanto, que todos nos sentimos sufocados de vez em quando. O estresse tornou-se um dos maiores problemas de saúde no Ocidente e muitos de nós são afetados por ele em algum momento de nossas vidas. Às vezes, um pouco de estresse pode ajudar; pode nos estimular a agir, por exemplo, ou nos motivar a terminar uma tarefa necessária. Porém, na maioria das vezes, ele é contraproducente e nos deixa exaustos, ansiosos e menos eficientes do que seríamos.

A necessidade de descanso

O melhor antídoto para o estresse é o descanso. Porém, se estiver se sentindo tenso, pode ser difícil relaxar. A solução é desacelerar para sua mente ficar mais quieta e a tensão sair de seu corpo.

Óleos essenciais para desestressar

Usar um óleo essencial com propriedades calmantes e revitalizantes intensificará os efeitos relaxantes de sua rotina. Adicione algumas gotas do óleo escolhido em um óleo veicular e espalhe nos pés no início da rotina, ou aqueça em um vaporizador. Os bons óleos para aliviar o estresse incluem: gerânio, lavanda, bergamota, jasmim, camomila, flor de laranjeira e rosa. Escolha um com um aroma que o agradar.

O óleo de gerânio tem um cheiro doce e um efeito calmante no sistema nervoso. Também pode servir para a TPM. Use-o sozinho ou combinado com rosa ou lavanda.

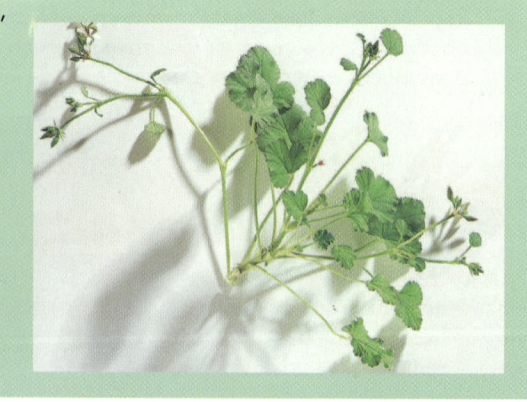

Há muitas formas de fazer isso, mas realizar uma automassagem no pé é provavelmente a mais rápida. Ela não só exige que você se concentre no que faz, o que sempre ajuda a desanuviar a mente, mas você trabalha em uma das áreas mais sensíveis do corpo. É quase impossível não relaxar quando seus pés são massageados.

Faça essa rotina em um local tranquilo, onde não seja perturbado; feche a porta e desligue o telefone. Depois do tratamento, tire alguns minutos para simplesmente se sentar e ouvir o som de sua respiração.

Rotina para liberar a tensão

Essa rotina desestressante foi criada para ajudá-lo a se livrar do cansaço e da tensão. Tente relaxar todo o corpo enquanto a realiza, pois isso intensificará os efeitos. A rotina pode ser praticada diariamente – talvez depois do trabalho –, mas apenas uma em qualquer horário já trará recompensas.

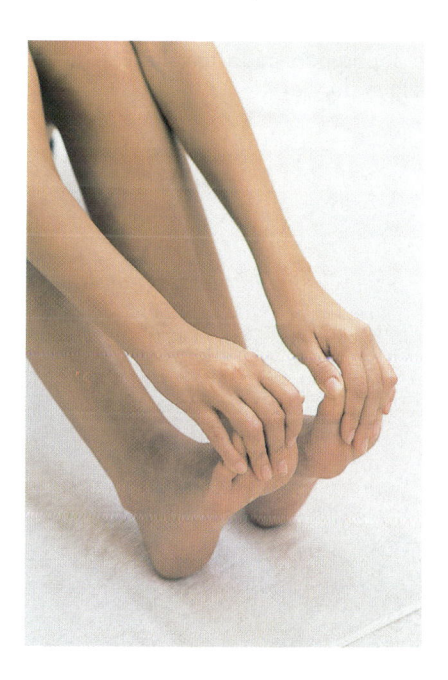

1. Alongue os dois pés na sua frente, com os dedos apontados para cima. Incline-se para a frente e coloque os dedos na ponta dos pés e puxe-os devagar para você.

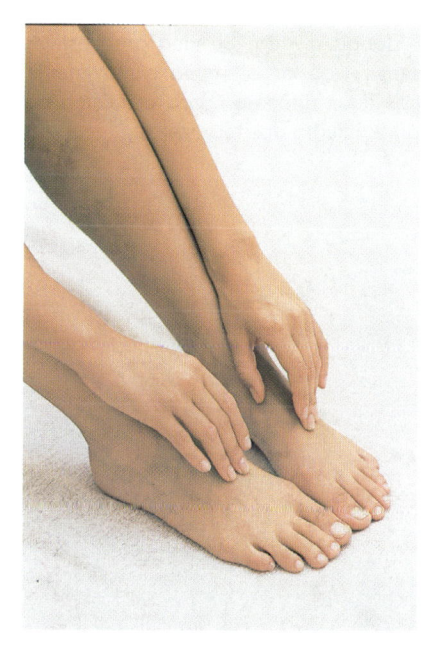

2. Massageie os sulcos que começam entre os dedos e faça movimentos ascendentes: use os dois dedos do meio de cada mão para fazer círculos pequenos. Comece entre os dois dedos maiores e passe para cada um dos outros. Repita.

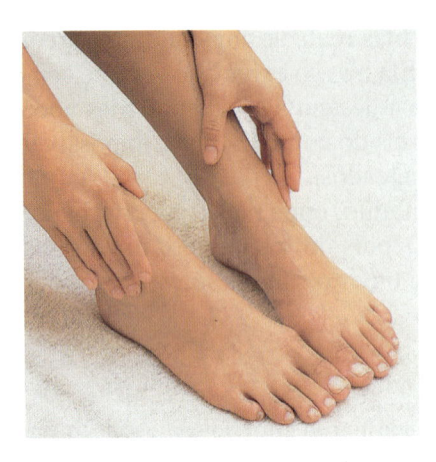

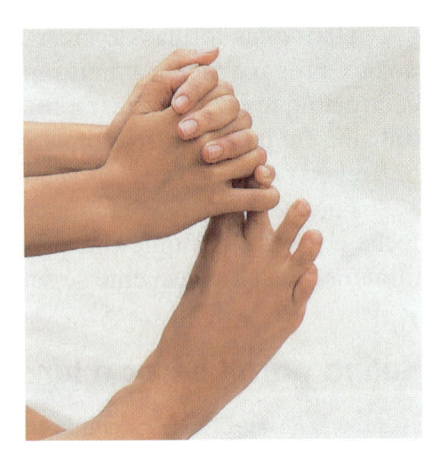

3. Massageie ao redor dos dois ossos externos do tornozelo ao mesmo tempo, usando os dois dedos do meio de cada mão. Comece no sentido horário e depois inverta. Se uma área estiver sensível ou tensa, repita o movimento nas duas direções. Faça o mesmo na parte interna dos tornozelos.

4. Coloque uma mão na sola e a outra no dorso do pé direito. Entrelace os dedos. Deslize as mãos sobre as pontas dos dedos dos pés, puxando e separando cada um. Repita no pé esquerdo.

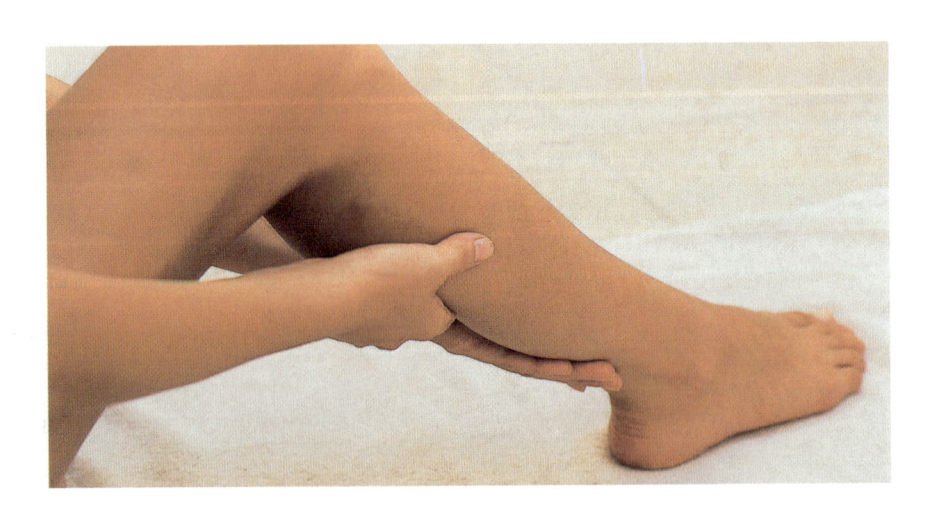

5. O próximo passo é massagear o calcâneo e os músculos da parte inferior da perna. Isso ajuda a aliviar a tensão nos pés e nas pernas. Funciona melhor se você untar as mãos primeiro. Comece a massagem na perna direita. Use as palmas alternadamente para trabalhar da parte traseira do calcanhar até atrás do joelho. Massageie a área duas vezes. Repita na perna esquerda.

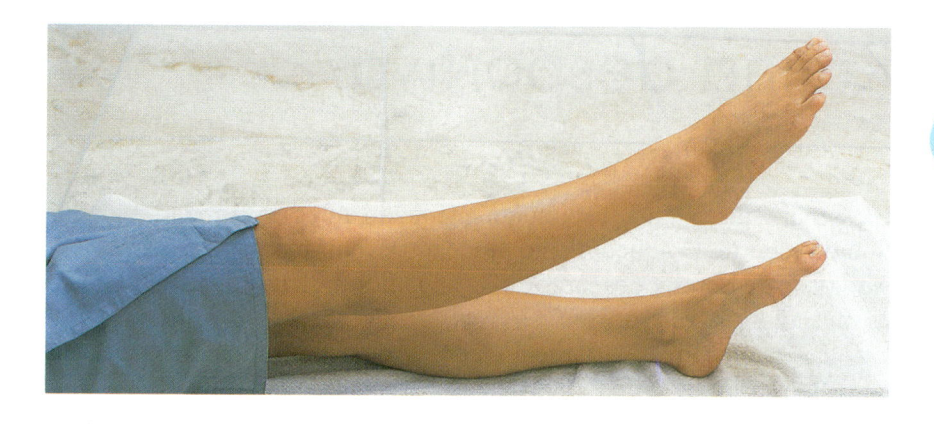

6. Deite-se ao chão ou sente-se em uma cadeira. Alongue os dois pés na frente. Faça movimentos de tesoura cruzando o pé direito sobre o esquerdo e vice-versa. Mantenha os pés e os dedos apontados para a frente e para o teto. Trabalhe cada perna dez vezes. Descanse por alguns segundos e repita o exercício.

7. Sente-se em uma posição confortável, de olhos fechados, com os dedos sobre o plexo solar. Deixe a respiração seguir seu ritmo. Repita calmamente para si uma palavra significativa de três sílabas, como re-la-xa ou pe-sa-do. Isso ajuda a acalmar a mente enquanto estimula seu corpo a relaxar e desestressar. Não se preocupe se ficar envergonhado ou achar difícil no começo. Com a prática, sua voz ficará calma e baixa e sua respiração, profunda e lenta.

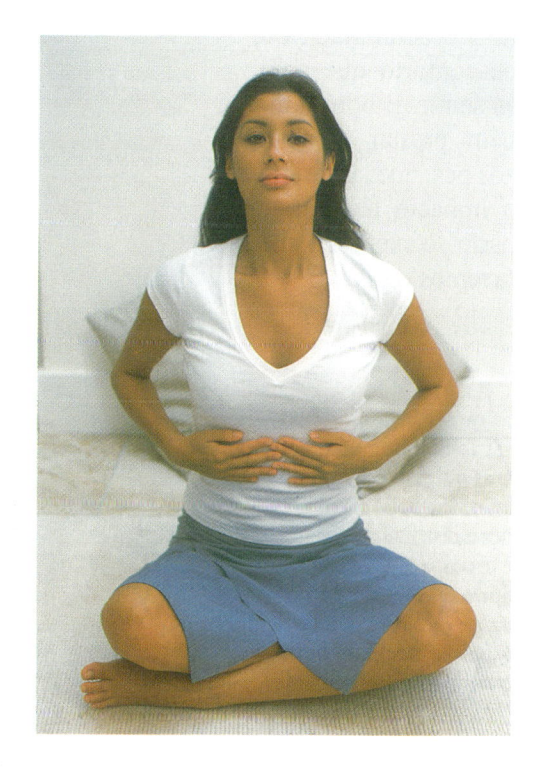

Rotina desportiva

É essencial fazer um aquecimento adequado antes de realizar qualquer tipo de esporte. O aquecimento ajuda a prevenir cãibras e reduz a possibilidade de dores e desconfortos – há maior probabilidade de lesão se os músculos estiverem frios.

Exercícios de resfriamento depois de uma rotina mais pesada também são importantes. Eles dão ao corpo a oportunidade de voltar a um estado de equilíbrio depois do esforço. Exercícios de aquecimento e resfriamento também o ajudam a controlar a transição entre a vida normal e os exercícios e vice-versa.

A massagem é uma adição valiosa às suas rotinas usuais de aquecimento e resfriamento. É uma boa forma de se conectar com seu corpo e perceber qualquer tensão acumulada ou desconforto que possa sentir. É bom também prestar atenção aos pés, que suportam o impacto de grande parte do exercício que fazemos.

Se quiser usar óleo para essa rotina, pingue algumas gotas na palma da mão. Esfregue as mãos para distribuir o óleo e espalhe-o em toda a parte inferior da perna e no pé direito. Você deve espalhar bastante para criar um brilho leve, sem besuntar muito a pele. Espalhe no lado esquerdo quando estiver pronto para massageá-lo. Em seguida, retire o excesso com uma toalha antes de colocar os sapatos.

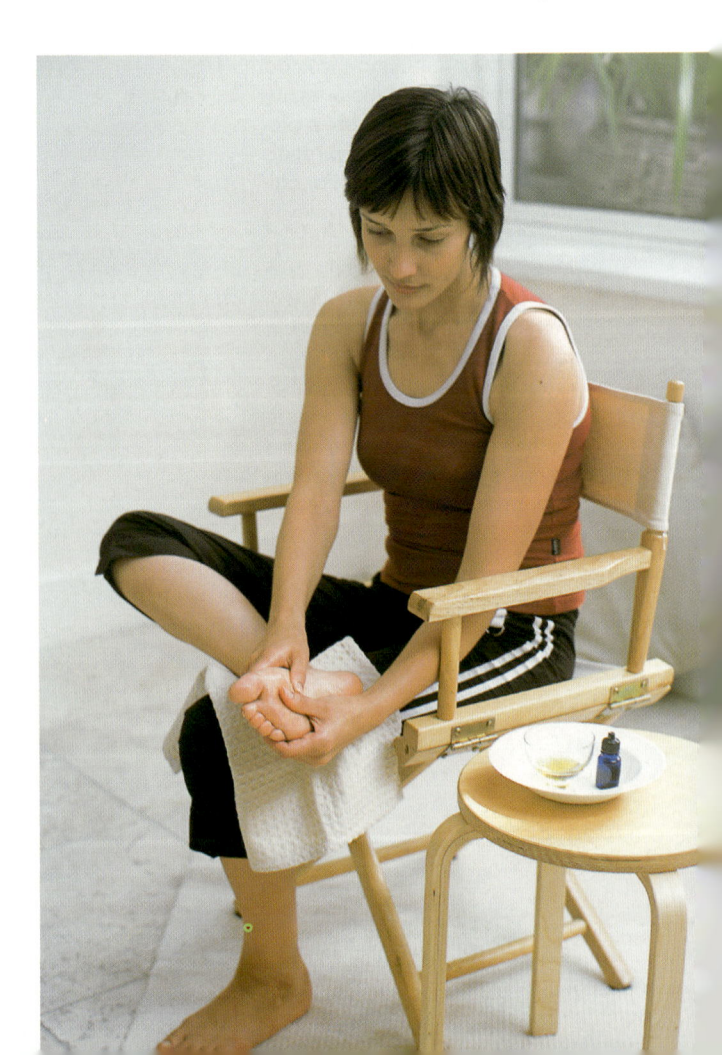

Pré-treino

Essa rotina curta é fácil de fazer na academia ou em casa. Comece no pé direito, depois faça no esquerdo. Sente-se para os dois primeiros movimentos e apoie o pé em que estiver trabalhando sobre o joelho.

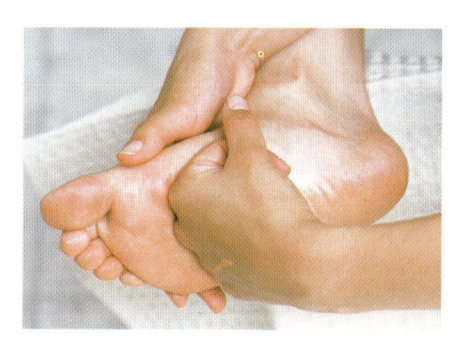

1. Segure o dorso do pé com a mão direita e feche a mão esquerda. Use a área plana entre o nó do dedo e a primeira articulação para amassar a sola. Trabalhe em todo o pé, começando no calcanhar. Use uma pressão mais firme no calcanhar e na base e uma mais leve no arco. Massageie a área da sola três vezes.

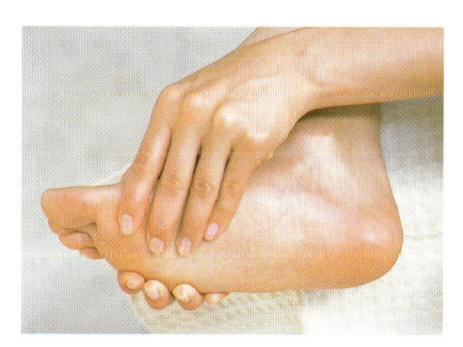

2. Coloque os polegares no dorso, perto dos dedos, e deixe os dedos das duas mãos curvados ao redor do pé para se unirem no meio da sola. Mantenha os polegares na posição e aperte os dedos profundamente, depois os puxe para a borda para esticar a sola. Deslize os dedos de volta para o meio e trabalhe todo o pé dessa maneira até o calcanhar. Repita.

Talco suavizante

Esse talco é ótimo para usar antes ou depois de praticar esportes. Ele ajudará a manter os pés secos e frescos. A melaleuca é um componente vital por suas qualidades antissépticas, mas você pode usar alecrim ou sândalo em vez do limão. Escolha o que tiver o aroma que mais gostar.

Ingredientes

- 150 g de farinha de arroz
- 150 g de pó de raiz de íris
- 150 g de bicarbonado de sódio
- 1 colher de chá de ácido bórico em pó
- 6 gotas de cada óleo, de limão e melaleuca

Misture a farinha de arroz, o pó de raiz de íris e o bicarbonato de sódio. Adicione o ácido bórico em pó e misture bem. Pingue os óleos essenciais e mexa bem até que sejam bem absorvidos. Agora transfira o pó para uma coqueteleira de plástico limpa.

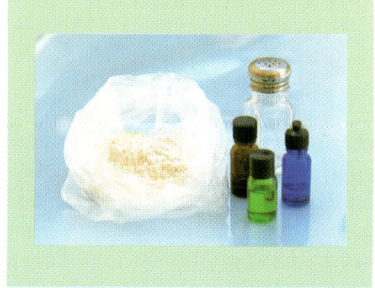

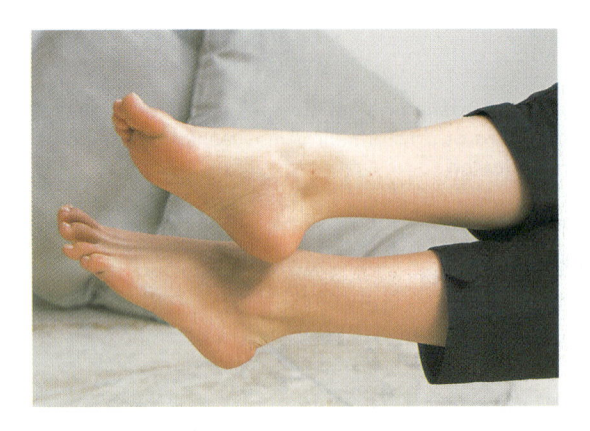

3. Sente-se no chão ou em uma cadeira muito estável com as pernas esticadas à frente. Se estiver no chão, levante os pés. Cruze-os rapidamente de maneira alternada, um sobre o outro como uma tesoura. Mantenha os pés esticados e os dedos apontados para a frente. Faça o movimento pelo menos dez vezes com cada perna.

Pós-treino

Depois de se exercitar ou praticar esportes, tome um banho quente para ajudar a relaxar os músculos. Se estiver em casa, é uma boa ideia mergulhar os pés em uma bacia com água quente até a metade. Adicione 10 ml/duas colheres de chá de óleo de amêndoas misturado com duas gotas de óleos de alecrim e duas de melaleuca. Seque todo o pé antes da massagem.

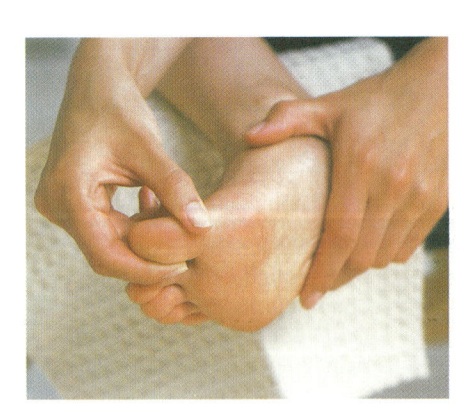

1. Comece no pé direito. Use o polegar e o indicador da mão esquerda para puxar o hálux. Segure contando até 5. Gire devagar nos sentidos horário e anti-horário. Faça o mesmo em todos os dedos, terminando no dedinho.

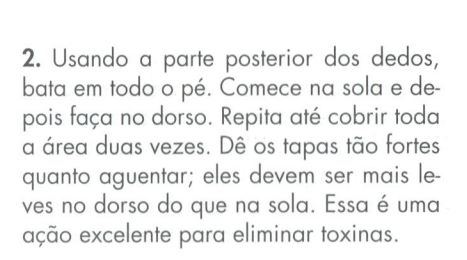

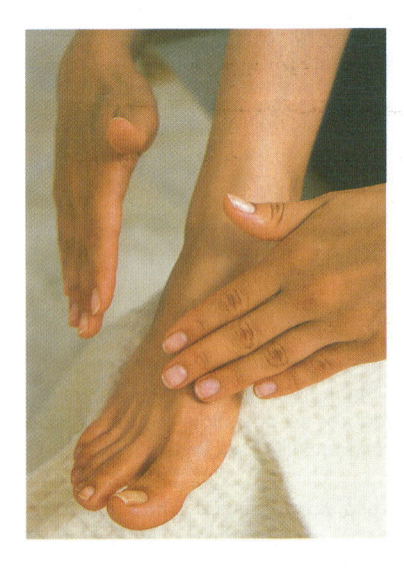

2. Usando a parte posterior dos dedos, bata em todo o pé. Comece na sola e depois faça no dorso. Repita até cobrir toda a área duas vezes. Dê os tapas tão fortes quanto aguentar; eles devem ser mais leves no dorso do que na sola. Essa é uma ação excelente para eliminar toxinas.

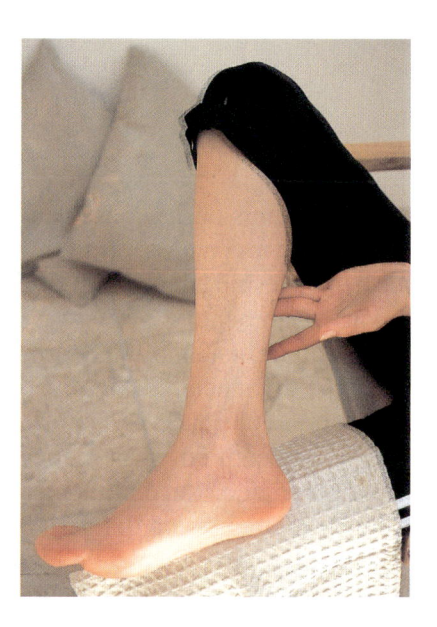

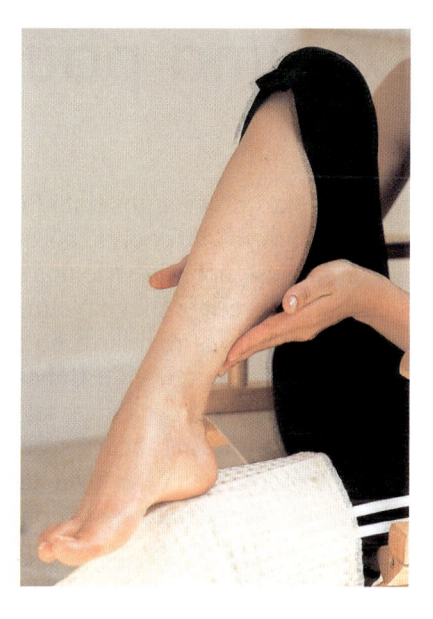

3. Esse movimento é bom para eliminar cãibras na panturrilha. Coloque os dois primeiros dedos da mão esquerda no calcâneo e deslize para cima até a base da panturrilha. Aperte e faça movimentos circulares profundos no ponto. Continue a trabalhar dessa forma enquanto se movimenta pela perna, tratando todo o músculo. Deslize os dedos de volta para o calcâneo. Repita o movimento cinco vezes no total.

4. Termine com um deslizamento firme na parte posterior da perna, usando as duas mãos. Massageie a parte inferior da perna com firmeza, do tornozelo ao joelho. Deslize as mãos para o tornozelo e repita mais duas vezes. Agora repita toda a sequência na outra perna.

Dê uma pausa

Muitas vezes precisamos trabalhar ou cumprir outras obrigações quando nos sentimos inferiores, porque simplesmente não é possível tirar o dia de folga sempre que não nos sentimos bem. Mesmo em um bom dia, sua energia oscilará inevitavelmente em vários momentos.

Fazer pausas regulares no trabalho é sempre benéfico – e, a longo prazo, pode ajudá-lo a trabalhar com mais eficiência. Se possível, tome ar fresco todos os dias, talvez caminhando um pouco na hora do almoço. Muitos funcionários de escritórios almoçam em suas mesas, mas é importante sair e fazer uma pausa de verdade. Leve alimentos saudáveis, como frutas, para comer em outros momentos do dia. Isso o impedirá de recorrer a doses rápidas de açúcar, como chocolate e biscoitos, para manter sua energia em alta. Você também deve beber muita água – tenha uma garrafa à mão e complete-a com regularidade.

Aplicar em si mesmo um tratamento rápido pode ser uma ótima forma de revitalizar corpo e mente. Os tratamentos apresentados aqui são fáceis de fazer no escritório ou em uma área silenciosa de qualquer local de trabalho.

Se você trabalha em um local o dia todo, como um escritório, pode achar que se sente para baixo em certos momentos. Se também trabalha no computador, provavelmente desenvolverá tensão nos ombros e pescoço. Com um autotratamento rápido, você se sentirá cuidado e isso ajudará a soltar a tensão na parte posterior do corpo.

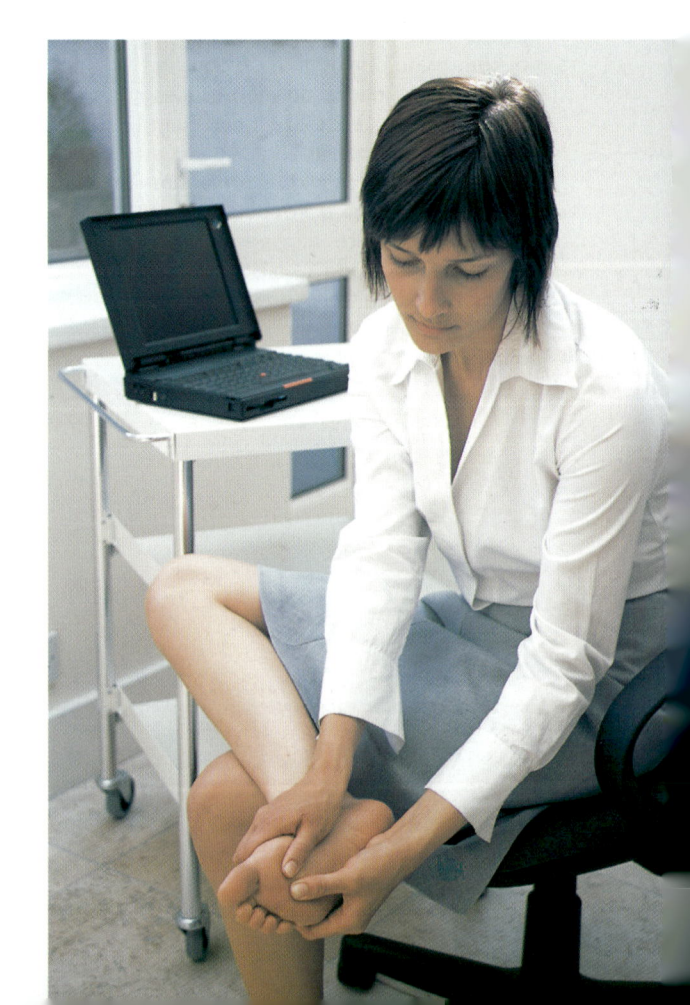

Cura geral rápida

Os pontos de reflexologia que tratam a coluna também têm um efeito em todo o sistema nervoso. Trabalhar esses pontos pode ajudá-lo a se livrar das dores de cabeça, nas costas ou da tensão no ombro, e é uma ótima forma de se dar um ânimo geral.

    Tire o sapato e coloque o pé direito sobre o joelho esquerdo. Vire o pé deixando a borda interna para cima. Começando da base do hálux, passe o polegar pelo osso, descendo até o calcanhar, rastejando o dedo como uma lagarta. Volte para os dedos, mas dessa vez aperte o osso enquanto sobe. Repita os movimentos no outro pé.

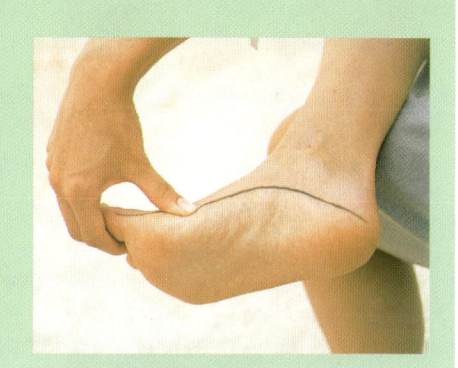

Os reflexos da coluna percorrem a borda interna de cada pé. Enquanto trabalha os pontos, tente ficar atento a qualquer área de sensibilidade e faça nela uma massagem suave.

Estímulo geral

Essa rotina revitalizante usa uma combinação de massagem e reflexologia. É fácil de fazer em sua mesa ou em qualquer local silencioso. Comece no pé direito e repita no esquerdo.

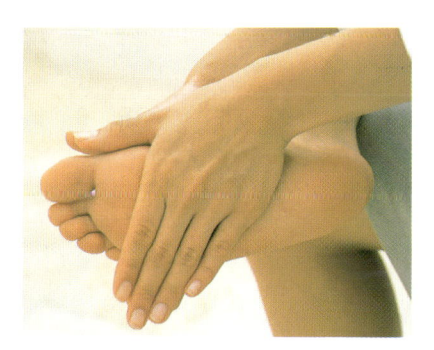

1. Coloque a mão direita no peito do pé e a esquerda na base, como um sanduíche. Deslize as mãos com suavidade do dedo ao calcanhar e vice-versa. Aperte a mão esquerda de forma que a pressão seja mais firme na sola. Faça isso três vezes ou mais.

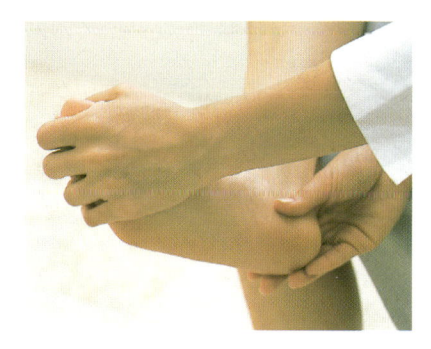

2. Apoie o calcanhar na mão direita. Segure as pontas dos dedos com a mão esquerda e vire o tornozelo devagar. Faça isso primeiro no sentido horário e depois no anti-horário. Repita até completar três círculos em cada direção.

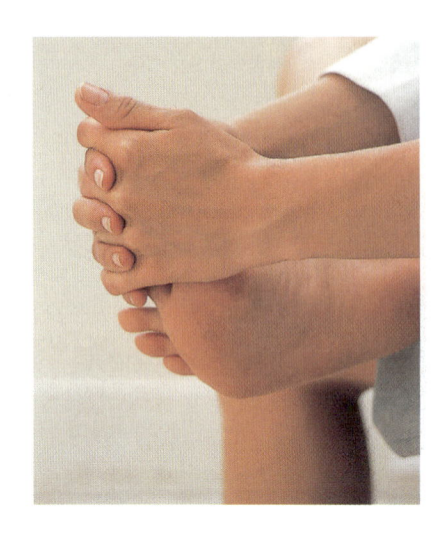

3. Entrelace as mãos atrás dos dedos dos pés, juntando-os na altura do dedinho. Puxe o topo dos dedos devagar, deixando cada um se abrir enquanto o faz. Isso solta a tensão na área da cabeça.

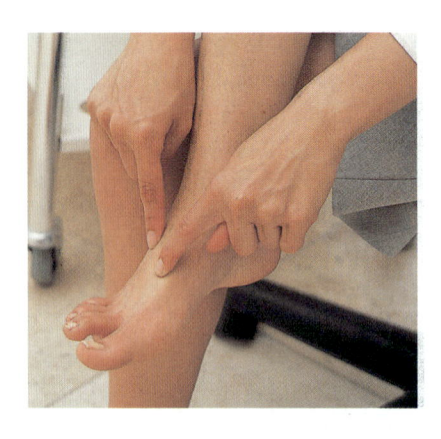

4. Mexa seu pé para alcançar o dorso com facilidade; você pode colocá-lo sobre um banquinho. Use os dois indicadores para fazer círculos pequenos sobre o dorso. Trabalhe da base dos dedos aos tornozelos. Varie a pressão dependendo de como se sentir: a pressão leve é muito relaxante e a mais pesada terá um efeito energizante.

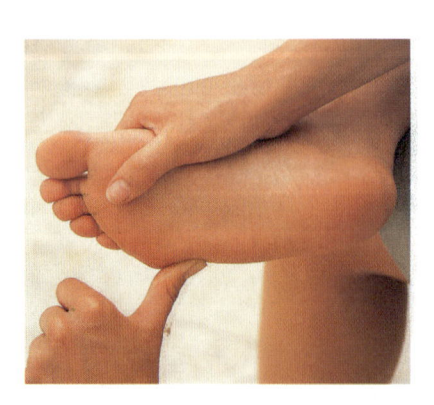

5. Segure a borda interna com a mão direita e passe o polegar esquerdo na borda externa. Isso trabalha no ombro, quadril e joelho, relaxando os músculos nessas áreas.

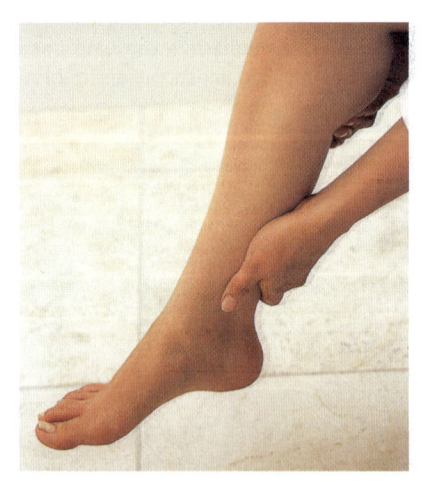

6. Massageie a parte posterior da perna, alternando as palmas para deslizar com firmeza do topo do tornozelo até abaixo do joelho. Esse é um bom movimento energizante para encerrar a rotina. Agora repita toda a sequência no pé e perna esquerdos.

Alívio de cefaleias, dores de garganta e tensão no pescoço

Esse é um tratamento excelente para cefaleias ou dores de garganta relacionadas a cansaço, estresse e tensão. Ajudará também no caso de tensão no pescoço. Faça nos dois pés.

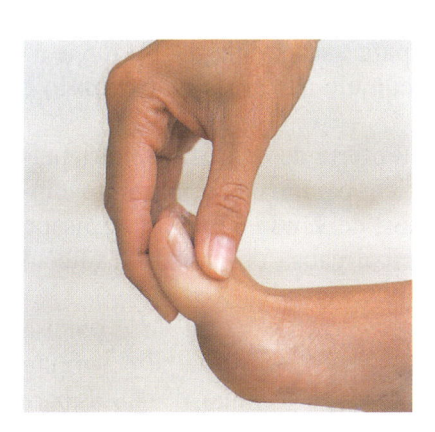

1. Tire os sapatos e levante o pé direito. Com o polegar e o indicador, pince o hálux. Faça isso nas laterais, em cima e embaixo. Essa ação é boa para a cabeça e o pescoço.

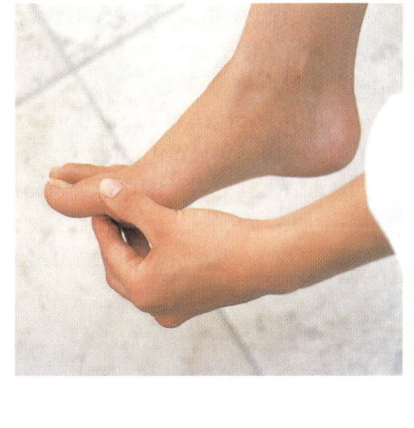

2. Passe o polegar ao redor da parte superior do hálux, de fora para dentro. Essa é uma técnica de reflexologia usada para relaxar a área da garganta.

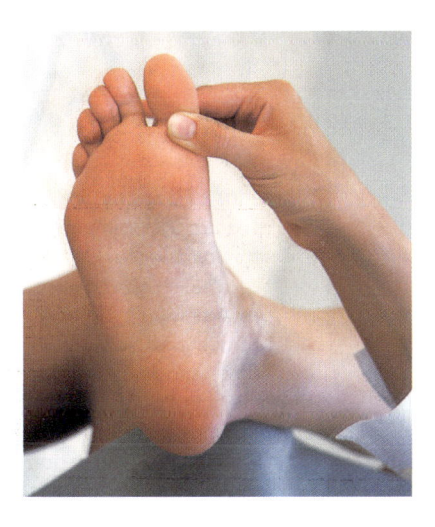

3. Passe o polegar de fora para dentro na base do hálux. Isso ajuda a relaxar os músculos da nuca e da base do crânio, que podem estar causando uma cefaleia tensional.

Tônico para pernas cansadas

Ficar de pé o dia todo não faz bem para sua circulação. A força da gravidade faz com que o líquido se acumule nas áreas do tornozelo e dos pés.

Os músculos só recebem uma boa oferta de oxigênio e nutrientes quando estão em movimento. Se você ficar parado de pé por muito tempo, haverá também acúmulo de resíduos, deixando o músculo cansado e dolorido. A má circulação é a principal causa de varizes. Também costuma deixar nossa pele muito seca.

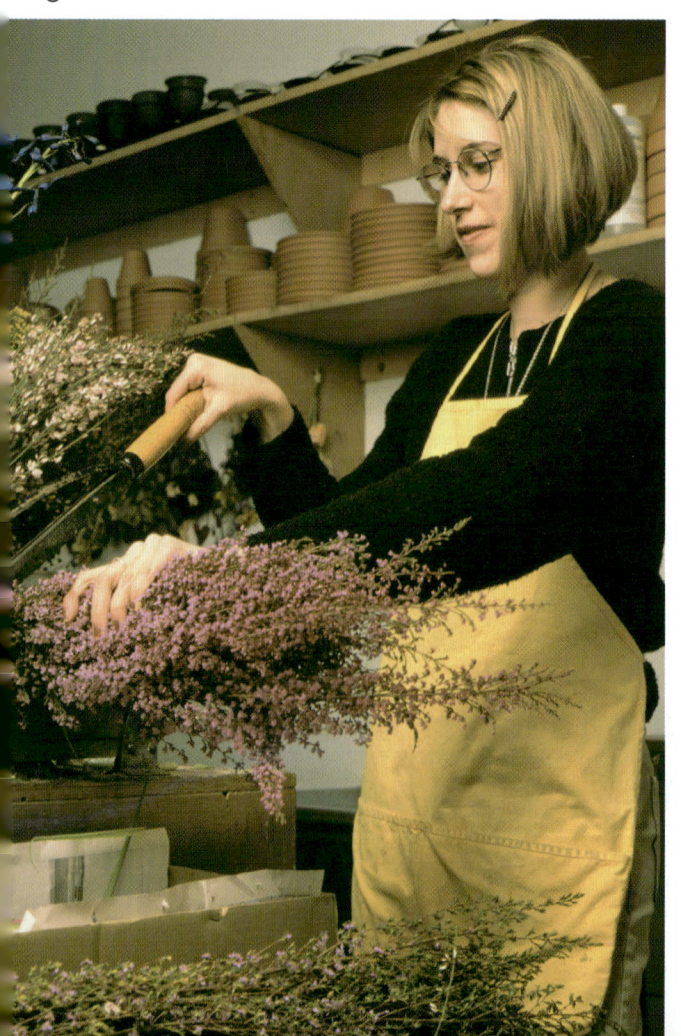

Se você precisa ficar de pé por muito tempo, dê pausas para se sentar. Mantenha também os pés em movimento de vez em quando: caminhe no lugar ou suba nas pontas dos pés por alguns segundos e depois solte.

Todos os tipos de profissão, principalmente aquelas do setor de serviços, exigem que as pessoas fiquem de pé a maior parte do dia. Fazer uma pausa rápida de vez em quando para praticar alguns exercícios simples alivia a dor e o peso nas pernas e pode evitar o desenvolvimento de problemas a longo prazo.

Rotina rejuvenescedora rápida

Esses exercícios simples para pernas e pés ajudarão a manter uma boa circulação e devem ser feitos em intervalos regulares. Eles são bastante eficazes no fim do dia.

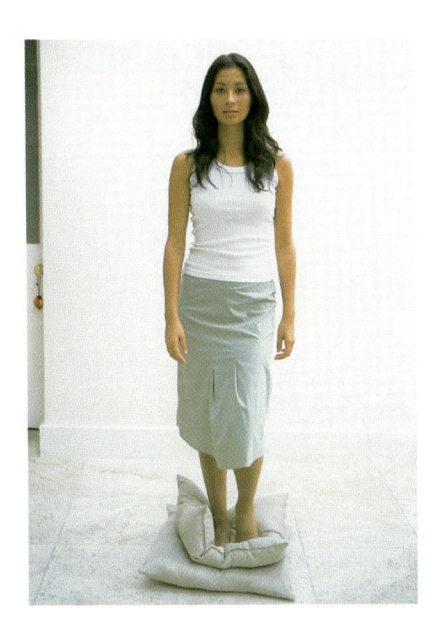

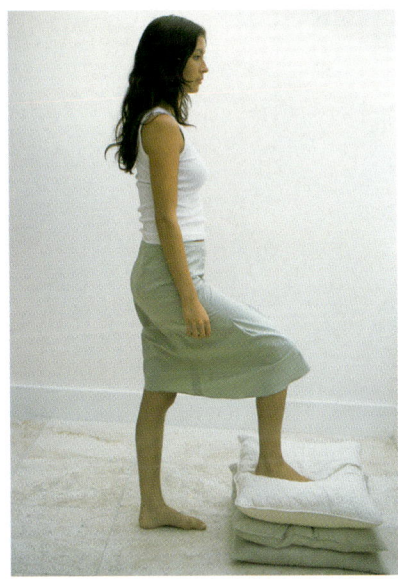

1. Fique de pé em cima de um pufe ou algumas almofadas se não tiver mais nada à mão (as bolinhas usadas para encher o pufe têm um efeito de massagem delicioso). Tente balançar por alguns minutos. Mexa um pé por vez, em um movimento de caminhada. Isso trabalha todos os músculos da perna e ativa a circulação. Deixe uma cadeira próxima ou fique perto da parede caso perca o equilíbrio.

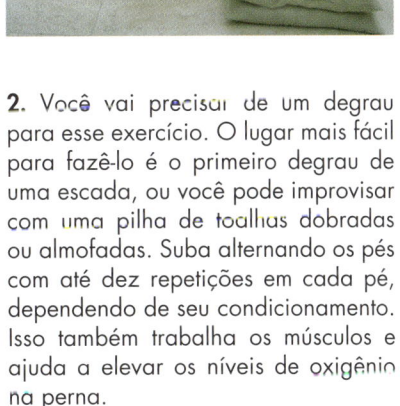

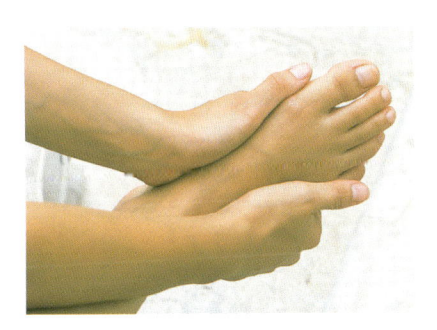

2. Você vai precisar de um degrau para esse exercício. O lugar mais fácil para fazê-lo é o primeiro degrau de uma escada, ou você pode improvisar com uma pilha de toalhas dobradas ou almofadas. Suba alternando os pés com até dez repetições em cada pé, dependendo de seu condicionamento. Isso também trabalha os músculos e ajuda a elevar os níveis de oxigênio na perna.

3. Sente-se e apoie o pé direito no joelho. Coloque os polegares no dorso do pé, apontados para os dedos, e os outros dedos ao redor da sola. Arraste os polegares para as bordas do pé. Volte à posição inicial e arraste os dedos para as bordas da sola. Faça esse movimento alternado por todo o pé, começando nos dedos e terminando no tornozelo.

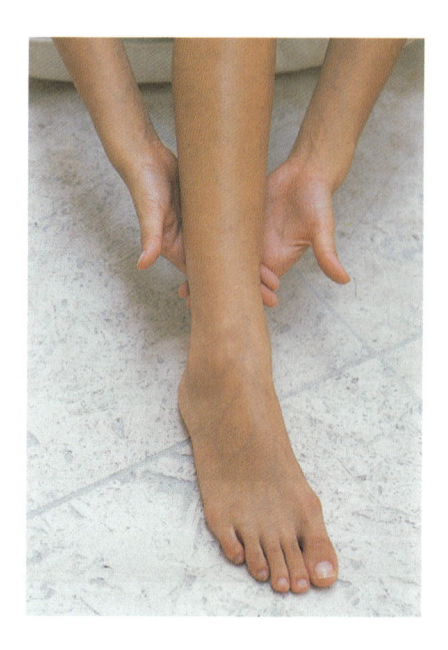

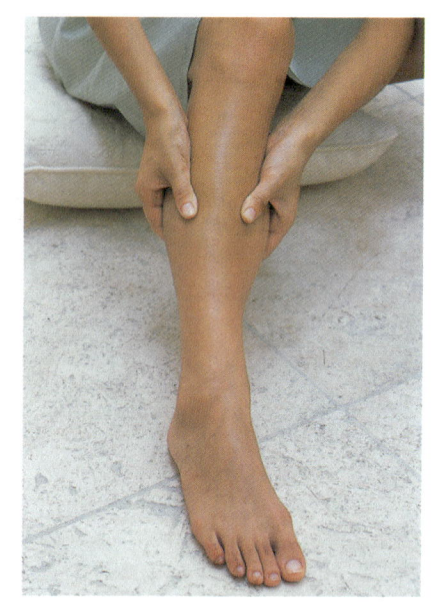

4. Coloque as mãos na panturrilha acima do tornozelo. Cruze uma mão sobre a outra, como demonstrado, preparando-se para o passo seguinte.

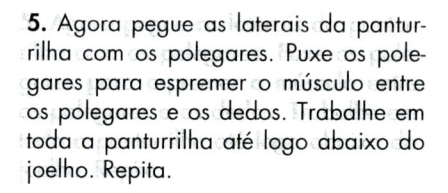

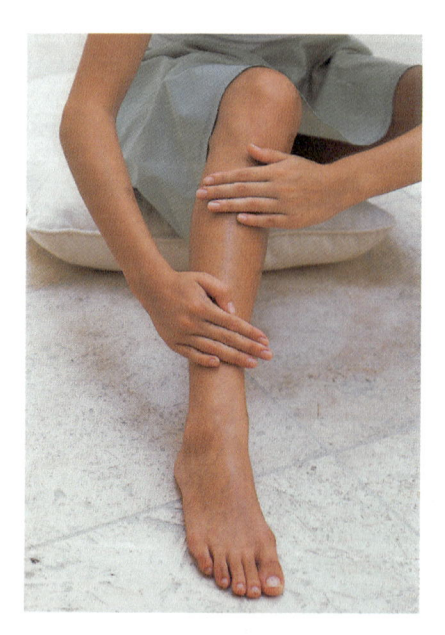

5. Agora pegue as laterais da panturrilha com os polegares. Puxe os polegares para espremer o músculo entre os polegares e os dedos. Trabalhe em toda a panturrilha até logo abaixo do joelho. Repita.

6. Massageie a frente da perna do tornozelo ao joelho, alternando as palmas. Use uma pressão suave. Se quiser, passe um óleo essencial diluído na perna no passo 6 da rotina. Os óleos bons para ativar a circulação e ajudar a relaxar incluem uma mistura de gerânio e alecrim. Repita na outra perna.

No fim do dia...

É uma ótima ideia descansar com os pés acima do nível do quadril por pelo menos 15 minutos no fim do dia. Uma boa maneira de fazer isso é usar a seguinte postura modificada da yoga. Ache um lugar perto de uma parede e coloque um cobertor enrolado, um tapete ou um colchonete no chão. Sente-se com uma das nádegas contra a parede. Deite-se e ao mesmo tempo leve as pernas contra a parede e depois deite-se de costas. As pernas e o bumbum devem encostar na parede e seu corpo deve ficar reto. Fique assim por 15 minutos.

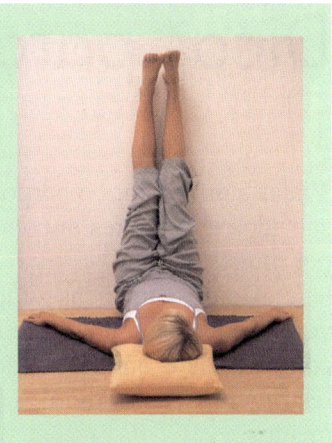

Enquanto descansa nessa posição restauradora da circulação, relaxe os braços e feche os olhos.

Dicas para viagem

Viajar é difícil para o corpo. Seja em um carro, trem ou avião, ficamos sentados em lugares apertados e precisamos manter a mesma posição por muitas horas.

Algumas técnicas simples podem tornar as viagens mais agradáveis e reduzir qualquer efeito negativo no corpo. Primeiro, use roupas confortáveis e que não restrinjam seus movimentos.

Se estiver viajando de carro, pare o veículo e saia a intervalos regulares. Caminhe por alguns minutos, estique os braços acima da cabeça e para os lados e deixe o pescoço cair sobre um ombro por vez. Levante e solte os ombros algumas vezes para aliviar a tensão.

De avião ou trem, levante e caminhe pelo corredor de vez em quando. Mais ou menos a cada meia hora, faça exercícios para os pés e as pernas para ativar a circulação.

Nos aviões o ar é seco e seus pés e tornozelos podem inchar. Se estiver voando, é importante usar sapatos confortáveis com cadarços para eles expandirem com seus pés. Você também pode usar meias largas – ou meias de compressão, se for recomendado pela empresa aérea ou seu médico. Se tirar seus sapatos, coloque-os de volta algumas horas antes de aterrissar para os pés poderem se acostumar com eles. Beba muita água durante o voo e nada de álcool, pois ele tem um grande efeito de desidratação.

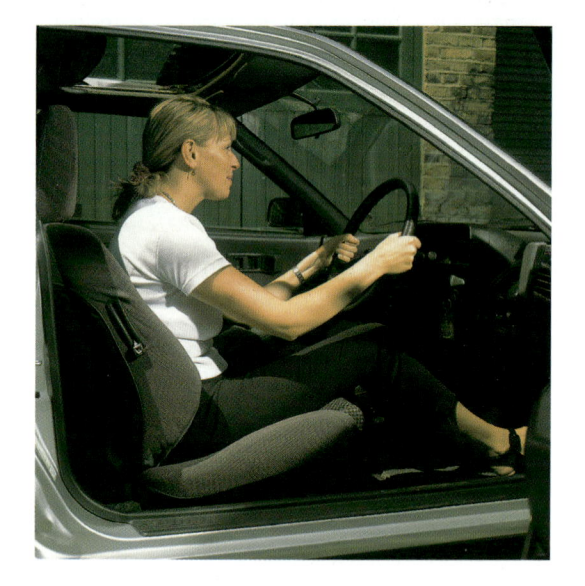

Quando viajamos, muitas vezes ficamos sentados na mesma posição em um espaço apertado durante horas. Isso é prejudicial para todo o corpo e prejudica muito nossas pernas e pés. Não se incline para a frente, como essa mulher, mas sente-se reto. Pode ajudar sentar-se sobre um assento em forma de cunha.

Exercícios para os pés durante a viagem

Manter os pés em movimento durante uma longa viagem de avião, ônibus ou trem diminui o inchaço e ajuda a reduzir o risco de trombose venosa profunda (TVP), uma doença potencialmente letal. Você também deve fazer os exercícios recomendados pela companhia aérea. Você precisará de um travesseiro inflável de pescoço para viagens para fazer a seguinte rotina.

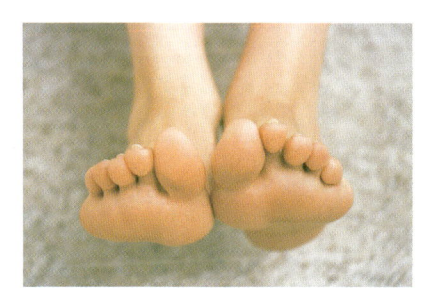

1. Tire os sapatos (e meias, se quiser). Coloque os calcanhares no chão e eleve os dedos. Puxe os dedos na direção das canelas o máximo que conseguir. Sinta a frente das pernas alongar. Depois alongue do outro lado, colocando a ponta dos pés no chão.

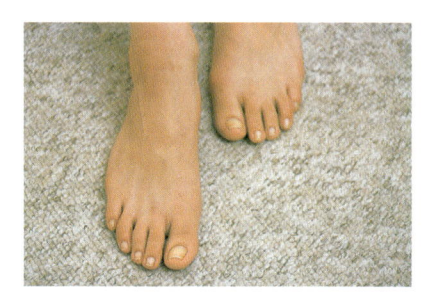

2. Deslize um pé para a frente e retorne enquanto desliza o outro para a frente. Repita esse movimento alternado várias vezes, começando devagar e aumentando a velocidade. Se fizer o exercício descalço, não encoste muito no chão ou se machucará no carpete.

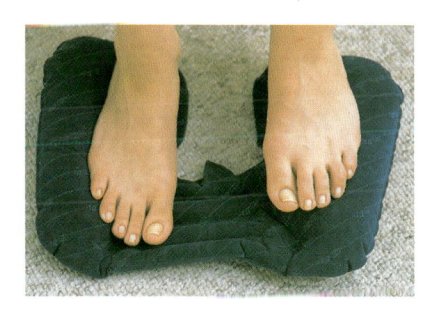

3. Encha um travesseiro de pescoço até cerca de três quartos da capacidade. Ponha debaixo dos pés e pise com um pé por vez, como se estivesse andando. Empurre forte o bastante para passar o ar de um lado para o outro.

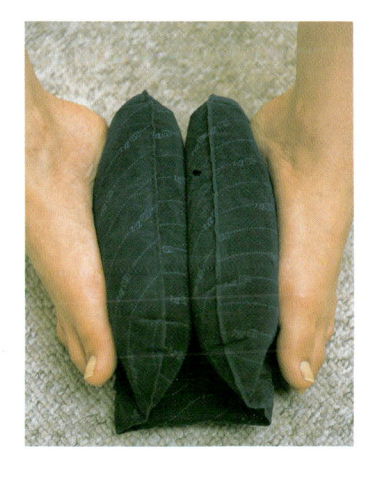

4. Agora dobre o travesseiro ao meio e coloque-o entre as solas dos pés. Mantendo o travesseiro na posição, tente aproximar os pés. O travesseiro parcialmente cheio oferecerá resistência, o que mostra ser um bom exercício para os músculos da coxa e do bumbum. Você também sentirá o alongamento no abdômen. Relaxe e empurre de novo algumas vezes. Faça toda a rotina a intervalos regulares – duas vezes por hora – durante o voo.

Rotina para *jetlag*

Esses passos ajudarão especificamente a aliviar os sintomas de *jetlag*. Eles são um modo excelente de ficar acordado para você dormir na hora certa.

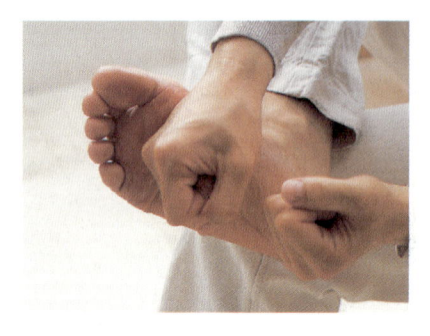

1. Feche as mãos. Use a borda plana do lado do mindinho para bater na sola do pé. Bata no pé todo, dos dedos ao calcanhar e vice-versa.

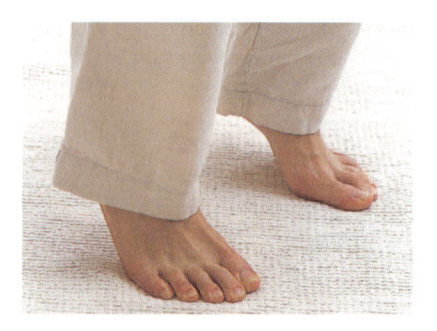

2. Levante-se. Fique nas pontas dos pés e conte até 10 – segure em uma cadeira ou na parede se você se sentir inseguro. Relaxe e depois repita.

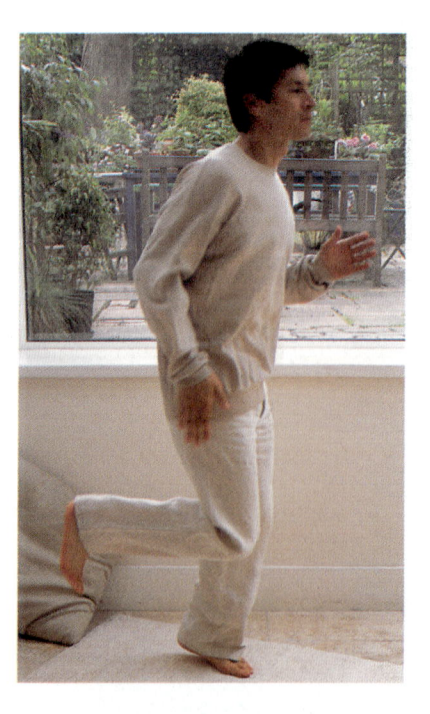

3. Corra no lugar contando até 30. Relaxe contando até 10 e repita. Faça isso umas cinco vezes, dependendo de seu condicionamento físico.

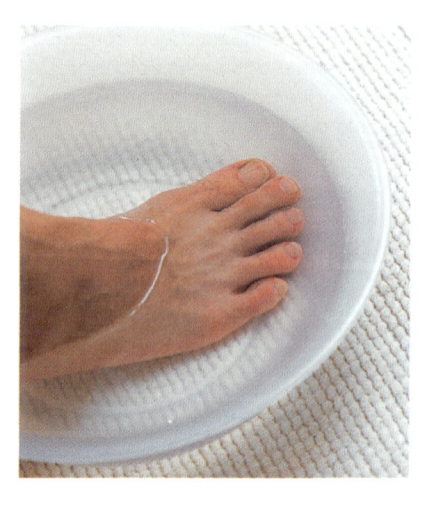

4. Encha uma grande bacia com água morna (nem quente nem fria demais) ou prepare um banho morno. Agora coloque os pés na bacia ou na banheira. Levante primeiro os dedos e depois os calcanhares algumas vezes. Gire o pé direito, dez vezes no sentido horário e depois mais dez no sentido anti-horário. Faça o mesmo com o pé esquerdo. Repita o giro nos dois pés.

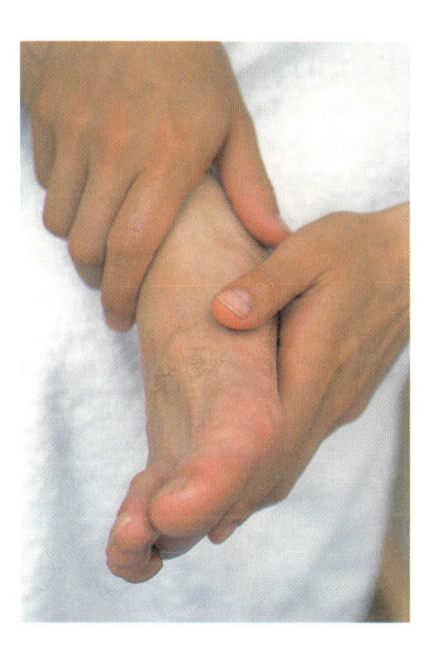

5. Seque seus pés. Se quiser, aplique um *spray* tonificante ou talco, ou passe óleo revitalizante nos pés: alecrim é um bom óleo regenerativo. Massageie o pé suavemente para aquecer os músculos novamente.

Contas de viagem

Usar uma pulseira ou tornozeleira de contas de madeira banhadas nos óleos apropriados é uma boa maneira de ficar relaxado e bem disposto em locais cheios de gente. Também ajuda a manter os germes a distância, no caso de você esbarrar com os outros viajantes.

Ingredientes

- 5 ml/1 colher de chá de óleo de amêndoas
- 1 gota de óleo de lavanda
- 1 gota de óleo de melaleuca ou de niaouli

Misture todos os óleos. Role algumas contas de madeira, sem tinta ou verniz (você pode usar várias), nos óleos, deixe descansar por cinco ou seis horas e depois as passe por um fio. Use no pulso ou no tornozelo (folgada) durante uma viagem longa.

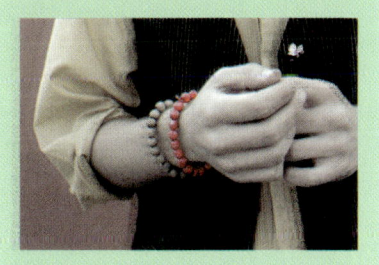

Uma pulseira de contas de madeira banhadas nos óleos curativos vira um talismã natural de viagens.

Ativação da circulação na terceira idade

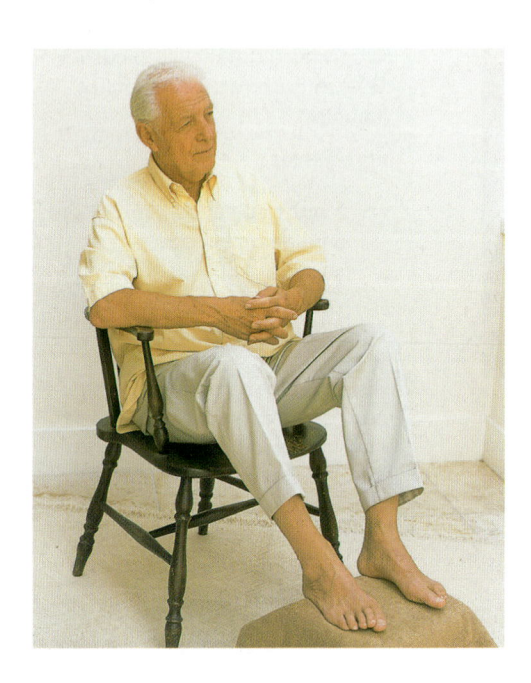

Massagear os pés uma vez por dia ajudará a manter uma boa circulação. Sempre se trate sentado. Descanse os pés em um banquinho para não precisar se inclinar para alcançá-los. Cubra o banco com uma toalha para protegê-lo de qualquer *spray* ou óleo.

Todos podem se beneficiar de uma massagem no pé. Os idosos, em particular, se beneficiarão do aumento na circulação sanguínea provocado pela massagem. Nós costumamos ficar menos ativos com a idade e, por isso, nossa circulação fica menos eficiente. O autotratamento uma vez por dia ajudará a manter os pés saudáveis, levando oxigênio e nutrientes à área e ativando a circulação pelo corpo. Também ajudará a manter os tornozelos e dedos o mais móveis possível.

Como muitas vezes a pele fica desidratada quando ficamos mais velhos, usar um creme de massagem nessa rotina ajudará a mantê-la hidratada.

Seguro para todos

Esse tratamento é muito seguro. É ótimo se você tiver varizes, artrite ou outras queixas relacionadas à idade. A rotina mostrada aqui foi preparada para o autotratamento, mas também pode ser aplicada por outra pessoa se você achar mais fácil.

Rotina de autotratamento

Você precisa de uma faixa de tecido com alças na ponta para essa rotina, ou você pode improvisar com uma toalha comprida dobrada, como demonstrado. Você também precisa de um cordão feito de barbante e carretéis de linha vazios. No início da rotina, é bom usar um *spray* leve nos pés. Você pode fazer o seu (muito óleo veicular leve, um pouco de água de rosas, glicerina e alguns dos óleos essenciais listados abaixo). Senão, use um *spray* pronto.

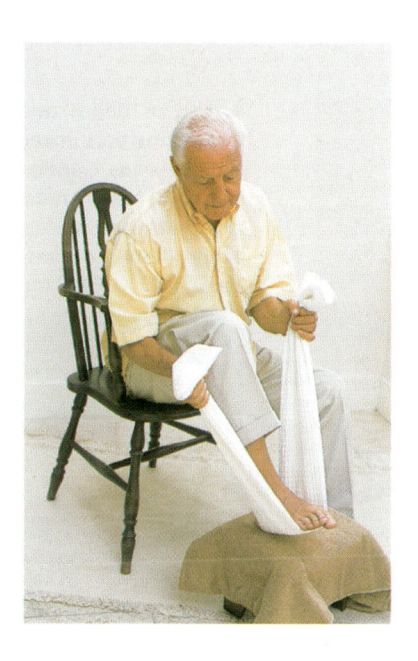

1. Coloque os pés em um apoio coberto com uma toalha. Se usar um *spray*, vire o pé direito de lado para borrifar a sola e depois endireite para borrifar o dorso. Derrube um lenço no pé e esfregue com o pé esquerdo para tirar o excesso do *spray*. Agora esfregue as solas na toalha do apoio até elas se aquecerem. Coloque a faixa sob o pé direito e puxe de um lado para o outro. Trabalhe em toda a sola, do dedo ao calcanhar, três vezes.

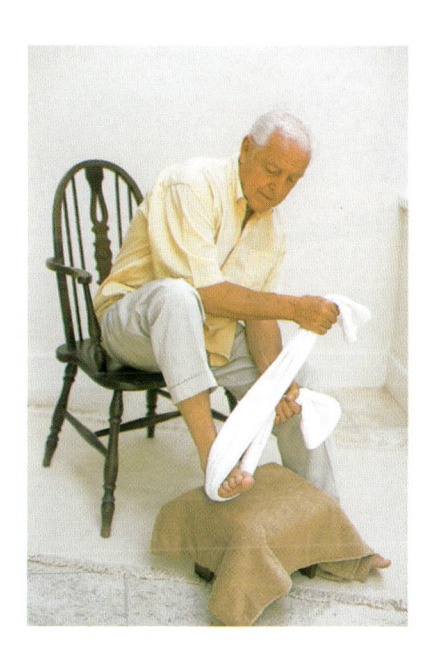

2. Agora apoie o pé na borda externa. Segurando a faixa de um lado, puxe-a para a frente e para trás para esfregar suavemente o dorso do pé, como fez com a sola. Trabalhe toda a área três vezes, dos dedos ao calcanhar.

Óleos bons para a pele dos idosos

Experimente usar um desses óleos em um *spray* para o pé ou adicione algumas gotas em um óleo veicular e passe na pele.

- Sândalo: relaxante
- Cipreste: estimulante
- Sálvia esclareia: alivia a dor

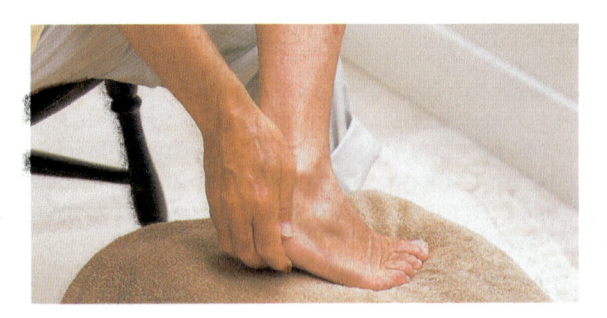

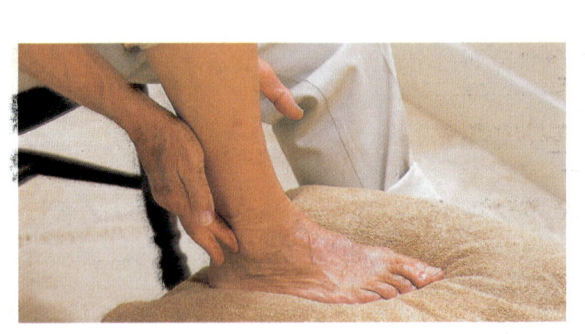

3. Coloque os dedos do meio da mão direita na base do calcanhar. Puxe-os devagar para a parte posterior do calcanhar, usando uma pressão tão firme quanto puder suportar com conforto.

4. Use os dedos das duas mãos para fazer círculos nas partes interna e externa do tornozelo ao mesmo tempo. Repita os passos 3 e 4.

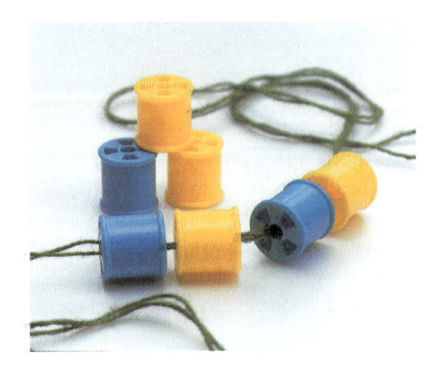

Essa rotina envolve o uso de um equipamento de massagem caseiro composto por vários carretéis de algodão enfiados em um cordão bem forte. O cordão deve ter aproximadamente o comprimento de sua perna. Equipamentos como esse podem ser muito úteis quando se tem dificuldade para se curvar ou quando é desconfortável apoiar o pé sobre o joelho.

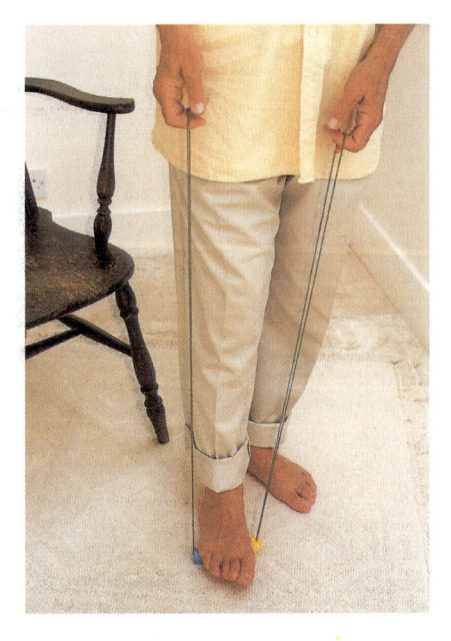

5. Levante-se (continue sentado se tiver instável). Coloque o cordão de carretéis embaixo do pé direito e segure as pontas do cordão. Role o pé para a frente e para trás do calcanhar aos dedos. Faça cinco ciclos completos em cada direção.

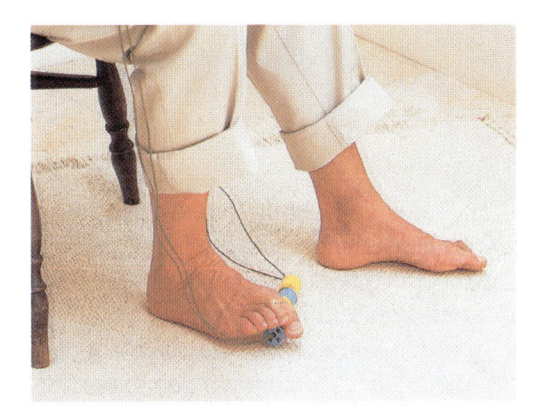

6. Sente-se novamente, mantendo o cordão sob o pé direito. Agora tente pegar um dos carretéis com os dedos. Pratique esse exercício de levantamento cinco vezes, trabalhando todos os dedos.

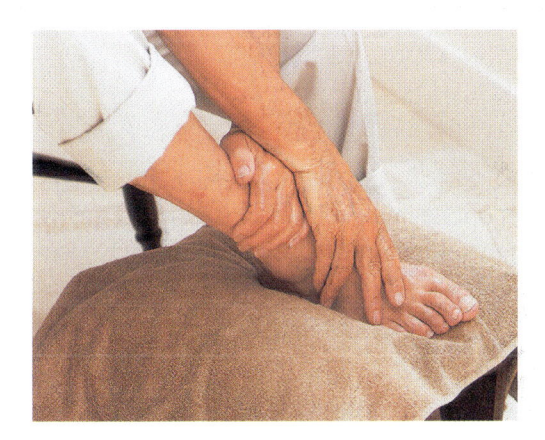

7. Coloque um pouco de óleo nutritivo nas mãos e esfregue-as para distribuir por igual. Alternando as mãos, massageie até o dorso e depois a sola do pé direito. Continue até não sobrar nenhum resíduo de óleo no dorso ou na sola do pé. Agora repita toda a rotina no pé esquerdo. Tire todo o óleo das solas dos pés antes de levantar para não escorregar.

Intimidade

Às vezes nossos dias parecem tão cheios de trabalho e outros compromissos que pode ser difícil encontrar espaço para nosso relacionamento mais importante. A massagem lhe dá oportunidade de passar horas tranquilas com seu parceiro, sem TV, rádio ou outras distrações.

Uma massagem nos pés é um modo maravilhoso de tratar seu parceiro e para ele tratar você. Permite que vocês se toquem de uma forma carinhosa e suave, nem sempre sexual. Além de relaxar e acalmar o corpo, a massagem nos pés oferece uma rota rápida para se reconectarem e restabelecerem a intimidade.

Criando o clima certo

Ao compartilhar uma massagem com seu parceiro, separe alguns minutos para criar um ambiente aconchegante e íntimo. Arrume o quarto e tire qualquer bagunça. Coloque várias almofadas na cama para vocês se deitarem e relaxarem. Use uma luz suave – desligue os lustres e, em vez deles, use abajures ou velas.

Você pode gostar de ouvir música enquanto massageia. Se quiser, use o aroma estimulante de óleos essenciais para dar um toque de sensualidade à experiência. O óleo de sândalo é quente, inebriante, e dizem ter qualidades afrodisíacas genuínas.

Essa é uma massagem adorável para fazer no quarto, talvez depois de um banho quente e relaxante. Coloque várias almofadas ou travesseiros na cabeceira da cama para seu parceiro se reclinar e curtir a massagem.

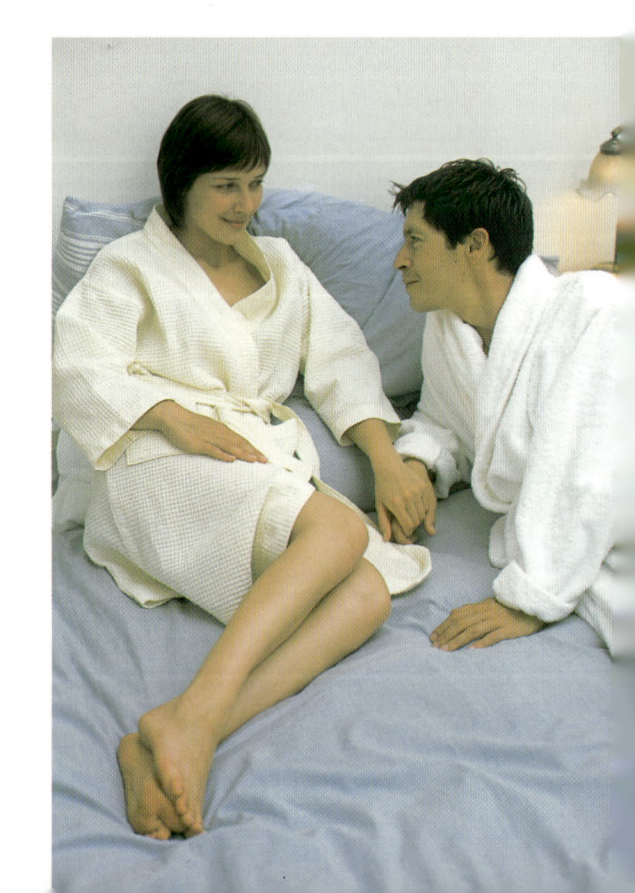

Óleo de banho afrodisíaco

O aroma quente e apimentado desse óleo de banho sensual ficará sedutoramente na pele por algum tempo depois do banho – o prelúdio perfeito para uma massagem íntima nos pés.

Ingredientes

- 100 ml de óleo de amêndoas
- 20 ml/4 colheres de chá de óleo de gérmen de trigo
- 15 gotas de óleo essencial de rosa
- 10 gotas de óleo essencial de sândalo

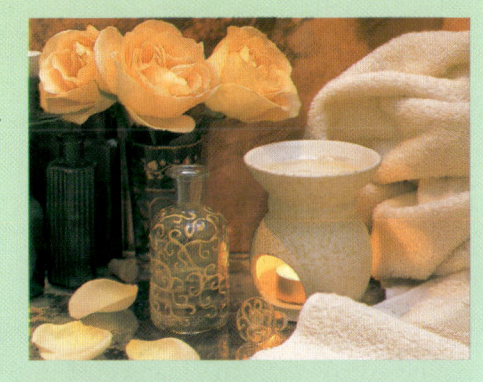

Armazenar óleos em garrafas bonitas ajuda a criar um clima, mas garrafas como essa não são as ideais. Escolha frascos escuros para manter o aroma pelo maior tempo possível.

Despeje os óleos de amêndoa e de gérmen de trigo em uma garrafa com uma tampa de rosca ou rolha e adicione os óleos essenciais. Agite bem.

Massagem sensual no pé

Experimente essa rotina com um óleo essencial sensual ou relaxante, como gerânio ou sândalo, diluído em um óleo veicular de amêndoas ou outro de sua escolha. Coloque uma toalha sobre a roupa de cama para protegê-la do óleo.

1. Coloque três ou quatro gotas de óleo de massagem na mão e esfregue as palmas para espalhar por igual. Segure o pé direito com as duas mãos, uma sobre o dorso e a outra na sola. Segure por um ou dois minutos, respirando em silêncio enquanto mantém contato.

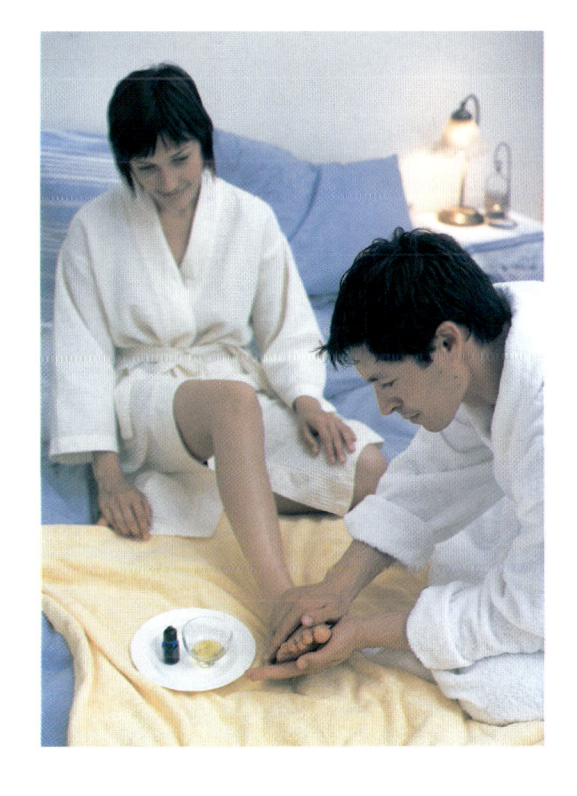

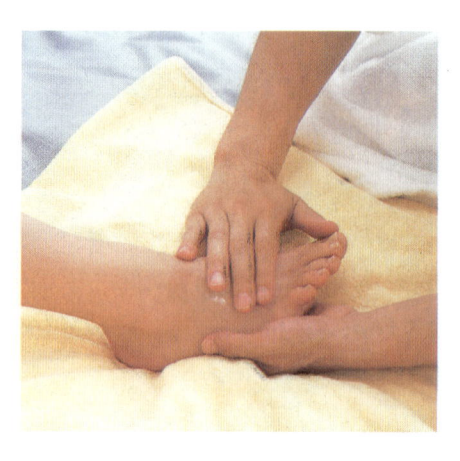

2. Mantendo a mesma posição das mãos do passo 1, massageie o pé na direção do tornozelo e depois de volta aos dedos. A pressão deve ser firme, mas agradável. Faça esse movimento três vezes.

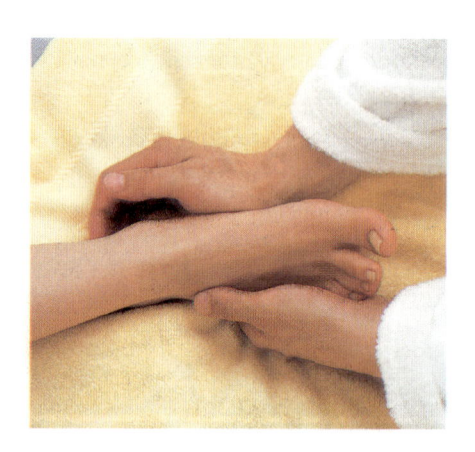

3. Apoie a borda externa do pé, deixando os dedos sobre o tenar de sua mão. Use a base da outra mão para massagear a borda interna do pé, do hálux ao calcanhar. Trabalhe devagar e com suavidade. Volte a mão ao dedo e massageie a borda interna da mesma forma mais duas vezes.

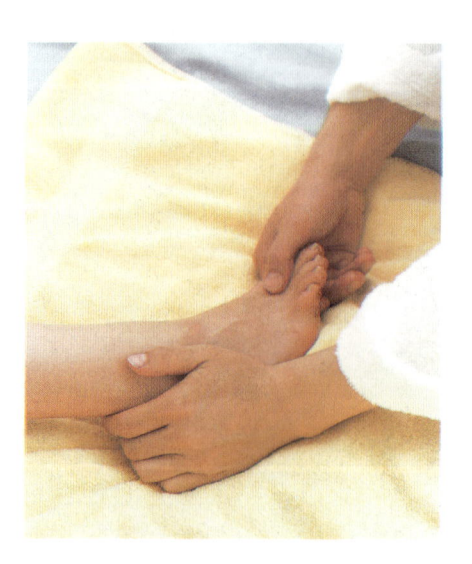

4. Agora apoie a borda interna do pé, segurando os dedos com firmeza. Use a outra mão para massagear a borda externa do pé, do dedinho ao calcanhar. Massageie de volta até o dedinho, trabalhando devagar e com suavidade. Repita essa ação mais duas vezes.

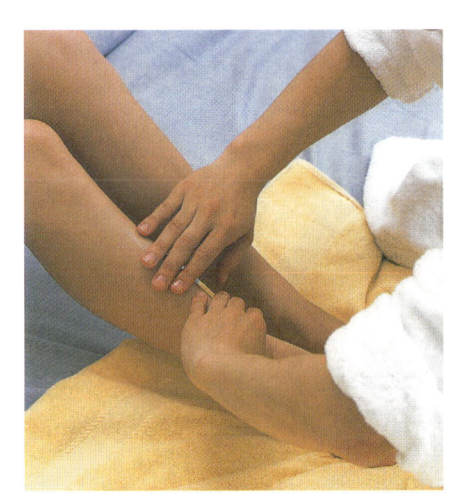

5. Peça para seu parceiro dobrar o joelho e colocar a sola do pé na cama. Aplique um pouco mais de óleo nas mãos e coloque-as em cima do pé – uma um pouco mais para cima do que a outra. Massageie o pé partindo dos dedos e continue subindo pela perna até o joelho, usando uma pressão leve. Deslize de volta aos dedos, sem usar pressão. Repita mais duas vezes.

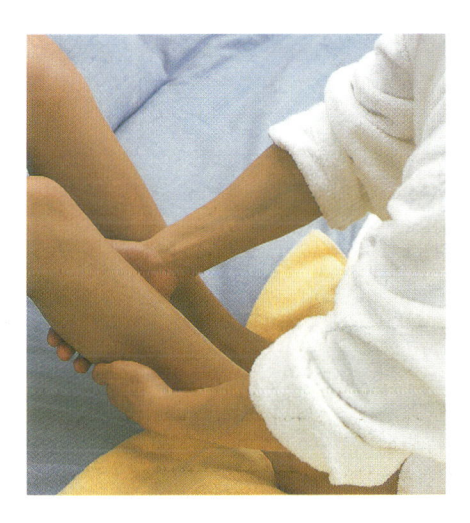

6. Segure o calcanhar com as duas mãos de modo que elas apontem em direções opostas e uma fique mais alta do que a outra. Deslize as mãos pela parte inferior da perna até o joelho: como isso ajuda a liberar a tensão acumulada, mantenha uma pressão razoavelmente forte. Deslize para baixo até a área do calcanhar, sem usar pressão, e repita mais duas vezes. Para terminar, use as mãos alternadas para massagear o dorso e a sola do pé. Repita a sequência no pé esquerdo.

Tratamentos Terapêuticos no Pé

A maioria de nós sente pequenas indisposições de vez em quando, e muitas pessoas sofrem com sintomas recorrentes. Nesta parte, você encontrará tratamentos rápidos que podem ser usados para aliviar problemas comuns e repetitivos, como cefaleias tensionais, cólica menstrual e insônia.

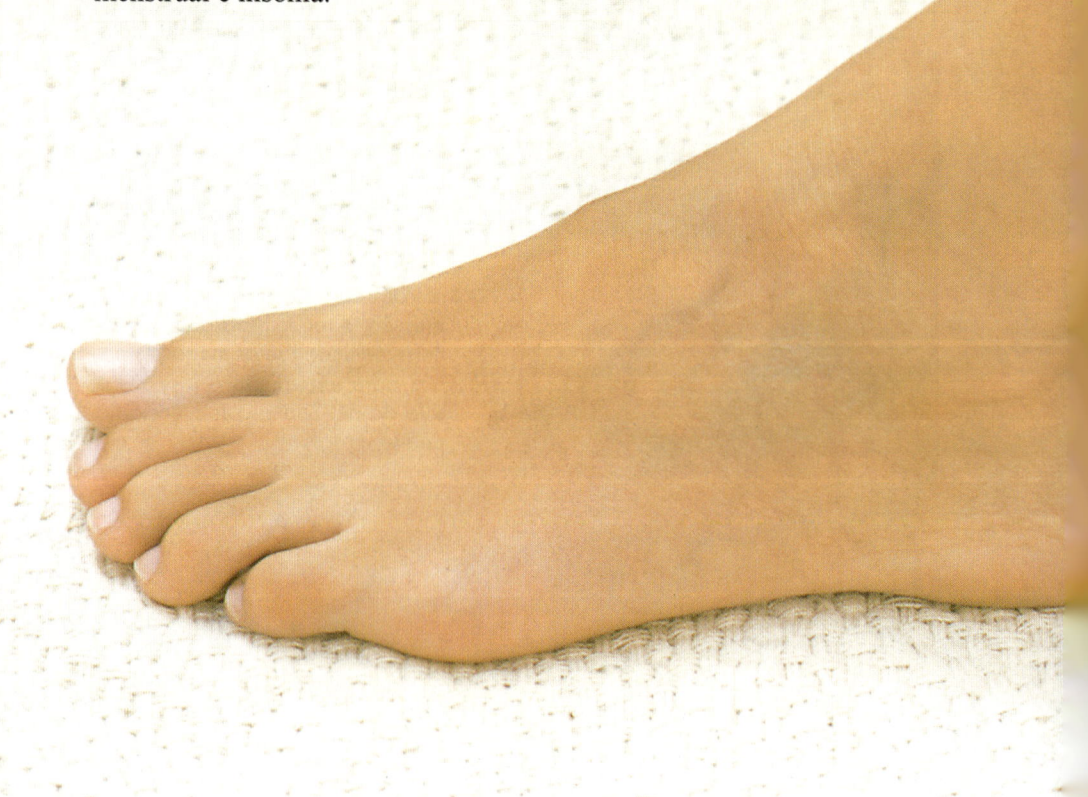

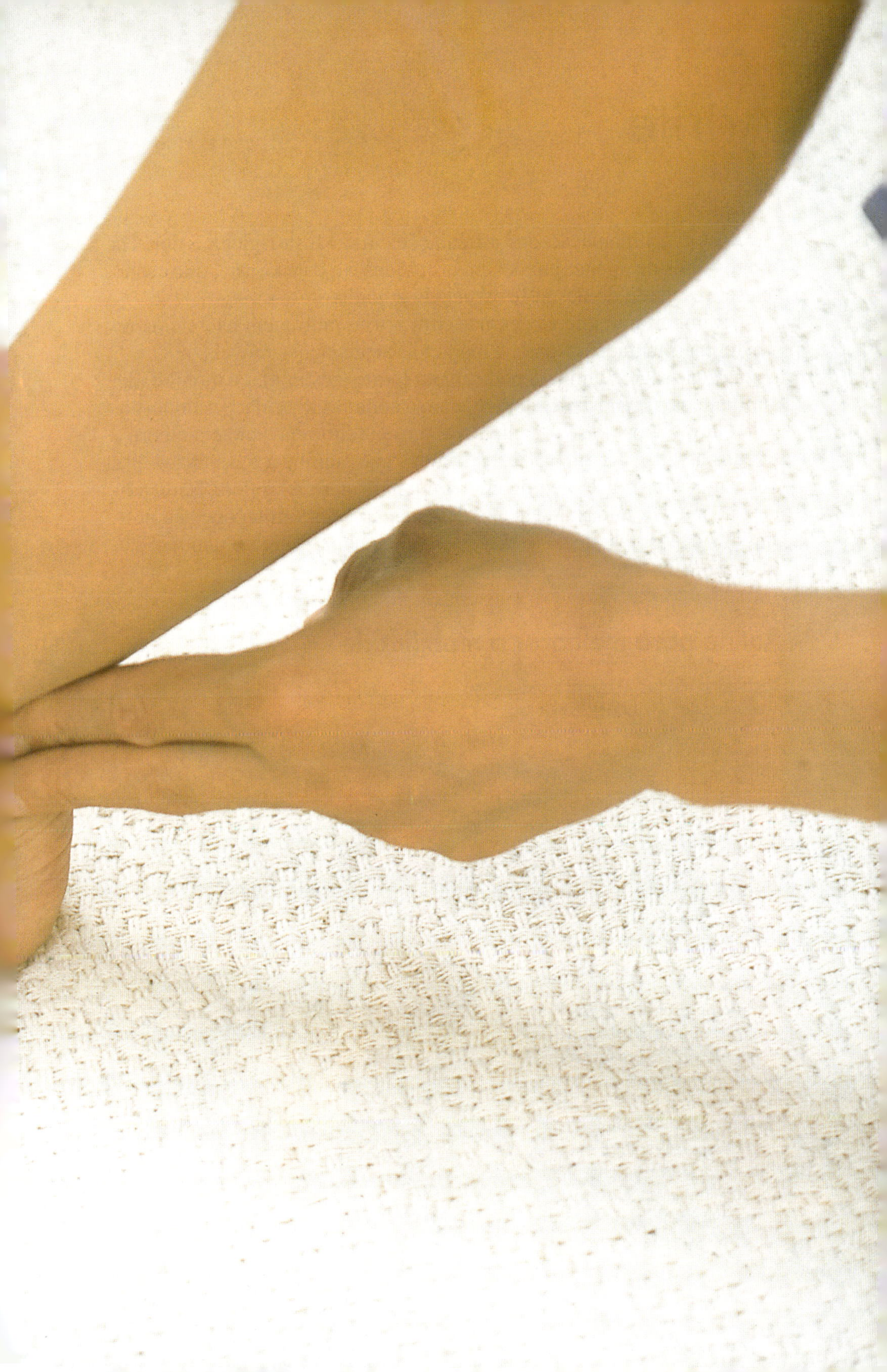

Artrite

A artrite é a inflamação das articulações que causa rigidez e dor. Há muitos tipos de artrite: um dos mais comuns é a osteoartrite, que costuma ser resultado do desgaste associado à idade.

É importante que as pessoas com artrite pratiquem exercícios leves regularmente. Isso ajuda a manter as articulações móveis.

A massagem também pode ajudar muito a estimular a mobilidade; a rotina nos pés mostrada aqui ajudará a soltar as articulações do tornozelo e dos dedos. Esse tratamento tem um efeito relaxante e melhora a circulação de oxigênio nas articulações, o que também é benéfico.

Se preferir, use óleo ou creme de massagem na rotina. Tente adicionar gotas de óleos essenciais de lavanda e camomila, que são anti-inflamatórios. Os óleos de manjerona e pimenta-do-reino também são úteis para a artrite, pois podem reduzir a rigidez.

Rotina para melhorar a mobilidade

Faça essa curta rotina o máximo que puder – um tratamento diário proporciona um benefício máximo. Você pode fazê-la no jardim ou em qualquer lugar em que paciente e massagista possam se sentar. Quando tratar alguém com artrite, sempre trabalhe com delicadeza. Não force as articulações para além de seus limites.

Como a pele madura pode ser muito seca, é bom usar um creme em vez de um óleo de massagem ao fazer esse tratamento em uma pessoa idosa. Coloque os pés da pessoa em cima de um travesseiro em seu colo, coberto por uma toalha. Aplique creme em suas mãos e esfregue as palmas para distribuí-lo. Massageie os pés.

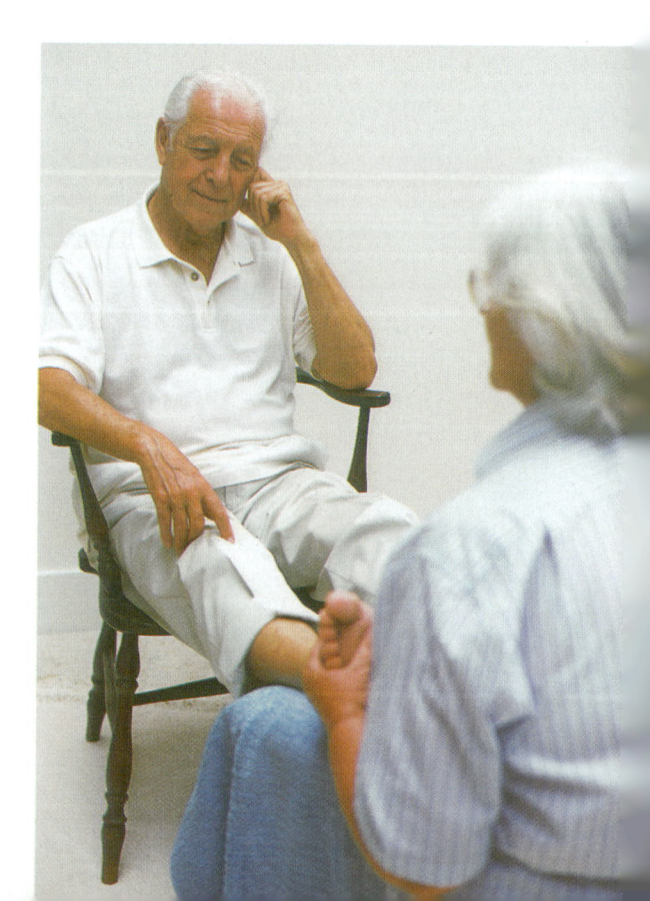

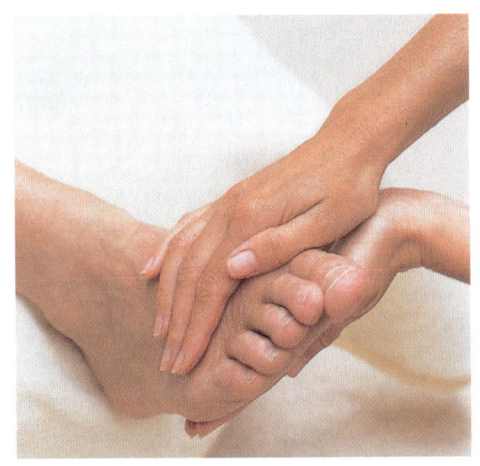

1. Comece com o pé direito do paciente. Segure o pé entre suas mãos, como um sanduíche. Deslize as duas mãos de cima para baixo dos dedos ao calcanhar e volte. Aperte o pé com a mão inferior, aplicando uma pressão mais firme na sola do que no dorso do pé, que é mais delicado. Diminua a pressão ao cruzar os tecidos mais moles do arco.

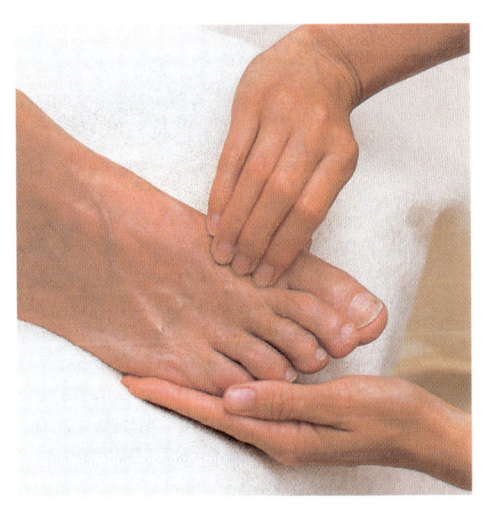

2. Usando os três dedos do meio da mão direita, faça pequenos movimentos circulares pelos sulcos entre os ossos longos do pé. Comece no sulco entre o hálux e o segundo dedo e massageie para baixo até o sulco entre os dois dedos menores. Use uma pressão firme, mas não forte. Coloque a parte interna do pé contra a mão esquerda para mantê-lo fixo.

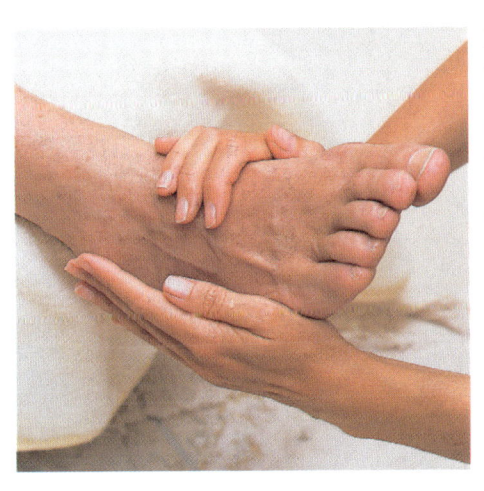

3. Use a eminência tenar na base do polegar esquerdo para esse movimento. Deslize-a pela parte externa do pé, da base do dedinho ao calcanhar. Use uma pressão forte, mas agradável. Fixe o pé envolvendo-o na mão direita, com o tenar da mão na sola.

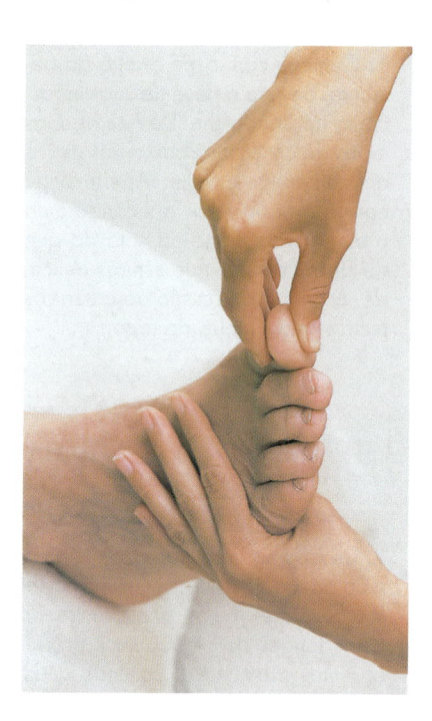

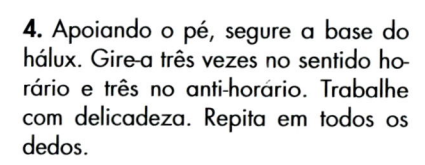

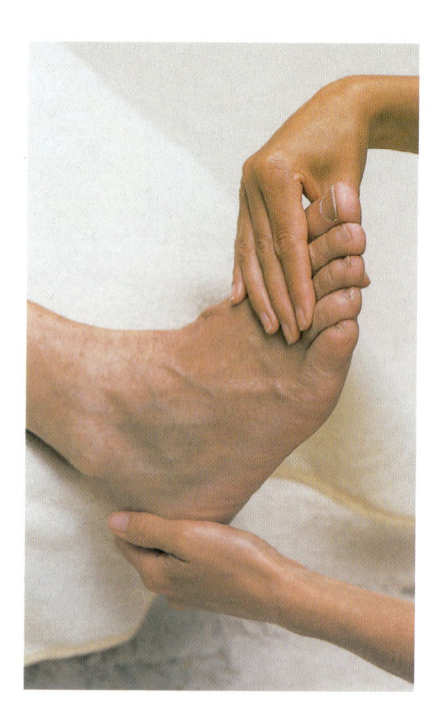

4. Apoiando o pé, segure a base do hálux. Gire-a três vezes no sentido horário e três no anti-horário. Trabalhe com delicadeza. Repita em todos os dedos.

5. Apoie o calcanhar na mão e envolva o pé com a mão direita, com o polegar na parte anterior da planta do pé, abaixo do hálux. Gire o pé devagar três vezes no sentido horário e três no anti-horário. Não force o tornozelo além do limite. Repita o passo 1 e depois faça a rotina no pé esquerdo.

Distensão muscular

É fácil distender, ou estirar, um músculo. Acontece quando o músculo fica sob pressão excessiva – como, por exemplo, se você levanta um objeto pesado ou faz uma torção rápida. As fibras musculares podem ficar estiradas demais, ou até se romper, podendo demorar semanas para curar.

A distensão é mais comum quando ocorre um movimento repentino ou se o músculo for muito trabalhado de um modo incomum. É mais provável ocorrer se você se exercitar sem aquecer os músculos direito ou se houver um rompante de atividade depois de um período de inatividade. Por exemplo, se você não tiver se exercitado por meses e depois fizer uma longa série na academia.

Se você distender um músculo, precisará descansá-lo para ele se curar. Aplicar gelo ou uma compressa de água fria ajudará a reduzir a inflamação, enquanto a massagem manterá a circulação.

Massagem na panturrilha distendida

Esse autotratamento ajuda a aliviar a dor e a promover a cura depois de uma distensão. Repita várias vezes por dia e combine com aplicação de compressa de água fria na área.

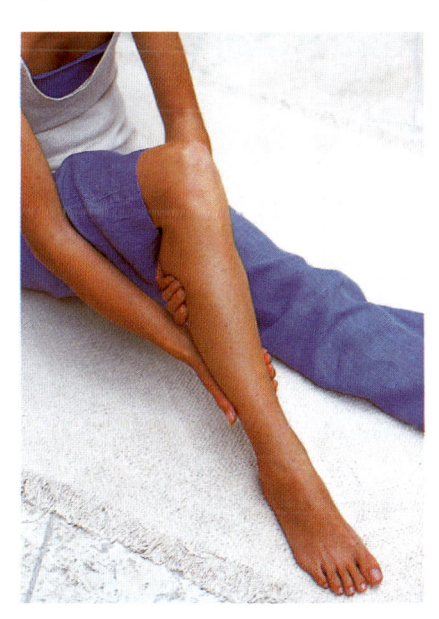

1. Sente-se no chão ou em uma cadeira com a perna apoiada em um banquinho na sua frente. Coloque as mãos atrás da parte inferior da perna, uma em cima da outra. Começando em cima do tornozelo, aperte o músculo da panturrilha e solte. Trabalhe toda a perna da mesma forma até abaixo do joelho. Deslize as mãos até o tornozelo e repita. Faça isso três vezes, pressionando com tanta firmeza quanto puder tolerar.

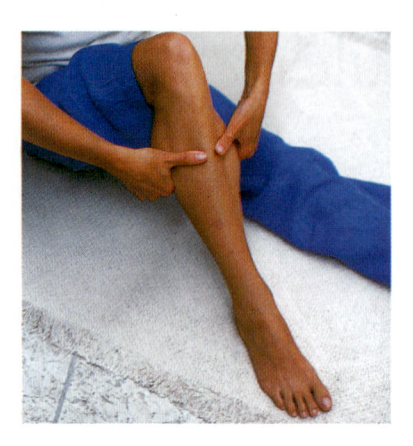

2. Coloque os polegares na canela, curvando os dedos ao redor da parte posterior da perna. Use os dedos para puxar o músculo devagar para cada lado, para dar uma boa alongada. Massageie de baixo para cima começando do tornozelo até logo abaixo da parte posterior do joelho. Deslize as mãos de volta para o tornozelo e repita a ação três ou quatro vezes.

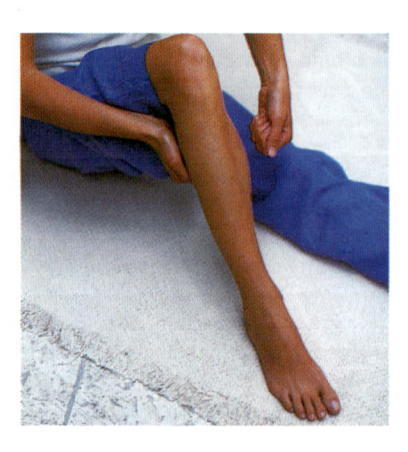

3. Feche as mãos. Empurre o músculo da panturrilha para a frente e para trás nas laterais, usando movimentos alternados. Trabalhe de cima para baixo do músculo e depois suba novamente. Faça isso mais três vezes (totalizando oito), aumentando a velocidade à medida que progride. Mantenha uma pressão confortável em todas as vezes. Repita na outra perna.

Compressa de água fria

Ingredientes

- 10 ml/2 colheres de chá de óleo de semente de uva
- 4 gotas de óleo essencial de gerânio
- 3 gotas de cada óleo: bergamota e sálvia esclareia

Encha uma tigela com água gelada e misture nela todos os óleos. Molhe um pano na água, torça e coloque-o na área afetada por 15 minutos.

Tratamento de torção

Tornozelos torcidos são comuns na infância. É bom ter esse *spray* suavizante em seu *kit* de primeiros socorros.

Ingredientes

- 25 ml de álcool doméstico ou cirúrgico
- 5 gotas de óleo de gerânio
- 5 gotas de óleo de camomila

Coloque o álcool em um borrifador de 30 ml. Use um de plástico se quiser carregá-lo para qualquer lugar. Agora pingue os óleos essenciais, feche a tampa e agite bem para misturar. Borrife a área afetada e depois aplique uma bolsa de gelo. Para improvisar uma bolsa de gelo, embrulhe alguns cubos de gelo ou um pacote de vegetais congelados em um pano limpo. Use o borrifador e o tratamento com gelo duas vezes por dia.

Cefaleia e enxaqueca

Muitos de nós sofrem com cefaleias em algum momento. A causa mais comum é a tensão. Uma cefaleia tensional se parece com uma faixa apertada envolvendo a cabeça e pode durar muitas horas. Pode haver muitos gatilhos diferentes para esse tipo de cefaleia, incluindo estresse, barulho, tensão no pescoço e muitas horas assistindo à televisão. A desidratação é outra causa comum.

As enxaquecas podem ser bem debilitantes. Elas se manifestam muitas vezes como uma dor pulsante na parte da frente da cabeça, que pode ser acompanhada por luz tremeluzente, torpor ou vômitos. A enxaqueca pode ser provocada por certos alimentos, como chocolate ou vinho tinto, por estresse ou outros gatilhos.

Verifique todos os dias quanta água está tomando. Muitas cefaleias são causadas apenas por desidratação, o que é um resultado comum dos atuais ambientes domésticos e de trabalho secos e com aquecimento central.

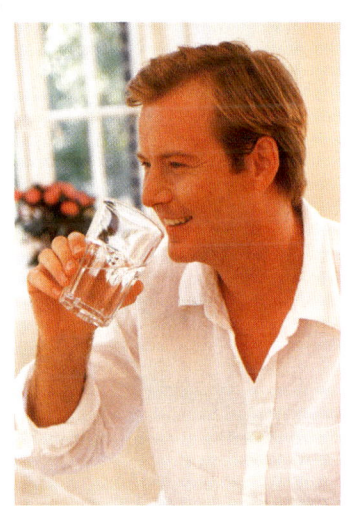

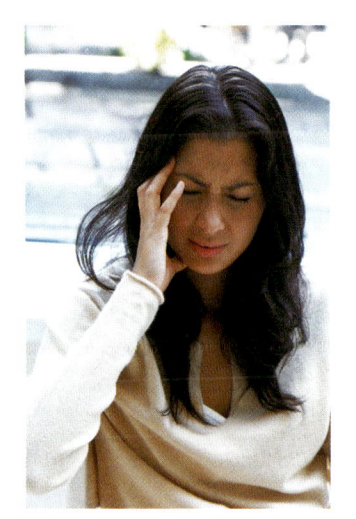

Alívio dos sintomas

Os tratamentos nos pés apresentados aqui podem ajudar a aliviar a cefaleia ou a enxaqueca. Se você desenvolver uma cefaleia, deve tentar beber água, caso esteja desidratado. Comer um lanche saudável e tomar um ar fresco ou praticar um exercício leve também pode ajudar. Muitos daqueles que sofrem de enxaqueca acham bom deitar em um quarto escuro em silêncio até o ataque passar.

Se você sofre com cefaleias recorrentes, deve tentar identificar possíveis gatilhos para evitá-los. Discutir o problema com seu médico pode ajudar.

Rotina de reflexologia

Essa rotina baseia-se na reflexologia; você pode usar as técnicas em si mesmo ou em outra pessoa. Faça uma massagem curta nos pés antes e depois do tratamento, para ajudar a relaxar. A rotina é demonstrada aqui no pé direito, mas trate os dois pés. Se quiser usar óleo, lavanda e camomila são boas escolhas. O de zimbro pode piorar a cefaleia, pois pode causar alergias.

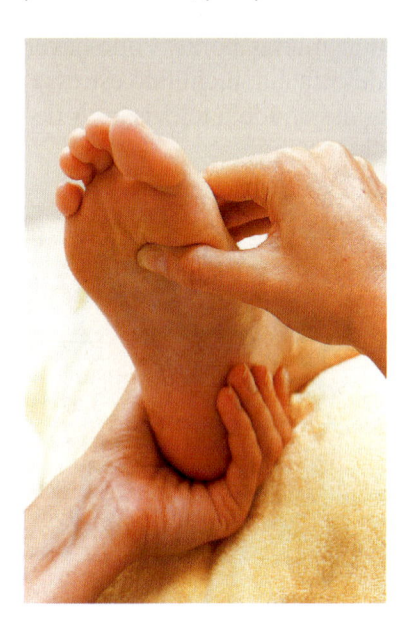

1. Segure o calcanhar com a mão esquerda. Coloque o polegar direito na borda do pé, logo abaixo da parte anterior da planta e na direção do hálux. Ele deve apontar na direção da borda interna. Caminhe com o polegar pela sola, permanecendo na parte anterior da planta do pé e depois repita mais uma vez. Esse movimento trabalha no diafragma, ajudando-o a respirar fundo, distribuindo oxigênio e nutrientes a todas as partes do corpo.

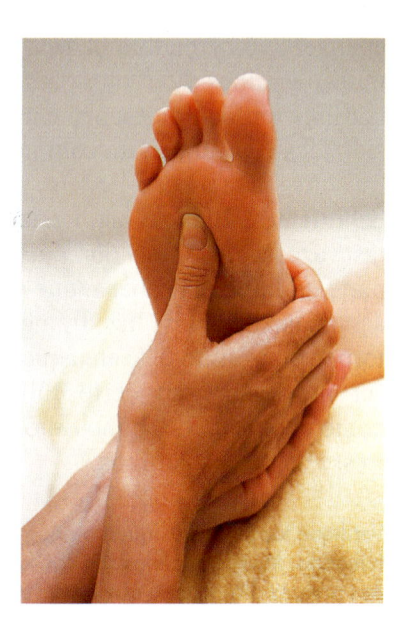

2. Repita a ação descrita no passo 1, mas dessa vez pare quando chegar ao ponto logo abaixo do segundo e do terceiro dedos. Vire o polegar na direção dos dedos e dê três apertões distintos. Esse é o ponto do plexo solar, que também ajuda no relaxamento e na respiração. Continue caminhando para a borda externa do pé. Repita todo o movimento mais uma vez.

Alerta
Você deve procurar seu médico se sentir cefaleias incomuns, muito graves ou persistentes.

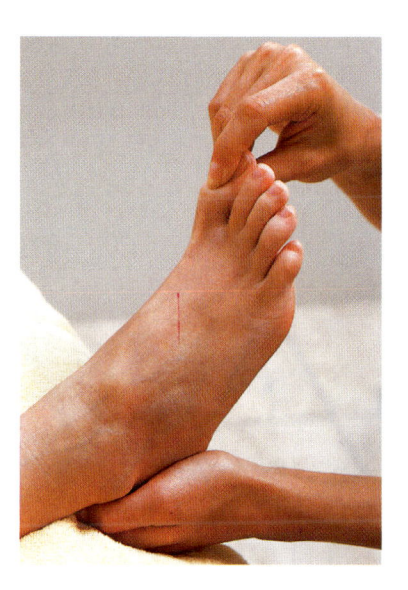

3. Segurando o calcanhar com uma mão, use o indicador da outra mão para caminhar pela frente do hálux, do topo à base – use o polegar para mantê-lo firme. Faça quantas manobras forem necessárias para cobrir a superfície. Essa ação trabalha na parte da frente da cabeça.

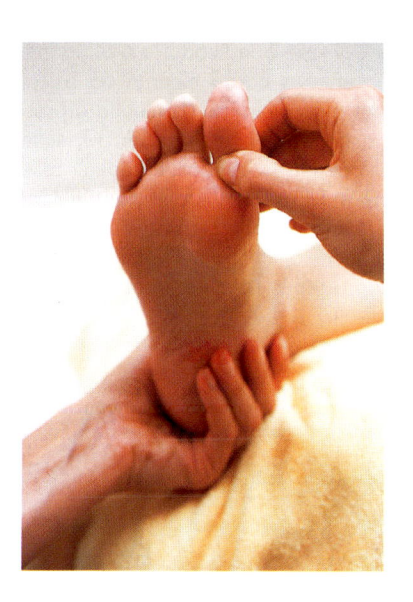

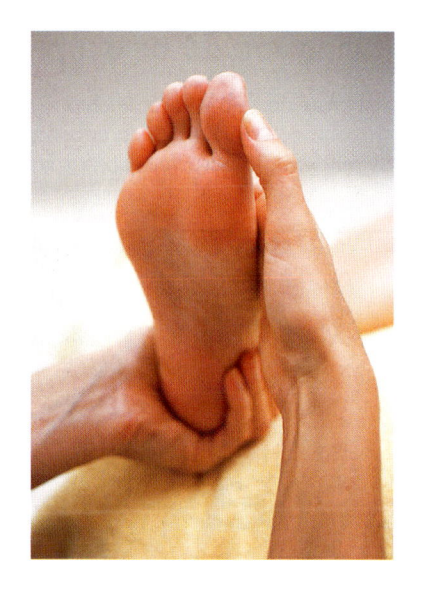

4. Agora, use o polegar direito para alisar até a parte externa do hálux, em cima e descendo pela borda externa, em um formato de ferradura. Em seguida, caminhe pela parte posterior do hálux de baixo para cima. Faça quantas manobras forem necessárias para cobrir toda a área. Isso ajuda a relaxar os músculos da cabeça e a equilibrar o funcionamento nervoso.

5. Mantendo a posição, use o polegar para caminhar ao redor da base do dedo, de fora do pé para o tecido entre o hálux e o segundo dedo. Isso trabalha na nuca, que pode ser um ponto de cefaleia. Agora repita toda a sequência no outro pé.

Rotina rápida de acupressão

Embora esse seja um tratamento curto, é muito calmante e pode ajudar a alterar o desconforto de uma dor na cabeça muitíssimo rápido. Experimente isso e a rotina de reflexologia para ver qual funciona melhor.

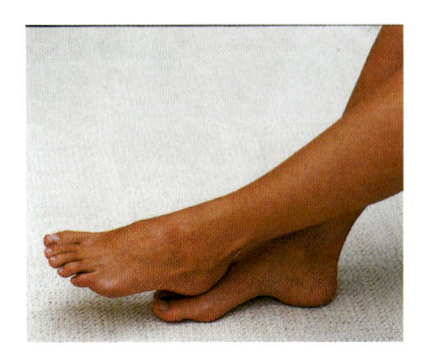

1. Coloque o pé direito no chão. Use a borda externa do calcanhar esquerdo para esfregar o peito do pé direito ao longo do sulco entre o hálux e o segundo dedo. Esfregue para a frente e para trás da base dos dedos para cima até o meio do caminho, em uma contagem de 50. Essa ação suavizante no ponto Fígado 3 ajuda a liberar tensão. Troque de pé e faça do outro lado.

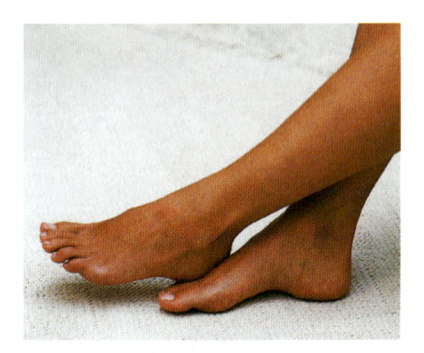

2. Use a mesma ação descrita no passo 1, mas dessa vez esfregue o sulco entre o quarto dedo e o dedinho. Isso ativa Vesícula Biliar 41, um ponto excelente para enxaquecas, ou cefaleias unilaterais. Esfregue mais uma vez para a frente e para trás em uma contagem de 50, respirando fundo enquanto trabalha. Depois repita no outro lado.

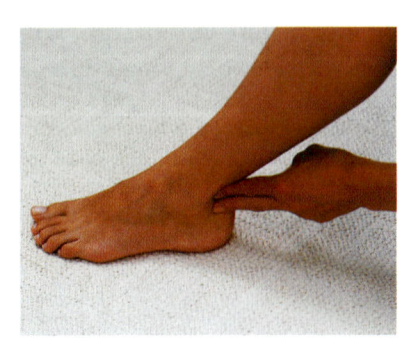

3. Coloque o indicador e o dedo médio entre a borda externa do calcanhar e o calcâneo. Mantenha a pressão por uma contagem de 30, solte por alguns segundos e repita. Esse ponto é Bexiga 60, que pode aliviar cefaleias no topo ou atrás da cabeça. Também é um bom relaxante geral. Agora repita no outro tornozelo.

Dores nas costas e no pescoço

Dores nas costas e no pescoço fazem parte do cotidiano de muitas pessoas e quase todos as sentem em algum momento. A dor nessa área do corpo pode ser causada por certas doenças, mas também costuma ocorrer como resultado de fatores do estilo de vida – por exemplo, pessoas que trabalham em escritório passam longos períodos sentadas em uma postura relaxada, colocando pressão nas costas.

Uma distensão muscular pode acontecer quando as pessoas exigem demais das costas, como, por exemplo, se você passa horas cuidando do jardim, faz um movimento brusco ou se faz alguns exercícios fora do comum. Muitas vezes as mulheres sofrem de dores nas costas durante a menstruação ou quando estão grávidas.

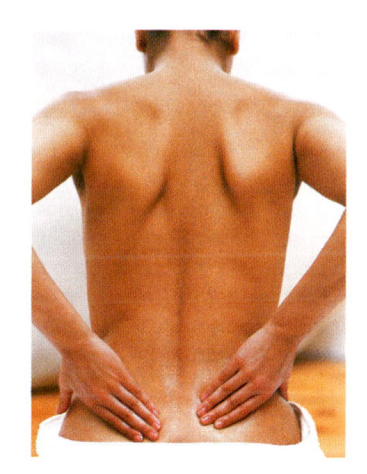

É muito comum o estresse físico e emocional e as distensões se acumularem no pescoço e nas costas.

Medidas preventivas

A melhor forma de evitar dores nas costas é exercitando-se com regularidade e melhorando a postura. A técnica de Alexander, yoga e pilates podem ajudar muito. Osteopatia e quiropraxia são terapias excelentes para lidar com dores nas costas e coluna desalinhada. A reflexologia é outro bom modo de tratar a dor em geral e é uma das terapias mais fáceis de praticar em casa.

Alívio da dor na parte superior das costas

Esse tratamento ajuda a aliviar o desconforto e a tensão no pescoço e na parte superior das costas. Combina reflexologia simples com técnicas de massagem e é muito gostosa de receber. No caso de um autotratamento, como demonstrado aqui, sente-se no chão ou em uma cadeira com o pé a ser tratado no colo. Faça nos dois pés – o direito é demonstrado aqui.

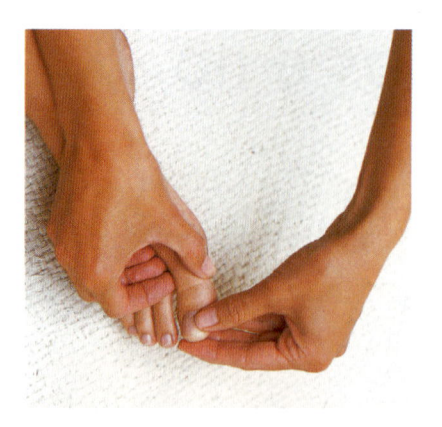

1. Use uma mão para apoiar o hálux em sua base. Segure o hálux com o polegar e o indicador da outra mão. Gire devagar três vezes no sentido horário, depois mais três vezes no sentido anti-horário.

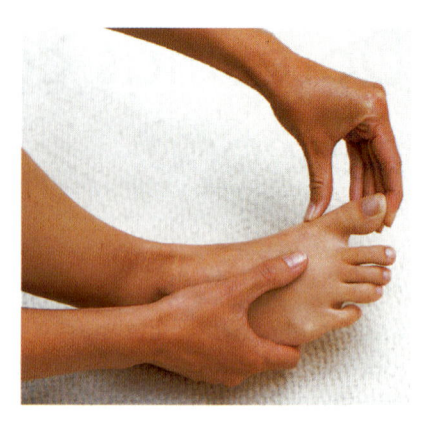

2. Use uma mão para apoiar o pé direito. Passe o indicador da outra mão ao redor da frente do hálux. Comece o movimento na borda do pé, movendo-se ao redor do tecido entre o hálux e o segundo dedo (não demonstrado). Então, passe o polegar ao redor da base do hálux, da ponta do pé até entre os dois primeiros dedos (demonstrado aqui). Isso ajuda a mobilizar o pescoço.

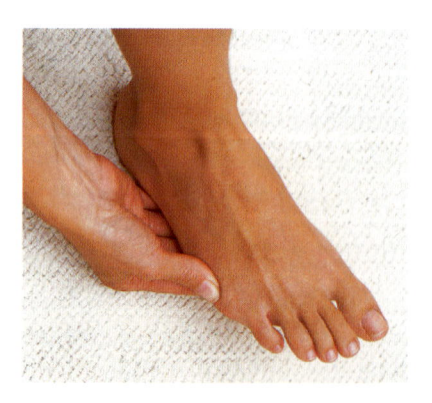

3. Use a técnica de caminhada com o polegar para trabalhar a borda externa do pé, da base do dedinho ao calcanhar e de volta para cima. Suba e desça quatro vezes (oito no total). Isso ajuda a soltar a tensão dos ombros.

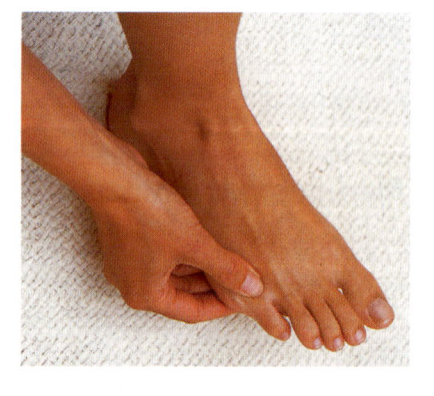

4. Por fim, belisque a parte anterior da planta do pé abaixo do dedinho; seu polegar deve ficar por cima do pé e o indicador por baixo. Belisque com o polegar e os dedos juntos, virando a carne no sentido horário. Faça sete círculos no sentido horário, depois sete no sentido inverso. Se doer muito, trabalhe com mais delicadeza e faça apenas os círculos no sentido horário.

Alívio da dor na lombar

Apenas alguns pontos reflexos são trabalhados nessa rotina, que também pode ser feita como autoajuda. Eles auxiliam a melhorar a respiração e o relaxamento e também trabalham diretamente na coluna. É uma boa ideia começar essas rotinas com uma massagem curta e abrangente nos pés, deixando-os mais receptivos ao tratamento. Apenas o pé direito é demonstrado aqui, mas faça nos dois pés.

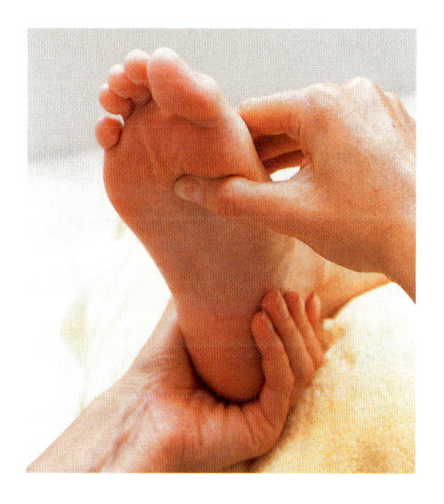

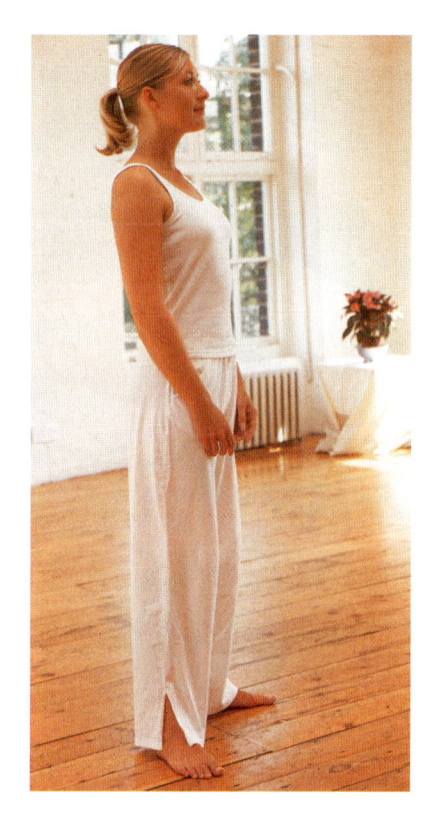

Monitore sua postura regularmente. Ficar em pé e caminhar ereto ajuda a atenuar vários problemas nas costas.

1. Segure o calcanhar do paciente com a mão esquerda. Agora coloque o polegar direito na borda, posicionando o dedo logo abaixo da parte anterior da planta do pé. Ele deve ficar na horizontal. Alise a sola do pé, permanecendo no mesmo lugar. Repita mais uma vez. Essa ação trabalha o diafragma, ajudando-o a respirar mais fundo.

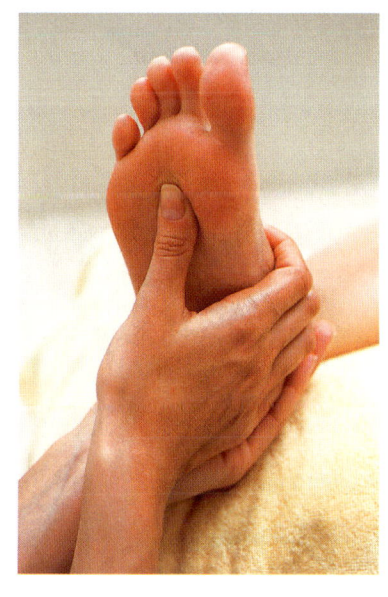

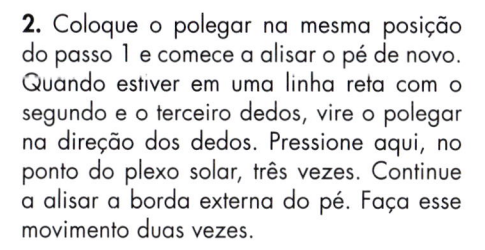

2. Coloque o polegar na mesma posição do passo 1 e comece a alisar o pé de novo. Quando estiver em uma linha reta com o segundo e o terceiro dedos, vire o polegar na direção dos dedos. Pressione aqui, no ponto do plexo solar, três vezes. Continue a alisar a borda externa do pé. Faça esse movimento duas vezes.

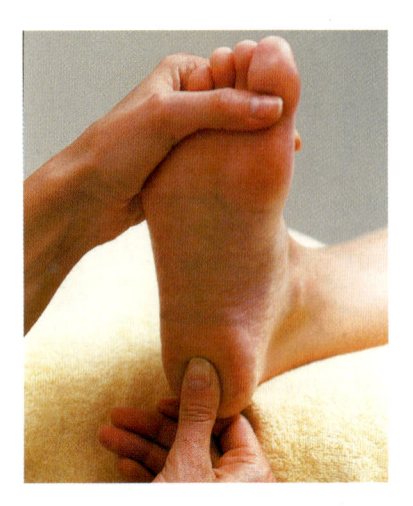

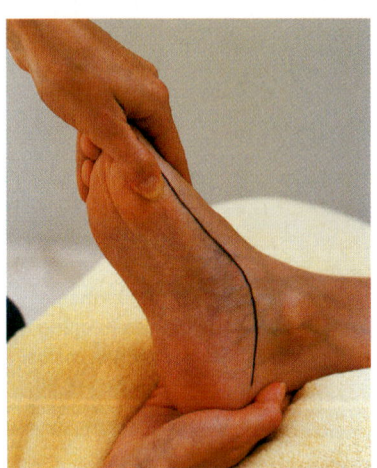

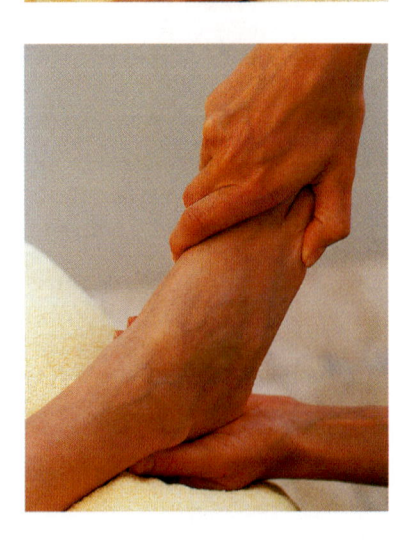

3. Pegue os dedos com a mão esquerda. Passe devagar o polegar direito de baixo para cima na polpa do calcanhar. Use quantos movimentos precisar para cobrir toda a área, sempre trabalhando de baixo para cima. Agora, alise a polpa do calcanhar. Comece com o polegar na borda interna alisando na direção da externa. Faça isso quantas vezes precisar para cobrir a área. Esses movimentos funcionam no nervo ciático, pelve e lombar.

4. Segure o calcanhar na mão direita. Use o polegar esquerdo para caminhar pela borda interna do pé. Comece da primeira articulação do hálux e trabalhe até o calcanhar, acompanhando a curva do osso (como marcado ao lado). Troque as mãos e caminhe de volta, apertando o osso para cima no movimento. Repita mais uma vez. Esse movimento ajuda a soltar a coluna.

5. Agora segure o calcanhar com a mão esquerda. Use o polegar para caminhar pela borda externa do pé da base do dedinho ao calcanhar e depois de volta até o hálux. Faça isso mais uma vez e depois repita todos os passos no outro pé.

Fortalecimento do sistema imunológico

O sistema imunológico é uma coleção de defesas usadas pelo corpo para combater infecções e doenças. Órgãos como fígado e rins contribuem com esse sistema, assim como sistemas completos do organismo, como a rede linfática. Muitas doenças podem resultar de um mau funcionamento do sistema imunológico.

As defesas do corpo podem ser exauridas pela falta de sono, pelo estresse ou pela má alimentação. Por isso é mais provável você cair doente quando se sente cansado ou ansioso: sua capacidade de combater uma infecção e se recuperar de doenças fica reduzida. Você pode ajudar a manter seu sistema imunológico funcionando bem com uma boa noite de sono e seguindo uma dieta balanceada e saudável. Essa dieta deve incluir pelo menos cinco porções de frutas frescas e vegetais por dia.

Exercitar-se regularmente também ajuda a fortalecer o sistema imunológico, pois o esforço físico ajuda a circulação. Você também deve evitar fumo e bebida em excesso, pois álcool e cigarros introduzem toxinas no organismo e sobrecarregam os órgãos que lidam com os resíduos.

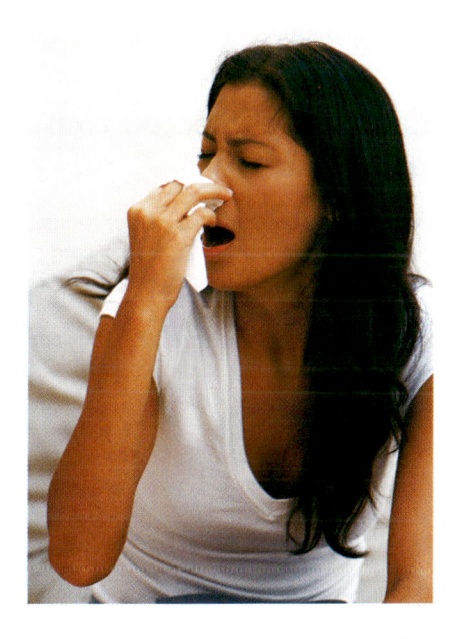

Experimente os tratamentos rápidos de acupressão, fortalecedores do sistema imunológico, oferecidos nestas páginas, sempre que sentir que vai sucumbir a um resfriado por estresse ou exaustão. Eles podem ajudar a afastá-lo ou reduzir a gravidade dos sintomas. Também pode ajudar usar essas rotinas como prevenção, principalmente se você tiver dormido tarde algumas vezes ou se estiver sob muita pressão no trabalho.

Terapias complementares como massagem, reflexologia e acupressão podem ajudar o sistema imunológico. Assim como o exercício, elas auxiliam a circulação e também estimulam o relaxamento, o que por sua vez ajuda todos os órgãos a funcionarem bem. Tratamentos regulares são a melhor forma de manter uma boa saúde, mas você também pode usar a reflexologia e a acupressão como ajustes rápidos. É bom fazê-las principalmente quando você se sentir esgotado ou prestes a pegar um resfriado.

Combate à infecção com acupressão

Esse autotratamento usa vários pontos de acupressão. A acupressão trabalha com os mesmos princípios da acupuntura. Apertando certos pontos, você pode direcionar energia de cura para o que for necessário. Se quiser, pode iniciar a rotina fazendo uma massagem suave no pé. Isso ajuda a relaxar e abrir o pé, deixando-o mais receptivo ao tratamento.

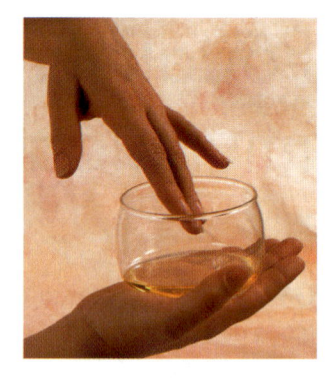

Massagear óleo essencial nos pés intensifica os efeitos da acupressão. Deixe o óleo penetrar.

Óleos essenciais úteis

Os óleos essenciais podem intensificar os efeitos de um tratamento de fortalecimento imunológico. O óleo de eucalipto é bom para isso. Tem qualidades antibióticas e pode ser adicionado em uma inalação a vapor para combater tosse ou resfriado, bem como ser usado em um escalda-pés ou na massagem. Como o óleo é muito forte, use com moderação – uma gota por 10 ml/duas colheres de chá de óleo veicular.

O óleo regenerativo de olíbano também é bom para o sistema imunológico. Por ter propriedades anti-inflamatórias, ajuda em infecções torácicas e também é antisséptico. Se não quiser usar esses óleos nos tratamentos nos pés, queime-os em um vaporizador.

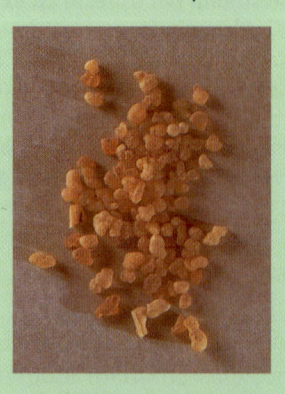

O olíbano tem um cheiro forte e apimentado.

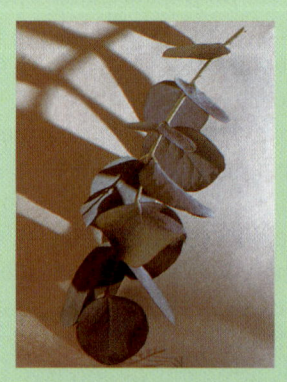

O eucalipto tem um forte aroma cítrico.

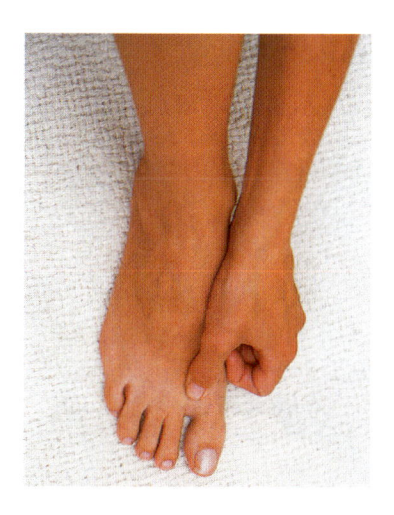

1. Coloque o pé direito no chão. Coloque o polegar no sulco entre o hálux e o segundo dedo. Deslize o polegar por esse sulco, depois de volta para a base do dedo. Repita algumas vezes, aplicando uma pressão firme. Essa manobra trabalha no ponto de acupressão Fígado 3, que ajuda a neutralizar os resultados do estresse.

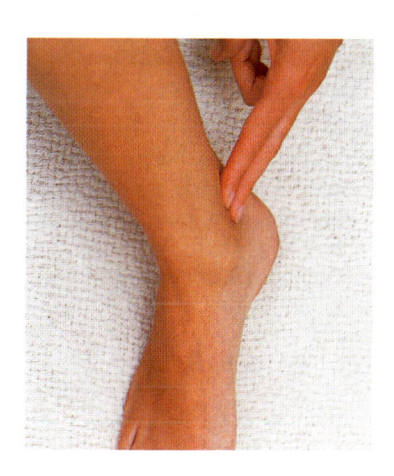

2. Coloque o indicador e o dedo médio entre o osso interno do tornozelo e o calcâneo. Esse é o Rim 3, bom para quando se sentir exausto ou tiver exagerado nas coisas. Aperte contando até 20 e solte por uma contagem de 30. Repita mais duas vezes, dando um total de três vezes. Agora, repita os passos 1 e 2 no pé esquerdo. Não trabalhe esses pontos durante os três primeiros meses de gravidez.

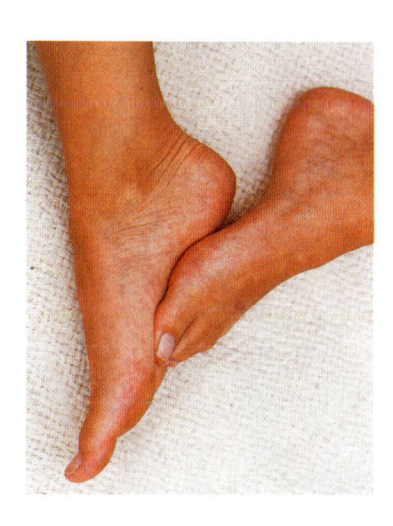

3. Vire o pé direito de lado, deixando a borda interna para cima. Use os dedos do pé esquerdo para massagear a borda, do calcanhar ao hálux. Agora faça o mesmo no pé esquerdo. Esse movimento trabalha no fígado e no baço. O baço produz alguns dos anticorpos naturais do corpo, que combatem infecção.

Tratamento fortalecedor de reflexologia

Quando o sistema imunológico funciona direito, o corpo consegue afastar infecções antes que elas se estabeleçam. Esse tratamento usa vários pontos de reflexologia para fortalecer o sistema imunológico. Comece no pé direito e repita no esquerdo.

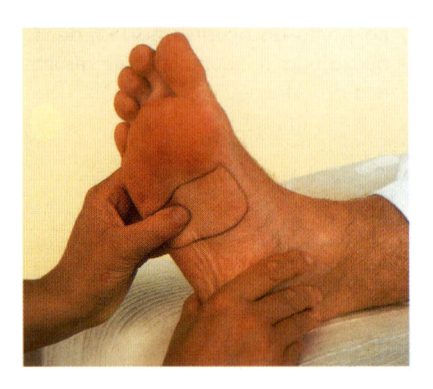

1. Segurando o pé direito com uma mão, use o outro polegar para deslizar pela sola da borda interna para a externa. Repita quando for necessário para cobrir a área da base da parte anterior da planta do pé ao centro do arco (como marcado acima). Faça de novo. Agora, deslize para a área reflexa do fígado, onde o polegar está posicionado na foto, e faça três círculos de pressão.

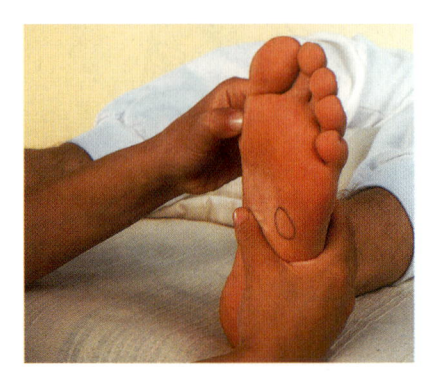

2. Trabalhe a área da mesma forma que no passo 1, mas dessa vez pare no ponto do timo, onde a polegar da mão esquerda está posicionado na foto, e faça três círculos de pressão antes de continuar. Quando chegar ao pé esquerdo (demonstrado aqui), trabalhe da mesma forma os pontos do timo e do baço (marcados com um círculo).

Experimente um tratamento rápido na mão se estiver em um local público e não tiver acesso fácil ao pé. Passe o polegar para cobrir a área entre as linhas do diafragma e da cintura, que percorrem a palma. A linha do diafragma fica a um quarto de distância para baixo e a linha da cintura fica no meio do caminho.

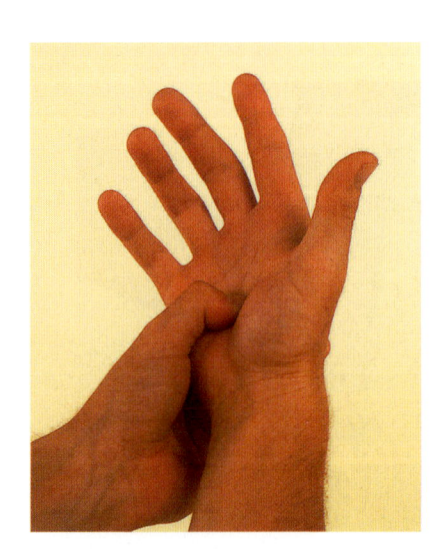

Ansiedade e insônia

Todos ficamos nervosos, principalmente diante de um evento importante. Conhecer alguns tratamentos "emergenciais" pode ajudá-lo a aliviar sentimentos de pânico ou nervoso quando eles aparecerem. Parar o que estiver fazendo e focar em uma respiração profunda por alguns minutos também pode ajudar muito.

A ansiedade costuma afetar o sono das pessoas. Muitos têm algum tipo de problema de sono em algum estágio na vida. Em geral, isso pode ser provocado por mudanças no estilo de vida, como o aumento de estresse no trabalho. Muitas pessoas podem lidar bem com uma ou duas noites ruins. Porém, se tiver um sono agitado com regularidade, sua saúde física e mental pode sofrer. Se o sono agitado continuar por mais do que algumas semanas, procure um médico.

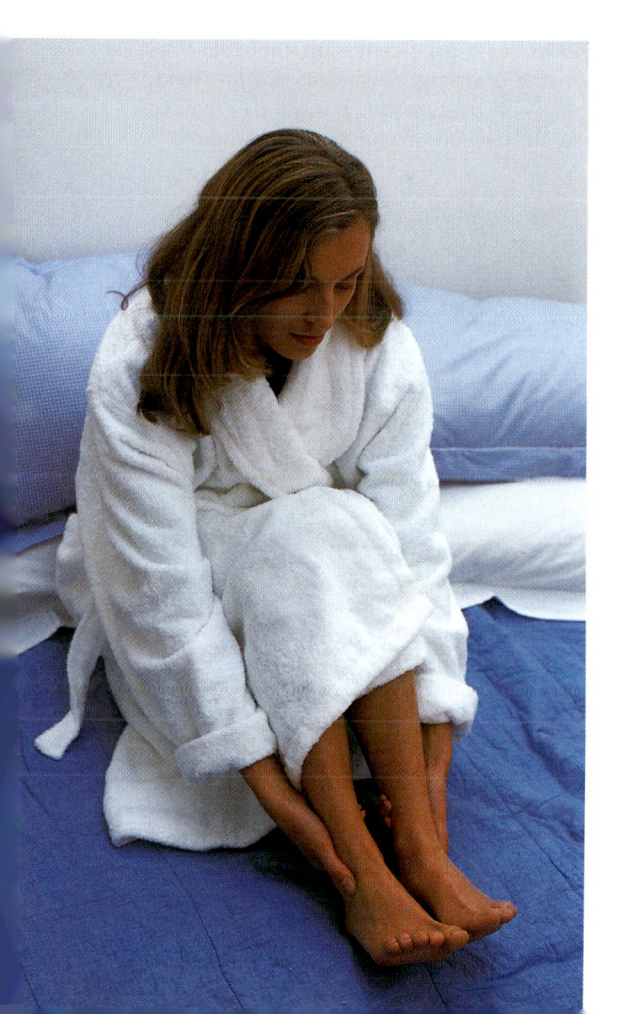

Tratamento de alívio da insônia

A acupressão pode ser muito útil para problemas de sono temporários. Os dois pontos usados nessa rotina são excelentes para promover um sono tranquilo e aliviar a insônia relacionada ao estresse. Sente-se em uma cadeira baixa ou no chão para trabalhar esses pontos, ou faça a rotina sentado na cama.

Aprender alguns pontos de acupressão e reflexologia lhe dará acesso a tratamentos imediatos para ansiedade, exaustão e insônia. Respire fundo ao pressionar qualquer um deles. Isso o ajudará a ficar receptivo ao tratamento e também terá um efeito relaxante.

1. Junte os pés no chão. Coloque os polegares logo abaixo dos ossos internos do tornozelo dos dois pés. Esse ponto é o Rim 6, bom para problemas de sono. Pressione a área e segure, contando devagar até 30. Solte a pressão por um minuto e repita.

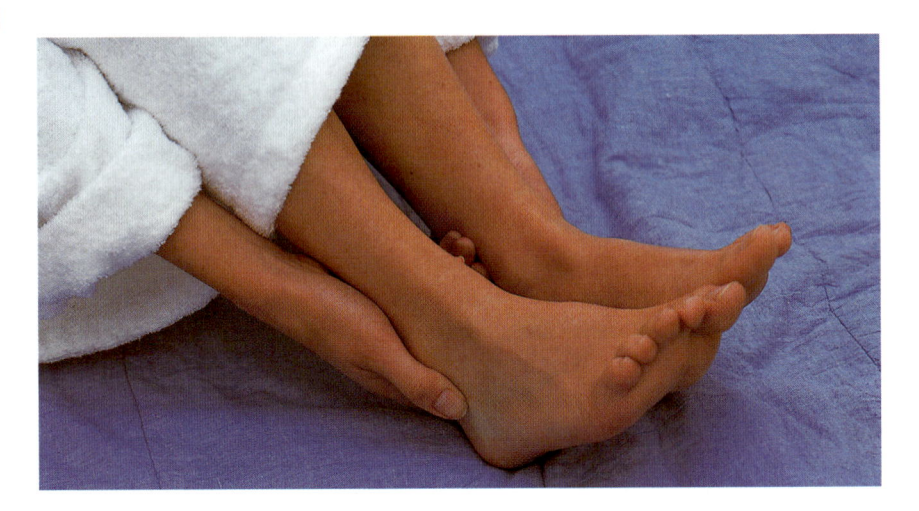

2. Depois, coloque os polegares logo abaixo dos ossos externos do tornozelo. Pressione, contando até 30, solte por um minuto e pressione novamente. Respire fundo enquanto os polegares apertam esse ponto de acupressão, Bexiga 62, também conhecido como sono alegre, que tem um efeito muito relaxante sobre o espírito.

Massagem na mão

Quando se sentir ansioso, aperte o reflexo do plexo solar no centro da mão. Ele estimula uma boa respiração profunda e também ajuda a acalmar sensações de pânico ou nervoso.

O reflexo do plexo solar é fácil de encontrar: fica bem no centro da mão. Trabalhar em um ponto na mão também é muito mais fácil de fazer onde quiser do que trabalhar no pé. Para massagear o ponto do plexo solar, pressione firme (mas sem dor) e depois vire o polegar no sentido anti-horário. Enquanto aperta, respire fundo e relaxe os ombros.

O reflexo do plexo solar é um ponto excelente para trabalhar antes de uma entrevista de emprego, prova, grande reunião ou viagem, ou quando estiver fazendo algo que o deixa nervoso.

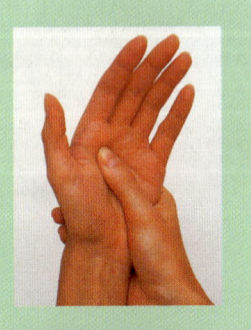

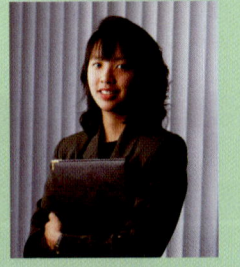

Como conseguir uma boa noite de sono

Os seguintes passos podem ajudar a garantir uma noite de sono pleno.

- Estabeleça uma rotina regular de sono: ir dormir e levantar na mesma hora todos os dias. Evite sonecas durante a tarde.
- Não trabalhe até tarde durante a noite.
- Passe as últimas uma ou duas horas antes de dormir calmo e quieto. Principalmente não faça nenhum exercício vigoroso, não assista TV nem tenha discussões difíceis nesse momento.
- Tire tudo que for relativo a trabalho, exercício ou outras atividades de seu quarto, deixe-o só para dormir.
- Abra um pouco a janela para o ar fresco circular.
- Tome um banho e um leite quentes antes de dormir.
- Coloque cobertas suficientes para mantê-lo aquecido, mas sem exageros.
- Se você não conseguir dormir depois de 20 minutos de apagar a luz, levante-se e vá para outro lugar. Volte à cama quando sentir sono.
- Os óleos essenciais podem ajudar no sono: adicione algumas gotas de camomila ou lavanda em um banho na hora de dormir ou as coloque em uma bola de algodão, pondo-a entre o travesseiro e a fronha.
- Faça meditação ou visualização: uma rotina curta ajudará a relaxar e o deixará com sono.

Meditar antes de dormir o ajudará a relaxar e dormir mais tranquilo.

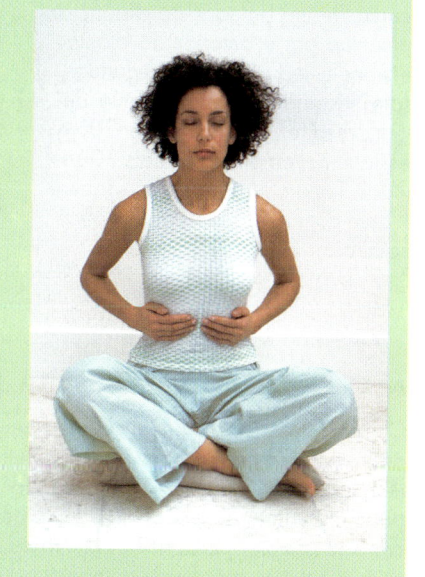

Diminuição da ansiedade

Essa é uma boa rotina para fazer antes de um evento importante. Ela utiliza dois pontos de acupressão importantes, que são calmantes e equilibrantes. Trabalhar nos pés é uma forma excelente de combater a ansiedade por mantê-lo com os pés no chão. Respirar fundo enquanto massageia também pode ajudar muito. Trabalhe cada ponto nos dois pés.

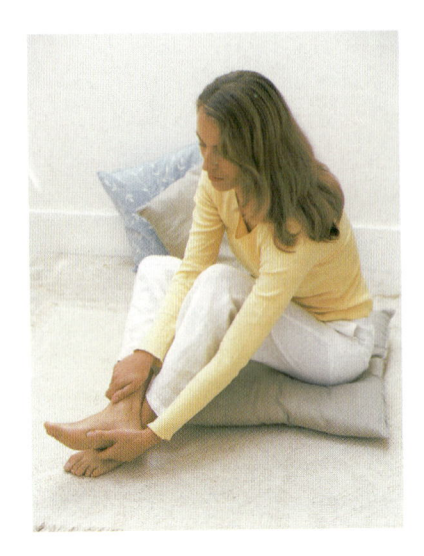

1. Coloque o polegar da mão esquerda no lado interno do pé direito, a cerca de um polegar de distância abaixo da parte anterior da planta. Pressione e segure por 30 segundos, respirando fundo. Solte o ponto devagar, respire, contando até 20, e pressione novamente por mais 30 segundos. Faça o mesmo no pé esquerdo. Esse ponto é Baço 4, que acalma e equilibra.

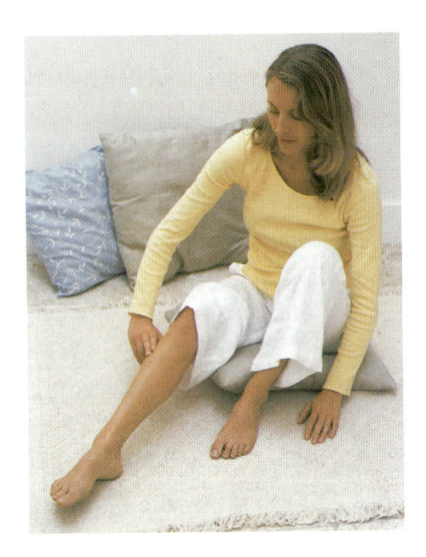

2. Coloque o indicador e o dedo do meio da mão direita na parte externa de sua perna direita. Os dedos devem ficar a quatro dedos de distância da rótula na direção da parte externa da tíbia. Esse é Estômago 36, um bom ponto de equilíbrio. Esfregue-o vigorosamente para cima e para baixo contando até 50, e respirando enquanto faz isso. Descanse por um minuto e repita. Trabalhe os mesmos pontos na perna esquerda.

Auxílio aromático

Os óleos essenciais podem ser uma adição útil ao tratamento contra a ansiedade. Muitos óleos têm um efeito calmante e tranquilizador. Você pode experimentar camomila e lavanda, diluídos em óleo veicular de semente de uva ou de amêndoas. O manjericão é um bom tônico neural e seu aroma combina bem com flor de laranjeira. O óleo de sálvia esclareia é bom para quando se sentir estressado, e sândalo e rosa também são úteis para a ansiedade. Massageie a mistura nos tornozelos, com um movimento circular, e deixe-o desaparecer na pele antes de trabalhar nos pontos de acupressão.

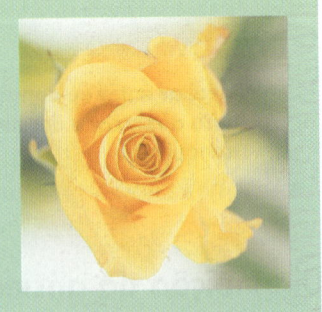

O óleo essencial de rosa é um calmante muito eficaz. Também é muito relaxante se você estiver estressado.

Problemas menstruais

Se você sofre de tensão pré-menstrual ou cólicas, é bom ser gentil consigo nesse período do mês. Analise todos os aspectos de seu estilo de vida e corte o que puder. Por exemplo, reduza a quantidade de exercícios para não exigir demais de seu corpo. Tome banhos quentes à noite, vá para a cama um pouco mais cedo e coma alimentos reconfortantes, como purê de batatas ou macarrão.

Uma vez que muitas mulheres acham que seu limiar de dor está mais baixo nessa ocasião, não marque consultas no dentista nem depile as pernas durante esse período. Você também deve evitar tudo que a deixa aquecida demais, como saunas ou banhos de sol.

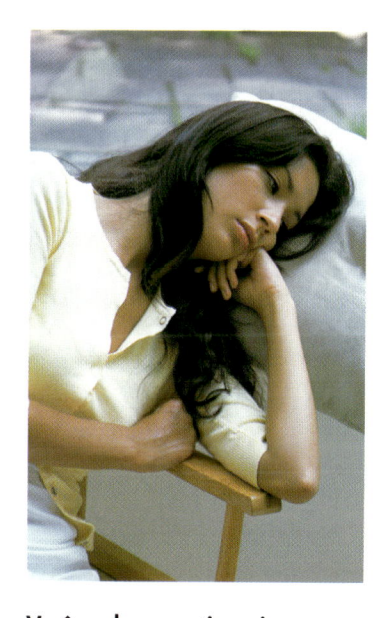

Você pode se sentir mais cansada e fraca logo antes e durante a menstruação. Se isso acontecer, faça desse um período para se cuidar: coma bem, durma bem e descanse o máximo que puder.

Um agrado mensal

O modo como as mulheres passam pela menstruação varia muito. Você pode apenas precisar descansar mais nesse período, ou pode sentir uma onda de energia dias antes de menstruar. Esses pontos de acupressão ajudarão a aliviar a dor e o inchaço. Eles podem ser feitos a intervalos regulares durante o dia.

Para cólicas e problemas digestivos
Vire o pé direito de lado. Use o polegar direito para localizar o ponto de pressão a uma distância de um polegar da planta do pé, perto da extremidade interna. Esse ponto é Baço 4. Pressione firme (mas sem provocar dor) e segure por um minuto. Solte a pressão e pare por mais um minuto e depois repita. Lembre-se de respirar fundo enquanto pressiona o ponto. Repita o movimento no outro pé.

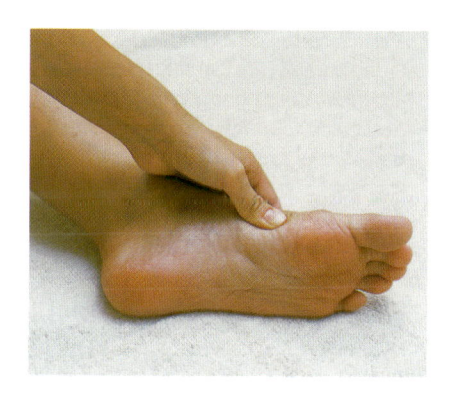

Para TPM, períodos irregulares e retenção hídrica

Vire a perna direita para o lado. Agora use o indicador da mão direita para encontrar um ponto de pressão a quatro dedos acima do osso interno do tornozelo, mantendo-se perto da lateral da tíbia. Pressione esse ponto, chamado Baço 6, por um minuto e espere. Solte por alguns segundos e pressione novamente por mais um minuto. Continue respirando enquanto pressiona. Repita a ação no pé esquerdo.

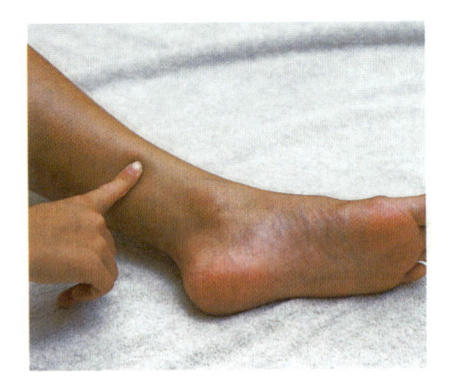

Escalda-pés para cólicas menstruais

Trate os pés com esse *spray* regenerativo de rosa e depois descanse os pés sobre uma garrafa de água quente.

Ingredientes

- 15 ml/1 colher de sopa de vodka
- 20 ml/4 colheres de chá de água de rosas
- 5 ml/1 colher de chá de água de flor de laranjeira
- 4 gotas de óleo essencial de rosas
- 5 gotas de óleo essencial de sálvia esclareia
- 3 gotas de óleo essencial de jasmim

Misture todos os ingredientes em um borrifador de 30 ml. Para usar, borrife os pés, depois umedeça uma toalhinha de mão com a mistura e enrole-a em volta da garrafa de água quente. Coloque a garrafa no chão e ponha os pés em cima dela enquanto relaxa.

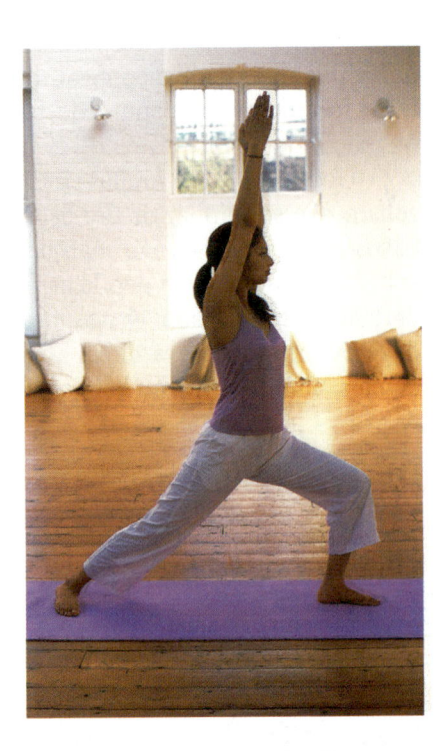

Não exagere em sua rotina de exercícios quando estiver menstruada. Alongamentos suaves e yoga podem ser muito benéficos, mas evite posturas invertidas (de ponta-cabeça).

Dificuldades digestivas

O sistema digestivo é essencial à boa saúde. É o meio pelo qual obtemos nossa energia e nutrientes, além de eliminar resíduos e toxinas. Um sistema eficiente ajuda a garantir uma boa saúde geral, além de pele e cabelos brilhantes.

Muitos sofrem com problemas pequenos, como indigestão, azia, alergias alimentares e constipação regularmente. A reflexologia também pode ajudar em problemas digestivos, mas você também deve seguir uma dieta saudável e adotar bons hábitos alimentares para evitar sobrecarregar o sistema indevidamente.

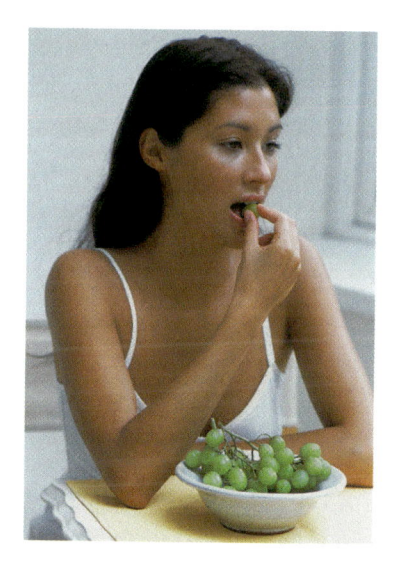

Inclua muitos vegetais e frutas em sua dieta diária. Além de terem muitos nutrientes, esses alimentos contêm muita fibra, necessária para ajudar na eliminação de resíduos do corpo.

Alívio da digestão

Esses pontos de acupressão direcionam energia de cura para aliviar problemas de digestão específicos – escolha o mais adequado para você. Você pode, primeiro, massagear um óleo essencial diluído em óleo veicular no pé, se quiser: erva-doce e gengibre são os mais adequados para problemas digestivos. Respire com ritmo e regularidade durante todo o exercício.

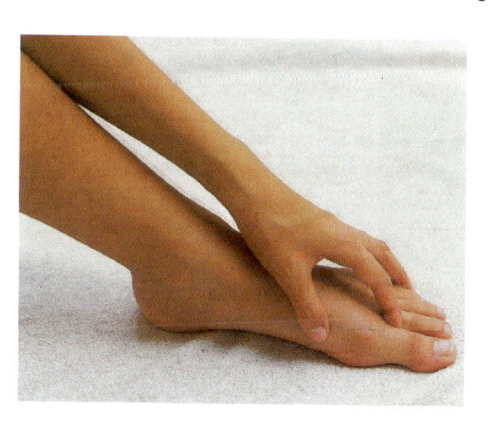

Cólicas abdominais

Coloque os dois pés no chão. Coloque o dedo médio de cada mão no pé correspondente. Pressione a pele entre o hálux e o segundo dedo, inclinando o dedo na direção do hálux. Mantenha a pressão contando até 30, solte por um minuto, depois repita. Descanse por cinco minutos e então pressione mais duas vezes da mesma forma.

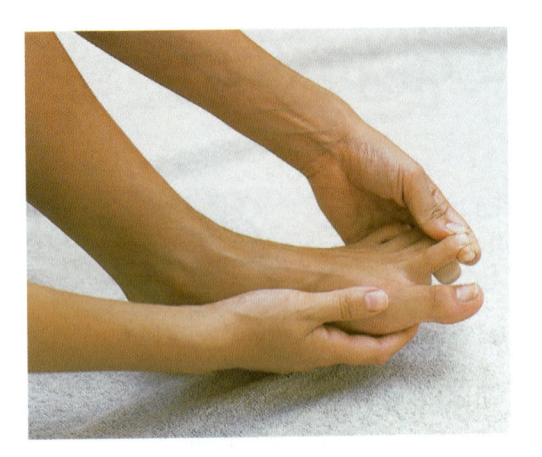

Para indigestão, dor abdominal e inchaço

Segure o pé direito com a mão direita. Coloque o polegar e o indicador esquerdos em cada lado do segundo dedo. Aperte contando até 60, respirando fundo. Faça o mesmo no pé esquerdo.

Hábitos alimentares saudáveis

Seguir uma dieta saudável manterá seu sistema digestivo funcionando bem. Para ter um sistema saudável, você também deve:

- Comer pouco e com frequência em vez de ter uma ou duas grandes refeições por dia.
- Sempre se sentar para comer. Não coma se estiver estressado ou ansioso.
- Beber muita água e diminuir a ingestão de café, chá e bebidas gasosas.
- Comer muitos alimentos ricos em fibra, como frutas, vegetais e cereais integrais (pão, arroz e macarrão integrais).

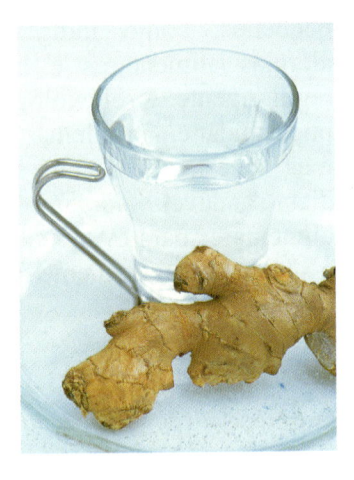

O gengibre ajuda a aliviar a náusea, o enjoo matinal e a indigestão. Uma infusão de gengibre é confortante, quente e simples de fazer.

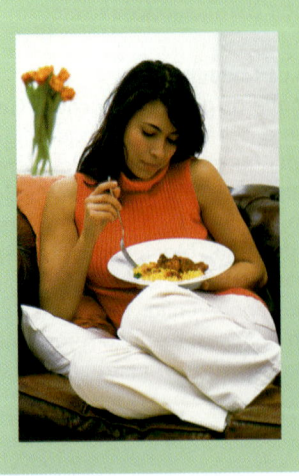

Separe um tempo para curtir a comida. Evite posturas curvadas ou inadequadas como essa, pois elas sobrecarregam o processo de digestão.

Agrado nos pés para as futuras mamães

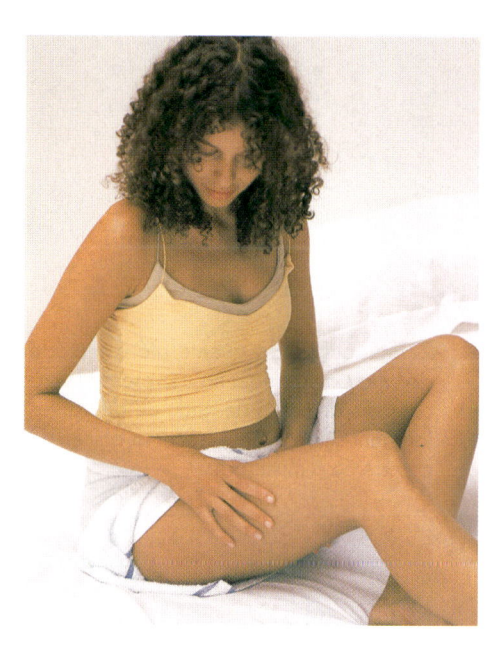

Algumas mulheres levam a gravidez de vento em popa, mas a maioria sente algum tipo de desconforto. Quase todas as mulheres sentem-se desconfortáveis nas últimas semanas antes do parto, e muitas precisam de mais apoio nessa ocasião.

A massagem tem um fator de bem-estar, aceito de bom grado no fim da gravidez, quando a mulher pode se sentir pesada e cansada. É também uma boa forma de hidratar a pele, que pode ficar muito seca na gravidez. Trabalhar nos pés e na parte inferior das pernas também ajuda a deslocar o fluido que tende a se acumular nessas áreas durante a gravidez. Além disso, colocar os pés para o alto, acima da altura do coração, com regularidade estimula a saída de fluido das pernas, o que pode prevenir varizes e reduzir a sensação de peso e dor na região.

No início da gravidez, é fácil automassagear suas pernas e pés e ajuda muito a circulação. No entanto, à medida que a gestação avançar e o bebê crescer, você precisará de acessórios, como bolinhas de gude em uma bacia ou uma escova de cabo longo.

Óleos seguros na gravidez

Você deve tomar cuidado com os óleos essenciais que usa na gravidez, pois muitos podem não ser adequados por terem um efeito adverso. É melhor usar apenas os óleos cítricos, como de mexerica e tangerina, durante os três primeiros meses de gravidez. Depois disso, sempre verifique se o uso do óleo é seguro nesse período: camomila, gerânio, lavanda e sândalo são bons óleos para a maioria das mulheres, mas só devem ser usados bem diluídos.

Rotina calmante na gravidez

Essa é uma rotina suave e calmante para grávidas, que pode ser adaptada para o autotratamento (veja texto na página seguinte). Deixe os pés mergulhados na água aromática por pelo menos cinco minutos. É uma boa ideia colocar os pés para cima por 15 minutos depois de receber esse tratamento. Tome uma xícara de chá de ervas ao mesmo tempo.

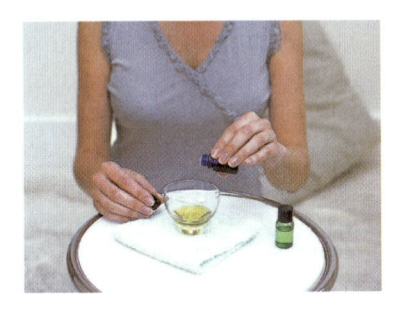

1. Misture duas gotas de óleo essencial, como de mexerica, em 20 ml de óleo veicular – você precisa de uma diluição mais leve do que a normal na gravidez.

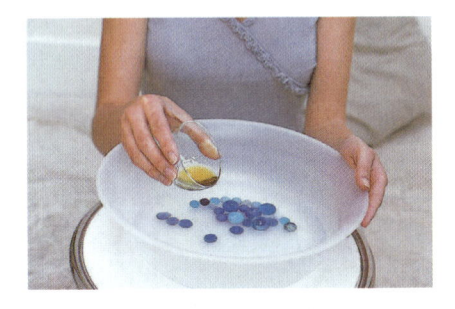

2. Coloque água quente até a metade de uma bacia pequena, acrescente uma camada de bolas de gude de diferentes tamanhos. Despeje 5 ml/uma colher de chá de óleo misturado.

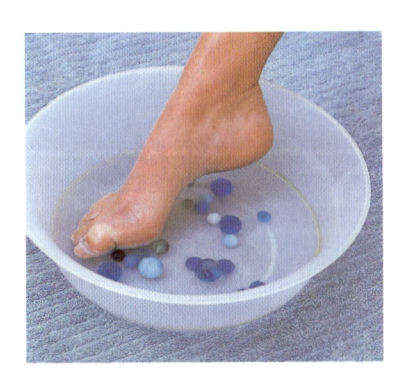

3. Coloque os pés na bacia e mexa-os para a frente e para trás em cima das bolas: isso tem um efeito semelhante à massagem. Mexa os dedos entre as bolas. Alongue os pés levantando os calcanhares e depois os coloque na base da bacia. Agora eleve os dedos. Todos esses movimentos ajudarão a abrir os pés e ativar a circulação nos pés e parte inferior das pernas. Tire os pés da bacia e seque-os bem.

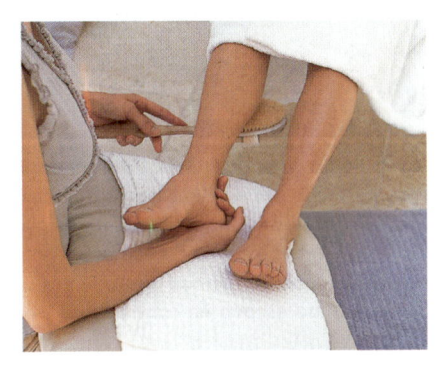

4. Umedeça uma escova de cerdas suaves com água quente. Então despeje 5 ml (uma colher de chá) do óleo nas cerdas. Esfregue o dorso dos pés com a escova em movimentos ascendentes. Cubra a área três vezes, colocando mais óleo, se necessário. Esfregue o calcanhar e ao redor da área do tornozelo, seguidos por canela e panturrilha, sempre para cima. Cubra de novo a área três vezes. Isso ajuda a remover células mortas e a ativar a circulação.

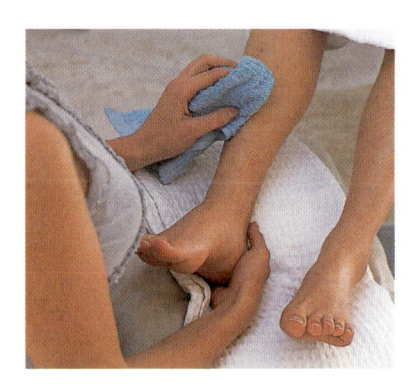

5. Retire o excesso de óleo com um pano. Então, use-o para massagear suavemente o dorso do pé e a canela. Quando essa área estiver seca e confortável, seque a panturrilha.

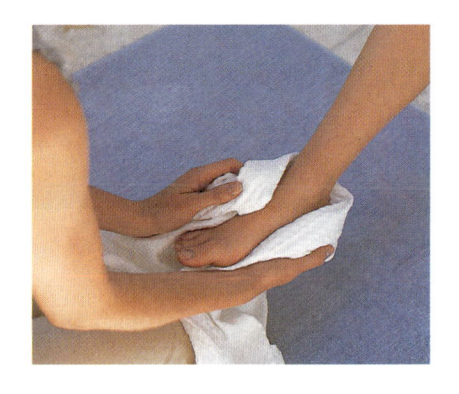

6. Pegue uma pequena toalha de mão e enrole-a em uma longa faixa. Segurando as duas pontas, passe a toalha por trás e pela frente em toda a parte posterior da perna. Comece logo acima do tornozelo e vá subindo pela perna até logo abaixo do joelho. Como no passo 4, isso ajuda a ativar o sistema circulatório. Agora repita dos passos 4 ao 6 na outra perna.

Adaptação da rotina

O ideal seria você receber esse tratamento de alguém. Porém, se isso não for possível, a rotina funciona quase tão bem como um autotratamento. Primeiro, aproveite o escalda-pés, role os pés para a frente e para trás nas bolas de gude, levante e abaixe os dedos. Você pode querer passar mais do que cinco minutos fazendo isso. Nesse caso, deixe uma chaleira cheia de água fervente por perto para você colocar mais água quente quando a água da bacia começar a esfriar (tome cuidado com a chaleira quente).

Deve ser fácil aplicar óleo em seus pés usando uma escova de cabo longo, como no passo 4. Para tirar o excesso de óleo (passo 5), apenas passe uma flanela suave ao redor da escova, escondendo as pontas em cima. Use isso para você não precisar se curvar, algo muito desconfortável na gravidez. Você pode tentar o passo 6 usando uma toalha mais longa. Porém, se for difícil demais para você fazer a massagem, apenas pule esse passo. Depois da massagem, coloque os pés para cima e aproveite pelo menos 15 minutos de um relaxamento cheio de paz e prazer.

No caso do autotratamento, enrole a ponta da escova em uma flanela ou toalhinha para retirar mais facilmente os óleos de seus pés.

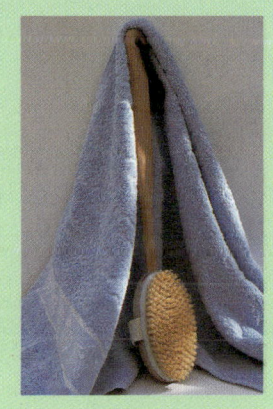

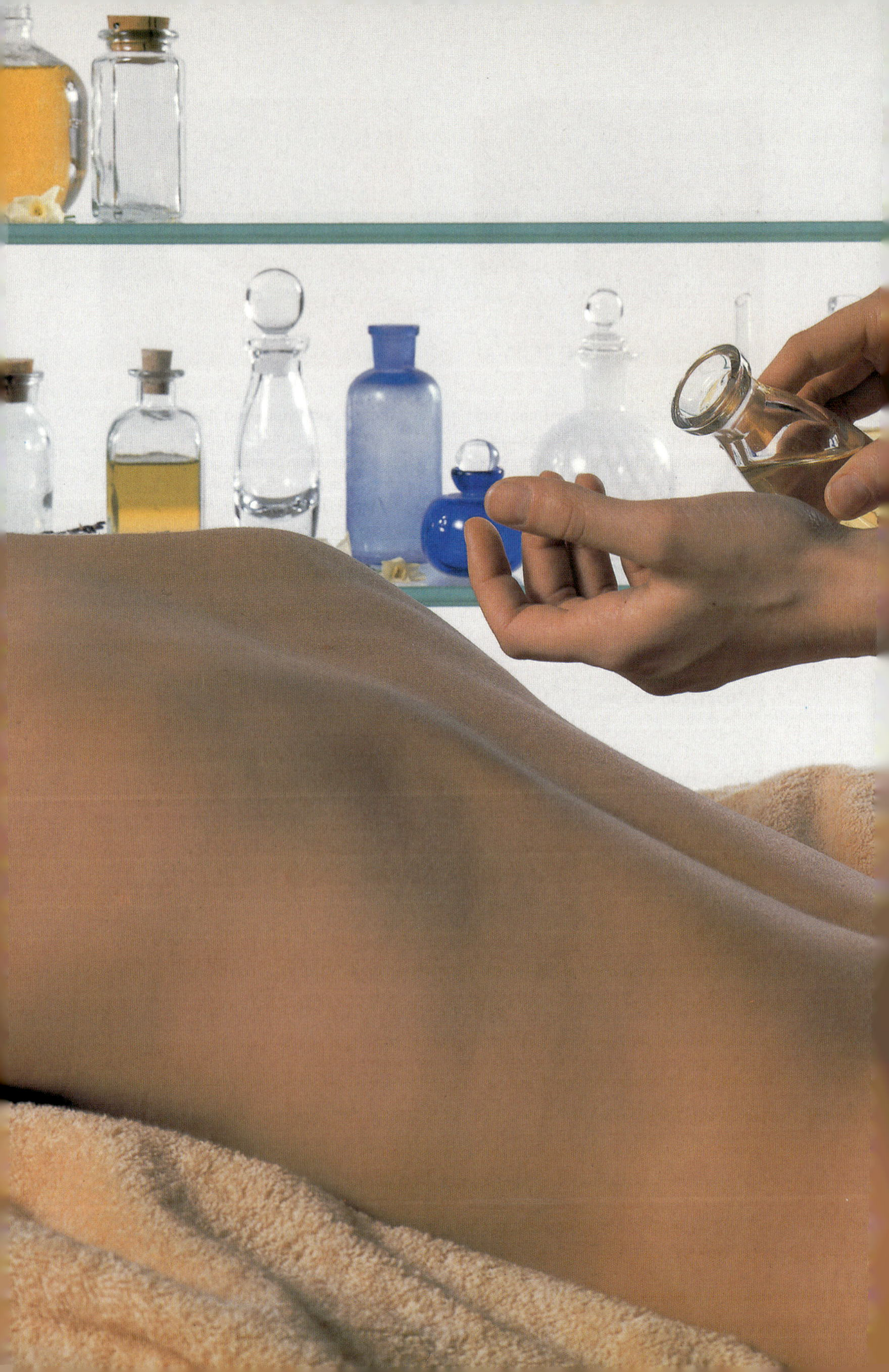

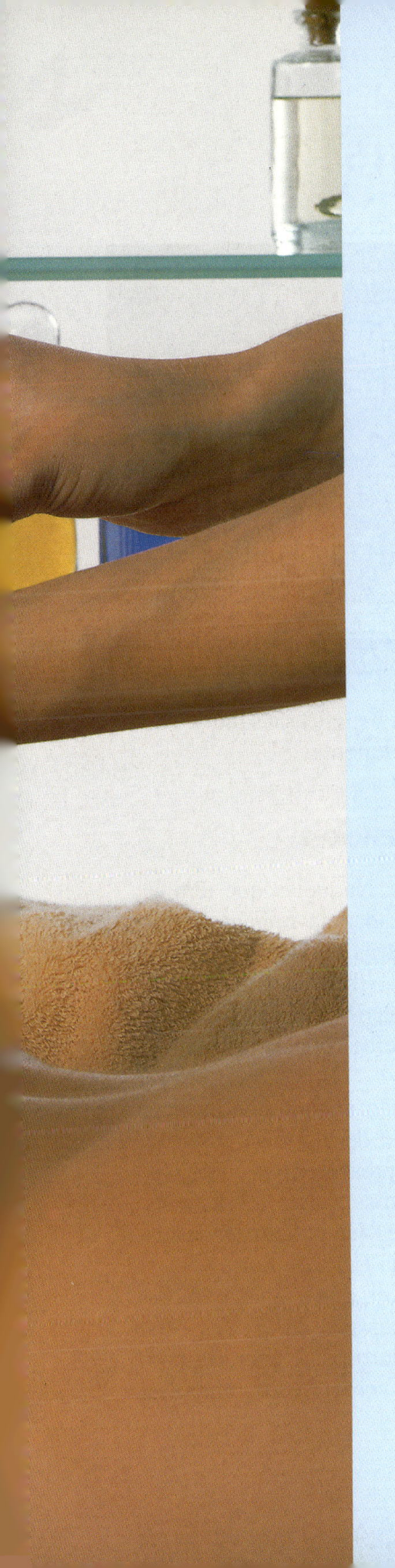

Apêndice
Óleos de Massagem

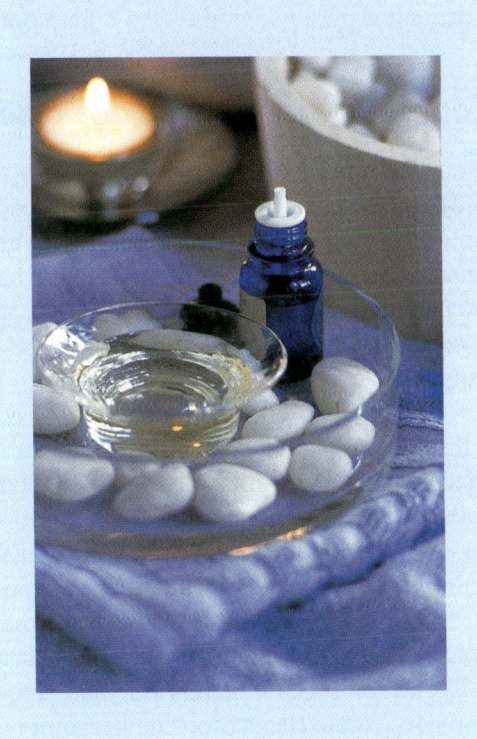

Os óleos essenciais

Um óleo essencial é a essência de uma planta, sua força vital, destilada para o uso. A fragrância e a qualidade de cada um são tão únicas como uma impressão digital, assim como suas propriedades terapêuticas.

Eles são substâncias naturais e voláteis que evaporam, soltando na hora seu aroma no ar, como costuma acontecer quando alguém se esfrega em uma planta aromática. Aproximadamente 300 óleos essenciais estão disponíveis no mercado, mas, desses, apenas 50 ou cem têm propriedades benéficas à saúde e são adequados para uso doméstico e para o aromaterapeuta.

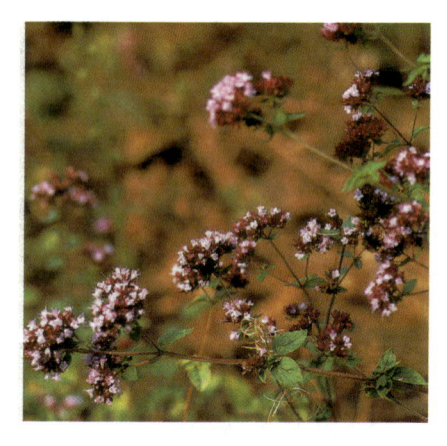

O óleo essencial de manjerona fica em cílios minúsculos na superfície das folhas.

Fontes e propriedades dos óleos essenciais

Nem todas as plantas contêm óleos essenciais. Naquelas que têm, o óleo, ou essência, fica nas glândulas especializadas na folhagem, flor ou outro material. O óleo ajuda a prevenir a perda de água na planta. Quando os óleos evaporam, criam uma barreira ao redor da folha ou outra parte da planta, reduzindo a perda de água pela evaporação. Os óleos essenciais também podem proporcionar uma defesa contra infecção e atrair insetos vitais à polinização.

As plantas que contêm óleos essenciais são encontradas principalmente em habitats quentes e secos. No caso de algumas, como a manjerona, as glândulas de óleo essencial estão presentes nos cílios nas folhas, mas em plantas lenhosas, como o pau-rosa, ficam incrustadas na casca ou madeira. Em outras, as glândulas de óleo podem ser vistas como discos coloridos brilhantes na superfície da folha ou flor.

A maioria dos óleos essenciais é mais leve do que a água, embora benjoim seja um exemplo de uma essência mais pesada. Todos eles diferem dos óleos vegetais por não serem gordurosos. A maioria não tem cor, exceto pelos óleos de bergamota, que é verde; limão, amarelo; e camomila, azul.

Componentes químicos

Um óleo específico pode conter de 50 a 500 substâncias químicas diferentes. O óleo de rosa contém o maior número de substâncias, algumas das quais são encontradas em quantidades tão pequenas que ainda não foram identificadas. Isso tornou impossível reproduzir com precisão o mais extraordinário dos óleos essenciais.

As substâncias químicas nos óleos essenciais desvendam a habilidade de cura do corpo. Elas entram no corpo pela pele e são levadas a todas as partes pelo sangue, depois são excretadas pelos pulmões e na urina. Depois de um tratamento, o óleo essencial permanece no corpo por três ou quatro horas, ativando o processo de cura, que pode continuar por duas ou três semanas.

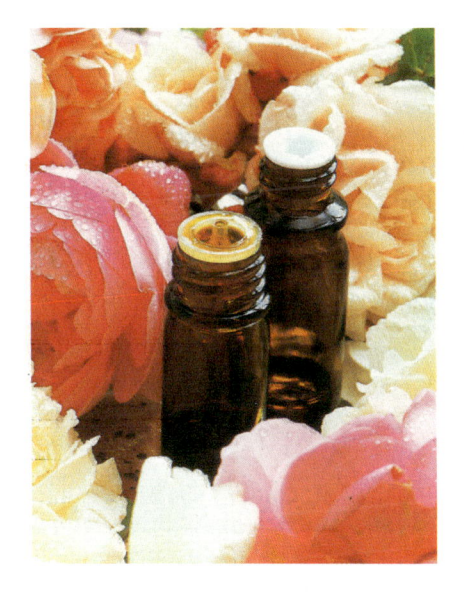

O óleo de rosa contém o maior número de componentes químicos diferentes. Essa complexidade impossibilita uma reprodução precisa e explica sua reputação como um dos óleos essenciais mais extraordinários.

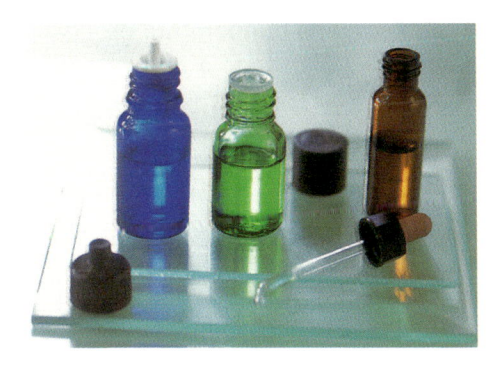

A maioria dos frascos de óleos essenciais que são vendidos vem com um conta-gotas interno. Isso é muito útil, visto que é necessário o uso de apenas uma pequena quantidade de óleo.

Extração de óleos essenciais

Muitos óleos essenciais são extraídos por destilação ou prensagem e, graças à natureza frágil do material bruto, esse processo acontece em geral no país de origem. O método mais comum de extração é a destilação a vapor, na qual as partes voláteis e solúveis em água são separadas do restante da planta. A mistura resultante pode precisar ser destilada uma segunda vez para retirar matéria não volátil.

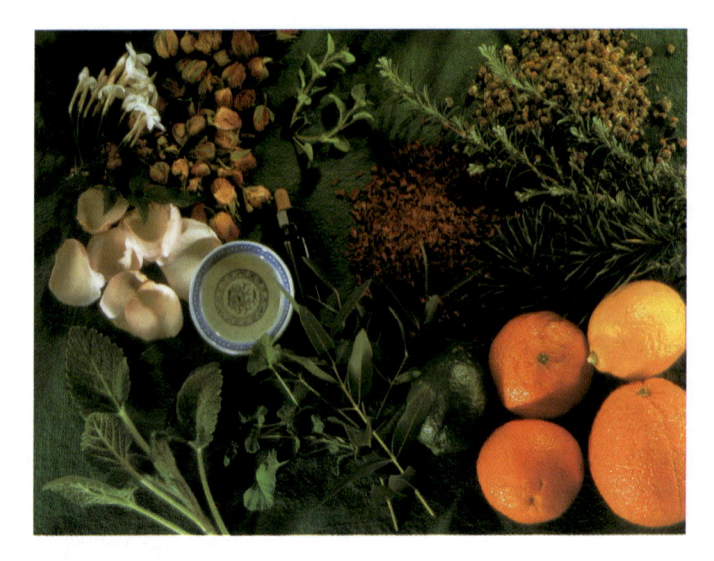

Óleos essenciais são extraídos de várias partes diferentes de uma planta – folhas, flores, frutos ou outro material. Cada óleo contém propriedades de cura, que devem ser aproveitadas e respeitadas.

No processo de destilação, a planta é colocada em um recipiente lacrado. A água de um segundo recipiente é aquecida para produzir vapor, que passa sob pressão pelo material da planta. O vapor quebra as glândulas da essência e as substâncias químicas voláteis se dissolvem no vapor. Esse sobe e passa para uma câmara de condensação, onde é resfriado. Enquanto resfria, o óleo é separado da água. A água floral é um derivado da destilação e, assim como o óleo essencial, tem usos terapêuticos e comerciais.

Outro processo, a extração de solvente, é preferível para criar óleos feitos com materiais delicados, como as flores de jasmim. O material da planta é lavado com solvente até que sua essência seja dissolvida. O resultado é então destilado em uma temperatura precisa para separar o solvente do óleo aromático. O óleo feito a partir desse processo é conhecido como um absoluto.

A mecânica do olfato

Quando sentimos o cheiro de algo, as moléculas do odor flutuam para a parte de trás da cavidade nasal. Lá elas se dissolvem no ambiente úmido e, dessa forma, unem-se com as células receptoras ou olfativas. Essas células então acionam sinais elétricos pelos trajetos neurais para o bulbo olfativo no cérebro. Muitas das moléculas de óleo essencial que acionam o sistema são expiradas, embora algumas entrem na corrente sanguínea pelos pulmões. Apenas oito moléculas de uma substância aromática são necessárias para acionar o mecanismo do olfato.

As massagens com aromas são sentidas nas áreas do cérebro chamadas córtex cerebral e sistema límbico. Este último controla muitas atividades mentais, como sono, desejo sexual, fome e sede, além do olfato. Essa também é a área do cérebro relativa à emoção e memória, e essa é a chave para o elo entre olfato, emoção e memória. Os odores também se conectam à parte do cérebro chamada hipotálamo, que controla os sistemas endócrino e nervoso. Por meio desse mecanismo, o cérebro entra em contato direto com o mundo externo.

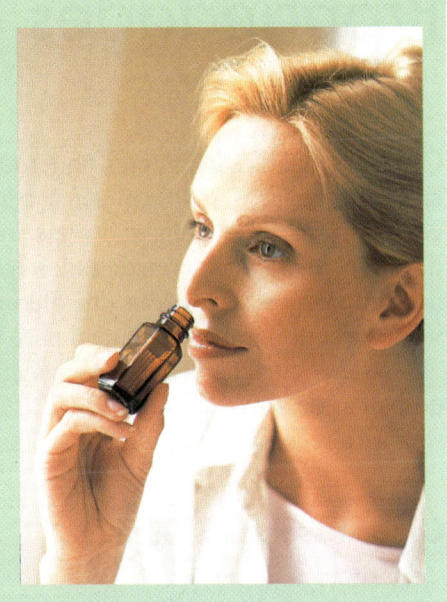

Cada um de nós reage a cheiros de formas diferentes, por isso é importante desenvolver nossas misturas aromáticas pessoais e saber que os gostos variam.

O desvanecimento de um cheiro ocorre quando todas as células receptoras estão cheias, mas dez minutos ou mais depois elas ficam vazias e podem ser reocupadas, causando a "volta" do cheiro. Isso explica por que não conseguimos registrar um cheiro depois de algum tempo, mas uma pessoa que acaba de entrar na mesma área pode notá-lo.

Propriedades dos óleos

Óleos essenciais são agentes poderosos, e todos eles – até aqueles considerados seguros – devem ser usados nas quantias corretas e para as condições para as quais são mais indicados. Os óleos essenciais não devem ser aplicados concentrados na pele, mas sim diluídos primeiro, nas proporções certas, em um óleo vegetal veicular. Escolher o óleo veicular certo também é crucial para uma boa mistura.

Óleos cítricos são fotossensíveis e não devem ser usados antes do banho de sol. Se não tiver certeza da adequação de um óleo, peça sempre a recomendação de um aromaterapeuta qualificado.

Óleos essenciais úteis

Alecrim *Rosmarinus officinalis*
Propriedades: analgésico, antibacteriano, antifúngico, anti-infeccioso, anti-inflamatório, antiespasmódico, antitússigeno, antiviral, cardiotônico, antiflatulência, colerético, cicatrizante, descongestionante venoso, desintoxicante, digestivo, diurético, emenagogo, hiperglicêmico, regulador da pressão sanguínea, litolítico, redutor do colesterol, mucolítico, efeito neuromuscular, neurotônico, tônico sexual, estimulante.
O alecrim ajuda a tratar de problemas respiratórios, artrite, cefaleias congestivas e constipação. Também é um tônico para o fígado. Esse óleo estimula corpo e mente e é considerado um bom auxílio da memória.

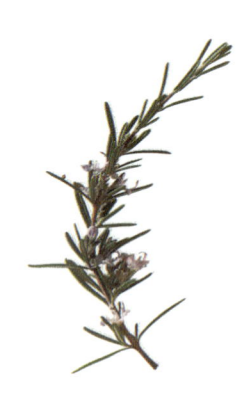

Bergamota *Citrus bergamia*
Propriedades: antibacteriano, anti-infeccioso, antisséptico, antiespasmódico, antiviral, calmante e sedativo, cicatrizante, tônico, medicamento estomacal.
Esse óleo essencial verde-claro tem um aroma refrescante. É útil tanto para problemas digestivos, como cólicas, espasmos e digestão lenta, e para acalmar estados emocionais, como agitação e mudanças de humor graves. Deve ser usado com extremo cuidado sob a luz do sol forte.

Camomila *Matricaria recutica*
Propriedades: antialérgico, antifúngico, anti-inflamatório, antiespasmódico, cicatrizante, descongestionante, tônico digestivo, fitohormônio.
Esse óleo deve sua cor azul a um componente chamado Chamazulene. Este, em sinergia com os outros componentes do óleo, é um forte agente anti-inflamatório. Isso o torna especialmente útil para tratar problemas de pele (principalmente pele irritada) e reumatismo, em que uma compressa é mais eficaz. O óleo é recomendado para TPM e para acalmar raiva e estados emocionais agitados.

Cedro *Cedrus atlantica*
Propriedades: antibacteriano, antisséptico, cicatrizante, lipolítico, linfotônico, mucolítico, estimulante.
O cedro tem um aroma doce e amadeirado e é bom para pele oleosa e problemas no couro cabeludo. Suas propriedades antissépticas e aroma expectorante são benéficos no tratamento da bronquite. Não é recomendado para mulheres grávidas e crianças.

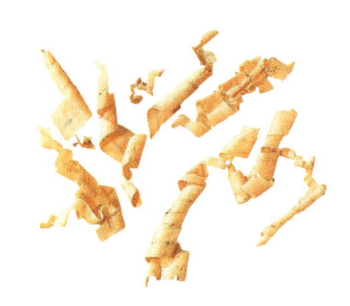

Cipreste *Cupressus sempervirens*
Propriedades: antibacteriano, anti-infeccioso, antiespasmódico, antissudorífero, antitussígeno, adstringente, calmante, desodorante, diurético, hormônio bioidêntico, neurotônico, flebotônico, estíptico.
A ação adstringente do óleo de cipreste ajuda a regular a produção de sebo, reduzir a transpiração (até dos pés) e estancar hemorragia. É renomado por ajudar a acalmar a mente e induzir o sono.

Erva-doce *Foeniculum vulgare*
Propriedades: analgésico, antibacteriano, antifúngico, anti-inflamatório, antisséptico, antiespasmódico, cardiotônico, antiflatulência, descongestionante, digestivo, diurético, emenagogo, lactogênico, laxante, litolítico, fitoestrogênio, tônico respiratório.
A erva-doce é recomendada para falta de leite materno e, por ser um fitoestrogênio, pode ser excelente para a TPM, menopausa e problemas com os ovários. Também é um eficiente diurético. Não deve ser usado na gravidez antes do sétimo mês.

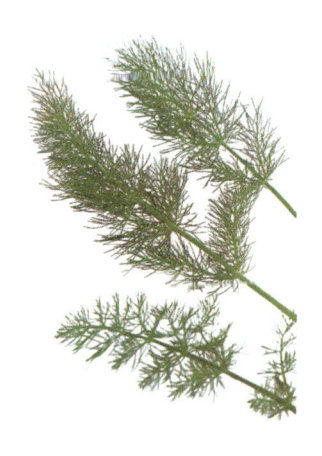

Eucalipto *Eucalyptus smithii*
Propriedades: analgésico, anticatarro, anti-infeccioso, antiviral, restaurador do equilíbrio, descongestionante, digestivo, estimulante, expectorante, profilático.

Conhecido como goma-resina, essa árvore é nativa da Austrália. O óleo é tão benéfico, mas muito mais suave, do que o mais comum ***Eucalyptus globulus***, ou goma azul, que requer cuidado ao usar. Sua ação suave o torna ideal para crianças. O óleo de eucalipto é bom para dor muscular e é eficaz contra tosses e resfriados, tanto como prevenção quanto como tratamento.

Gengibre *Zingiber officinale*
Propriedades: analgésico, anticatarro, antiflatulência, estimulante digestivo, expectorante, tônico geral, tônico sexual, medicamento estomacal.

Um óleo amarelo com aroma de especiarias, o óleo essencial de gengibre tem propriedades que aliviam a maioria dos problemas digestivos, incluindo flatulência, constipação, náusea e perda de apetite. Sua habilidade em anestesiar a dor é benéfica para dor muscular e ciática, enquanto suas propriedades tônicas são úteis para emoções, como medo, e apatia e também ajudam a melhorar uma personalidade reticente e retraída.

Gerânio *Pelargonium graveolens*
Propriedades: analgésico, antibacteriano, antidiabético, antifúngico, anti-infeccioso, anti-inflamatório, antisséptico, antiespasmódico, adstringente, cicatrizante, descongestionante, estimulante digestivo, hemostático, estíptico, repelente de insetos, flebotônico, relaxante.

Alguns óleos de gerânio têm um cheiro parecido com o das rosas e muitas vezes são chamados de gerânio rosa. Ele reduz inflamação e é bom para tratar acne, herpes, diarreia e varizes. Também é relaxante e trata tristeza e raiva. É útil para mau humor e para equilibrar as mudanças de humor da TPM.

Hortelã *Mentha piperata*
Propriedades: analgésico, antibacteriano, antifúngico, anti-inflamatório, antienxaqueca, antilactogênico, antipirético, antiespasmódico, antiviral, antiflatulência, descongestionante, digestivo, expectorante, estimulante do fígado, fitohormônio, hipotensivo, repelente de insetos, mucolítico, neurotônico, estimulante reprodutivo, uterotônico calmante.

Tem um forte aroma refrescante. Reconhecido por seu efeito benéfico em problemas digestivos, como indigestão e náusea, mas também para problemas respiratórios. Combate congestão ou catarro, bronquite, sinusite e resfriados. Desobstrui a mente, auxilia a concentração e pode superar fadiga mental e depressão.

Laranja (amarga) *Citrus aurantium*
Propriedades: anti-inflamatório, anticoagulante, calmante, digestivo, sedativo, tônico.
A laranja amarga pode servir para a má circulação, problemas digestivos e constipação. Tem qualidades antidepressivas e promove o pensamento positivo.

Lavanda *Lavandula angustifolia*
Propriedades: analgésico, antibacteriano, antifúngico, anti-inflamatório, antisséptico, antiespasmódico, calmante e sedativo, cardiotônico, antiflatulência, cicatrizante, emenagogo, hipotensivo, tônico.
O óleo de lavanda é o mais usado e cultivado em todo o mundo, mas apesar disso não é fácil de encontrar um óleo de qualidade. É um rejuvenescedor da pele e ajuda a normalizar tanto a pele seca como a oleosa. Trabalha junto com outros óleos para aliviar artrite e reumatismo, psoríase e eczema. Ajuda o sono, alivia cefaleias de tensão e é bom para acalmar os nervos, combater depressão, mitigar a raiva e diminuir medo e tristeza.

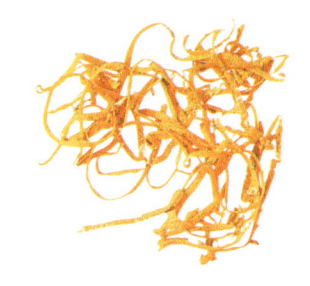

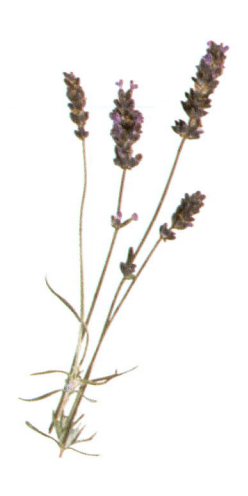

Limão *Citrus limon*
Propriedades: antianêmico, antibacteriano, anticoagulante, antifúngico, anti-infeccioso, anti-inflamatório, antiesclerótico, antisséptico, antiespasmódico, antiviral, calmante, antiflatulência, digestivo, diurético, expectorante, imunoestimulante, litolítico, flebotônico, estomáquico.
O aroma limpo e intenso do limão pode elevar os espíritos, dissipar a preguiça e indecisão e aliviar a depressão. É um óleo subestimado e muito útil. Tem um efeito anti infeccioso e expectorante nas vias respiratórias e pode ajudar a eliminar as toxinas que causam a dor da artrite. É bom para pele oleosa.

Macela *Chamaemelum nobile*
Propriedades: antianêmico, anti-inflamatório, antineuralgênico, antiparasita, antiespasmódico, calmante e sedativo, antiflatulência, cicatrizante, digestivo, emenagogo, menstrual, vulnerário, estimulante, sudorífero.
Um óleo suave, tranquilizador e calmante, é adequado para crianças e bebês com irritabilidade, falta de sono, hiperatividade e acessos de raiva. Também trata inflamação reumática, indigestão e cefaleias.

Manjerona *Origanum majorana*
Propriedades: analgésico, antibacteriano, anti-infeccioso, antiespasmódico, calmante, estimulante digestivo, diurético, expectorante, fitohormônio, hipotensivo, neurotônico, tônico respiratório, estomáquico, vasodilatador.
A manjerona mostrou ser um antiviral e útil para aftas. Pode atenuar tensão e irritabilidade, amenizar dores de cabeça (especialmente aquelas ligadas à menstruação) e promover o sono. É benéfica para mágoa e raiva, e sua capacidade de acalmar e elevar o ânimo a torna útil para combater o mau humor.

Melaleuca *Melaleuca alternifolia*
Propriedades: analgésico, antibacteriano, antifúngico, anti-infeccioso, anti-inflamatório, antiparasita, antiviral, imunoestimulante, neurotônico, flebotônico.
O óleo tem fortes propriedades antissépticas com um aroma marcante. Tem uma ação antimicrobiana e fungicida. É um potente estimulante para o sistema imunológico. É um dos poucos óleos essenciais que podem ser aplicados direto, sem diluição, na pele.

Melissa *Melissa officinalis*
Propriedades: anti-inflamatório, antiespasmódico, antiviral, calmante, colerético, digestivo, hipotensivo, sedativo, dilatador capilar.
A ação sedativa da melissa alivia cefaleias e insônia e é particularmente benéfica para um ciclo menstrual problemático. Também é um tônico para o coração, acalmando as emoções turbulentas de mágoa e raiva e ajudando a diminuir o medo.

Néroli (flor de laranjeira) *Citrus aurantium*
Propriedades: antidepressivo, afrodisíaco, sedativo, regenerativo.
O néroli tem uma fragrância floral suave e é o mais caro dos óleos de laranja. É benéfico para a pele e ajuda a melhorar a elasticidade. É bom para tratar cicatrizes, varizes e estrias da gravidez. Tem um efeito sedativo e calmante.

Olíbano *Boswellia carteri*
Propriedades: analgésico, anti-infeccioso, antioxidante, anticatarro, antidepressivo, anti-inflamatório, cicatrizante, energizante, expectorante, imunoestimulante.
Óleo essencial cor âmbar esverdeado claro, é um produto aromático antigo outrora considerado tão precioso quanto o ouro. É um óleo suave particularmente útil para problemas emocionais, pois diminui a raiva e a irritabilidade e ameniza a tristeza.

Patchouli *Pogostemon patchouli*
Propriedades: antifúngico, anti-infeccioso, anti-inflamatório, afrodisíaco, cicatrizante, descongestionante, imunoestimulante, repelente de insetos, flebotônico.
O patchouli serve tanto para a pele sensível, rachada e desidratada como para a pele inflamada, com eczema e acne. Promove novas células epiteliais, o que o torna útil para reduzir cicatrizes. É benéfico contra hemorroidas e varizes. Tem um efeito sedativo e acalma uma mente hiperativa.

Pinho *Pinus sylvestris*
Propriedades: analgésico, antibacteriano, antifúngico, anti-infeccioso, anti-inflamatório, antissudorífero, balsâmico, descongestionante, expectorante, fitohormônio, hipotensivo, litolítico, neurotônico, rubefaciente.
O pinho é um excelente desinfetante e renovador de ar: quando espalhado no ar, suas qualidades antissépticas ajudam a prevenir a propagação de infecções. É recomendado para infecções do trato respiratório e rinite alérgica, enquanto sua ação anti-inflamatória o torna útil para combater cistite e reumatismo. O pinho é um estimulante excelente para uma falta geral de energia.

Rosa damascena *Rosa damascena*
Propriedades: antibacteriano, anti-infeccioso, anti-inflamatório, adstringente, cicatrizante, neurotônico, tônico sexual, estíptico. Esse óleo de rosa damascena é o favorito das mulheres há eras por causa da sua ação suave e seu aroma perfumado. Dizem que equilibra os hormônios e é útil em períodos menstruais irregulares. A rosa acalma a pele, combate a depressão e promove o bem-estar.

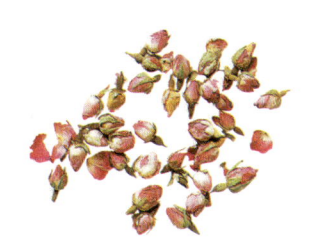

Sálvia esclareia *Salvia sclarea*
Propriedades: antifúngico, anti-infeccioso, antiespasmódico, antisudorífero, descongestionante, desintoxicante, fitoestrogênio, neurotônico, flebotônico, regenerativo.
Esse óleo de cheiro forte é destilado da sálvia esclareia seca. Ele não deve ser confundido com o óleo de sálvia e não é um substituto para ele. A sálvia esclareia é excelente para todas as complicações menstruais, pois, com suas qualidades semelhantes ao estrogênio, é boa para tratar problemas hormonais. Estimula a menstruação e é útil para as ondas de calor da menopausa. A sálvia esclareia é útil para combater depressão e medo e durante a convalescença.

Sândalo *Santalum album*
Propriedades: anti-infeccioso, adstringente, cardiotônico, descongestionante, diurético, umectante, relaxante neural, sedativo, tônico.
O sândalo é um óleo suave importante no tratamento de infecções geniturinárias, especialmente cistite. É usado por seu efeito sobre o sistema digestivo, aliviando azia e náusea, incluindo enjoos matinais. Beneficia tanto a pele acneica quanto a seca (incluindo aquela seca por eczema), bem como ajuda a tratar varizes e hemorroidas. Suas propriedades tônicas são consideradas úteis para tratar impotência.

Tangerina *Citrus reticulata*
Propriedades: antifúngico, antiespasmódico, calmante, digestivo.
O óleo de tangerina tem propriedades digestivas e é excelente para tratar adultos e crianças com indigestão, dores de estômago e constipação. Pode ser útil contra a superexcitação, o estresse e a insônia. É muito popular com as crianças por sua ação suave e aroma familiar.

Ylang ylang *Cananga odorata*
Propriedades: antidiabético, antisséptico, antiespasmódico, afrodisíaco, calmante e sedativo, hipotensivo, tônico geral, tônico reprodutivo.
Tem um aroma exótico e inebriante. Muito famoso por suas qualidades afrodisíacas, dizem que o ylang ylang combate impotência e frigidez. Pode ajudar em problemas emocionais, como irritabilidade e medo. Ajuda também a regular os ritmos cardíaco e respiratório.

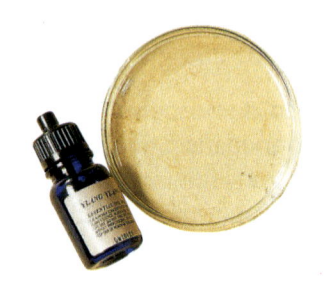

Zimbro *Juniperus communis*
Propriedades: analgésico, antidiabético, antisséptico, depurativo, tônico digestivo, diurético, litolítico, indutor do sono.
Esse óleo tem um aroma doce. Tome cuidado quando comprá-lo porque seus frutos são usados para dar sabor ao gim e o resíduo muitas vezes é destilado para produzir um óleo essencial de má qualidade. Até o óleo de zimbro genuíno muitas vezes é adulterado.
O óleo de zimbro tem uma forte ação diurética útil para tratar cistite, retenção hídrica e celulite. Tem uma ação purificante e desintoxicante na pele e é útil para tratar problemas da pele oleosa, como acne. É especialmente bom para sentimentos de culpa e inveja e para dar força quando nos sentirmos emocionalmente esgotados.

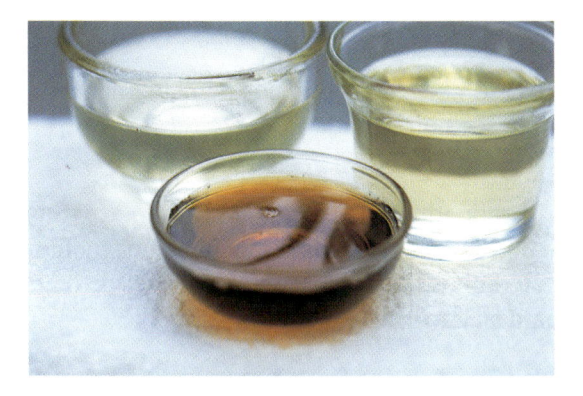

Escolha um óleo veicular condizente com o tipo de pele que massageia. Da esquerda para a direita: óleo de amêndoas para todos os tipos de pele, de gergelim para as secas e de girassol para as oleosas.

Óleos vegetais veiculares

Como esses óleos muitas vezes têm suas próprias qualidades relativas à saúde, escolher um apropriado aumentará a natureza dinâmica de uma massagem e poderá ter benefícios específicos, como ajudar a proteger contra doenças cardíacas ou inflamatórias, como a artrite. Eles também podem ajudar a fortalecer o sistema imunológico.

Os óleos vegetais são compostos de ácidos graxos essenciais e contêm as vitaminas solúveis em gordura A, D e E. Alguns deles também contêm grandes quantidades de ácido gama-linolênico (GLA), benéfico para o tratamento da TPM. Os compostos de ácidos graxos ajudam a reduzir os níveis de colesterol no sangue e fortalecem as membranas celulares, desacelerando a formação de rugas e linhas de expressão e ajudando o corpo a resistir ao ataque dos radicais livres.

Como os óleos aquecidos perdem valor nutricional, use sempre um óleo vegetal não refinado prensado a frio. Da mesma forma, use um óleo vegetal orgânico certificado, pois isso garante que fertilizantes, pesticidas ou fungicidas não tenham sido usados em sua produção. Quanto mais escura a cor e mais forte o odor, menos refinado é o óleo e ele terá propriedades mais abundantes para a saúde. Os seguintes óleos podem ser usados sozinhos ou como óleo veicular para os essenciais. Uma vez abertos, guarde na geladeira.

Abacate
Facilmente absorvido pelos tecidos profundos, é excelente para a pele madura. Pode ajudar a aliviar a secura e coceira de psoríase e eczema. Mistura-se bem com outros óleos, e seu aroma frutado pode influenciar os óleos essenciais que escolher.

Amêndoas

Boa fonte de vitamina D. Próprio para todos os tipos de pele, mas é bom especialmente para a pele seca ou irritada.

Amendoim

Muito nutritivo se usado não refinado, mas raramente disponível. Sua forma refinada faz dele uma boa base para a massagem, mas fica melhor se for enriquecido com um óleo mais nutritivo se você precisar de mais do que apenas um meio para deslizamento.

Avelã

Suas qualidades adstringentes o tornam útil para peles oleosas e mistas.

Borragem

Uma das fontes mais ricas de GLA e útil para tratar eczema e psoríase, além dos sintomas da TPM.

Cártamo

É leve e penetra bem na pele. Barato e facilmente disponível no estado não refinado, é um óleo de base útil.

Cenoura

Fonte preciosa de betacaroteno e útil para curar cicatrizes e aliviar a acne e a pele irritada.

Gérmen de trigo

Rico em vitamina E e útil para pele seca e madura. Muito famoso por sua habilidade em curar cicatrizes, atenuar estrias e suavizar queimaduras. Como também é pegajoso demais para a massagem, adicione pequenas quantidades dele a um óleo mais leve. Não deve ser usado em pessoas com intolerância ao glúten.

Gergelim

Feito com sementes não torradas, é bom para problemas de pele. Tem propriedades de filtro solar e é usado em muitos produtos de cuidados com o sol. Use preparações comerciais com um FPS (Fator de Proteção Solar) determinado.

Girassol

Óleo leve, rico em vitaminas e sais minerais. Pode ser enriquecido com a adição de mais óleos exóticos.

Prímula
Rico em GLA, é útil para o alívio do eczema, da psoríase, da pele seca, da TPM e de seios sensíveis. É adequado também para tratamentos faciais, mas é um óleo pegajoso e deve ser misturado com outro mais leve, como os óleos de semente de uva, de soja, de amendoim ou de pêssego.

Jojoba
Bom para todos os tipos de pele e penetra mais fácil do que outros. Rico em vitamina E, é excelente para massagear rostos com pele sensível ou oleosa. Também tem propriedades antibacterianas, tornando-o útil para tratar acne.

Nozes
Contém pequenas quantidades de GLA e tem um aroma agradável.

Oliva
Pegajoso demais para a massagem, mas excelente em uma mistura para pele madura ou seca.

Pêssego
Ótimo óleo, rico em vitamina E, bom para a pele delicada e ideal para massagem facial.

Semente de uva
Óleo não gorduroso adequado a todos os tipos de pele. É bem encontrado em seu estado refinado e fica mais rico com o óleo de amêndoas.

Glossário

adstringente: provoca a contração de tecido vivo.
afrodisíaco: estimula o desejo sexual.
analgésico: reduz a sensibilidade à dor.
antialérgico: age para reduzir a sensibilidade a várias substâncias.
antibacteriano: agente que mata bactérias.
anticoagulante: impede a coagulação do sangue.
antidiabético: previne o desenvolvimento da diabetes.
antienxaqueca: reduz ou ajuda a prevenir enxaquecas.
antiesclerótico: antienvelhecimento; previne o endurecimento de tecidos.
antiespasmódico: previne espasmos musculares, convulsões.
antiflatulência: alivia a flatulência (gases).
antifúngico: previne o desenvolvimento de fungos.
anti-inflamatório: reduz a inflamação.
antilactogênico: previne ou desacelera a secreção de leite em mães no período da amamentação.
antiparasita: previne o desenvolvimento de parasitas.
antipirético: combate inflamação ou febre.
antipruriginoso: alivia a coceira.
antisséptico: previne o desenvolvimento de bactérias
antitussígeno: alivia ou previne a tosse.
antiviral: agente que previne o desenvolvimento de vírus.
balsâmico: substância aromática que amolece o catarro.
cardiotônico: tem um efeito tonificante no coração.
cicatrizante: cura; promove a cicatrização.
colerético: estimula a produção da bile no fígado.
depurativo: purifica ou limpa.
descongestionante: alivia a congestão na pele e nos sistemas digestivo, circulatório e respiratório.
dilatador capilar: dilata os vasos capilares e assim auxilia a circulação.
emenagogo: induz ou regulariza a menstruação.

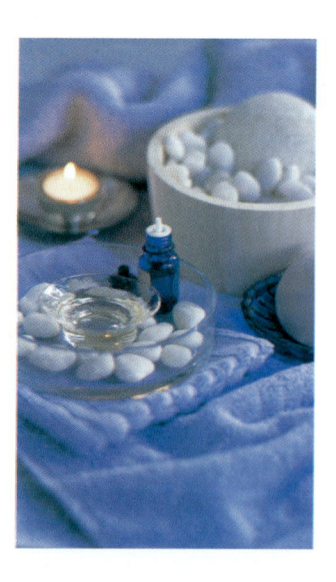

estimulante digestivo: estimula uma digestão lenta
estíptico: controla a hemorragia com sua qualidade adstringente; hemostático.
estomacal: estimula a atividade secretória no estômago.
estrogênico: estimula a ação do hormônio feminino, estrogênio.
febrífugo: reduz a temperatura; antipirético.
flebotônico: melhora ou estimula a circulação linfática, linfotônico.
hipertensor: aumenta a pressão sanguínea no hipotenso.
hipotensor: reduz a pressão sanguínea no hipertenso.
lactongênico: promove a secreção de leite.
laxante: solta o intestino.
lipolítico: quebra a gordura.
litolítico: quebra areia ou pequenos cálculos renais ou urinários.
mucolítico: amolece muco e catarro.
neurotônico: estimula e tonifica o sistema nervoso.
óleo essencial: óleo de planta volátil obtido apenas pela destilação (exceto pelos óleos obtidos pela prensagem da casca de frutas cítricas).
profilático: previne doenças.
rubefaciente: aumenta a circulação sanguínea local, provocando vermelhidão na pele.
sinergia: o trabalho em conjunto que ocorre quando duas ou mais substâncias usadas juntas dão um resultado mais eficaz do que as mesmas usadas sozinhas.
sudorífico: induz ou aumenta a transpiração.
utertônico: agente que melhora a tonificação do útero.
vasodilatador: aumenta o lúmen (a parte oca) dos vasos sanguíneos.
vulnerário: acelera o processo de cura dos ferimentos.

Agradecimentos

Massagem Cefálica – Francesca Rinaldi
Agradeço aos meus filhos, Sam, Joe e Ben por me inspirarem e por sua generosidade em me aguentar enquanto escrevia este livro. Valorizo o realismo de Sam, a clareza e a paciência com o computador de Joe e o entusiasmo de Ben.

Obrigada aos terapeutas Karine Buchart, Jocelyn Ford Beazley, Susie Berkeley, Liz, Sulia Rose, Ibrahim Lingwood, Susan Harwood e Amanda Lindsey, por suas contribuições profissionais, e a Joanne, da Anness Publishing, por sua clareza e orientação incisivas. Agradeço também a Amanda Relph por seu incentivo e por emprestar sua linda casa para as sessões de fotos. Obrigada aos meus pais e amigos, principalmente a Diane, pelo incentivo, e a todos os outros colaboradores.

Créditos das Imagens
Agradeço às seguintes agências por permitirem o uso de suas imagens: **The Bridgeman Art Library:** p. 12 canto inferior esquerdo, p. 14, p. 60 canto inferior esquerdo. **Corbis:** p. 61, p. 62, p. 66 superior, p. 67, p. 85. **Sylvia Cordaiy:** p. 60, canto superior direito, p. 63 superior.

Massagem Corporal – Nitya Lacroix e Sharon Seager
Muito obrigada a Josette Bishop, Kim Brown, Laura Ciammarughi, Paul Farquharson, Richard Good, Audrey Graham, Sandra Hadfield, Annie Heap, Syreeta Kumar, Isabelle Massé, Christian Monsoy, Maria Morris, Nikki Reading, M W Smith, Gillian Lewis, Warwick Powell.

Créditos das Imagens
Material e equipamentos de The Body Shop, Crabtree e Evelyn, Descampes, The Futon Shop, Neal's Yard Remedies, Nice Irma's e Tisserand Institute.

Massagem nos Pés – Renée Tanner
Meus agradecimentos e apreço ao meu marido e à minha família por seu apoio constante; à minha assistente pessoal, Jane, por sua paciência infinita; ao editor de cópia, Kim Davies; a Michelle Garrett e sua assistente Lisa Shalet pelas excelentes fotografias; aos modelos, que interpretaram minhas orientações de forma excepcional; e, por fim, à minha editora, Ann Kay, pelos conselhos, orientação técnica e apoio.

Créditos das Imagens

Muito obrigada a todos os envolvidos, inclusive à agência de modelos MOT; Sam Elmhurst pelas ilustrações nas páginas 329-333; e Pat Coward pelo índice remissivo. Obrigada à seguinte agência de imagens pelapermissão para reprodução: p. 402 inferior à esquerda. Homem usando pulseiras de contas, p. 403: © Cat Gwynn/Corbis.

Índice Remissivo

A

acupressão 7, 33, 35, 73, 106, 109, 113, 161, 168, 175, 310, 328, 331, 332, 422, 427, 428, 429, 431, 432, 433, 434, 435, 437
amassamento 71, 75, 101, 102, 194, 198, 228, 231, 233, 234, 238, 240, 241, 251, 254, 255, 288, 291, 295, 301
ansiedade 18, 23, 37, 79, 80, 161, 162, 165, 166, 167, 168, 186, 278, 281, 431, 433, 434
aromaterapia 6, 47, 79, 275, 278, 309, 310, 316, 326, 327, 358
automassagem 8, 20, 31, 89, 96, 121, 125, 128, 134, 136, 137, 138, 146, 149, 157, 174, 177, 186, 214, 267, 269, 281, 282, 283, 293, 315, 335, 351, 354, 361, 370, 385

B

bebê 16, 300, 302, 303, 304, 323, 439

C

cabelo 62, 64, 65, 67, 74, 77, 78, 79, 80, 81, 82, 83, 84, 87, 88, 89, 90, 91, 93, 95, 110, 111, 118, 125, 126, 129, 135, 136, 145, 153, 168, 169, 381
celulite 201, 287, 293, 294, 295, 296, 454
circulação 7, 13, 17, 20, 21, 22, 33, 35, 55, 71, 109, 110, 138, 147, 156, 159, 160, 185, 195, 198, 203, 224, 234, 236, 238, 240, 250, 259, 267, 269, 286, 287, 288, 290, 291, 292, 293, 294, 295, 296, 300, 310, 311, 312, 313, 319, 322, 328, 366, 372, 374, 378, 379, 380, 396, 397, 398, 399, 400, 404, 414, 417, 427, 439, 440, 451, 458, 459
compressa 326, 327, 417, 449
contraindicações 52, 54, 94, 179
criança 19, 62, 302, 304, 327, 335

D

deslizamento 33, 70, 71, 76, 111, 112, 132, 153, 181, 194, 197, 198, 199, 223, 232, 233, 236, 239, 256, 263, 320, 321, 354, 355, 391, 456
dieta 61, 174, 187, 280, 286, 293, 368, 378, 383, 427, 437, 438
doenças 12, 13, 17, 18, 35, 55, 171, 173, 177, 179, 286, 309, 310, 368, 423, 427, 455, 459

E

effleurage 40, 194, 195, 196, 198, 211, 216, 219, 222, 223, 225, 230, 232, 233, 234, 236, 238, 240, 241, 249, 252, 274, 287, 288, 289, 295, 296, 299, 300, 301, 304

emoções 15, 18, 19, 23, 26, 30, 31, 106, 184, 278, 282, 283, 325, 450, 452
energia 6, 7, 17, 18, 25, 26, 27, 28, 29, 31, 33, 34, 35, 36, 37, 38, 42, 44, 46, 56, 60, 71, 72, 73, 74, 75, 76, 93, 94, 95, 130, 138, 145, 146, 151, 187, 190, 236, 267, 280, 290, 291, 305, 309, 310, 328, 332, 333, 338, 341, 351, 354, 364, 381, 383, 384, 392, 428, 435, 437, 453
esfregar 110, 127, 130, 160, 220, 325, 377, 405, 422
estresse 7, 8, 17, 18, 23, 37, 53, 55, 65, 66, 67, 77, 79, 80, 103, 106, 109, 110, 131, 136, 140, 142, 145, 146, 156, 157, 158, 162, 165, 166, 169, 171, 177, 184, 185, 186, 187, 216, 230, 252, 255, 263, 267, 278, 280, 282, 283, 286, 297, 308, 310, 332, 356, 368, 378, 384, 395, 419, 423, 427, 429, 431, 454

G

gravidez 51, 56, 61, 82, 106, 289, 297, 298, 299, 300, 335, 348, 429, 439, 440, 441, 449, 452

I

idosos 56, 79, 80, 82, 325, 371, 404, 405
insônia 8, 18, 79, 177, 278, 281, 333, 412, 431, 452, 454

M

manobras básicas 70, 98, 113, 188, 295, 354
manobras de fricção 72, 194, 199, 202, 232, 239, 295
manobras de percussão 201, 244, 245, 252, 288
manobras de pressão 101, 105, 106, 113, 176, 216, 222, 381
massagem cefálica 7, 23, 32, 33, 54, 56, 60, 61, 62, 63, 64, 65, 67, 68, 70, 75, 77, 79, 87, 92, 96, 98, 114, 119, 121, 131, 134, 142, 150, 169, 171, 177, 179, 304
massagem corporal 7, 47, 81, 188, 194, 206, 207, 210, 212, 214, 216, 246, 247, 263, 266, 267, 282, 286, 290, 300
massagem de tecido profundo 30, 31, 32, 210
massagem de tecidos moles 29, 31, 33, 210
massagem facial 106, 108, 109, 128, 457
massagem nos pés 7, 13, 33, 292, 308, 309, 323, 368, 372, 408
massagem sensual 12, 80, 151, 214, 271, 274, 275
medicina ayurvédica 32, 85

O

óleos essenciais 8, 47, 48, 49, 50, 51, 61, 77, 78, 79, 80, 81, 82, 83, 93, 131, 150, 161, 173, 174, 206, 207, 209, 271, 275, 278, 293, 294, 296, 297, 298, 308, 309, 310, 324, 325, 327, 361, 365, 369, 373, 376, 377, 389, 405, 408, 409, 414, 418, 428, 433, 434, 439, 444, 445, 448, 452, 455

P

panturrilha 202, 203, 235, 236, 237, 238, 239, 244, 248, 249, 287, 289, 311, 366, 391, 398, 417, 418, 440, 441

pedicure 313, 373, 375
pernas 7, 17, 20, 39, 40, 41, 93, 121, 125, 134, 139, 147, 160, 189, 196, 205,
210, 211, 234, 242, 246, 247, 248, 269, 274, 280, 284, 287, 292, 300, 304,
309, 310, 311, 312, 313, 314, 325, 349, 386, 390, 396, 397, 399, 400, 401,
435, 439, 440
preparações 62, 93, 98, 135, 349, 456
problemas digestivos 21, 270, 282, 283, 284, 310, 435, 437, 448, 450, 451

R

reflexologia 7, 33, 34, 35, 109, 169, 310, 316, 326, 328, 331, 332, 334, 335, 336,
338, 339, 341, 348, 349, 393, 395, 420, 422, 423, 427, 428, 430, 431, 437
relaxamento 7, 8, 20, 23, 29, 30, 42, 44, 45, 66, 70, 74, 106, 119, 157, 166, 177,
180, 185, 187, 188, 194, 207, 219, 233, 234, 236, 266, 276, 278, 283, 333,
335, 363, 378, 420, 425, 427, 441
respiração 20, 27, 31, 32, 38, 40, 41, 44, 45, 46, 80, 95, 115, 140, 151, 158, 159,
161, 162, 166, 167, 174, 178, 184, 186, 188, 189, 190, 191, 222, 252, 255,
278, 282, 283, 284, 303, 334, 338, 351, 385, 387, 420, 425, 431, 432

S

shiatsu 36, 37, 138, 282
sistema de chacras 6, 24, 25, 26
sistema imunológico 7, 18, 23, 108, 173, 290, 291, 311, 427, 428, 430, 452, 455
sistema linfático 22, 105, 108, 195, 286, 293, 311
sono 89, 177, 178, 186, 187, 278, 280, 281, 291, 326, 362, 368, 369, 371, 427,
431, 432, 433, 447, 449, 451, 452, 454

T

tapotagem 73, 113, 201, 244, 288, 294, 296, 322
toalhas 81, 85, 89, 114, 135, 151, 204, 210, 212, 349, 373, 376, 397
toque terapêutico 16, 28, 75, 112, 154, 181, 230, 234, 246, 256, 266, 280, 291, 292, 297
toxinas 17, 21, 35, 53, 105, 108, 128, 157, 171, 198, 233, 286, 288, 293, 313, 366, 378, 379, 381, 383, 390, 427, 437, 451
travesseiros 92, 212, 297, 298, 300, 408

V

varizes 55, 201, 289, 300, 312, 313, 396, 404, 439, 450, 452, 453, 454
viagem 400, 401, 403, 432
visualização 38, 44, 45, 46, 433

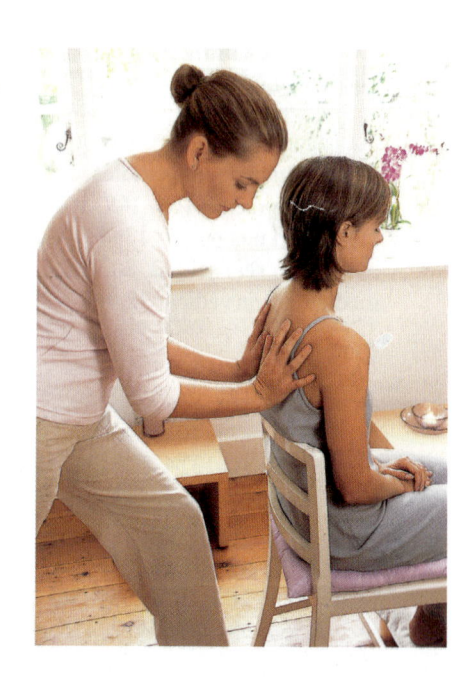